リクッチのエンドドントロジー
その時，歯髄に何が起こっているのか？
世界でもっとも美しい組織像と臨床画像でわかる最新のエンド

Domenico Ricucci
José F. Siqueira Jr

リクッチの
エンドドントロジー

その時，歯髄に何が起こっているのか？

世界でもっとも美しい組織像と
臨床画像でわかる最新のエンド

監訳
月星光博
泉　英之
吉田憲明

クインテッセンス出版株式会社　2017

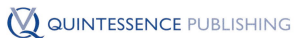

Berlin | Chicago | Tokyo
Barcelona | London | Milan | Mexico City | Moscow | Paris | Prague | Seoul | Warsaw
Beijing | Istanbul | Sao Paulo | Zagreb

Domenico Ricucci
To the memory of my mother and father, Vittoria and Giuseppe

José F. Siqueira Jr
To my wife, Isabela; my children, Esther, Marcus Vinícius, and Thaís; and my parents José and Léa (in memoriam)

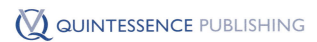

Quintessence Publishing Co. Ltd,
Grafton Road, New Malden, Surrey KT3 3AB,
United Kingdom
www.quintpub.co.uk
Copyright © 2013 Quintessence Publishing Co. Ltd

All rights reserved. This book or any part thereof may not be reproduced, stored in a retrieval system, or transmitted in any form or by any means, electronic, mechanical, photocopying, or otherwise, without prior written permission of the publisher.
Editing: Quintessence Publishing Co. Ltd, London, UK
Layout and Production: Janina Kuhn, Quintessenz Verlags-GmbH, Berlin, Germany

本書のはじめに

読者の皆様へ

　本書の特徴は，きわめてユニークな組織学的写真のコレクションが，詳細な説明とともに数多く掲載されていることである．2009年にDomenico Ricucci氏によりアトラス・教科書としてイタリア語で出版されたのち，このたび英語版として再編された（註：本文は本書英語版のForewordである）．その本「Patologia e Clinica Endodontica」はRicucci氏の長きにわたる比類なき経験と歯内療法への献身の集大成ともいえる．そして，このアトラスは1人の人物によって成し遂げられた偉大な業績である．この本は臨床的な治療情報と光学顕微鏡レベルの組織病理学的写真が組み合わされたもので，その組織学的解説は秀逸である．Ricucci氏は一貫して最高のものから学びを積み重ねてこられ，歯内療法の組織病理学的な探求ではこの分野の第一人者であるKaare Langeland氏に学び，彼とともに多くの時間を過ごした．本書ではマスターレベルの洗練された技術をもって歯内を病理学的に探求していく．最高レベルの技術に加え，その内容についてもRicucci氏が自ら経験した歯科診療から症例を抜粋しているので，より一層注目していただきたい．これだけの特色をそろえるのは容易なことではない．私は長年の間，Ricucci氏と仕事をともにする幸運に恵まれ，彼が行う診療や研究室での仕事のクオリティーの高さ，そして，事実を追究する研究での徹底した努力を目の当たりにしてきた．

　本書の英語版を出版するにあたり，Ricucci氏はブラジルのJosé Siqueira教授を共著者として招き，内容のさらなる充実と全体的なクオリティーの向上をもたらした．その改善はとくにアトラスの微生物学的分野の内容において顕著である．これにより歯内感染に関連する部分が大いに掘り下げられることとなった．

　イタリア語版では20 CHAPTERであったものが10 CHAPTERにまとめられた．修復歯学や外傷歯学に関するCHAPTERがいくつか削除されたり大幅に圧縮されたりした．また，根尖周囲疾患に関連する領域が強化されている．本書は依然アトラスとして貴重な写真が多く残されている．

　CHAPTER 1では，象牙質・歯髄複合体や根尖周囲組織に関して顕微鏡レベルでかなり詳しく述べられている．よって，歯内療法を学ぶ学生にとってはすぐれた教材となるだろう．また，あらゆるレベルの歯科医師が知識を深められるような内容でもある．後続のCHAPTERの背景的理解に必要となる情報を提供し，う蝕や歯科治療による歯髄組織への影響について説明している．これらの主な見識から得られるのが，歯髄に関する生理学的かつ病理学的な深い考察であるというのがまた新鮮である．そして，歯の組織でさえも基本的ルールに則っていることがよくわかる．つまり，行動を起こせば反応につながる．昨今の歯内治療医は，もっとも重要なのは歯髄組織とその保存であることを忘れがちになっているのではなかろうか．

　生活歯髄療法に関するCHAPTERでは，深いう蝕の治療から抜髄に至るまで生活歯髄の治療について，詳細に考察している．その治療原則は著者らが実際にしたがっているもので，多数のすぐれた臨床画像によって裏づけられている．

　前半の「根尖病変の病理」に関するCHAPTERは，根尖病変と歯内感染についての2つのCHAPTERに分けられている．この変更は，主要な歯内疾患についての情報をさらに増やすために大変価値のあるものであった．そして，ここでもSiqueira教授の貴重な貢献は反映されており，微生物学的な内容がさらに充実したものとなった．根尖性疾患については，豊富なエックス線写真や顕微鏡写真とともにすばらしい解説がなされており，明白でわかりやすく説明されている．読者はこれらの臨床画像や顕微鏡画像と関連づけて，Ricucci氏が実際に経験した興味深い臨床症例に触れることになる．

　CHAPTER 6と7では，失活歯髄や根尖性疾患をともなう歯の臨床的治療，そしてその治療に対して予測される反応について主に解説している．これらのCHAPTERには歯科医師が歯内療法，とくに歯内感染の治療の複雑さについて理解を深めるためにきわめて価値ある情報が含まれている．

本書のはじめに

　また，本書には根管側枝による影響について詳細に探求しているCHAPTERもある．重要なのは，歯内療法の専門家の間で意見が分かれやすいような問題である．このアトラスでは，そのような論争を招くトピックスについても包括的な分析を提供している．

　歯科医師にとって治療の転帰（治療結果）はきわめて重要な関心事であり，それはまさにRicucci氏が深く携わってきたことだ．著者らは治療の失敗についても堂々と触れ，その原因について分析を行っている．

　歯内・歯周病変の合併症に関する典型的なトピックスも加わり，十分な情報がさらに充実したものとなっている．

　個人的に，本書は，歯内療法学に真剣に取り組みたい者にとってはかけがえのないものになるだろうと感じている．一般的な歯内療法学のテキストに書かれている基礎知識から，歯内生物学の深みにまで導くような存在である．あらゆる知識や訓練レベルにある読者にとって興味深く，重要な内容であることは請け合いだ．とにかく「最高」の1冊．

Larz SW Spångberg, DDS, PhD
米国・ファーミントン
コネチカット大学ヘルスセンター名誉教授

序文

　基本的に，本書は確固たる生物学的基盤に基づいた臨床歯内療法のアトラスでもあり教科書でもある．本書で取り扱われているすべての臨床的，放射線学的，組織学的素材は実質的に，筆頭著者（Domenico Ricucci）の膨大にしてよく整理され，かつ詳細な情報を含むコレクションによるものである．これらの組織学的研究や臨床症例は，ほぼすべて本人が実際に手がけたものである．すべて細心の注意を払って用意された素材は編集され，本として出版に値すると判断された．それは，現時点では文献でも見つからないような疾患の顕微鏡下の所見や臨床的手技による効果を読者に示すための利他的な試みであるともいえる．また，本書を通して情報が均一となるよう，コレクション以外の素材が含まれることはなかった．出版の実現にむけて努力するなかで，臨床微生物学と病理学で豊富な経験をもつJosé F. Siqueira Jr とのコラボレーションに繋がった．研究者でありながら，かつては歯科医師でもあった彼は，その洞察力と文献への見識を本に注ぎこみ，ここに提示した数多の症例で認められる多くの現象について理解や説明を深められるようにした．

　本書の出版にわれわれを駆り立てたものは，ルーチン的な歯内療法をサポートする生物学的現象についてのさらなる研究に対する渇望であった．これにより筆頭著者は，長年をかけて臨床的素材や組織学的・組織細菌学的素材を大量に蓄積し，病理学的状態や治療手技に対する組織反応の理解に類いまれな貢献をもたらした．歯の組織に影響を及ぼす病態や，臨床的手技に対する形態学的レベルでの組織反応について記述したテキストが存在しないという事実は，われわれがこのような野望に満ちた本の製作に励むうえで大きなモチベーションとなった．

　歯内療法において術式や材料，器具について詳細に述べられたテキストは過剰なほどに存在するが，病変組織の病態生物学についての記述は，各書のほんの一部でしかみられない．ましてや，治療に対する組織の反応などは通常の場合見送られてしまう．このような提示のされ方では，これらのトピックスが互いに関連していないかのような印象を与える．

　これらの制限を意識しながら，治療の生物学的な基盤を心に留めて，われわれは本書を製作し，診療と生物学的課題のギャップを埋めようと試みた．実際にそのようなギャップは存在せず，どの診療においても，治療が行われている間に生物学的事象も起こっている．本書では，患者に何が起こったのか読者が視覚的にイメージし，どうなっているのかを理解し，今後どうなるかを予測できるように生物学的なことも示している．また，それぞれのCHAPTERにも，健常であれ病的であれ，歯の組織や根尖組織のいくつかの局面について単に示したり記述したりするだけでなく，治療手技に対する組織反応を明らかにするようなものが含まれている．

　本書に収められているすべての写真はヒトに関連するものである．どれも厳格な倫理ガイドラインにしたがって入手したもので，患者の身体や健康，要求について最大の敬意が払われてきた．すべての素材がヒトから得られたものであるという事実は，本書が提供する情報を，より信頼性が高く確実なものとしている．

　本書で用いられている調査方法は，光学顕微鏡を用いながら組織切片を観察するというもので，明らかに限界もある．生物学的現象は主に細胞レベルで観察されるが，これには，不完全な画像の提示により，健常か病的かの用語の説明がなされていることが多い．たとえば，細胞や組織は，透過型電子顕微鏡（TEM）を用いると，微細構造まで観察することができる．また，生化学的なレベルで調査することも可能だ．昨今は，分子レベルでの研究において目覚ましい進歩発展が遂げられている．

　われわれがなぜ他の方向に情報レベルを移行しなかったのかという理由は，基礎研究ではなく，あくまで臨床について論じる本をつくりたいという明確な意図があったからである．ヒトの口腔組織について組織病態学レベルで調査すると，たとえ臨床症例のみしか扱っていないような場合でも，既存の反応の仕組みを速やかに知り，容易に理解することができるようになる．これらの知識は，臨床検査や

診断，処置手順を展開させていくうえでの礎となる．

本書は，歯内療法学や病理学，微生物学分野に携わる学部生や院生，専門医，教員，研究者を対象に製作されている．さらに，日常的に「う蝕」の病態やその歯髄および根尖領域の続発症を扱っている一般歯科医にとっても，本書が提供する情報は有益となるだろう．

術式や使用する市販材料ついての記述は意図的に除外した．たとえば，術野のラバーダム防湿や，正しいエックス線投影法，根管孔への適切なアクセス形成法などを本書で説明するのは不要であると考えた．このような基礎知識は既存の多くのテキストでも扱われている．同様に，根管治療時の機械的操作や根管充填法についてのより包括的な議論は，歯内療法の基盤となる解剖学・生物学・微生物学をベースにして記載した．根管形成時のアピカルシート形成部位，根管充填，根管側枝の問題，単回もしくは複数回にわたる歯内治療など「議論の余地がある」とみなされる問題についてもアプローチを行った．

また，市販製品についての言及を避ける努力をしたことを強調したい．市販されている材料や装置の商品名は本書では一切記載されていない．われわれの共通見解としては，科学研究は市場の圧力から解放されてはじめて信頼のおけるものとなる．読者の方々にはこの点をご理解いただけるよう望んでいる．

適切な診断が得られ，術者が解剖学・生理学・病理学，そして，自らが扱っている生物学的な組織反応について十分な知識をもっている限り，実質的に現代の歯内療法はすべて理に適っているというのがわれわれの意見である．

われわれが本書の製作を楽しんだように，読者の方々にもこの本を楽しんでいただきたい．そして，本書の内容が読者の臨床技術や知識の向上に役立ち，日々の診療を通して患者の健康に貢献できることを願っている．

あらゆる方面でわれわれのキャリアや取り組みを支援してくださった方々，そして，本書の実現にあたり直接または間接的に助けてくださった方々に感謝の意をささげたい．とりわけ，Simona Loghin 氏，Isabela Rôças 氏，Kaare Langeland 氏（故人），Thomas Pitt Ford 氏（故人），Elizeu A. Pascon 氏，Gunnar Bergenholtz 氏，Louis M. Lin 氏，Larz Spångberg 氏，そして，エスターシオ・デ・サー大学の大学院で歯内療法学を専攻する学生および職員が，本書の製作に献身的な協力をしてくれたことに心から御礼申し上げる．また，とくにこのプロジェクトの実現に尽力してくださったクインテッセンス出版の Johannes Wolters 氏と Vicki Williams 氏にも感謝の意をささげる．

Domenico Ricucci
José F. Siqueira Jr

著者の紹介

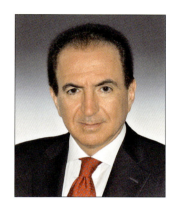

Domenico Ricucci

　Domenico Ricucci 氏は 1982 年ローマ・ラ・サピエンツァ大学にて一般医学を修めた後，1985 年同大学で DDS の称号を受けた．それ以降，歯内療法に特化した診療を個人医院にて行っている．さらに，2002 年から 2003 年まで，イタリア・カタンツァーロ大学「マグナ・グラエキア」にてう蝕学の教授を務めた．また，1999 年から 2005 年まで，Research Committee of the European Society of Endodontology にて査読委員を務めた．彼は主に，う蝕とその治療に対する歯髄と歯根周囲組織の反応をテーマに研究を行っている．1998 年以来，彼自身の組織学の研究室で，光学顕微鏡による観察のための硬組織標本における有用なテクニックの開発を行っている．

　Ricucci 氏は 72 本の論文と 1 冊の書籍を出版しており，他 7 冊の章の著者または共著者でもある．世界中で歯内療法に関する講演を行っている．

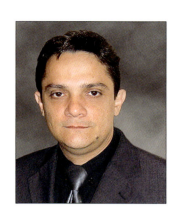

José F Siqueira Jr

　Siqueira 氏は現在エスターシオ・デ・サー大学にて歯内療法学の学科長を務めるとともに，歯内療法学分野の大学院プログラムの責任者も務めている．さらに，同大学の分子微生物学研究室の代表の 1 人として活躍している．彼は，1989 年リオデジャネイロのガーマ・フィーリョ大学にて DDS を取得後，1992 年にリオデジャネイロ連邦大学にて歯内療法学の修了証を取得，1996 年に同大学にて微生物学および免疫学の修士号を取得後，1998 年に微生物学および免疫学の博士号を取得した．このほかにも 7 冊の本を執筆・監修し，最新の歯内療法学の教科書の数章を執筆しているうえ，歯内療法学や微生物学，感染制御に関する査読済み論文は 300 本以上を発表．現在は数多くのジャーナルの査読委員を務めている．主な研究テーマは歯内微生物学と感染制御．世界中で歯内療法に関する講演を行っている．

日本語翻訳出版に寄せて

　歯内療法に関する学会や講演会に参加すると，あることに気づく．それは，世界的に著名な演者の講演中に臨床エビデンスとして，人の歯の組織切片のスライドが提示され，その多くが「Dr. Domenico Ricucci の厚意による」とクレジットが付されていることである．

　本書の監訳者の1人である月星は，2014年ブラジルのベロホリゾンテという都市で毎年開催されている「Canal」というエンドの学会に参加しており，Dr. Domenico Ricucci の講演を聴く機会に恵まれた．**ヒトの歯および歯周組織の組織切片で，これほど歯科疾患を画像として正確にまた美しく提示した長時間の講演を，それまで見たことはなかった**．美しさだけではなく，月星が日頃セミナーや講演で，**エンドの診断や治療，治療のゴールに何が大切かを，すべて彼が組織切片で証明してくれていた**ことにも感動して意を強くした．また，彼も私の講演に同じ感情をもってくれたようで，お互い意気投合した．そして両者の思いは，翌2015年1月の日本初講演という形で進展した．講演は大盛況に終わったが，受講生の1人・吉田憲明氏は感極まり，Dr. Ricucci の『Endodontology』の翻訳出版をしたいと強い願いを抱いた．相談を受けた私は，自分自身がこれまでいくつかの翻訳（監訳）出版を手がけてきたときに，それぞれの著者に抱いた熱き思いを思い出し，監訳という立場で彼の思いを実現したいと協力を決意した．

　吉田憲明氏のほか，同じ思いを抱いた5名の仲間が翻訳に加わった．翻訳に慣れていない開業医にとって，熱意だけでは乗り切れない問題も少なからずあったが，彼らは見事それを克服し，今回の翻訳出版が実現した．400ページ近い本を1人で監訳することに困難があったので，半分を泉英之先生にお願いした．

　言い訳であるが，用語をできるだけ統一するよう努めたが，訳者，監訳者とも複数にわたったため，用語や翻訳スタイルにやや統一性を欠いたところもあるかもしれない．本書の原著はイタリア語で出版されており，英語版はその半分の章（ページ）に圧縮して翻訳出版されている．イタリア語から英語への翻訳表現は，独特の言い回しがあり，少なからず日本語への翻訳にも影響を与えたといわざるを得ない．翻訳の不備をわれわれ訳者一同の熱意でお許しいただければ幸甚である．

　この本が，わが国の歯内療法の発展に寄与することを願ってやまない．

2016年11月
監訳者代表　月星光博

監訳者・訳者一覧

監訳

月星光博　　愛知県開業・月星歯科クリニック

泉　英之　　滋賀県開業・西本歯科医院

吉田憲明　　東京都開業・代々木クリスタル歯科医院

訳

大西康仁　　東京都勤務・代々木クリスタル歯科医院

川畑博史　　兵庫県開業・川畑歯科医院

萩原健史　　神奈川県勤務・中町歯科医院

八木橋英元　東京都開業・パルデンタルクリニック

吉田憲明　　東京都開業・代々木クリスタル歯科医院

吉野　晃　　東京都開業・吉野デンタルクリニック

各章の訳者名一覧

CHAPTER 1	吉田憲明	**CHAPTER 6**	吉田憲明
CHAPTER 2	吉田憲明	**CHAPTER 7**	八木橋英元
CHAPTER 3	大西康仁	**CHAPTER 8**	萩原健史
CHAPTER 4	吉野　晃	**CHAPTER 9**	吉野　晃
CHAPTER 5	川畑博史	**CHAPTER 10**	八木橋英元

Contents

CHAPTER 1 象牙質歯髄複合体，および歯根周囲組織 1

    正常な歯髄組織 1
    歯髄の細胞 3
        象牙芽細胞 3
        線維芽細胞 5
        その他の歯髄細胞 6
    微小循環 7
    歯髄神経 7
    歯髄内の石灰化 8
    正常な歯根周囲組織 9
    歯根膜 12
    セメント質 12
    正常な骨 14
    歯槽骨 17
    参考文献 18

CHAPTER 2 う蝕に対する歯髄反応と修復機序 19

    う蝕病変に対する歯髄反応 19
        初期う蝕（shallow caries）... 20
        中等度う蝕（medium caries）... 22
        重度う蝕（deep caries）... 25
        う蝕による露髄と不可逆性歯髄炎 31
        歯髄変性の進行 31
    増殖性歯髄炎 38
    修復過程における歯髄反応 40
        歯科接着材料の発展と歯髄保護概念の変遷 42
    接着システムの生物学的評価 43
        組織学的評価基準 44
        コントロール部の歯髄 44
    窩洞の乾燥が歯髄に及ぼす影響 44
    エッチングと接着システムに含まれる化学物質が及ぼす影響 45
        症例検討 49

歯髄を脅かすマージン部からの細菌漏洩	51
症例検討	52
接着不良の原因	52
裏層材によって細菌侵入を防ぐことは可能か	53
う蝕の完全な除去と最適な修復処置後の歯髄の組織学的状態	53
症例検討	61
結論	61
参考文献	65

CHAPTER 3　生活歯髄保存療法　　67

可逆性歯髄炎を引き起こしている歯に対するう蝕治療	67
適切なエキスカベーションの重要性	67
医原性歯髄損傷の予防	72
窩洞の過熱による歯髄の損傷	72
覆髄と断髄	74
覆髄	75
直接覆髄	75
可能性と限界	76
直接覆髄法	77
成功の臨床的判断基準	78
成功の組織学的判断基準	81
失敗	87
間接覆髄法	98
断髄	101
参考文献	105

CHAPTER 4　歯根周囲組織の病理　　107

病因	107
根尖病変の分類	121
根尖病変の組織学的分類	122
根尖性膿瘍	122
根尖肉芽腫	123
歯根嚢胞	125
根尖病変の種類別発現率	134
嚢胞形成のメカニズム	135
歯根嚢胞病変における呼吸上皮細胞	136
症例研究	137
肉芽腫と嚢胞のエックス線写真による判別は可能か？	137
根尖性歯周炎の歯根吸収	142
参考文献	145

XIII

CHAPTER 5 歯内感染 … 147

- 根管内感染の経路 … 148
- 解剖学的にみる感染 … 148
- バイオフィルム：歯内療法の新しい概念 … 149
  - 歯内バイオフィルム群の組織細菌学的分析 … 150
  - 根管内バイオフィルムの組織形態学的特徴 … 151
  - バイオフィルムによって引き起こされる疾患としての根尖性歯周炎の分類基準 … 155
  - 歯内バイオフィルム形成の動態 … 156
- 歯内感染における細菌の多様性 … 157
- 根尖性歯周病変に細菌は存在するのか？ … 157
  - 歯根根尖周囲の歯石(石灰化物)形成メカニズムの考察 … 165
- 参考文献 … 168

CHAPTER 6 臨床的歯内療法：治療法 … 171

- 無菌的処置 … 171
  - 術野の防湿と消毒 … 172
  - う蝕と不良補綴物の除去 … 172
- 歯内療法の準備 … 172
  - 辺縁歯周組織による適切な防湿への妨げ … 175
  - 髄腔の開拡(access cavity) … 176
- 1回，2回または複数回来院の歯内療法 … 184
- 根管長測定と器具操作 … 185
  - 根管清掃の評価 … 189
  - 症例研究 … 189
- 根管形成中のエラー … 191
- 根管内洗浄 … 193
  - スメア層の除去 … 197
- 根管内貼薬 … 198
  - 根管の乾燥 … 200
- 根管充填 … 200
- 治療結果の長期的評価 … 202
  - 歯内療法に想定される成功率とはどれくらいか？ … 205
  - 病変の大きさは重要か？ … 205
- 化膿をともなう根尖性歯周炎 … 210
- 吸収および石灰化と関連する技術的な合併症 … 215
- 再治療 … 215
- 歯内治療の緊急性 … 222
  - 症例研究 … 222
- 歯根未完成歯の治療 … 227
  - 症例研究 … 231

参考文献 ... 235

CHAPTER 7 歯内療法後の歯根周囲組織の治癒 ... 239

治癒の基礎 ... 240
歯根周囲組織の治癒 ... 240
概要 ... 240
抜髄や器具操作, 根管充填に対する組織反応 ... 241
文献レビュー ... 241
研究成果 ... 244
治癒の初期段階 ... 244
症例研究 ... 244
治癒のつぎの段階 ... 249
根尖部歯髄の切断面の組織学的状態 ... 254
根管充填材と炎症の持続は関連づけることはできるか? ... 271
残存した根尖部組織内の壊死組織とデブリス ... 272
セメント質形成 ... 274
歯内療法後の治癒として頻度の少ない組織学的所見 ... 275
症例研究 ... 280
外科的歯内療法後の治癒(ヒント) ... 282
根尖部のどこを作業長とするか ... 282
根尖孔を超える根管充填は根管治療の失敗原因となるか? ... 286
結論 ... 289
参考文献 ... 290

CHAPTER 8 側枝の問題 ... 293

側枝の充填——それをゴールとするべきか? ... 294
臨床的意義 ... 295
側方病変の種類 ... 300
組織学的観察 ... 301
異なる術前状態の歯 ... 301
側枝内の治療効果 ... 305
根管治療歯 ... 305
歯冠からの細菌漏洩における側枝の役割 ... 311
おわりに ... 311
参考文献 ... 314

CHAPTER 9 歯内療法の失敗 ... 315

根管治療の失敗の定義 ... 316

XV

CONTENTS

根管治療の失敗の原因 ··· 316
 細菌によるもの ·· 316
 根管内の感染 ··· 336
 治療後の根尖性歯周炎にみられる異常構造 ··· 345
 症例研究 ·· 345
 異常構造の性質と影響 ··· 353
 治療の失敗に関与する細菌種 ·· 353
 細菌数と臨床症状には相互関係が存在するか？ ·· 354
 根管外の感染 ··· 354
 歯冠側からの漏洩（コロナルリーケージ） ··· 358
 オーバーフィリングに関連する失敗 ··· 358

非細菌性の治療失敗原因 ··· 362
 外因的要因 ·· 362
 内因的要因 ·· 362
 根尖部の瘢痕（治癒） ··· 363

根尖部の外科手術後の失敗 ··· 363

結論 ·· 363

参考文献 ··· 364

CHAPTER 10　歯内および歯周の相互関係　　367

歯内および歯周病の原因となる微生物 ·· 367

歯周病に対する歯髄組織の反応 ··· 368
 歯周病に対する歯髄の反応 ··· 368
 症例研究 ·· 369

歯周治療が歯髄に及ぼす影響 ·· 380

歯周病に誘発される歯根の変化 ··· 380

根面う蝕 ·· 382
 症例研究 ·· 382

歯内−歯周病変の臨床的分類および治療 ·· 387
 歯内由来病変 ··· 387
 歯周由来病変 ··· 387
 歯内−歯周合併病変 ··· 392

歯根の垂直破折 ·· 398
 破折に対する組織の応答 ·· 406
 骨喪失のパターン ··· 408
 歯根破折の診断的側面 ··· 409
 歯根破折：指針 ·· 411

参考文献 ··· 414

INDEX　　417

CHAPTER 1
象牙質歯髄複合体，および歯根周囲組織

正常な歯髄組織

　歯髄組織は疎性結合組織に分類され，細胞，血管，神経，線維，細胞間マトリックス物質から構成されている．正常歯髄の組織学的特徴に関しては，多くの議論がなされていて，**正常歯髄とはどうあるべきか**について研究者の間で意見を異にしている．若年者で臨床的に健全歯であっても，いわゆる正常歯髄に遭遇することはまれであることが繰り返し確認されている．したがって，病理学的考察に入る前に，一般に"正常"とはどういうことなのかについて明確に定義する必要がある．Dorland[1]によれば"正常"とは"規則正しく確立された様相によるもの"と定義している．このことは，組織が正常であるとみなす場合には，個人の年齢的特徴による発達段階に基づいて取り扱われるべきであることを示している．病理学的に正常な細胞や組織の経時的な変化は，生理学的変化の結果としての変性として，臓器中に見受けられるものである．

　一般に広く受け入れられている例として，ヘマトキシリン・エオジン（HE）染色による正常な象牙質歯髄複合体の組織像を紹介しているので，参照していただきたい（**FIG 1-1〜1-3**）．**象牙質**は，通常濃染される．象牙芽細胞層と濃染された象牙質の間には，10〜40μmの幅を有する石灰化した象牙前質（predentin）がみられる．また，**象牙前質**はエオジン好性を示すが，染色されない場合もある．象牙前質中にみられる濃い斑点はカルシウム塩の蓄積によるものである（**FIG 1-2，1-3**）．カルシウム塩は経時的に，融合してボリュームを増しながら，やがて一体化した石灰化物[2]を形成する．象牙細管の走行に対して組織が平行に薄切りされた場合，象牙細管は象牙質から象牙前質まで中断されることなく走行する．象牙前質は，**歯髄−象牙質境膜**（pulpo-dentinal membrane）とよばれる境界線により象牙芽細胞層と分けられている．

　組織学的に正常な歯髄は，いくつかのゾーンに識別可能である．**象牙芽細胞層**は，歯髄のもっとも表層に象牙前質と接する形で観察される．象牙芽細胞層から歯髄に向かって，細胞が希薄な**ワイル層**がある（**FIG 1-2**）．ワイル層は，若年者の歯においてはめったに確認されないものである[3]．また，ワイル層には，側枝をともなう血管が明白にみ

CHAPTER 1　象牙質歯髄複合体，および歯根周囲組織

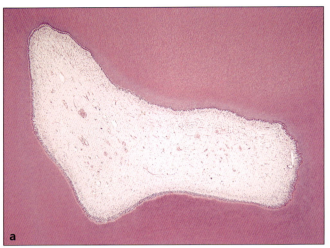 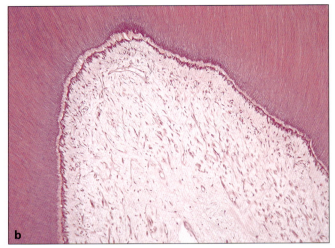

FIG 1-1　正常歯髄．（a）う蝕のない下顎第三大臼歯の歯髄腔全体像．（b）近心髄角部の詳細．組織学的正常像の一例（ヘマトキシリン・エオジン染色，×25，および ×100）〔以下，拡大率を単に × と数字で示す〕

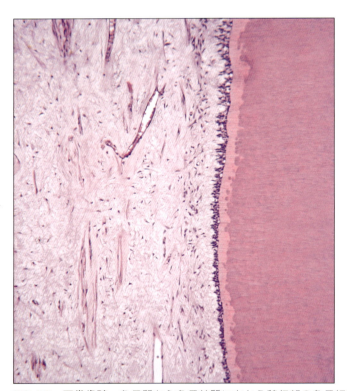 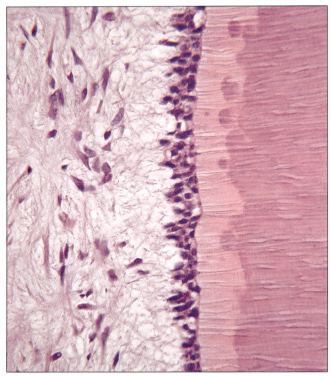

FIG 1-2　正常歯髄．象牙質から象牙前質に向かう移行部の象牙細管は規則正しく走行している．象牙芽細胞は立方形を呈し，規則正しく配列している．細胞希薄層および細胞緻密層は明確に判別可能である（HE 染色，×100 および ×400）．

られ，象牙芽細胞層に向けてループを形成することさえある．**細胞希薄層**は，神経線維との積極的なネットワーク（**ラシュコフ神経叢**）と線維芽細胞突起も含んでいる．細胞希薄層に続いてすぐに**細胞緻密層**がある（FIG 1-2）．また，歯髄は歯の中心に位置する組織として知られており，大きな血管や神経が存在し，線維，線維芽細胞，その他の細胞がその周囲を走行している．若年者の歯髄では，線維成分が細胞成分を上回ることはなく，一方，高齢者においては，一般的にその逆の現象が見受けられることを強調したい．

"正常"な歯髄でも，血管内腔に時折，炎症性細胞が見受けられる．しかし，このことは病的状況を示唆しているわけではなく，循環血液内に白血球が存在するのはごく普通のことである．しかしながら，歯髄内の血管周囲にいくつかの炎症性細胞が蓄積している場合には，病的徴候，す

歯髄の細胞　CHAPTER 1

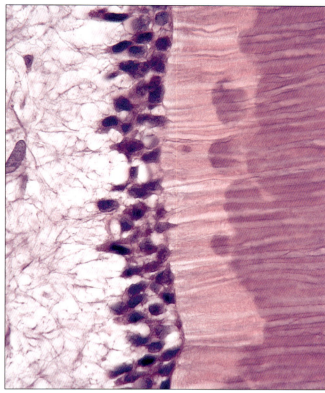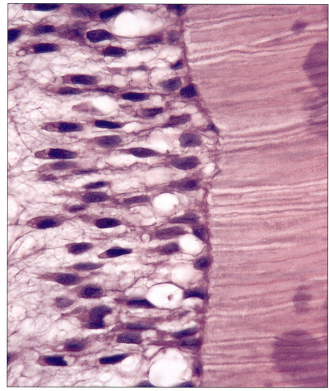

FIG 1-3 象牙芽細胞の形態的特徴．FIG1-2 の写真の象牙芽細胞存在部位の強拡大（×1000，写真左）．同一歯髄の別の部位から得られた同倍率の写真（写真右）である．象牙芽細胞は明らかな形態学的違いを示す．写真左は比較的小さな細胞質で細胞は立方形を呈している．一方，写真右は空胞をともなう比較的大きな細胞質で，細胞は伸長した形態を呈している．この違いは，切断された方向によるものである．写真左は切断面がわずかに象牙細管の走行に対して横断している．一方，写真右は切断面が象牙細管に対して完全に平行である．歯の組織切片を評価する際，切断面によりこのような形態学的違いが生じることを心得ておく必要がある．両写真では象牙芽細胞層に空胞がみられる．これらの空胞は切片の処理にともなう収縮によるアーチファクトである（HE染色）．

なわち炎症を意味する．

歯髄の細胞外マトリックスは，まず線維芽細胞によって形成されたコラーゲンとコラーゲン以外のタンパク質から成る．歯髄組織では，複数種類のあるコラーゲンのなかでも，タイプⅠ型，Ⅲ型コラーゲンを主に含んでいる．コラーゲン以外のタンパク質としては，ラミニン，フィブロネクチン，テネイシンおよびプロテオグリカンがある．歯髄では細胞の密度が高いので，乾燥させた状態で 10 ～ 15％の脂質を含んでいる[4]．

歯髄の細胞

象牙芽細胞

歯髄の細胞のなかでは，唯一**象牙芽細胞**だけが特異的な位置とそれに関連した機能を有している．象牙芽細胞は特異的な機能を有していることから，神経細胞のように最終分化した細胞と捉えられている．象牙芽細胞の寿命は未だわかっていない．しかし，歯の健康寿命と同じなのではないかと推測されている．**一度形成された象牙芽細胞が細胞分裂を起こすことはあり得ない**[2]．

象牙芽細胞は象牙前質に沿って配列している．歯冠部の歯髄の象牙芽細胞は「高円柱状」（tall columnar）のいい方で表現されている（**FIG 1-1 ～ 1-3**）．歯冠部歯髄と根尖部歯髄の中間の象牙芽細胞は，「わずかに円柱状」（little columnar）あるいは，「立方形」（cuboid）と述べられている（**FIG 1-4a**）．根尖部歯髄の象牙芽細胞に関しては「紡錘状」（spindle-shaped）あるいは「扁平状」（flattened）といえる（**FIG 1-4b**）．完全に分化した象牙芽細胞では，核は細胞体の遠心位に偏位している[5]．

臨床的に健常な歯の組織切片において，象牙芽細胞間に何も存在しない領域がしばしば観察される（**FIG 1-2，1-3，1-5**）．これらの領域は病理学的な異常を意味してい

3

CHAPTER 1　象牙質歯髄複合体，および歯根周囲組織

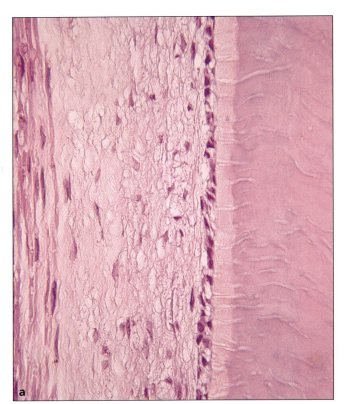
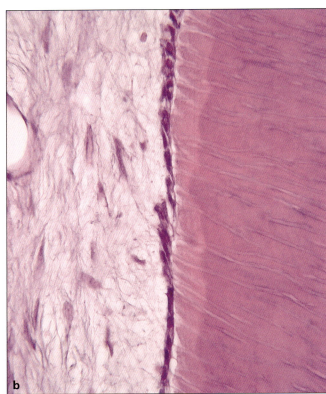

FIG 1-4　部位による象牙芽細胞の形態の違い．（a）歯髄腔歯冠側 1/3，"低円柱状"（low columnar）象牙芽細胞．（b）根尖側 1/3，"紡錘状" 象牙芽細胞（HE 染色，×400）．

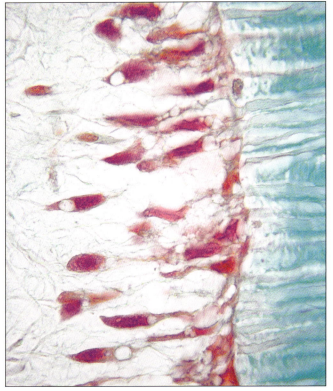

FIG 1-5　象牙芽細胞細胞質中の空胞．象牙質側に認められるが，歯髄側には認められない（マッソントリクローム染色，×1000）．

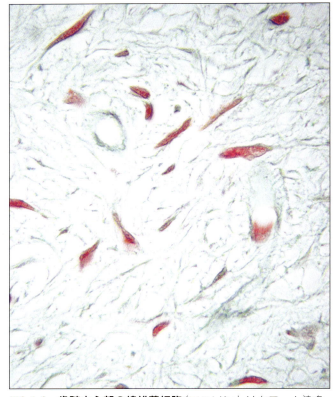

FIG 1-6　歯髄中心部の線維芽細胞（マッソントリクローム染色，×1000）．

歯髄の細胞　CHAPTER 1

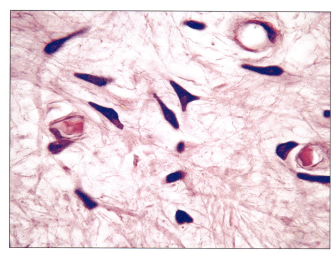
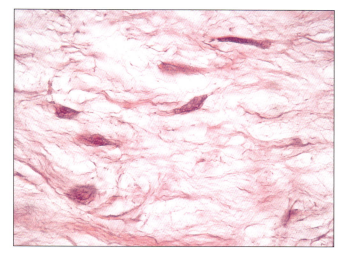

FIG 1-7　さまざまな形態の線維芽細胞（HE染色，×1000）．

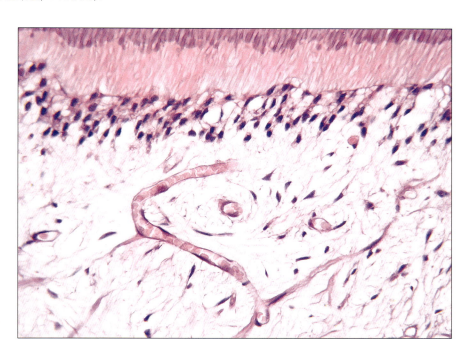

FIG 1-8　象牙芽細胞に隣接する血管（HE染色，×400）．

るわけではなく，組織学的なアーチファクトと考えられる．その説明として，組織学的処理のために用いられるいくつかの化学物質の使用が，細胞の膨張・収縮に影響を与えているのではないかということが考えられる．何も存在しない領域あるいは空胞は，象牙芽細胞中の細胞質にもみられる（**FIG 1-3，1-5**）．このような現象は，細胞内の象牙質側にみられるが，その反対側方向にも認められる．これらの空胞は核内には観察されない．現在のところ，細胞質中の空胞の存在が病的であるという根拠は示されていない．このような現象は正常歯髄，炎症歯髄の両方で確認されており，組織学的アーチファクトによるものと結論づけるのが妥当であろう[6]．

象牙質形成時，象牙芽細胞は，象牙質中に細胞突起を残しながら歯髄中心方向へと移動し，象牙細管を形成する．象牙細管のなかに取り残された象牙芽細胞突起は**トームス線維**とよばれている．この細胞突起がどこまで伸びているかに関してはさまざまな議論がなされており，象牙細管の1/3 から 1/2 の長さを占拠しているという人もいれば，すべての象牙細管内に伸びていると考える人もいる[10]．

線維芽細胞

線維芽細胞は歯髄組織中にもっとも多く存在している．その機能は，歯髄の細胞外マトリックスを形成し，維持す

CHAPTER 1　象牙質歯髄複合体，および歯根周囲組織

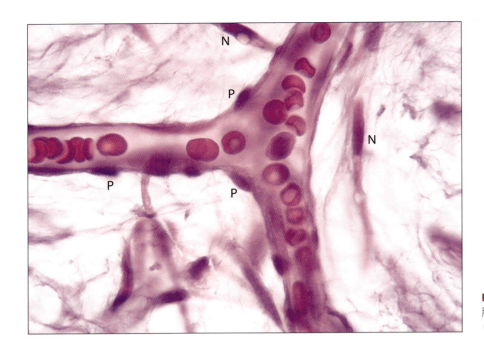

FIG 1-9　血管分岐部．多くの血管周皮細胞（P）と有髄神経線維（N）がみられる（HE染色，×1000）．

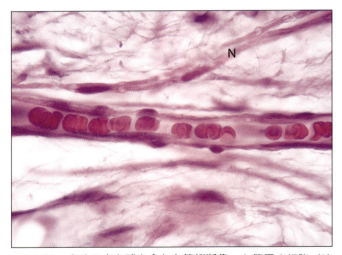

FIG 1-10　多くの赤血球を含む血管縦断像．血管周皮細胞（P）は血管の外壁にみられる．有髄神経線維（N）は血管に隣接して走行している（HE染色，×1000）．

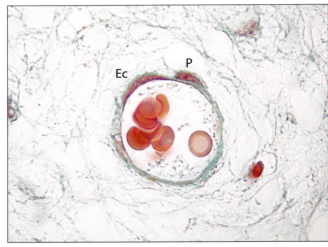

FIG 1-11　血管横断面像．この切片像からはわずか1つの血管内皮細胞（Ec）が血管壁を構成しているのが観察される．血管内皮細胞と血管周皮細胞（P）がみられる（マッソントリクローム染色，×1000）．

ることである．この細胞の形態はその機能を反映している．若年者の歯髄では，合成と分泌を担う細胞小器官が細胞質の大部分を占めることから，線維芽細胞が積極的に細胞外マトリックスを合成していることがわかる．加齢とともに生産の必要性が減少し，線維芽細胞は，その後で引き伸ばされた核とともに扁平状・紡錘状となる．線維芽細胞は，時折多くの細胞の伸展とともに星状を呈する（**FIG 1-6～1-8**）．線維芽細胞の形態は，間葉系細胞に類似しており，光学顕微鏡では区別がつかない．

その他の歯髄細胞

歯髄には，象牙芽細胞や線維芽細胞の他にもいくつかの重要な細胞を含んでいる．たとえば，炎症反応に関連した細胞などである．炎症性細胞のほとんどは小さな血管のそばにみられる．**血管内皮細胞**に隣接して，**周皮細胞**とよばれる伸長した間葉系細胞が観察される（**FIG 1-9～1-11**）．組織内に存在する（resident）**マクロファージ**（大食細胞として知られている）は，血管壁からわずかに離れたとこ

歯髄神経　CHAPTER 1

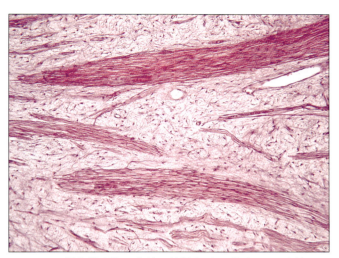

FIG 1-12　根尖側1/3における神経束（HE染色，×100）．

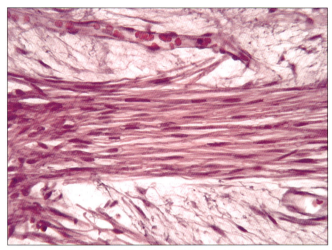

FIG 1-13　強拡大の神経束（×400）．血管は神経の近くを走行している（HE染色）．

ろにみられる．これらの細胞は，免疫防御機構や抗原提示にかかわる**樹状細胞**とともに，"見張り"としての役割を果たしている[11,12]．

微小循環

歯髄は，血管が豊富に分布する器官である．**細動脈**は，根尖孔，根尖部分枝（ramifications），側枝を通して根管内に入り込み，**細静脈**およびリンパ管はそれを出口としている．細動脈はおよそ150μmの直径をもち，感覚神経，交感神経束とともに根尖孔から歯髄内へと入る．細静脈は通常200μm以下の直径であり，歯髄中心部に大きな場所を占めている[13]．細静脈は動脈と神経束に寄り添うように走行している．

細動脈は歯髄内に入ると，血管内腔の直径の増大と筋肉壁の厚みの減少が観察される．細動脈は歯髄の中心よりわずかに外れて位置しており，歯根に沿って走行しながら側枝をだし，微小血管へと移行し，最終的には象牙芽細胞層下に張り巡らされた毛細血管として終わる．**歯髄微小循環**では，**動静脈吻合，静脈-静脈吻合，Uターン動脈ループ**が存在し，歯髄内の血液の流れを制御している．歯髄血管の大半は，1層あるいはそれ以上の血管内皮細胞の裏打ちによる薄い壁であり，比較的大きい内腔を有する．組織切片では，切る方向により，血管は縦長，斜め，横方向に切断される（**FIG 1-2, 1-8 〜 1-11**）．

歯冠部の歯髄では，組織における血管が占める割合は約14%である[16]．口腔組織のなかでは，歯髄は組織重量単位ではもっとも血液の循環が豊富な場所の1つといえる[13]．歯髄中の血流はおよそ40〜50ml/min/100gである[13]．血管を有する身体の大抵の組織と異なり，**歯髄は側副血行路を欠いており，重篤な炎症にともなう有害反応に敏感である**．

歯髄神経

歯髄には**感覚神経**と**自律神経**支配（交感神経）の両方が存在する．根尖周囲の組織切片では，1つあるいは多数の根尖孔から無数の神経が根管内に入っているのがみられる．これらは通常，血管構造とともに走行している（**FIG 1-10**）．現在ではおよそ1,000〜2,000の神経が1本の歯に入りこんでいることがわかっており，その80%はミエリン鞘で覆われておらず（C線維と交感神経），残り20%はミエリン鞘で覆われている（A線維）（**FIG 1-12 〜 1-14**）[17]．歯髄神経は通常，血管と走行しており，歯冠部へ行くにしたがって枝分かれしている．象牙芽細胞下の細胞希薄部位では，神経線維は密なネットワークを形成し，**ラシュコフ神経叢**を形成している．

歯髄の感覚神経は3種類の三叉神経線維（Aβ，Aδ，C線維）に大別される．**Aβ神経線維**の伝導速度は速く，有髄性である．Aβ神経線維はわずかなミエリン鞘（1〜5%）を構成し，歯髄におけるその役割はあまりよくわかっていない．しかし，侵害受容の役割を果たしているのでは

CHAPTER 1　象牙質歯髄複合体，および歯根周囲組織

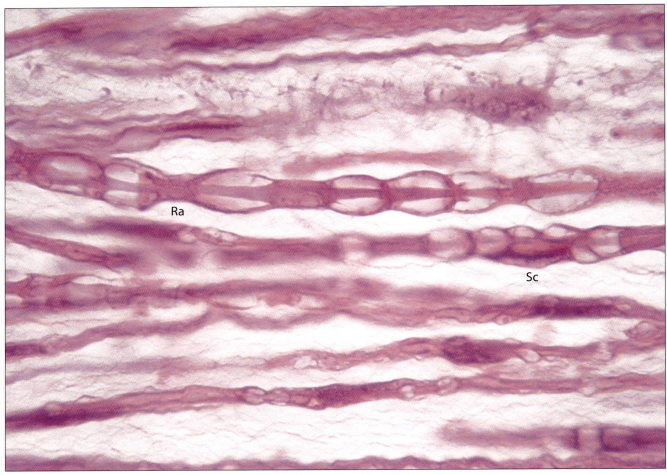

FIG 1-14　有髄神経線維． 強拡大（×1000），シュワン細胞（Sc），ミエリン鞘とランヴィエの紋輪（Ra）が確認される（HE 染色）．

ないかと推測されている．**Aδ 神経線維**もまた有髄性で伝導速度も速く，刺激に対する閾値は低い[18,19]．Aδ 神経線維は，典型的な象牙質知覚過敏のような鋭利で一時的な疼痛を誘発する．ラシュコフ神経叢から離れると，A 線維はシュワン細胞被覆がなくなり，象牙芽細胞層および象牙質と歯髄の境界で自由神経終末として終わる．**C 線維**は，無髄性で伝導速度は遅く，刺激に対する閾値は高い[18,19]．C 線維への刺激は，鈍痛・激痛・びまん性疼痛など，典型的な不可逆性歯髄炎の症状を誘発する．交感神経線維は歯髄中にもみられ，上頸神経節に由来する．交感神経と感覚神経はともに血管作用物質を放出することによって，歯髄の血液循環に影響を及ぼす[20]．

　根管中央部では，有髄神経線維がヘマトキシリン・エオジン染色によって容易に観察されるが，これはミエリン鞘が厚く，シュワン細胞が大きな体積を占めることからである．神経線維が縦方向に切断されている場合には，ミエリン鞘によって囲まれた軸索突起が判別できる．この軸索突起は，**ランヴィエ絞輪**として知られているくびれによって規則的な間隔で区切られている（**FIG 1-14**）．

歯髄内の石灰化

　象牙質粒，**歯髄結石**およびその他の石灰化物は，正常歯髄内でもしばしば確認される．石灰化は正常歯髄の特徴としてあり得ないとする研究者もいるし[21]，一方で，退行性変化であると分類している研究者もいる[22]．歯髄内の石灰化が病的な現象であろうが，変性の現象であろうが，正常とみなされる歯髄内に高頻度で見受けられることから，本章で考察することにした．しかしながら，歯髄内にわずかな石灰化がみられたからといって，他の症状や歯髄炎あるいは根尖性歯周炎の兆候がなければ，いかなる治療も行わないことを強調しておく．

　これらの石灰化物は1つあるいは複数で存在する場合がある．石灰化物は歯冠部歯髄および／または歯根部歯髄

にみられ，ときどき根管口に存在することもある（FIG 1-15）．石灰化物の構造に基づけば，"真性"象牙粒と"仮性"象牙粒に区別することができる．**真性象牙粒**は象牙質から構成され象牙芽細胞によって形成される．一方，**"仮性象牙粒"**，あるいは**"歯髄結石"**（もっとも頻繁にみられる歯髄内の石灰化物）は，同心円状の構造をしており，象牙質様構造を欠いている．

これら石灰化組織の層は，壊死して石灰化した細胞を取り囲むように形成されている．血管内血栓の石灰化も歯髄結石の引き金と考えられている．さらに，ミネラルの沈着が神経束周囲に生じている．歯髄の石灰化は多くの歯で起こり，遺伝的な要因が関与しているかもしれない人では，時にすべての歯で起こっている．

歯髄結石は，象牙質壁に対して，埋め込まれたり，付着したり，離れて存在している[23]．埋め込まれた結石は，最初歯髄内で形成されたものだが，生理的に象牙質（壁）が形成される過程で根管壁内に（時として完全に）封じ込められるのであろう[24]．**付着性歯髄結石**は，埋め込まれた歯髄結石に比べると，少しだけ象牙質に付着している状態をいう．両者の結石の違いは主観的ではあるが，付着性歯髄結石は決して象牙質内に完全には埋め込まれていないことで区別できる[23]．

重要なことは，**歯髄内石灰化物の存在は歯髄細胞を減少させ，歯髄の再生能力に影響を及ぼすことである**．そして，歯髄結石が根管口や湾曲歯髄内に存在している場合にはとくにそうであるが，根管治療時の物理的な障害になりうる（**FIG 1-15**）．

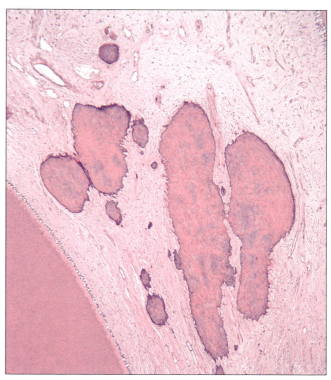

FIG 1-15 歯髄結石．う蝕のない下顎大臼歯遠心歯髄開口部の複数の遊離歯髄結石（HE染色，×100）．

正常な歯根周囲組織

歯根周囲組織は，セメント質，歯根膜および歯槽骨から構成されている．根尖部付近の歯根周囲組織は，一般的に「**根尖周囲（periapex）**」または「**根尖周囲組織（periapical**

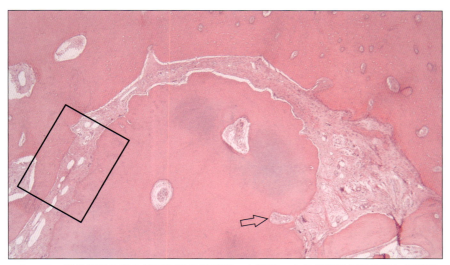

FIG 1-16 根尖付近の歯と歯周組織の組織像．上顎第一小臼歯頬側根根尖部と歯根膜，根尖周囲骨．この切片からは，分枝の横断面が2つと根尖孔が1つみられる（矢印，HE染色，×25）．

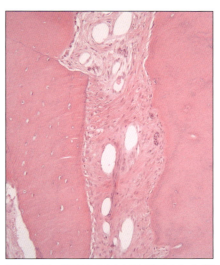

FIG 1-17 FIG16の長方形で囲まれた部位の強拡大．歯根膜は豊富な血管と結合組織線維から成る．

CHAPTER 1 象牙質歯髄複合体,および歯根周囲組織

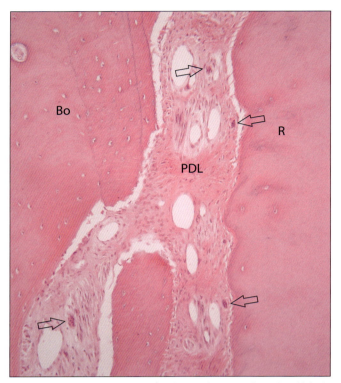

FIG 1-18 歯槽骨には開窓が存在しており,これにより神経血管束の通過が可能になる.好塩基性部位(矢印)に注目.これはマラッセの上皮遺残の集合体である(骨〔Bo〕,歯根膜〔PDL〕,歯根〔R〕)(HE染色,×100).

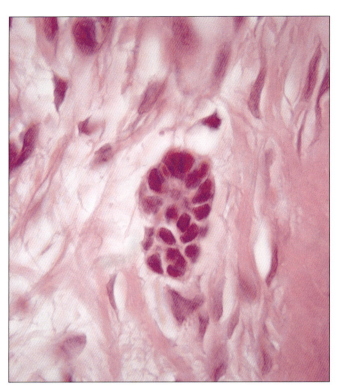

FIG 1-19 FIG1-18の矢印で示した好塩基性部位の強拡大(×1000)**マラッセの上皮遺残**であることがわかる(HE染色).

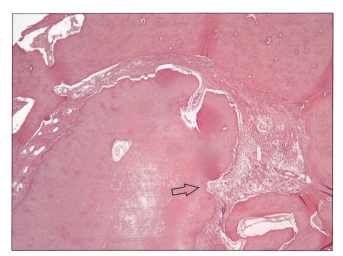

FIG 1-20 FIG1-16の組織切片から少し離れた部位の切片像.神経血管束をともなう根尖孔が根尖部に認められる.2つめの根尖孔はすぐ横にみられる(矢印)(HE染色,×25).

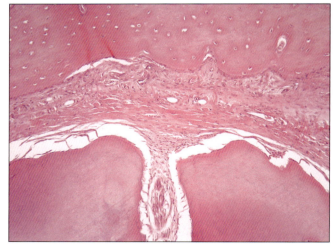

FIG 1-21 FIG1-20根尖孔付近の詳細.神経血管束は根尖孔へと入っている.空白部は処理にともなう収縮によるアーチファクトである(HE染色,×100).

tissue)」とよばれている(**FIG 1-16**, **1-17**).すべての歯の根尖は,大きな直径の1つあるいは複数の主根尖孔を有しており,さらに,小さな直径の複数の**分枝**を有する場合もある.血管と神経はこれらの開口部を通して歯髄内に入っ

ている.歯槽骨には,神経血管束を通過させるためのいくつかの開窓がみられる(**FIG 1-18**).

組織学的観点から,歯根周囲組織は歯髄内の障害に早急に応答する(**CHAPTER 4**参照).根尖付近の歯髄結合組織

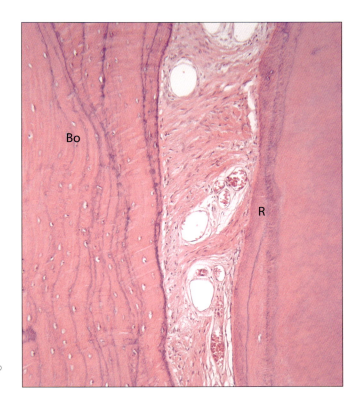

FIG 1-22 上顎中切歯と歯槽骨の縦断像．線維束が血管と混ざっている（骨〔Bo〕，歯根〔R〕）（HE 染色，×100）．

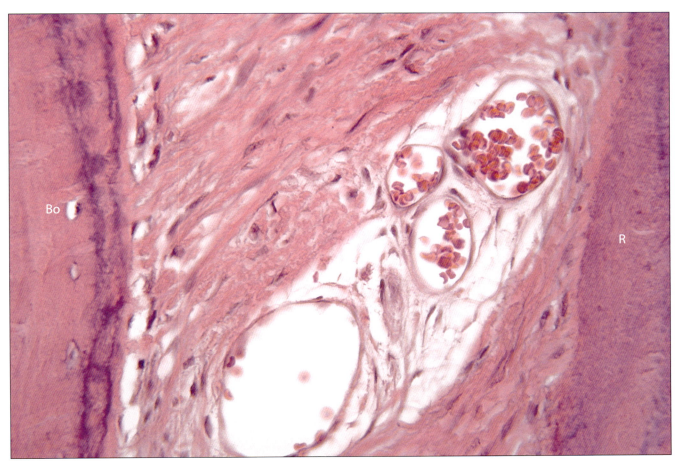

FIG 1-23 FIG1-22 の強拡大（HE 染色，×400）（骨〔Bo〕，歯根〔R〕）．

と歯根膜由来の結合組織は，形態学的および構造学的に境界を区別することは，実際には困難である．というのも，この部位の組織切片上では2つの組織の区別は不可能だからである[3, 25]．

歯根膜

正常な歯根膜の幅は150〜380μmとさまざまであり，通常歯根の中央1/3の部位がもっとも薄い[2]．歯根膜は主に結合組織からなり，歯槽骨内に歯を保持して咀嚼時の衝撃を吸収するのに都合よくできている．

他の結合組織と同様に，歯根膜は，細胞と線維や基質を含む細胞外成分から成っている（**FIG 1-16〜1-23**）．主にⅠ型コラーゲンから構成されているが，Ⅲ型，XII型コラーゲンやコラーゲン以外のタンパク質（たとえば，アルカリフォスファターゼ，プロテオグリカン，アンデュリン（undulin），テネイシン，フィブロネクチンなど）も存在する．歯根膜のコラーゲンは，多数が集合して明瞭な線維組織を形成している．主線維はセメント質から歯槽骨へと伸長しているが，すべての線維が必ずしも端から端まで伸長しているわけではない．正確には，これらの線維は錯綜しながらネットワークを形成して一体化している[5]．

歯根膜内の細胞は，骨芽細胞と破骨細胞（機能的に骨代謝に関与している），線維芽細胞，マラッセの上皮遺残，肥満細胞，未分化間葉細胞，セメント芽細胞（機能的にセメント質の形成に関与している）から構成されている．歯根膜中の主たる細胞は**線維芽細胞**である．線維芽細胞は，**主線維**（principal fibers）間に挟まれて存在する場合には薄く引き伸ばされた形態をとっているが，細胞間隙に存在する場合には不定形または星状となる．**マクロファージ**と**肥満細胞**は，炎症時にかなり多数出現する．**破骨細胞**は骨代謝において重要な役割を担っている．その他の破細胞は一般的に**破歯細胞**とよばれており[26]，矯正治療時の歯の移動あるいは歯髄感染によって誘発される歯根吸収に関与している．また，乳歯の自然脱落にも関与している．

歯根膜の構造学的，組織形態学的特徴は，**FIG 1-22**に歯根周囲組織の縦断面として紹介されている．多くの線維が歯根部セメント質から歯槽骨へと斜めに走行し，多くの血管の横断面が観察される．歯根膜領域における豊富な血管は**FIG 1-23**に示されている．歯根膜中の血管が占める体積の割合は，他のヒト組織内では通常3〜4%となっているのに対し，およそ20%と見積もられている[5]．

歯根膜は感覚神経および交感神経を有している．歯根膜内の感覚神経レセプターは侵害受容器（痛覚）および機械受容器（機械的刺激に対する応答）である．多くの機械受容器は**ルフィニ終末**に分類され，ほとんどが歯根膜の根尖部に集中している．

上皮遺残はとくに注目に値する．歯根膜内の上皮の存在は，**上皮鞘（ヘルトヴィッヒ上皮鞘）**残存である．組織切片では，それらは細胞の凝塊としてセメント質の近くに存在し（**FIG 1-18，1-19**），ヘマトキシリン・エオジン染色で核が濃く染まることから，容易に認識される．それらは**マラッセの上皮遺残**として知られており，歯が存在する限りは生涯歯根膜内に存在し続ける．この細胞の機能は明らかになっていないが，骨の内部成長を妨げることによってアンキローシスを予防しているのではないかという見方がある[27]．ネコの免疫組織染色の研究では，マラッセの上皮遺残は神経ペプチドを含み，内分泌細胞なのではないかと推測されている[28]．確かなことは，歯髄の感染にともなう歯根周囲の炎症の際に放出される成長因子に刺激されることにより，この上皮細胞は増殖し，嚢胞を形成するのではないかということである（**CHAPTER 4**参照）．

セメント質

セメント質は，歯根を覆う硬い結合組織である．その主な機能は歯根膜に付着面を提供することである．骨とは違ってセメント質には血液循環がなく，一般的に吸収に対して抵抗性がある．セメント質は細胞パターンに応じて，2つの種類に分けられる．すなわち，有細胞性セメント質と無細胞性セメント質である．**有細胞性セメント質**は，根尖側1/3に多く観察され（**FIG 1-24**），根分岐部付近にも存在する．そして，通常，**無細胞セメント質**層の上を覆っている．しかしながら，この2種類のセメント質の分布（割合）は変化に富み，同一歯根上でも場所によって分布（割合）がまちまちである．セメント質の厚みは根尖部に向かうにつれて厚く（およそ150〜200μm），セメント－エナメル境部では薄い（20〜50μm）．また，セメント質の添加によって歯の咬耗が補償されることから，加齢により厚みが変化する[2]．セメント質は**セメント前質**によって覆われている．セメント前質とは，石灰化していないセメント質基質の薄い領域のことで（厚さ3〜5μm），歯根膜とセメント質の間に存在する．

セメント質は半分が無機質から成り，半分が有機質から

セメント質　CHAPTER 1

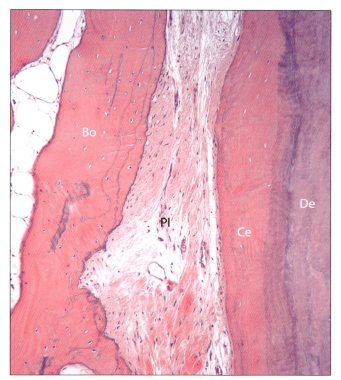
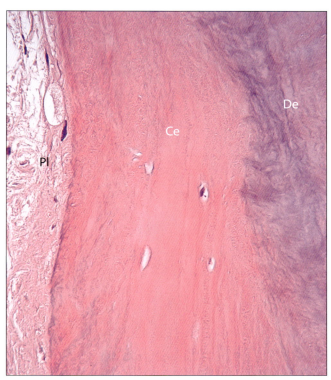

FIG 1-24　上顎犬歯の歯根膜を横断する切片．根尖側から歯冠側歯根のおおよその移行部．象牙質（De），セメント質（Ce），歯根膜（Pl），骨（Bo）を識別できる．セメント質にはわずかな小腔がみられ，それらのいくつかは小腔内が空であるが，セメント細胞が確認できる小腔もある（HE染色，×100，×400）．

成る．有機質の大半は，セメント質の有機質の90％に相当するI型コラーゲンである．その他のタイプのコラーゲンとしては，とくにIII型，XII型コラーゲン，コラーゲン以外のタンパク質がセメント質基質内にみられる．

　セメント質に関連する細胞には，セメント芽細胞とセメント細胞がある．**セメント芽細胞**はセメント質を形成し，歯根膜の線維と線維の間で歯根表面に沿って観察される．セメント芽細胞が活動期にあるときは，通常細胞のサイズが大きくなる．**セメント質の添加は，セメント芽細胞の活動期と休息期の交換を経ながら一生涯続く．**セメント芽細胞が無細胞性セメント質を形成するときには，セメント芽細胞はセメント質基質の背後へと移動する．また，セメント芽細胞が有細胞性セメント質を形成する場合には，セメント芽細胞が基質内の小腔に取り込まれ，機能的活動を停止した**セメント細胞**へと変化する．セメント細胞は，無数の細胞突起をセメント質内へ伸ばし，細管構造を形成している．セメント質には血液循環がないことから，セメント細胞は歯根膜から移行的に栄養供給されている．これが，セメント質細胞突起が歯根膜側に伸びている理由である．セメント質が添加されていくと，やがて突起は歯根膜から分断され，栄養供給を断たれる．その結果，セメント細胞は退化，消滅し，小腔を残すことになる．

　病的徴候がない場合には，セメント質の表面に並んでいるセメント芽細胞は休息期に入っている．セメント質は骨のようなリモデリングは行われない．したがって，**破セメント質細胞**（象牙質も破壊することから，一般的に「破歯細胞」とよばれているが）の出現は，いくつかの病的状況（とくに炎症時）と過度な矯正力に対する応答時のみに観察される．

　セメント質が繰り返し添加されることにより，組織切片中には静止期のすじ（縞模様）が明らかに観察される．加齢とともに，根尖付近のセメント質の添加がみられる．根尖孔付近のセメント質の添加は，根管治療に対する反応の結果としてしばしば観察される．多くの場合それは，有細胞性セメント質であるが，根尖孔内にセメント質が存在し，孔の直径をかなり小さくしている．この現象は，修復反応に由来する「生物学的な閉鎖」ということになると研究論文で紹介されることもあるが，**セメント質による根尖孔付近の完全な閉鎖はめったに起こらない**（**CHAPTER 7**参照）．

13

CHAPTER 1 象牙質歯髄複合体，および歯根周囲組織

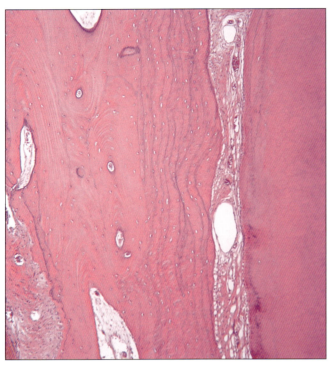

FIG 1-25　骨組織．海綿状骨を含む切片（左から右），歯槽骨表層，歯根膜，および上顎切歯の歯根部．骨の層板構造が明白である（HE染色，×50）．

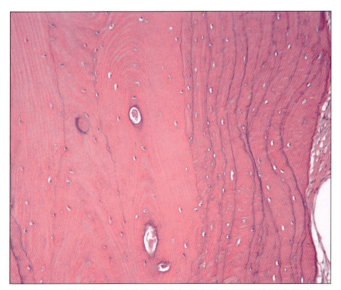

FIG 1-26　強拡大（×100）．異なる方向の層板状骨を認める．中央部ではこれらが同心円状に配列し，典型的なハバース系もしくは骨単位を構成する．ハバース系とハバース系の間は場所により層板の走行が異なるが，それぞれの層板は平行に存在し，介在層板とよばれる（左側）．歯槽骨表層では，これらは平行に走行し，外基礎層板を構成する．これは骨膜直下の骨表面と，骨内膜直下の骨内表面でみられるものと同じである．（HE染色）．

正常な骨

　骨組織については，読者の皆さんがもっている一般的な組織学の教科書で詳しく言及されている．基本的には，顎の骨もヒトの他の骨格と構造的・組織学的違いはない．骨組織は，細胞外マトリックスが石灰化しているという基本的な特徴から結合組織の特別な形ととらえられる．骨組織は静的な組織ではなく，個人の生涯にわたりリモデリングが行われている．この継続的なリモデリングの過程は，とりわけ血中カルシウム濃度の調整という重要な役割を担っている．

　骨組織は，細胞によって構築され，有機質（細胞の重量の約30％を占める）と，無機質（約70％）とから成る．骨の主な有機質の構成要素は，コラーゲン線維（とくに有機質の95％以上を占めるⅠ型，それ以外もⅢ型，Ⅴ型，Ⅻ型がある）．その他の有機質の構成要素としては，成長因子，プロテオグリカン，グリコプロテイン，とその他のタンパク質がある．無機質部位はハイドロキシアパタイトによって構成されている．

　顕微鏡学的に骨は2つの種類に分けられる．すなわち，**海綿骨**と**緻密骨**である．海綿骨は，緻密骨の梁をネットワークにしたハチの巣構造を呈し，そのなかに骨髄を収容するための無数の小さい骨髄腔を形成している．顕微鏡下では緻密骨は均一な塊のように見える．骨の両形態は実際すべての骨に観察されるが，その分布（割合）は変化に富んでいる．骨の表面は，**骨膜**という線維・血管が豊富に密集した膜によって覆われている．緻密骨の内部表面と海綿骨の表面全体は，どちらも単層の骨細胞からなる線維膜によって覆われている．この膜は**骨内膜**といわれ，骨髄と骨表面を物理的に隔てている．骨膜および骨内膜の両方が骨形成能を有している．

　顕微鏡的には，骨組織は，厚さ3～7μmの平行な薄い層板で構成されている（**FIG 1-25～1-28**）．それぞれの層板は，細胞と細胞間物質から成り立っている．骨細胞は，**骨小腔**とよばれる石灰化基質内の両凸レンズ型の小窩に収まっている（**FIG 1-27～1-29**）．骨小腔と骨小腔はお互い骨細管で繋がっている（**FIG 1-29**）．**骨細管**は，血管が通っているハバース管とフォルクマン管に繋がっている．骨小腔と骨細管は，骨内空洞システムを構築している．このシステムにより，骨細胞は代謝とガス交換を血管との間で行っている．このようなシステムがなければ，石灰化した組織の中で交換（代謝）を行うことは不可能であろう．

正常な骨　CHAPTER 1

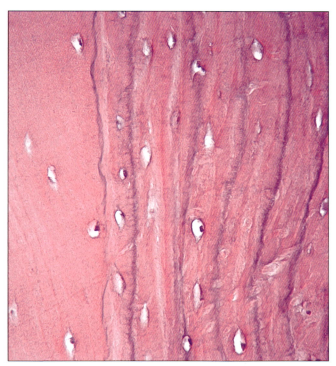

FIG 1-27　FIG1-26 平行な層板の強拡大（×400）．骨細胞が存在する多数の骨小腔がある．濃染されているラインは**セメントライン**とよばれ，隣接する層板構造の境界を成している（HE 染色）．

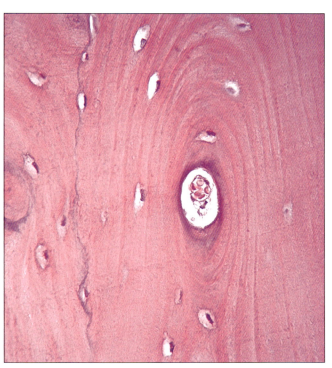

FIG 1-28　FIG1-26 のハバース系上方の強拡大横断像（×400）．同心円状に配列された層板の中心部に1つのハバース管が血管とともにみられる．骨小腔が層板の間にみられる（HE 染色）．

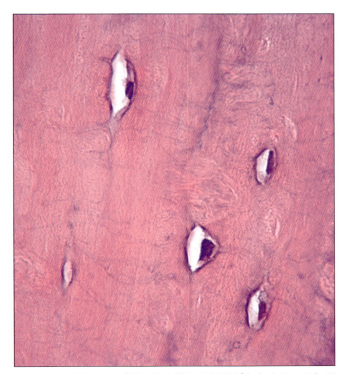

FIG 1-29　両凸レンズ状の骨小腔に骨細胞が存在する．それぞれの骨小腔につながる細管構造がある（HE 染色，×1000）．

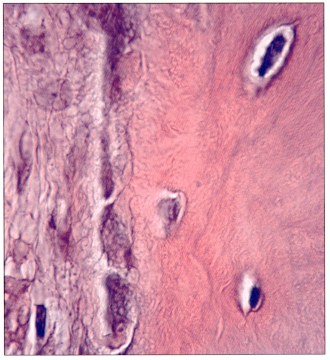

FIG 1-30　活動期骨表面．巨大な骨芽細胞が層を形成するために骨境界部に配列している．新たに形成された骨小腔に骨細胞を確認することができる（HE 染色，×1000）．

15

CHAPTER 1　象牙質歯髄複合体，および歯根周囲組織

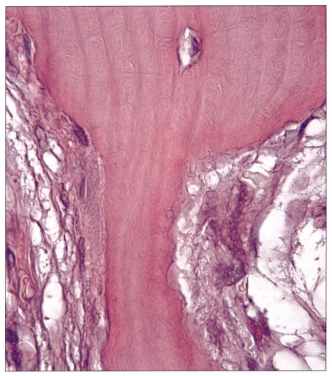

FIG 1-31　吸収期にある骨小柱．破骨細胞が写真右側にみられる（HE染色，×1000）．

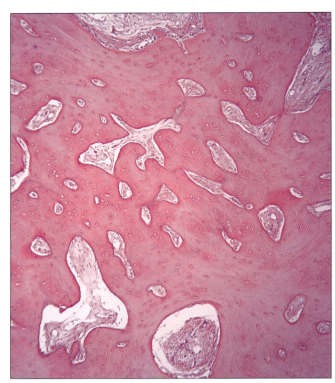

FIG 1-32　顎骨中心部の海綿状骨は，多数の骨髄を含む不規則な窩を形成している（HE染色，×100）．

　骨細胞に加えて，骨には2つの重要な細胞がある．すなわち，骨芽細胞と破骨細胞である．**骨芽細胞**は，成長中（伸長中）の骨表面の骨膜と骨内膜の骨形成層の中に観察される．骨形成の活動期において，骨芽細胞は好塩基性細胞質に富んだ一層の巨細胞として配列している（**FIG 1-30**）．骨形成静止期には好塩基性細胞質は減少傾向にある．静止期では，骨芽細胞は**骨細胞**になる．

　破骨細胞は，吸収が起こっている骨梁の表面でみられる．破骨細胞は多核の巨細胞で，**ハウシップ窩**とよばれる骨表面上の小窩に存在する．そこではまさに，破骨細胞によって骨吸収が起こっていることを示している（**FIG 1-31**）．緻密骨と海綿骨は同じ層板構造をしている．これら2つの骨の違いは，海綿骨では層板が茂みのように不規則にネットワーク形成されていることである．これにより，縦横無尽につながった迷路が形成され，その迷路を骨髄が占めている．一方，緻密骨では，層板は平行に規則正しく配列されている．光学顕微鏡で脱灰標本を観察すると，無数の管（**ハバース管**）が縦または斜めに走行し，互いに吻合しているのがわかる．管の第2のカテゴリーは，径の少し細いフォルクマン管である．**フォルクマン管**は，骨を垂直あるいは斜めに横切り，ハバース管から出て，骨膜と骨内膜の表面に開口している．血管と神経は，骨内膜と骨膜からフォルクマン管に侵入し，そこからハバース管へとつながっている．その後，この血管相互情報交換チャンネルシステムは，骨細管および骨小腔より構成されたネットワークへと移行している．

　緻密骨では，層板は一体化して，以下にあげる3つの構造体を形成する．

1. 大半の部位においてハバース管の周囲にほぼ同心円状の層板構造を形成する．これは**ハバース系**または**骨単位**とよばれている．このように，それぞれの骨単位はハバース管を中心とし，同心円状の骨小柱を形成している（**FIG 1-28**）．骨単位の見え方は当然，切断面によって異なる．横断面では孔を中心として配列された同心円状のように見え，縦断面では，ハバース管の切断面に相応して，中央部の溝に平行な帯が両サイドにみられる．
2. 隣接する骨単位の間を埋めるような扇状の**間質層板骨**がある．これは骨単位の残存物（中途形成物）である（**FIG 1-26**）
3. 緻密骨表面近くの骨膜下では，層板は表面に対して平行に配列されており，**外基礎層板**とよばれている（**FIG 1-26**）．

フォルクマン管は，ハバース管とは明らかに区別できる．どちらも，横方向，斜め方向に走っているという点では同じであるが，**フォルクマン管は同心円状に配列した層板で取り囲まれることはない**からである．顕微鏡による骨の横断面の観察では，隣接する層板のシステムは，セメントラインとよばれているより染色性の高い屈折層によって分離されており，ここが骨単位の境界となっている．

歯槽骨

歯が収納されている**顎骨**部分と**歯槽窩**を合わせたものは，歯槽突起とよばれている．**歯槽突起**は，外側の**歯槽硬線**（頬側，舌側，口蓋側），中心部の海綿骨，それと**歯槽窩**（**固有歯槽骨**）から構成されている（**FIG 1-25 ～ 1-27**）．歯槽硬線と歯槽窩は，歯槽突起部で交わる．正常な状態では，その位置はセメント・エナメル境から 1.5 ～ 2.0mm 下方である．歯槽窩を形成している骨は固有歯槽骨であり，**束状骨**（fascicular/bundle bone）ともよばれている．歯槽窩は，歯根膜線維の付着先になっており，神経および血管の通り道として多数の孔が開いている．このような理由から，**多孔質骨板**（cribriform plate）として知られている．歯槽硬線は，表層では緻細な線維束骨で形成され，大きさが異なるハバース系が寄り集まった緻密骨で裏打ちされている．歯槽突起（**FIG 1-32**）の中心部分を占める海綿骨もまた，細かい線維束骨でできた層板骨とハバース系によって大きな骨梁が形成されている．歯を維持するための主な機能は歯槽骨が担っている．エックス線写真的には，固有歯槽骨はエックス線不透過性の硬線として観察され，その内側にはエックス線透過性の歯根膜スペースが隣接する．この固有歯槽骨のエックス線不透過性は，骨梁とは無縁の骨であるので，厚さの増加に相応して高くなるが，ミネラルの増加には関連しない．

歯根膜に接する歯槽骨表面は，歯根膜の機能的状態に依存して活動期や休止期を繰り返す骨芽細胞の層が形成されている．したがって組織切片では，骨芽細胞は休止期では扁平状で，活動期にはボリュームを増した状態で観察され，根尖性歯周炎のような炎症性吸収が起きている場合には，破骨細胞が骨表面上にみられる．歯槽窩の内壁に沿って存在する骨細胞の多様性は，歯槽骨内に起こっていると考えられる継続的な変化を反映している．

参考文献

1. Dorland N. The American Illustrated Medical Dictionary, ed 22. Philadelphia and London: WB Saunders Company, 1951.
2. Nanci A. Ten Cate's Oral Histology. Development, Structure, and Function, ed 7. St. Louis: Mosby/Elsevier, 2008.
3. Orban B. Oral Histology and Embryology, ed 9. St. Louis: Mosby, 1980.
4. Linde A. The extracellular matrix of the dental pulp and dentin. J Dent Res 1985;64 Spec No:523–529.
5. Mjör IA, Heyeraas KJ. Pulp-dentin and periodontal anatomy and physiology. In: Ørstavik D, Pitt Ford T (eds). Essential Endodontology, ed 2. Oxford: Blackwell Munksgaard Ltd, 2008:10-43.
6. Langeland K. Tissue changes in the dental pulp. An experimental histologic study. Oslo: Oslo University Press, 1957.
7. Byers MR, Sugaya A. Odontoblast processes in dentin revealed by fluorescent Di-I. J Histochem Cytochem 1995;43:159–168.
8. Holland GR. The extent of the odontoblast process in the cat. J Anat 1976; 121:133–149.
9. Pashley DH. Dynamics of the pulpo-dentin complex. Crit Rev Oral Biol Med 1996;7:104–133.
10. Sigal MJ, Aubin JE, Ten Cate AR, Pitaru S. The odontoblast process extends to the dentinoenamel junction: an immunocytochemical study of rat dentine. J Histochem Cytochem 1984;32:872–877.
11. Bergenholtz G. Pathogenic mechanisms in pulpal disease. J Endod 1990;16:98–101.
12. Jontell M, Gunraj MN, Bergenholtz G. Immunocompetent cells in the normal dental pulp. J Dent Res 1987;66:1149–1153.
13. Kim S. Microcirculation of the dental pulp in health and disease. J Endod 1985;11:465–471.
14. Takahashi K. Changes in the pulpal vasculature during inflammation. J Endod 1990;16:92–97.
15. Takahashi K, Kishi Y, Kim S. A scanning electron microscope study of the blood vessels of dog pulp using corrosion resin casts. J Endod 1982;8:131–135.
16. Vongsavan N, Matthews B. The vascularity of dental pulp in cats. J Dent Res 1992;71:1913–1915.
17. Johnsen DC. Innervation of teeth: qualitative, quantitative, and developmental assessment. J Dent Res 1985;64 Spec No:555–563.
18. Närhi M. The neurophysiology of the teeth. Dent Clin North Am 1990;34:439–448.
19. Trowbridge HO, Kim S, Suda H. Structure and functions of the dentin and pulp complex. In: Cohen S, Burns RC (eds). Pathways of the Pulp, ed 8. St Louis: Mosby, 2002:411–455.
20. Kim S. Neurovascular interactions in the dental pulp in health and inflammation. J Endod 1990;16:48–53.
21. Bevelander G, Johnson PL. Histogenesis and histochemistry of pulpal calcification. J Dent Res 1956;35.
22. Reichborn-Kjennerud I. Om sirkulasjonsforstyrrelser i pulpavevet og deres följer. Odont Tid 1941;49:111.
23. Goga R, Chandler NP, Oginni AO. Pulp stones: a review. Int Endod J 2008;41:457–468.
24. Philippas GG. Influence of occlusal wear and age on formation of dentin and size of pulp chamber. J Dent Res 1961;40:1186–1198.
25. Coolidge ED. Anatomy of the root apex in relation to treatment problems. J Am Dent Assoc 1929;16:1456–1465.
26. Laux M, Abbott PV, Pajarola G, Nair PN. Apical inflammatory root resorption: a correlative radiographic and histological assessment. Int Endod J 2000;33:483–493.
27. Lindskog S, Blomlöf L, Hammarström L. Evidence for a role of odontogenic epithelium in maintaining the periodontal space. J Clin Periodontol 1988;15:371–373.
28. Heyeraas KJ, Kvinnsland I, Byers MR, Jacobsen EB. Nerve fibers immunoreactive to protein gene product 9.5, calcitonin gene-related peptide, substance P, and neuropeptide Y in the dental pulp, periodontal ligament, and gingiva in cats. Acta Odontol Scand 1993;51:207–221.

CHAPTER 2
う蝕に対する歯髄反応と修復機序

う蝕病変に対する歯髄反応

　予防歯科の発展にもかかわらず，う蝕は未だもっともありふれた疾病である[1]．欧米においては減少傾向がみられるものの，すべての年齢層で歯冠崩壊の主な原因となっており，治療費用の増大が経済に与える影響も大きい．40歳未満の歯の喪失理由の大半はう蝕であり，40歳以上では歯周病またはう蝕と歯周病の混合病変が歯の喪失原因であると考えられる[1]．その観点から，う蝕にともなう歯髄の続発症はとくに興味深いものである．なぜなら，歯髄へのダメージを予防できれば，歯内療法の必要性を減少させ，ひいては歯冠再構築や修復の減少につながると思われるからである．

　Bjørndalら[2]によると，う蝕病変は，進行の速度に基づいて，進行性または停止，あるいは緩やかな進行病変として分類されている．彼らは，象牙質のう窩の分類もしている[3]．エナメル-象牙境でのう窩の広がりが入口より広いものを「**閉鎖病変**」（closed lesion environment），病変の入り口のほうが大きい場合を「**開放病変**」（open lesion environment）とよんでいる．

　これまで，う蝕に対する初期の歯髄反応がどのように起こるかについては見解の相違があったが[4]，主な理由は組織学的手法の限界によるものであった．

　エナメル質，象牙質う蝕は，**研磨切片**において同時に観察されるが，標本作成過程で歯髄を完全に破壊してしまうこの手法は，初期の細胞の反応に焦点を当てることができなかった．一方，根完成歯の**脱灰標本**は，脱灰後パラフィン包埋を行うことからエナメル質を完全に溶解させてしまう．したがって，パラフィン包埋切片において，初期のエナメル質う蝕とそれに関連する歯髄反応を同一切片上でみることができなかった．

　歯を脱灰せずに薄く切片を作製するという新しい技術[5]の導入により，エナメル質と歯髄組織を同時に観察することが可能になった[6]．この非脱灰手法は，象牙質と歯髄の界面にある細胞の保存性と固定の質の点でも，通常の脱灰手法に匹敵している．エナメル質の半分ほどしか進行していないう窩をともなわない初期のエナメル質う蝕においても，歯髄の初期の反応が観察できる[2]．具体的には，病変

CHAPTER 2　う蝕に対する歯髄反応と修復機序

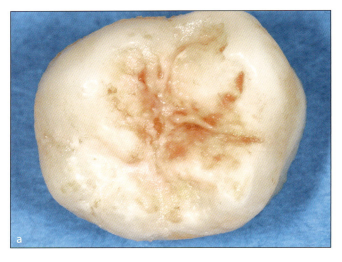
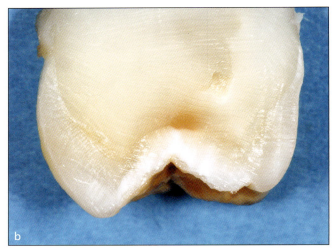
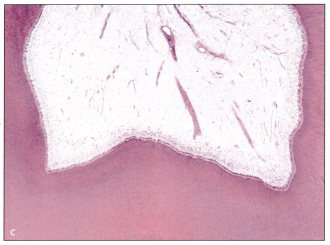
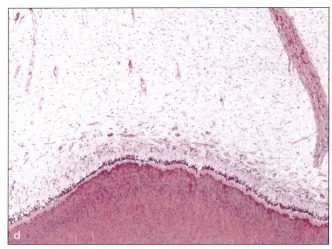

FIG 2-1　初期う蝕に対する歯髄反応．（a）23歳の女性，上顎第三大臼歯抜去歯咬合面．多量のプラーク沈着と裂溝部の変色を認める．（b）組織標本処理のために，頬舌方向に試料を作製．う窩は存在しないが，エナメル質の白濁と象牙質表層の黄色の変色がある．細菌が産生する酸がエナメル質を通過し，エナメル象牙境に達したことを示す．（c）歯髄腔の全体像．歯髄天蓋中央部のワイル層には細胞の集積が認められる．残りの歯髄は正常像を呈している（HE染色，×16）．（d）写真（c）の細胞集積部の拡大像．炎症反応は認めない（×50）．

下部にある象牙芽細胞における細胞質／核比（N/C比）の減少，象牙前質の幅の変化，星状に伸長した線維芽細胞様の細胞の増殖，それにともなう歯髄の無細胞性部位の不鮮明化（**FIG 2-1d**）[7]がわかる．エナメル質う蝕がエナメル－象牙境（DEJ）に近づくと，細管周囲の石灰化や象牙前質の増大を促進するコラーゲン線維束も観察される．進行性のエナメル質病変に関しては，象牙芽細胞の数の減少や象牙前質領域の拡大をともなう**第三象牙質**の形成が確認される[2,8]．

う蝕病変が象牙質に到達した場合，歯髄に対する影響は顕著になる．う蝕に対する歯髄反応のタイプと強さは，通常象牙質への到達深度による．したがって，考察をしやすくするために，う蝕病変を初期，中等度，重度に分類することにした．

初期う蝕（shallow caries）

臨床的にう蝕の初期徴候は，咬合面の溝や隣接面に**ホワイトスポット**として現れ，（**FIG 2-2b**）また裂溝部では変色として現れる（**FIG 2-3b**）．う窩はないものの，すでにエナメル質の構造が崩れ，細菌のバイオフィルムから産生されている酸の攻撃に抵抗することはできない状態である．そのため，**象牙質表層はすでにう蝕初期段階でさえ影響を受けている**[1,2,9,10]．象牙質の脱灰はエナメル質の脱

20

う蝕病変に対する歯髄反応　**CHAPTER 2**

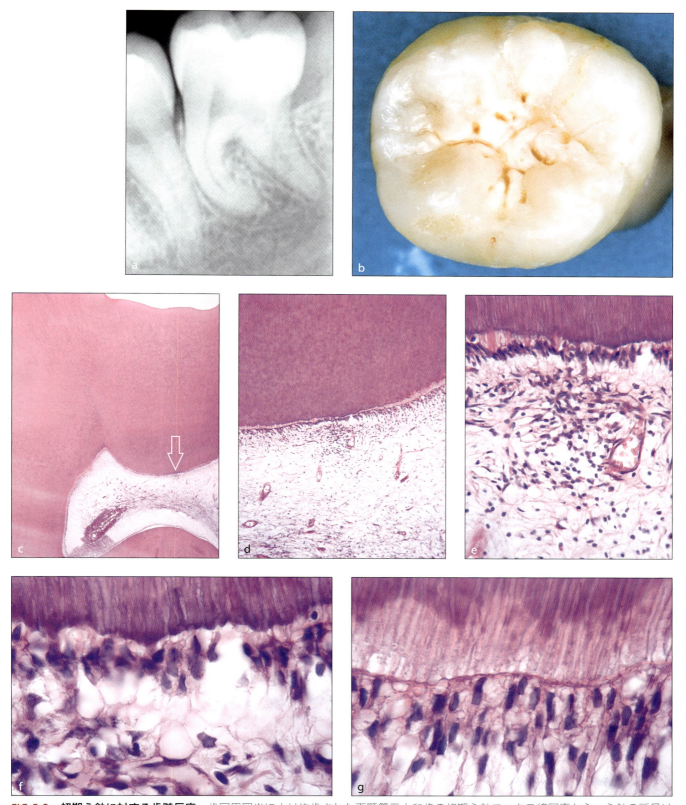

FIG 2-2　初期う蝕に対する歯髄反応. 歯冠周囲炎により抜歯された下顎第三大臼歯の初期う蝕エックス線写真から，う蝕の所見はない．(b) 白濁した病変と咬合面裂溝の変色．(c〜e) 一部の象牙芽細胞層の下に中等度の炎症性細胞の浸潤を認める．(f) う蝕の影響を受けた象牙細管直下に象牙芽細胞層の破壊を認める (×1000)．(g) 隣在部の正常な象牙芽細胞層 (×1000)．(Ricucci[10]から許可を得て転載)

CHAPTER 2　う蝕に対する歯髄反応と修復機序

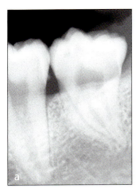
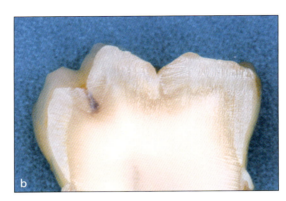
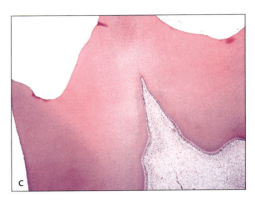
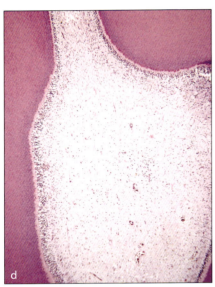
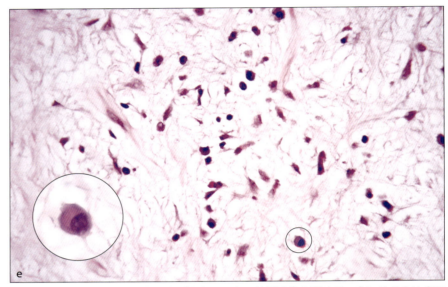

FIG 2-3　初期う蝕．（a）下顎第三大臼歯のエックス線写真．咬合面近心部にわずかなエックス線透過像を認める．（b）この歯は歯冠周囲炎を繰り返したために抜歯された．その後，適切に歯髄組織を固定し，標本を正しい方向にパラフィン包埋するために，注水下で近遠心的に切断された．エナメル象牙境に達するう蝕が確認された．（c）弱拡大像（×25）からは，いかなる病理学的変化もみられない（HE染色）．（d）（×50）(c) の部位からかなり離れた部位を示す．歯髄中央部に軽度の細胞浸潤を認める．（e）強拡大（×400）では，慢性炎症を示す単核球の存在を認めた．細胞浸潤がわずかな部位（小さな丸の部位）における典型的な形質細胞（大きな丸の部位：強拡大〔×1000〕）．

灰がDEJに到達した時点で始まる．う窩ができていない**エナメル質う蝕**では，象牙質の脱灰は細菌の侵入によるものではない．これはプラークバイオフィルムによる酸のみがエナメル小柱を破壊し，深部へ拡散していくためである．その後，エナメル質が崩壊すると象牙細管への細菌の侵入が始まる．

　細菌が象牙細管の入口に達し，象牙細管内にコロニーを形成すると，一般的な反応として，感染した象牙細管直下の歯髄に炎症性細胞の浸潤がみられ（**FIG 2-2c 〜 2-2e**），病変部の象牙芽細胞の減少をともなう象牙芽細胞層の破壊が生じる（**FIG 2-2f**）．これらの変化は隣接する健全部（**FIG 2-2g**）と見比べるとわかりやすい．この段階では，細菌は象牙細管のもっとも表層（エナメル-象牙境付近）のみに存在している．エックス線検査では時折エナメル質にわずかな透過像が写し出される（**FIG 2-3a**）が，エナメル質への初期の病変はエックス線写真では見つけられないことが多い（**FIG 2-2a**）．

　連続切片であるにもかかわらず，時々，象牙芽細胞層付近ではなく，歯髄組織の中心部にのみ炎症性細胞の小さな集積がみられることがある（**FIG 2-3d**，**2-3e**）．初期う蝕では通常，臨床的症状をともなわないことが多い．**う蝕病変が完全に除去されると，初期の歯髄炎は速やかに収まる．**

中等度う蝕（medium caries）

　長期にわたり病変が放置された場合，う蝕は広さと深さ

う蝕病変に対する歯髄反応 **CHAPTER 2**

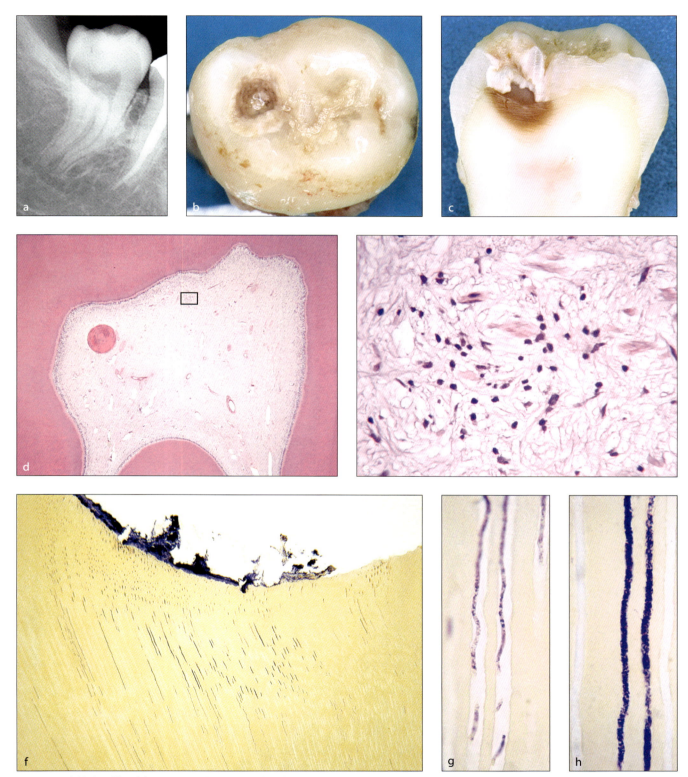

FIG 2-4　中等度う蝕．（a）エックス線写真より第三大臼歯咬合面にう蝕を認める．（b）抜歯後の咬合面．（c）組織標本作製前でも，切断面に象牙質う蝕を認める．エナメル質は崩壊している．（d）**明確なう蝕が存在するにもかかわらず，ほとんどの切片で歯髄は，ほぼ正常像を呈している**．歯髄腔遠心部には歯髄結石が存在する（HE染色，×25）．（e）写真（d）の長方形で囲まれた部分の400倍の拡大像である．中等度のリンパ球浸潤を認める．（f〜h）う蝕病変直下の象牙質には細菌が広範囲にコロニーを形成している（テイラーの改良型ブラウン-ブレン染色，×100，×1000）．（Ricucci[10]から許可を得て転載）

CHAPTER 2 う蝕に対する歯髄反応と修復機序

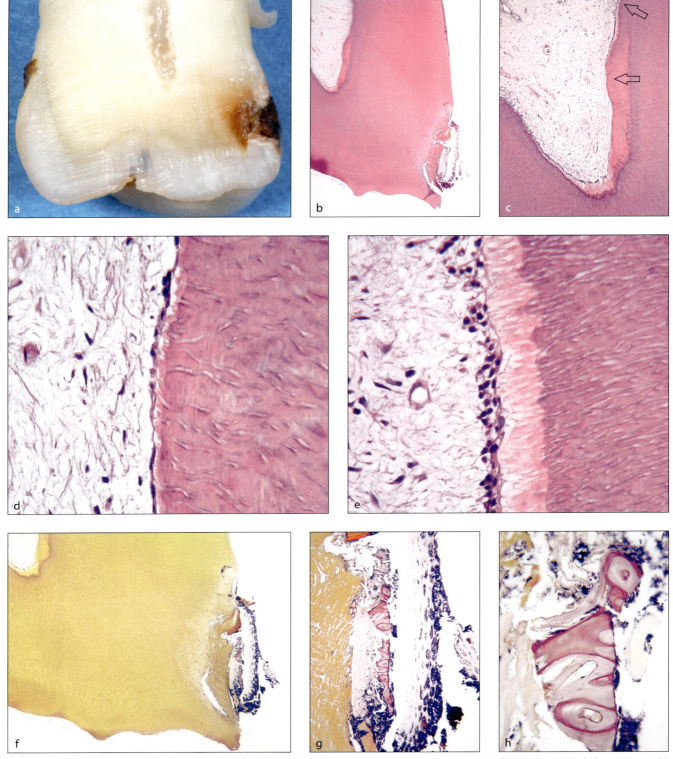

FIG 2-5 中等度う蝕. (a) 上顎第二大臼歯歯冠部近心にう蝕病変を認める．ホルマリン固定前の状態．(b) う蝕病変，その下に続く象牙質，髄角を含む全体像（HE染色，×25）．(c) 髄室近心部の炎症性象牙質の層（×100）．(d) 写真(c)の水平矢印部を400倍に拡大した像．炎症性象牙質は象牙細管がごくわずかしか存在せず，その走行は不規則である．また，象牙芽細胞はわずか一層でかなり扁平している．(e) 写真(c)の斜めの矢印部を拡大した像は写真に示していないが，象牙質も象牙芽細胞層も正常像を呈している（この切片平面では細管が斜めに走行している（×400）．(f～h) 細菌によって形成された小さな塊と植物由来と思われる食片がみられる（テイラーの改良型ブラウン - ブレン染色 ×25, ×400, ×1000）．

24

う蝕病変に対する歯髄反応　**CHAPTER 2**

を増す（FIG 2-4a〜2-4c，2-5a）．細菌はDEJに沿って広がり，広範囲の象牙質とエナメル質を巻き込みながら歯髄側へと進行する（FIG 2-4b，2-4c，2-5a）．一般的に歯髄における炎症性細胞の増加は，感染した象牙細管末端部に付随した場所でのみ観察されるが，歯髄の中心部でもわずかながらに炎症性細胞の散在が確認できる．ただし，残りの歯髄はまったく健全である（FIG 2-4d，2-4e）．

一般的所見として，う蝕の進行経路にある歯髄壁に**炎症性象牙質**が形成される（FIG 2-5b〜2-5d，2-5f）．このような象牙質は，細管がわずかしかなく，典型的な円柱構造を失った扁平な象牙芽細胞の薄い層が歯髄側に並んでいるのが特徴である（FIG 2-5d）．侵襲から生き残った象牙芽細胞は細管内へ細胞質の突起を出している（重度う蝕の項参照）．加えて，歯髄腔内または根管内，根管壁上には**異栄養性石灰化**の著しい形成がみられる（FIG 2-4d）．この段階では症状がないことが多いのだが，咀嚼時の痛みや冷刺激に対する反応はあるかもしれない．

初期う蝕と同様に，中等度う蝕でも，破壊された組織と感染病巣を完全に除去し，その後，窩底と十分な密閉性のある材料によって修復されれば，歯髄の治癒のお膳立てが揃うことになる．う蝕によってある程度の侵襲を受けた歯髄が，どのように治癒するのかを明確にすることは重要である．感染した病巣を完全に除去することは歯髄組織の炎症の減少につながる．しかし，**歯髄組織は組織学的に元の状態に戻ることはない**（詳細はCHAPTER 1参照）．う蝕に対する歯髄の応答で形成された炎症性象牙質と感染歯髄部での象牙芽細胞数の減少は，永久的に改善されないことを意味している（CHAPTER 1でも述べたが，**象牙芽細胞は他の細胞と異なり，分裂，分化あるいは再生などはしない最終細胞である**[1,10,11]）．しかしながら，これらの組織学的特徴は，新たに細菌から侵襲を受けないかぎり歯髄の生存に影響はないことを示している．

重度う蝕（deep caries）

う蝕が未治療のまま放置されれば，広範囲に，そして深部にまで進行する．管周象牙質も管間象牙質もともに侵食される．病巣は一般的に歯冠側を底辺，歯髄側を頂点とするくさび形を形成する．象牙質表層では，大部分の象牙質が細菌に侵襲されることになる．

歯髄の反応に関する重要な観点は，う蝕によって影響を受けた象牙細管の歯髄側に添加される第三象牙質の形成である（FIG 2-6c，2-6e）．**第三象牙質**にはいくつかの

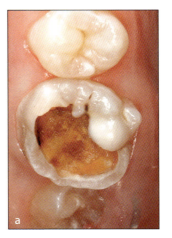
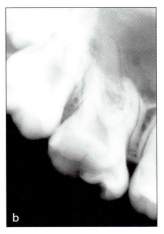
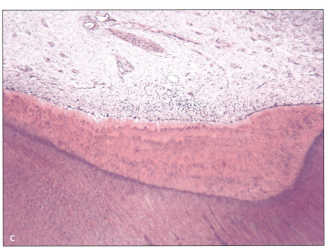
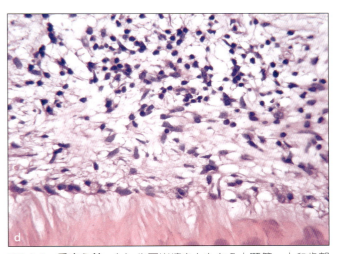

FIG 2-6　重度う蝕．（a）歯冠崩壊をともなう上顎第一大臼歯部のう蝕病変．患者の主訴は温度刺激と咬合時の疼痛であった．生活歯髄診断では著しい反応を示した．（b）エックス線写真からは，歯冠の崩壊が確認されたが，根尖性歯周炎を示す像はみられない．（c）歯髄側に多量の炎症性象牙質の形成が認められた（HE染色，×50）．（d）炎症性象牙質は扁平な象牙芽細胞によって部分的に覆われ，その下には重度の炎症性細胞の浸潤を認める（×400）．

CHAPTER 2　う蝕に対する歯髄反応と修復機序

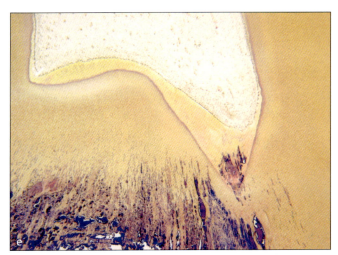
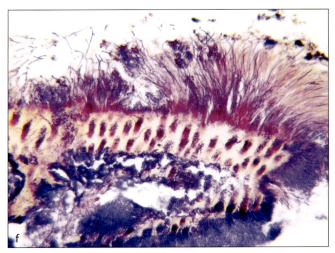

FIG 2-6 続き　(e) う蝕と炎症性象牙質，歯髄を含む全体像．細菌が髄角部の刺激象牙質に著しく侵入しているようすに注目(テイラーの改良型ブラウン‐ブレン染色 ×25)．(f) う蝕窩洞の象牙質の破片部には，完全に細菌で満たされた象牙細管がみられる．バイオフィルムを形成するためにどのような接着表面を形成しているかに注目．主に線維のように絡まりあっている(×1000)．(Ricucci[10]から許可を得て転載)

呼び方があり，「**不規則性象牙質**」，「**修復性象牙質**」および「**炎症性象牙質**」とよばれることもある．炎症に付随した病的刺激により形成された組織なので，「**炎症性象牙質**」と呼ぶのがより適切のように思われる[11]．この象牙質は不規則な構造をとり，形成量は予測できない．象牙細管の数は少なく，交差しながら不規則な走行をしている．歯髄の一部は新たに形成された石灰化物に取り囲まれた状態になるが，このような部位では硬組織は指状の構造をとっている．従来の予想に反して，**炎症性象牙質はう蝕の進行に対してわずかな抵抗しか示さず，第二象牙質と同様に細菌によって侵食されることに留意すべき**である(**FIG 2-6e**)．また，炎症性象牙質の形成は，ある部位ではまったく観察されないかと思えば隣接部では多量に形成され，同部では紡錘形の象牙芽細胞が細管に対して斜めに配列するなど，多様であり予測が難しい(**FIG 2-7d**)．

第三象牙質形成は，障害の性質に関連して再定義が行われている[12～14]．それによれば，第三象牙質は反応性，修復性象牙質に分類されている．「**反応性象牙質**」という言葉の定義は，歯に生じた障害から生き抜いた本来の象牙芽細胞によって第三象牙質マトリックスが分泌されたと理解されている．細管は第二象牙質から連続している．一般的に，反応性象牙質は軽度の障害に対する反応として観察され，象牙芽細胞の分泌活動の活性が高まっていることを表している．反応性象牙質の形成は，ゆっくりと進行する象牙質う蝕[3]および，活動性エナメル質う蝕の初期の段階[2]で起こる．一方，**修復性象牙質**とは，初期の象牙芽細胞が致命的な損傷を受けて死に至った後に，第三象牙質が分泌された場合に使用される．修復性象牙質の形成には，象牙芽細胞様の細胞が分化，新生されなければならない．このように，修復象牙質形成は大きな障害を受けた後に現れ，分泌の活性の上昇だけでなく，前駆細胞の誘導や分化といった複雑な生物学的連鎖を表している．臨床的にどんなう蝕の場合に起こるかといえば，修復性象牙質の形成は，う窩の形態が急速に変化していくような早い重度う蝕病変部において観察される[3]．修復性象牙質における細管(もし存在するなら)は，第二象牙質との連続性はない．

「反応性」と「修復性」の応答を区別するための「**細管コミュニケーション**」の概念が Smith と Lesot らによって述べられている[15]．とはいえ，「微細構造レベルでの多様なマトリックスの分泌にかかわる細胞の形態」に関しては，ほとんど情報がないのが実情である．「反応性」と「修復性」象牙質の組織学的違いについては判明していない．筆者らが推察する「正常な象牙細管」と「新生された象牙細管」の違いが顕微鏡写真で示されている[3,16]．しかし，この形態学的違いを区別するための判断基準が示されていないことから，このことについての意見は一定していない．

切片標本を観察したときに，細管の連続性がないようであれば，これは細管が不規則に走行し，異なったレベルを走行しているためである．このことは，連続切片標本の観察ではすぐにわかることであるので，この観察法は「反応性」と「修復性」象牙質の違いを明確にする良い手立てだと思われる．**われわれの見解では，第三象牙質は「反応性」**

う蝕病変に対する歯髄反応　**CHAPTER 2**

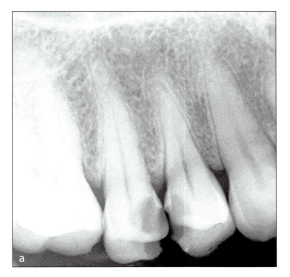
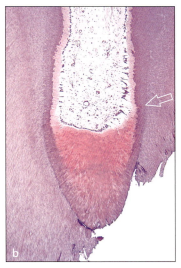
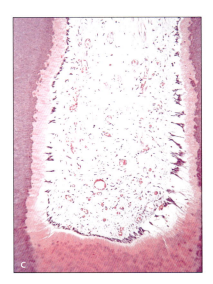
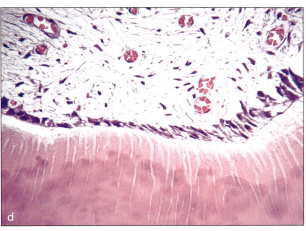
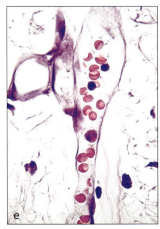
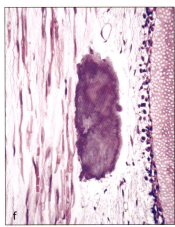

FIG 2-7　重度う蝕．（a）2本の小臼歯間に発生した隣接面う蝕．5̲のう窩は歯髄腔に近接している．根尖部に根尖性歯周炎を認めない．自発痛がある．患者は第二小臼歯に対する保存的治療を拒んだため抜歯が選択された．（b）歯髄腔の体積は，炎症性象牙質の形成により減少している（HE染色，×50）．（c）生活歯髄である（×100）．（d）写真（c）の天蓋部（×400）．象牙芽細胞の層が減少しており，斜めに配列している．象牙細管数の減少，軽度の炎症性細胞浸潤，および赤血球で満たされた毛細血管の充血像がみられる．（e）歯髄中心部の血管縦断像．血管内には2つのリンパ球と1つの好中球がみられる．（f）歯根の歯冠側1/3の強拡大像（×1000）．歯髄組織内の石灰化物．石灰化物は神経血管束に平行に接触して形成されていることに注目．

のみである（**FIG 2-7i**，**2-8a**，**2-8b**）．

　FIG 2-7の写真では，第二象牙質の完全な崩壊に続き，細菌の侵入に抵抗するために多量の炎症性象牙質が形成されているのがみられる．51歳女性が上顎右側部の強い自発痛を訴えていた．疼痛は散在性で，患者は原因歯を特定することができなかった．エックス線写真では小臼歯間にう蝕病変が確認され（**FIG 2-7a**），生活歯髄診断（温度診，電気診）では，第一小臼歯は正常値であったが，第二小臼歯では過剰な反応を示し，打診にもわずかに反応した．第二小臼歯に関しては，不可逆性歯髄炎の診断がなされ抜髄が妥当である．しかしながら，患者は歯の保存的治療を拒み抜歯を希望した．

　その後の組織学的精査では，象牙質はう蝕の進行によって完全に崩壊していた．しかし，連続切片上で歯髄腔への交通はみられず，大幅な炎症性象牙質の形成で歯髄腔の体積が減少しているのが確認された（**FIG 2-7b**）．紡錘形の象牙芽細胞の薄い層は歯髄側でこの組織を覆い，細管に対して斜めに配置されていた（**FIG 2-7c**，**2-7d**）．臨床症状から予想されるより，歯髄内では強い炎症反応は観察されなかった．しかし，充血（**FIG 2-7d**，**2-7e**）と異栄養性石灰化を認めた（**FIG 2-7f**）．歯髄の中間部から根尖側1/3の部位では歯髄組織は正常像を呈していた（**FIG 2-7g**，**2-7h**）．第二象牙質のほとんどの細管の走行は，第二象牙質と第三象牙質の境界で中断されているように見える．これは細管が不規則に走行

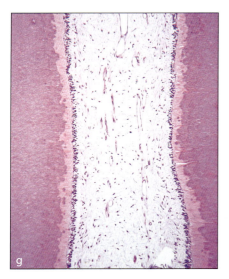
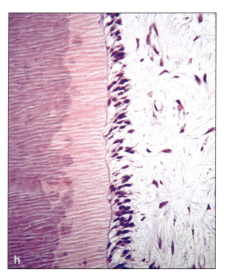
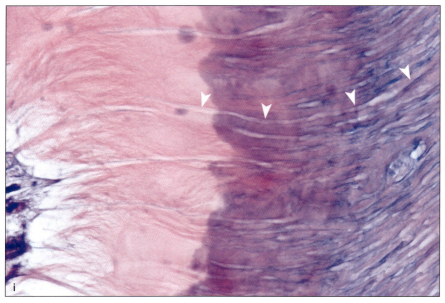

FIG 2-7 続き （g）歯根の中央部 1/3．歯髄は正常である（×100）．（h）写真（g）左側の根管拡大像（×400）．象牙質，象牙前質，象牙芽細胞層および象牙芽細胞層下部は正常像を呈している．炎症性細胞は認めない．（i）写真（b）の矢印で示す強拡大像（400倍）．矢印で示す象牙細管は途切れることなく第二象牙質から第三象牙質（暗色部），象牙前質へと継続しているのがわかる．一方で，他の細管は断続的であるが，これらは損傷により不規則な走行になっただけである．

しているからであり，実際，注意深く連続切片を観察すると，第二象牙質，第三象牙質，象牙前質を通して中断されることなく走行している細管がみられた（**FIG 2-7i**）．

このケースのように，**歯髄炎の可逆性/不可逆性の臨床評価のための基準として，「痛み」は信頼性に欠ける**．不可逆性歯髄炎の徴候である自発痛があるにもかかわらず，組織学的には露髄を示す証拠がない．歯髄組織内に壊死部はみられず，まだ非可逆性歯髄炎には達していないことを示していた．

第三象牙質の形成に関する類似の組織学的特徴が **FIG 2-8** に示されている．一見すると，第二象牙質の細管は中断されているようにみえる．実際には，いくつかの細管は第二象牙質から象牙前質へと継続している（第三象牙質を通過して）．したがって，観察された第三象牙質は修復性のタイプではなく反応性タイプである．

歯髄腔の一部に限局した重度な歯髄反応をともなう重度う蝕のケースを **FIG 2-9** に示した．37歳の女性の下顎第三大臼歯に広範なう蝕病変がみられた．甘いものによる刺激を訴えていたが，自発痛はない．生活歯髄診断には正常反応を示し，打診痛はなかった．

上顎第三大臼歯が存在しないため，また患者の希望もあり，この歯は抜歯された．髄角部は炎症性象牙質で被われ，その下には充血と重度の炎症がみられる（**FIG 2-9c ～ 2-9e**）．細菌は炎症性象牙質内へ入り込み，すでに歯髄への侵入準備ができている状態である（**FIG 2-9c，2-9f ～ 2-9h**）．

臨床的観点から，細菌が歯髄腔に近接していても，象牙

う蝕病変に対する歯髄反応 **CHAPTER 2**

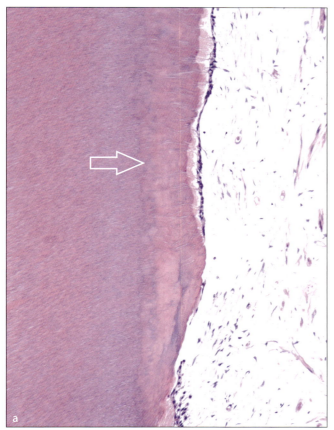 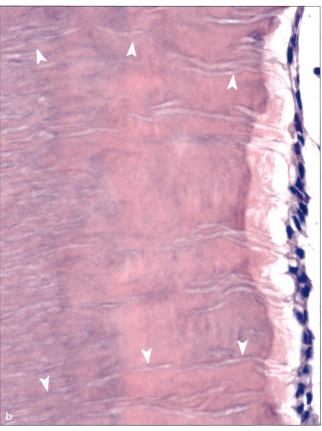

FIG 2-8 象牙細管の連続性.（a）臼歯部重度う蝕．この切片ではう蝕直下の歯髄に炎症性細胞の集積は認めない．しかし，帯状の第三象牙質に沿って減少した象牙芽細胞層が存在する（HE染色，×100）．（b）写真(a)の矢印部の400倍強拡大像である．矢印で示したように，何本かの細管のみが第二象牙質，第三象牙質，象牙前質を途切れることなく存在している．一方で，ほとんどの細管は不規則な走行のため断続的である．象牙芽細胞層は単層に減少し，そのいくつかは細管へと入る細胞質突起を認めることに注目．第三象牙質にはごくわずかの細管しか存在せず，う蝕の侵襲から生き延びた象牙芽細胞の突起が続くことにも注目．

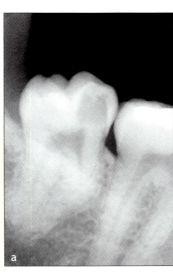 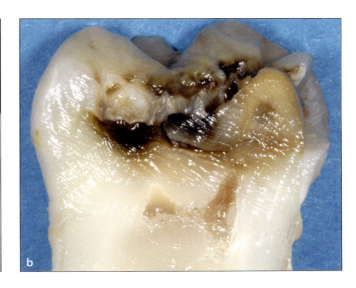

FIG 2-9 重度う蝕.（a）下顎第三大臼歯重度う蝕．甘いものによる中等度の痛みがある．自発痛はない．温度診は正常範囲であった．（b）抜歯後，切断面を観察すると，近心髄角部に近接した大きなう蝕を認める．

CHAPTER 2 う蝕に対する歯髄反応と修復機序

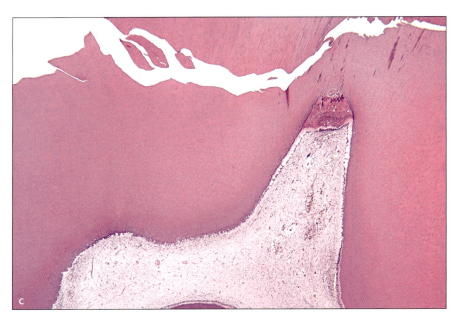

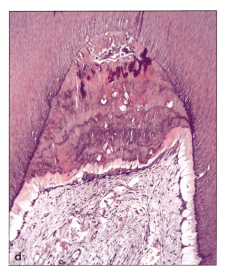
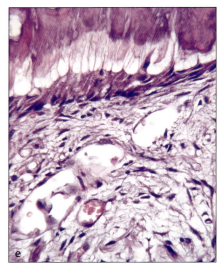
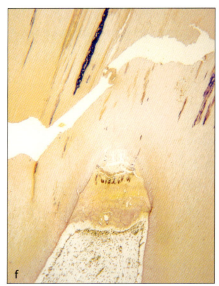
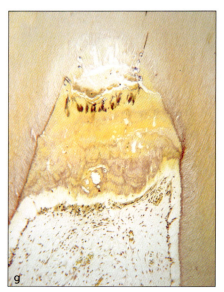
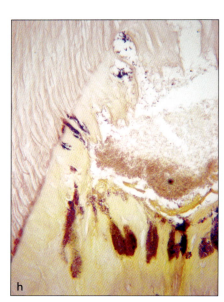

FIG 2-9 続き (c) 髄室の全体像．近心髄角部は刺激象牙質によって満たされている．象牙質内の亀裂は，抜歯時に起きたう蝕部の崩壊によるアーチファクトであると考えられる（HE 染色，×25）．(d) 炎症性象牙質はわずかな数の不規則な走行の象牙細管があり，いくつかの扁平な象牙芽細胞によって覆われている．象牙芽細胞層の空白部は収縮によるアーチファクトである（×100）．(e) 象牙芽細胞層下層部の充血．炎症性細胞の散在（×400）．(f〜h) 細菌の侵入は新しく形成された組織に達する．新しく形成された組織は壊死組織の含有により不規則である．（テイラーの改良型ブラウン-ブレン染色 ×50，×100，×400）．

質内にとどまっているなら，歯髄の炎症反応が重度であっても，感染病巣が完全に除去されれば炎症は消退するはずである．炎症性象牙質という永久的な痕跡を残しても可逆性の歯髄炎は確かにあり得る．しかしながら，組織学的（可逆性/不可逆性）にボーダーラインの状況（可逆性/不可逆性）における診断は極めて困難であり，臨床的診断ではしばしば誤診に至る．

う蝕による露髄と不可逆性歯髄炎

ひとたびう蝕によって歯髄が露出され直接細菌が歯髄組織に侵入すると，限局的な壊死層が歯髄内に形成される．髄角部の細菌の存在と，その周囲の重篤な急性炎症があるにもかかわらず，残りの髄室と歯根部歯髄には炎症の兆候がないことは注目すべきことである．壊死部位は，多形核白血球の多量の集積と無細胞性の残存組織によって囲まれており，一部では液化を示している．破壊部位の中心からすこし離れると，多くの形質細胞，大小多数のリンパ球，マクロファージ，線維芽細胞，肥満細胞および泡沫細胞が典型的な慢性炎症の結果として存在する[1]．

組織学的観点から，壊死部位の出現は，それが限られた範囲であっても，歯髄が**可逆性**から**不可逆性炎症**への移行状態にあることを示している．**FIG 2-10**は，不可逆性歯髄炎のケースである．25歳の女性の下顎第三大臼歯が重度咬合面う蝕になっていた．既往歴としては冷刺激痛のみであり自発痛はないが，生活歯髄診断に過剰な反応を呈した．打診痛はない．エックス線写真では，広範囲に及ぶ咬合面う蝕が確認された．根尖性歯周炎の徴候はない（**FIG 2-10a**）．患歯は抜歯され，光学顕微鏡用に加工された．歯髄天蓋直下には多量の炎症性象牙質の形成が認められた（**FIG 2-10b，2-10c**）．近心髄角部においては，明らかに細胞の存在しない部位が認められる（**FIG 2-10c**）．隣接部の分析では，急性炎症性細胞の集積とともに，凝固壊死の無細胞部位がある（**FIG 2-10d**）．さらにその周囲には急性・慢性炎症性細胞とともに重度の炎症が拡がり（**FIG 2-10e**），それから少し離れて，まったく炎症のない組織に移行している（**FIG 2-10f**）．重度の炎症によって囲まれた壊死領域に空洞が形成されているが，これは微小膿瘍であり，決して組織学的アーチファクトによるものではないと断言する．明らかに，以前その領域を満たしていた膿や他の液体が，組織学的処理によって「洗い流された」結果，明瞭な空洞になったものである．細菌染色では，典型的な小窩形成をともなう炎症性象牙質のなかに細菌が侵入し（**FIG 2-10g**），さらに歯髄腔へと侵攻し

ていることを示している（**FIG 2-10h**）．

このような状況下での治療手段は，罹患した歯髄の保存ではなく，より侵襲性の高い治療，すなわち抜髄が適用されるのは明らかである．繰り返しになるが，臨床的観点からいえば，歯髄の実際の組織学的状態を臨床的に診断することができないところに問題がある．

歯髄変性の進行

初期の壊死領域は歯冠部歯髄内でゆっくりと拡大していく．細菌によって形成された壊死組織は，比較的健全で生活している周囲組織とは明らかな境界で区切られていることを強調しておきたい（**FIG 2-11c，2-11d**）．重要な特徴は，残存している歯髄組織内に**異栄養性石灰化物**（dystrophic calcifications）が増加していることである（**FIG 2-11b，2-11c**）．この過程で痛みをともなうこともあるが，まったく症状がないこともあり得る．

歯髄の壊死と感染は，根尖方向へゆっくりと進行していくことを強調しておきたい．組織学的観察では，「**血流停止論 "strangulation theory"**」には根拠がないことを示している．この古い理論は，1つの動脈が小孔（根尖孔）を通って根管内に入り，2つの静脈が出ていくという考え方に基づいている．炎症によって引き起こされた歯髄の内圧上昇により静脈は圧迫され，歯髄腔からの液体の流れが止められる．そしてある時点で，神経血管束の血流が止まり，壊死が生じるに至る．この理論では，歯髄変性は急速に進み，突然の循環障害によって引き起こされることを示唆している．これに対して，う蝕歯の組織切片の観察では，歯髄変性はゆっくりと進行していくように見える．加えて，**歯髄への栄養供給は，根尖側1/3の多数の小孔を通って出入りをする多くの血管によって行われている**と考えられる（**CHAPTER 1**参照）．

う蝕による歯髄破壊は，歯髄の壊死につづき，細菌が根尖孔を超えた時に最終局面を迎える（**FIG 2-12，2-13**）．この状態でも，初期段階のように臨床症状がまったくないこともあり得る．**根尖部歯髄組織は，炎症はあるものの，生存しているのが特徴**である（**FIG 2-12f，2-12g，2-13l，2-13m**）．壊死組織と健全組織の移行部は見分けができ，典型的な細胞の相互作用を示す特徴的な像を呈する．詳細は**FIG 2-13**に示されている[1,17,18,19]．細菌の最前線に接して多形核白血球の集積と貪食作用（急性炎症）が常に観察される（**FIG 2-13f，2-13i**）．少し離れた部位では多形核白血球の数は減少し，単核球が優勢になっている（慢性炎

CHAPTER 2 う蝕に対する歯髄反応と修復機序

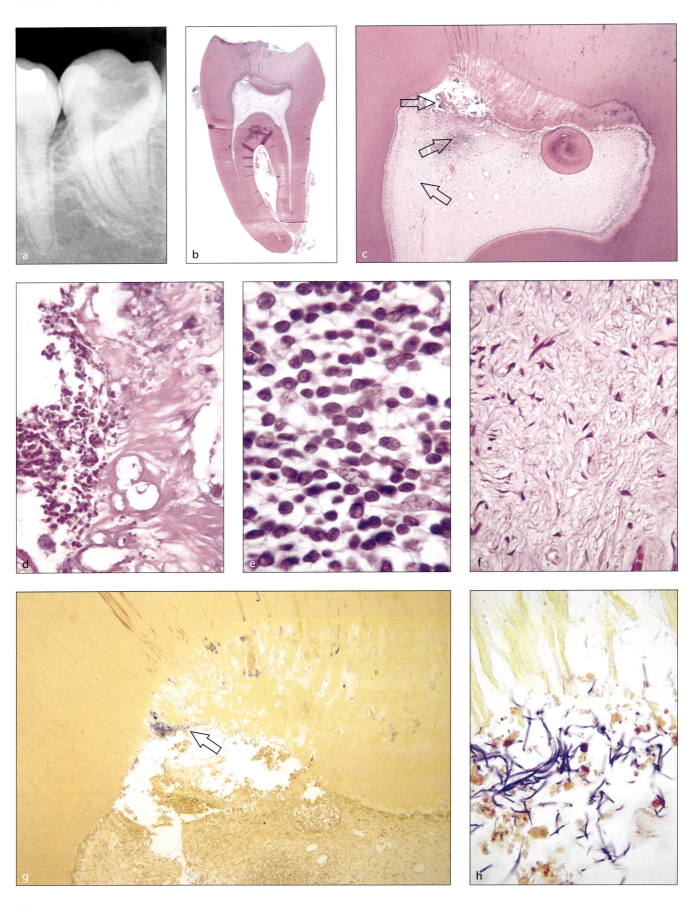

FIG 2-10（左）　う蝕による露髄. (a) 下顎第三大臼歯．咬合面には広範囲にわたるう蝕が認められるが，根尖部に異常を認めない．(b) 全体像．髄室には大量の炎症性象牙質の形成が認められる（HE染色，×5）．(c) 他の切片．遠心部歯髄には炎症性象牙質と歯髄結石が認められ，近心髄角部にはう窩が認められる（×25）．(d) 写真(c)の上方矢印部の拡大像（×400），壊死組織と急性炎症性細胞．(e) 写真(c)の中間部矢印には，著しい慢性炎症性細胞の浸潤を認める（×1000）．(f) 写真(c)の下部矢印には線維芽細胞と結合組織の線維が認められる．炎症の徴候はない（×1000）．(g) 細菌の小塊は炎症性象牙質に達し，膿瘍を形成している（テイラーの改良型ブラウン-ブレン染色×50）．(h) 写真(g)矢印部の1000倍の強拡大像では，線状の細菌が歯髄腔へ到達しているのがわかる（Ricucci[10]から許可を得て転載）．

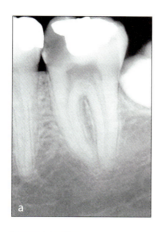
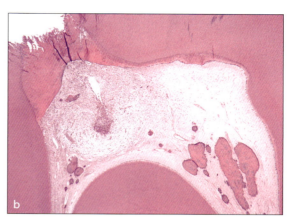
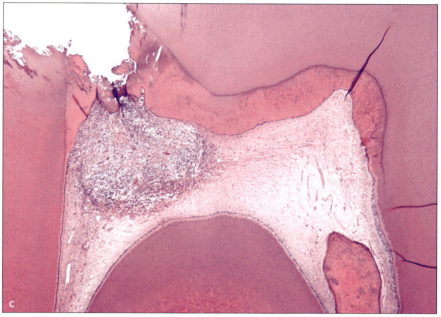

FIG 2-11（右）　歯髄壊死の進行. (a) 34歳男性，「7相当部に自発痛を訴えていた．咬合面には修復処置がなされているが，近心部の重度う蝕は歯髄に接近している．遠心根歯冠側1/3に大きな石灰化物が認められることに注目．患者は保存治療を望まず，抜歯に至った．(b) 髄室部の全体像．髄室近心部では組織の構造の乱れが顕著である．根管開口部には数多くの遊離結石を認め，う蝕直下には多量の炎症性象牙質があることに注目．(HE染色，×25). (c) この切片では，う蝕が象牙質と炎症性象牙質を突き抜けて歯髄に到達している．正常な構造を失った歯髄組織は周囲の健康な組織と明確に区別することができる．遠心の根管開口部には大きな歯髄結石を1つ認めるが，周囲の歯髄組織は正常である．(×25). (d) 髄室中心部100倍の強拡大像．**著しい炎症性細胞の浸潤により正常構造を失った歯髄組織と，線維芽細胞や結合組織が多い正常組織との違いは明らか**である．

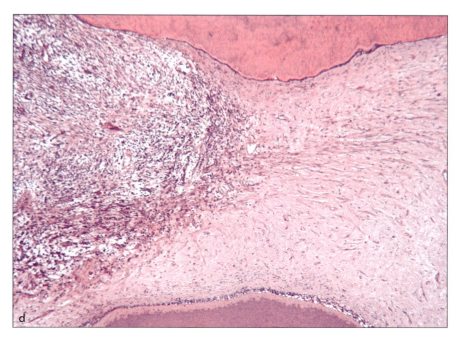

CHAPTER 2 う蝕に対する歯髄反応と修復機序

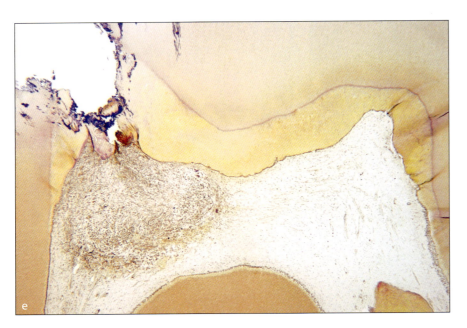

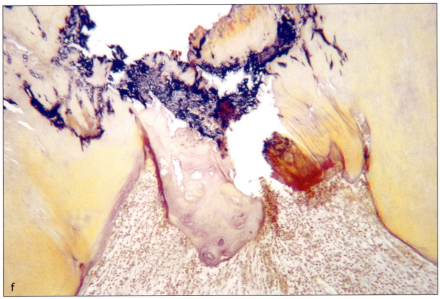

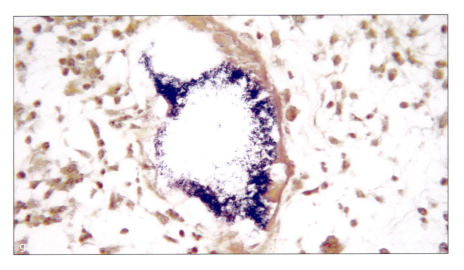

FIG 2-11 続き （e,f）写真（c）と同じ部位から得られた切片．露髄部に細菌がコロニーを形成していることに注目（テイラーの改良型ブラウン‐ブレン染色 ×25, ×100）．（g）他の切片．細菌がコロニーを形成し，壊死，崩壊した部位（×400）．（BergenholtzとRicucci[59]から許可を得て修正）

う蝕病変に対する歯髄反応 **CHAPTER 2**

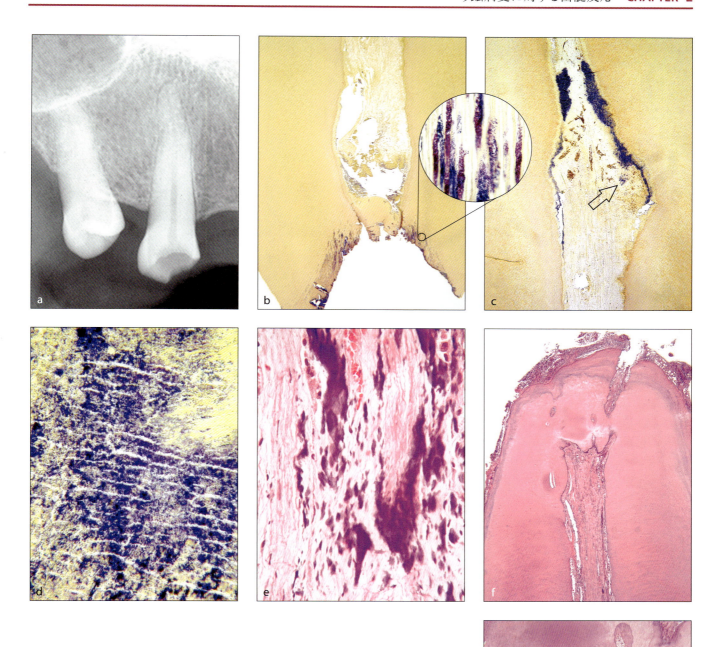

FIG 2-12 歯髄壊死の進行．（a）61歳の女性，上顎犬歯部歯髄に到達するう蝕．自発痛および打診痛があった．エックス線写真からは天蓋の欠如と歯根膜腔の拡大を認めた．患者は抜歯を希望した．（b）髄室内の空白部は壊死部を示している（テイラーの改良型ブラウン - ブレン染色 ×25）．（c）根管の歯冠側1/3．多量の細菌のコロニーを認める（×50）．挿入図：象牙細管にはグラム陽性・陰性菌が多量に侵入している（×1000）．（d）写真(c)の矢印で示している部分の強拡大像（×400）．壊死組織内に大量の細菌が集積している．（e）根管の中央部1/3の歯髄．壊死組織からわずかな細胞と拡散した多量の石灰化物をともなう線維組織へと変わっている（HE染色，×400）．（f）根尖部1/3では生活歯髄を認める（×25）．（g）生活歯髄の強拡大（×100）．規則正しい構造を保っている．この切片では，主根管からいくつかの側枝が分枝しているのがわかる．

CHAPTER 2　う蝕に対する歯髄反応と修復機序

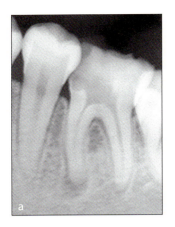
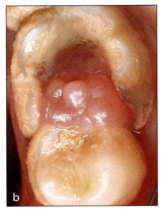
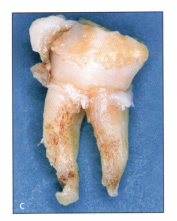
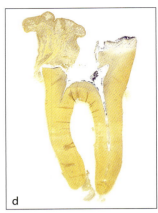
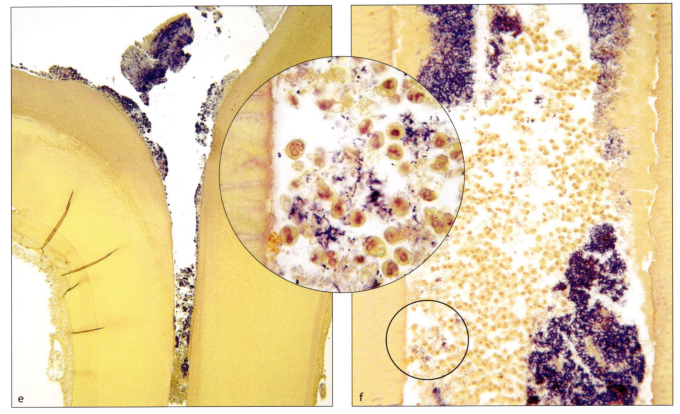
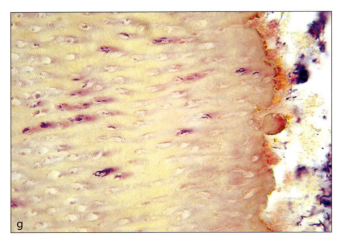

FIG 2-13　歯髄壊死の進行．（a）19 歳の女性の $\overline{6}$．自発痛の既往が 2 ～ 3 回あったが，来院時にはとくに症状はなかった．エックス線写真からは，近心部歯髄にまで達したう蝕が認められた．両根管に根尖性歯周炎も併発し，知覚試験には反応を示さなかった．（b）う蝕窩洞内で歯肉組織が増殖しているのが確認された．（c）患者は抜歯を希望した．（d）全体像．髄室にはわずかな壊死組織の残骸を認める（テイラーの改良型ブラウン - ブレン染色 ×6）．（e）遠心根歯冠側 1/3．窩壁に付着または遊離している多量の細菌が認められた（×25）．（f）写真（e）の根尖部付近の強拡大像（×400，挿入写真は ×1000）．貪食能のある多形核白血球の集積が細菌塊の周囲に認められた．（g）その他の切片．根管壁はバイオフィルムによって覆われている．多くの象牙細管は，侵入度合は異なるものの細菌によって冒されている（×1000）．

う蝕病変に対する歯髄反応　**CHAPTER 2**

FIG 2-13 続き　(h) 遠心根根管中央部 1/3. **壊死部から生活歯髄への移行部を示す**（マッソントリクローム染色，×25）．(i) 写真(h)歯冠側の強拡大（×400，挿入写真は ×1000）．多形核白血球が散在する壊死組織．図中の円は更に拡大した像を示す．(j) 写真(h)の中央部分．著しい炎症性細胞の浸潤を認める生活歯髄への移行部（×400）．(k) 写真(h)の根尖部の像．単核球の著しい集積を認める（慢性炎症）（×400）．(l) 根尖性歯周炎をともなう遠心根根尖部（×50）．(m) 根尖部付近の強拡大（×400，挿入写真は ×1000）．生活組織は線維芽細胞と結合組織から成り，炎症は認めない．

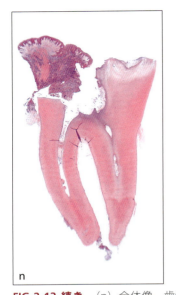
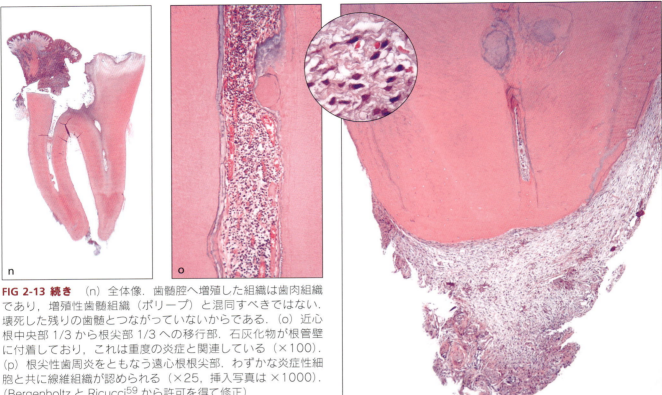

FIG 2-13 続き （n）全体像．歯髄腔へ増殖した組織は歯肉組織であり，増殖性歯髄組織（ポリープ）と混同すべきではない．壊死した残りの歯髄とつながっていないからである．（o）近心根中央部1/3から根尖部1/3への移行部．石灰化物が根管壁に付着しており，これは重度の炎症と関連している（×100）．（p）根尖性歯周炎をともなう遠心根尖部．わずかな炎症性細胞と共に線維組織が認められる（×25，挿入写真は×1000）．(BergenholtzとRicucci[59]から許可を得て修正)

症）（FIg2-13j，2-13k）．細菌の最前線から少し移動すると，完全に健全な組織に移行するまで炎症反応の強さは徐々に穏やかになっているのが観察される（FIG 2-13l，2-13m）．

もし未治療のまま放置されれば，壊死は歯髄全体におよび，根尖孔を貫通し，歯根周囲組織まで到達するのは明らかである[1, 20]．

歯髄腔内に浮遊したり，歯髄壁に接着している石灰化物が多数存在することがある（FIG 2-11b，2-11c，2-13o）．石灰化の進行は，時折深刻な状況を引き起こし，石灰化組織が歯髄腔と根管をともに満たすこともある（FIG 2-14a〜2-14c）．臨床的な観点からは，石灰化は歯内療法が必要な場合に根管口を見つけたり，機械的操作をすることを困難にする．

壊死と感染が根管内に到達した時点で，歯根周囲の初期変化が起きているのが観察される．ある場合はエックス線写真によって歯根膜腔の肥厚として見え（FIG 2-12a），またある場合は，明らかな根尖部のエックス線透過像として確認される（FIG 2-13a）．根管内で壊死と感染が進行すると，新たな臨床的問題が生じる．すなわち，根管壁の象牙細管内への細菌の侵入である（FIG 2-13g）．通常，象牙細管の感染は治療時の根管滅菌における困難な課題の1つである．

増殖性歯髄炎

う蝕に対する歯髄の特殊な反応として，いわゆる**増殖性歯髄炎**や歯髄ポリープがある．**歯髄ポリープ**は，歯髄腔からう蝕による穿孔部を超えて歯髄組織が増殖したものと定義づけられている．この病態は組織の反応力が高い若年者，とくに小児によくみられる．臨床的にポリープは，う蝕によって歯冠崩壊をともなう髄室から突出した赤みを帯びた小塊として現れる．ポリープの大きさは症例による．ポリープは，しばしばう窩全体に形成され，血管に富むこともある．通常，咀嚼時やプロービング時に容易に出血する．持ち上げると，ポリープが茎のように髄室内に存在する組織とつながっているのが確認できる．組織学的に，2種類の歯髄ポリープが存在する．つまり，（1）上皮による被覆がないタイプ（FIG 2-15），（2）重層扁平上皮による被覆があるタイプ，である．重層扁平上皮は結合組織の中へ深く入り込み，乳頭状の塊を過形成している（FIG 2-16）．上皮組

増殖性歯髄炎　CHAPTER 2

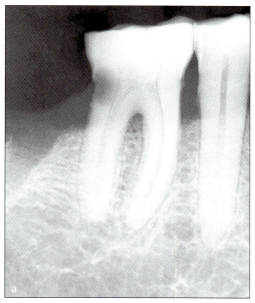
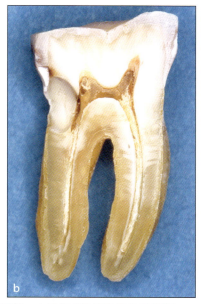
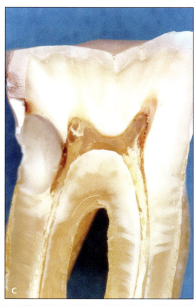

FIG 2-14　歯髄腔の石灰化．(a) 70歳の男性，下顎第一大臼歯の激痛を訴えて来院．エックス線写真では遠心歯頸部の重度う蝕を認めた．歯髄腔は石灰化により「不明瞭」になっていることに注目．(b,c) 患者はあらゆる治療を拒否し，抜歯された．標本作製過程で近遠心に切断時，髄腔内と根管の歯冠側1/3を満たしている石灰化物を確認した．

FIG 2-15　増殖性歯髄炎．16歳の男子の下顎第一大臼歯の歯髄ポリープ（増殖性歯髄炎）．患者は酷い痛みを訴え，患歯は大きなう蝕に及ぶ歯髄ポリープを形成していた．患者は保存治療を望まなかったので抜歯を選択した．(a) 全体像．歯髄ポリープは歯髄組織とつながっている（HE染色，×6）．(b) 髄室の詳細．過形成の組織は上皮による被覆がなく，血管により豊富に栄養供給されている．本来の歯髄の体積は，多量の石灰化物によって狭くなっている（×25）．(c) ポリープ中心部には，急性・慢性炎症性細胞の高度な浸潤を認める．間葉系細胞（Me）の存在もみられる（×1000）．(d) 遠心根への開口部．ポリープは直接歯髄組織へとつながっている（×100）．(e) 遠心根中間部．歯髄組織は生きており，慢性炎症性細胞と拡張した毛細血管が散在している（×400）．

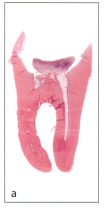
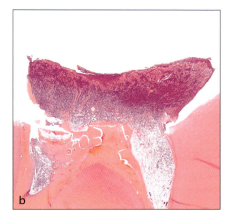
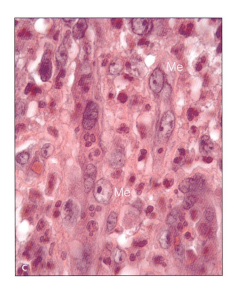
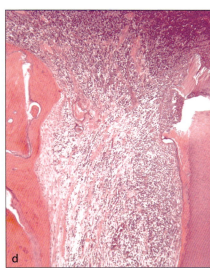
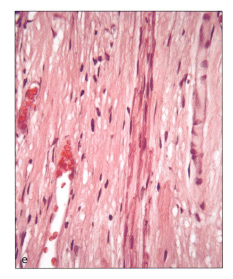

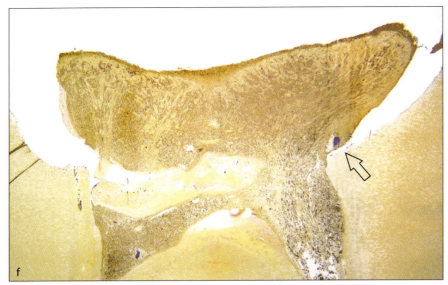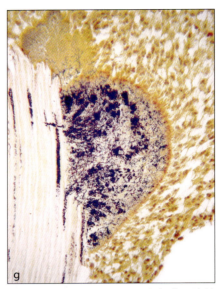

FIG 2-15 続き (f) ポリープの全体像（テイラーの改良型ブラウン-ブレン染色, ×25）(g) 写真(f)の矢印で示した部位の強拡大（×400）. 象牙質片に接着するバイオフィルム. このような細菌塊は放線菌が存在することを表しており, 典型的な放線菌様を呈している. そして, 多形核白血球によって完全に取り囲まれている.

織の由来は, 剥がれ落ちた口腔粘膜上皮か, 増殖した歯髄結合組織に接している歯肉上皮である.

FIG 2-15 に示されている症例は, 上皮による被覆がない例である. このポリープ塊は, 血管新生が豊富な肉芽組織からなり, 表層の細胞は口腔内へ剥離しつつある（FIG 2-15b, 2-15f）. ポリープは歯髄組織へとつながっており（FIG 2-15f）, 中央3分の1まではわずかな炎症の兆候しかみられない（FIG 2-15e）. 肉芽組織内にいくつかの感染した象牙質片が包埋されており, その1つは放線菌コロニーの典型的な特徴を示すバイオフィルム像を呈している（FIG 2-15f, 2-15g）. つぎに, 上皮に被覆された症例を FIG 2-16 に示す. う蝕の進行により歯冠が完全に崩壊した下顎第三大臼歯歯冠の髄室から突出したポリープである. 過形成組織（ポリープ）は口腔組織と同じ特徴をした重層扁平上皮で覆われている（FIG 2-16c, 2-16d）. 上皮はいくつかの細胞層に区分けでき, 下部から上部にかけて以下の層がみられる.

1. **基底細胞層** 細胞分裂の速度が速い, 立方体の細胞から構成されている.
2. **有棘細胞層** 大きな楕円または円形の細胞から構成されている.
3. **顆粒層** 大きく扁平な細胞でケラトヒアリン顆粒とよばれる好塩基性顆粒を多く含む.
4. **角質層** 大きく平坦な好酸性細胞から構成されている.

上皮下の結合組織は, 隣接するう蝕と多量の細菌バイオフィルム（FIG 2-16e）によって重度の炎症を呈している（FIG 2-16d, 2-16e）.

修復過程における歯髄反応

う蝕歯の修復には, 機能的・審美的・生物学的観点から特別な注意を払わねばならない[21]. 今日, **コンポジットレジン修復**は, 材質や接着法の発展により, 機能面と審美面では十分に満足のいくレベルに達しており, 現代歯科修復学において大きな役割を担っている. アマルガムが臼歯部で最善と思われていたように, コンポジットレジンも20年にも満たない年数とはいえ, 直接修復における最善の手段と考えられてきた. 今日, 患者の需要として天然歯の色をした修復材料は不可欠となっている. アマルガムの水銀が全身の健康に深刻な被害を与えるかもしれないという推測に関するメディアからの批判もあることから, すべての歯における直接修復材料として, コンポジットレジンの必要性は理解できる.

その一方で, 一般的な修復材料の生物学的要件, とくに接着システムに関しては未だ満足から程遠い. 前の項でも説明したが, 歯髄は初期のう蝕でも組織学的に炎症症状を呈し, 初期段階では炎症範囲は限定されており, 長期的に

修復過程における歯髄反応 **CHAPTER 2**

FIG 2-16 歯髄ポリープ（増殖性歯髄炎）． (a) 23歳の女性，う蝕により歯冠が完全に崩壊した下顎第三大臼歯．増殖性歯髄組織が髄室から盛り上がっている．(b) 患歯は治療不可能と診断され，抜歯された．標本は近遠心方向に作製された．(c) 髄室とポリープの全体像．増殖部は角化口腔粘膜に類似した上皮によって覆われている．歯髄開口部と髄床底に石灰化物の形成を認めることに注目（HE染色，×25）．(d) ポリープ表層．口腔角化粘膜の細胞層：基底細胞層（下部矢印），有棘細胞層（下から2番目の矢印），顆粒層（3番目の矢印），角質層（上部矢印）から成る（テイラーの改良型ブラウン-ブレン染色，×100）．挿入図：上皮部の強拡大像（×1000）．多角形細胞からなる基底細胞層は多数の慢性炎症性細胞による浸潤を受けた結合組織と接している．

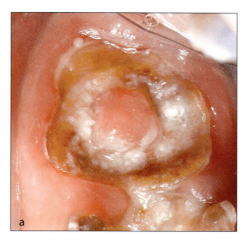
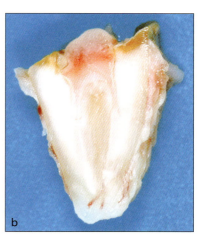
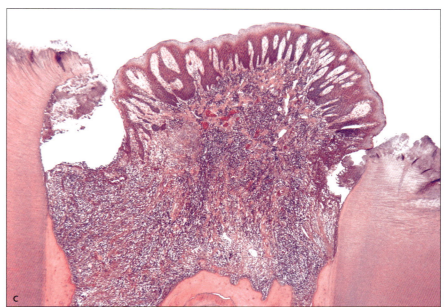
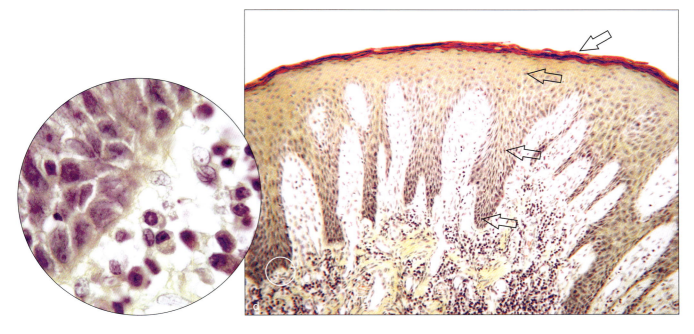

CHAPTER 2　う蝕に対する歯髄反応と修復機序

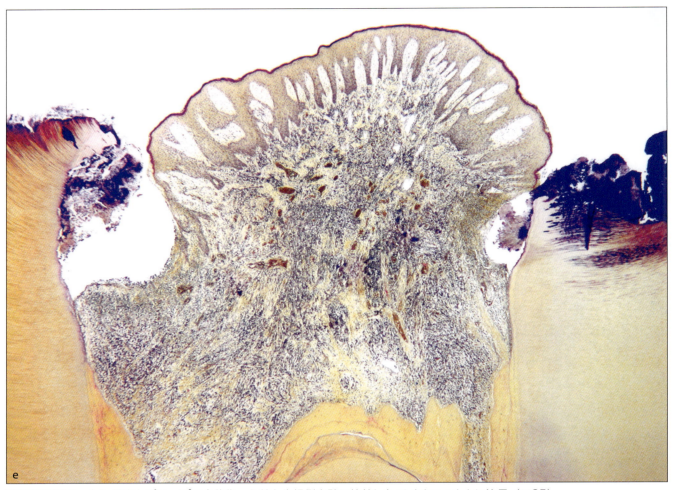

FIG 2-16 続き　（e）髄室とポリープの全体像．う蝕と歯根側窩壁に接着したバイオフィルムに注目（×25）．

可逆性である．治療は軟化および感染した象牙質の慎重な除去と欠損部に対する修復処置である．修復処置の目的は，形態付与と咬合機能，審美の回復である．しかし，生物学的レベルでの本来のゴールは，**歯髄が組織学的に正常な状態にまで回復すること（炎症の消失）**と，**窩洞内での細菌の再コロニー形成を防ぐことによって，長期にわたり象牙質−歯髄複合体への細菌侵入を防ぐこと**である[21]．

歯科接着材料の発展と歯髄保護概念の変遷

歯髄保護の概念は，修復材料が歯髄に対して毒性を有していないという考えに基づいている．シリケートセメントを例に挙げれば，1900年代初頭に広く使用され，象牙質と直接コンタクトがある場合にはとくに毒性があると考えられていた[22,23]．したがって，生活象牙質は炎症を引き起こさない材料で覆われ，最終修復物は生活象牙質と触れないようにしなければならなかった．

以前は，歯髄にもっとも近接した部位には裏層材よりも少し柔らかい**ライナー**の使用が推奨された．1つの例を挙げれば，覆髄には水酸化カルシウムを含有する自己硬化型ライナーが推奨された．このような材料は象牙質への非接着性，物理学的・機械的短所のため，ベース材によって覆われなければならなかった．**ベース材**は，機械的に歯髄を保護するだけでなく，温度や電気刺激を遮断するために厚めにして用いられた．一般的に用いられるセメントには，リン酸亜鉛セメント，カルボキシレートセメント，酸化亜鉛ユージノールセメント，グラスアイオノマーセメントが

あった．グラスアイオノマーセメントは，接着性とフッ素徐放性の長所を併せもっている．

歯質への接着材の開発にともない，歯髄保護の概念は次第に変化してきた．Buonocoreの古典的な接着研究とそれに続く初代のコンポジットレジンの発売後[24,25]，数年にわたり数多くの生物学的研究が行われ，初代の接着システムに用いられている化学物質の一部は歯髄に適さないという結論に至った．総じて歯髄保護処置は行うべきであると警鐘が鳴らされた[26〜28]．

数年後，**不可逆性の歯髄障害はコンポジットレジンのなかに含まれる化学物質，あるいは酸性物質の低pHによるものではない**と考えられるようになった．実際には，**歯髄のダメージは完全に封鎖されていないマージンを通して侵入した細菌とその産生物によるものだ**と認識された[31〜33]．

これらの結果から，修復マージンからの細菌の侵入を防ぐために物性の改良が必要であることが明らかとなり[34,35]，修復材の毒性よりも，細菌の侵入を防ぐことが歯髄保護の重要な概念となった．

接着に関する多くの物理化学的研究が行われた．これらの研究は主に in vitro で行われ，走査型電子顕微鏡（SEM）が用いられた．研究の目的は，歯に対する物理化学的接着を可能にする**ハイブリッドレイヤーとレジンタグ**の形成を確認することであった[36〜39]（**FIG 2-17**）．現代の接着システムは，コンディショナーの塗布あるいは，酸性プライマーの塗布によりスメア層の除去と象牙質の表面脱灰層の改善を行う[21]．象牙質と接着性レジン間の直接的化学反応は人によっては疑問視されているが[40]，一般的には象牙質のボンディングは，エナメル質で起こっていることに似通った，微細な機械的嵌合作用によるものと考えられている．レジンモノマーによってコンディショニングされた管間象牙質への浸透を通して，この現象は達成される[38]．重合型接着レジンと象牙質のコラーゲン線維の相互作用はハイブリッドレイヤー，または，樹脂含浸層とよばれている[39,41]．ハイブリッドレイヤーの構成要素は，およそ70％がレジンで30％がコラーゲンであると報告されている[42]．

しかしながら，これらの in vitro の研究は，in vivo 研究よりもかなり容易に行うことができる反面，形態学的側面，とくに境界面の化学的性質に関しては解明に限界がある．in vitro の研究においては，接着システムの生体親和性については示されていないし，とくにハイブリッドレイヤーとレジンタグの形成が本当に窩壁接着性に効果があるかに関する根拠も示されていない．

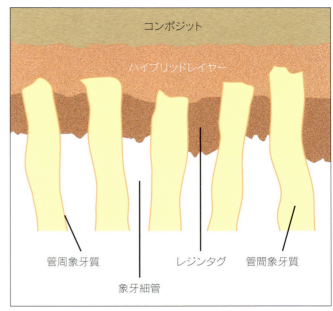

FIG 2-17 機械的・化学的接着を保証するといわれる構造の模式図．ハイブリッドレイヤー，レジンタグ．

接着システムの生物学的評価

接着材料の生物学的評価に関しては，2つの点を考慮しなければならない．
1．生体親和性，すなわち，材料自体の毒性．
2．封鎖性，すなわち，マージンからの細菌侵入による歯髄反応．

接着システムが本当に生体親和性をもつのか，そしてとくに象牙質に本当に接着しているのか，マージンからの細菌侵入に対して効果的なバリアとなるのかを評価するような信頼性のある研究を行うためには，in vivo での実験が必要である．この目的のためには，光学顕微鏡を用いた脱灰歯の連続切片の分析のみがその実現を可能にする．

動物やヒトを用いた in vivo 研究を実現することは，とくに医療倫理的観点から大きな問題をはらんでいる．しかしながら，in vivo 研究から得られる情報は，臨床学的インパクトという点ではとても価値が高い[43]．

In vivo で行う場合，以下のいくつかの重要なことに配慮せねばならない．
■使用される歯は，う蝕病変，歯周病，あるいは明らかな摩耗のないものを用いるべきである．そして，ラバーダムによって適切に隔離できる位置にある歯が望ましい．

CHAPTER 2　う蝕に対する歯髄反応と修復機序

- コンポジットレジンはV級窩洞に対して長年にわたり試されてきた．実際にコンポジットレジンを臼歯部の修復用に用いる場合には，II級窩洞で試すべきである．
- 窩洞は最大限象牙質部を露出させるようにし，過熱などの損傷を負わせない方法で窩洞を形成しなければならない[44]．
- メーカーが推奨している術式は厳密に順守すべきである．
- ウェットボンディング法を使用する場合は，エアによるショートストロークによって乾燥を行う．ただし，象牙質の湿潤状態は保つようにし，乾燥させすぎない．
- 重合収縮を最小限に留めるためにコンポジットレジンの積層充填を行う．
- 修復処置は可能な限り手早く行う．
- 窩洞形成から修復までのすべての過程で拡大鏡を使用して行うべきである．
- 術後は経過観察を行い，臨床症状はすべて記録に残しておくべきである．
- 前もって経過観察期間を決定し，抜歯前にはエックス線写真撮影を行うべきである．

組織学的評価基準

　組織切片は，う窩，残存歯質，歯髄を含むようにして作成されるべきである．とくに注意したいことは，象牙細管に平行に切片を切断することである．これにより，窩底から歯髄まで途切れることなく経路を追えるからである．各実験歯の残存象牙質（窩洞から歯髄までの距離）の厚みの測定を顕微鏡検査中に行い，記録しておく必要がある．

　Langelandらによって確立された[45]基準とISO7405[46]の規格にしたがうと，評価すべき組織学的項目は以下のようになる．

- **窩洞壁および底部**
  - □象牙質の変色は，切削によって窩洞壁が焼灼されたことを意味する．この現象は，H&E染色では窩洞底象牙質が暗色状マージンを呈し，マッソン・トリクローム染色では窩洞底象牙質が鮮赤色を呈する．フクシン染色では温度上昇によって変性したコラーゲンは塩基性染料によって染色される傾向にある．一方で，残りのコラーゲン部位は緑に染色される．
  - □窩洞壁および隣接する象牙細管に存在する細菌が改良型ブラウン-ブレン染色によって示される．
- **窩壁から歯髄まで象牙細管が交通している部位**
  - □象牙前質内の不規則で減少した象牙細管

- □炎症性象牙質の形成
- □象牙芽細胞数の減少を含め，象牙前質と象牙芽細胞層が正常か変化しているかどうか．
- □象牙芽細胞核および／あるいは歯髄側末端の象牙細管内にある赤血球の存在．
- □象牙細管直下の歯髄毛細血管の血液停滞は，充血と血流障害を示す．
- □血栓／出血
- □象牙細管直下に存在する歯髄の血管からの白血球増加は，化学走性があることを示す．
- □窩洞直下の象牙芽細胞層，象牙芽細胞層下層，および歯髄全体における急性・慢性炎症細胞の集積．

コントロール部の歯髄

　実際に起こっていることと標本からの所見を区別することが重要であるので，各研究者は正確なマイクロ写真を通して各素材を評価する基準を明確にしなければならない．多くの歯髄変化が研究室で組織が取り扱われている過程で引き起こされ，これらの変化はしばしば病理学的現象であると誤解されることがある．したがって，特定の組織に対する組織学的検査が引き起こす問題（**アーチファクト**）を理解しておくことが重要である．研究手法によって生じる見解の相違を避けるために，もっとも信頼のおけるコントロールは，同一歯髄を使用することである．研究対象部位は，付近の組織をコントロールとして比較されるべきである．

　歯髄の病変は細管とつながった歯髄部で生じる．病変のない象牙質とその細管終末部に接する歯髄が病変部に対するコントロール部位となる．一般的に，コントロール部は実験窩洞とは反対側の髄角部とする（例：臼歯部II級MO窩洞の遠心髄角，小臼歯頰側V級窩洞の舌側髄角）．コントロールとして，病変部のマージンから離れた臨床的に正常な部位の組織を確保する．このようにして，同一切片上で病変部とコントロール部との比較が可能である[47]．

窩洞の乾燥が歯髄に及ぼす影響

　非外傷的に窩洞形成が行われた場合，エアによる持続的な乾燥は象牙質を乾燥させ，結果として歯髄へのダメージを引き起こし得る．乾燥による組織学的反応については，Langelandらによって何度も詳細が語られている[44,47]．**FIG 2-18**の症例に，象牙質の乾燥による典型的

な歯髄の反応が示されている．19歳の女性で，矯正治療のため下顎第一小臼歯の抜歯が計画された．局所麻酔，ラバーダム防湿後，頰側V級窩洞が形成され（**FIG 2-18a**），エッチング，水洗後，象牙質表面が乾燥するまで強いエアーによる乾燥が行われた．その後，ボンディング塗布，マニュアルにしたがってコンポジットレジンによる修復が行われた（**FIG 2-18b**）．11日後の次回来院日まで，いかなる症状も示さなかった．抜歯後，顕微鏡による観察を行なった．頰舌方向に製作された組織切片では，象牙芽細胞層の破壊，核の偏移，細管内への赤血球と多形核白血球の浸潤をともなう，強い炎症を呈していた（**FIG 2-18d, 2-18e**）．

この組織学的観察では，これらの反応の病因として，窩洞形成時の過熱や細菌感染ではないことが確認された．したがって，**窩洞内への化学物質の添加と象牙質の乾燥の2つの相乗作用が，歯髄の炎症に関連している**ことがわかった．乾燥が象牙質および歯髄に重大な影響を及ぼすかどうかについて調べるためには，エアーによる過乾燥だけを除き，その他は同様の手法と材料によって治療された歯と比較することによって明らかにされる．このような例として **FIG 2-19**，2-20 を提示したが，**過乾燥をしない場合では炎症反応はそれほど顕著ではない**．

エッチングと接着システムに含まれる化学物質が及ぼす影響

象牙質のコンディショニングとして使われる酸性物質が引き起こすかもしれない歯髄の炎症は，1970年代に大きく注目された．Mackoらの研究によると[27]，矯正治療のために抜歯予定された13歳から22歳の患者の46本の小臼歯に対して行われたIn vivo研究では，50％のリン酸と7％の酸化亜鉛を含むエッチングを60秒間塗布した場合の歯髄反応が評価された．コントロール群は酸化亜鉛ユージノールセメントを充填した窩洞とした．3つの異なった観察期間後（直後〔30分から90分後〕，中期間〔7日から29日後〕，長期間〔35日から150日後〕）に対象歯は抜歯された．すべての観察期間で臨床症状を呈することはなかったが，歯髄には，軽度から中等度の炎症反応が記録された．一方で，コントロール群の歯には炎症はみられなかった．いかなるケースにおいても歯髄の反応は非可逆性とは考えられなかったが，この研究の著書らは，**保護されていない象牙質に対して，このような酸性物質は直接コンタクトをさせるべきではない**と結論づけている．エッチング材の濃度は現在では低く設定され，最近のプロトコールでは塗布時間が10秒から20秒の間に短縮されているという実態はさておき，大切なことは，術後の歯髄の組織学的状態を把握することである．

FIG 2-19 の症例は，現在のプロトコールに基づいて修復された症例において術後間もなく歯髄反応を調べた例である．18歳，女性のう蝕のない下顎第三大臼歯に対してⅡ級MO窩洞が形成された．15秒間のエッチングの後，水洗と滅菌綿球を用いた乾燥が注意深く行われた．窩洞への直接的なブローを避けるために，ウェットボンディングシステムが用いられた．その後，ボンディングと修復が通常どおり行われ，18日後に対象歯は抜歯された．連続組織切片から観察された炎症反応はごくわずかなものだった．たとえば，髄角部の小さな領域に沿って象牙芽細胞層がやや不規則になっていた（**FIG 2-19e**）．また，刺激が加わった部位の毛細血管の拡張（正常状態では毛細血管壁は崩壊状態にあり，組織切片では観察不可能である）と，若干の慢性炎症性の細胞の散在がみられた．このことは，**エッチングと接着システムに含まれる化学物質は，象牙質表面の乾燥を行わない場合，わずかな炎症しか引き起こさないこと**を示している．

多くの切片において，窩洞壁の象牙質は，細管の開口部を塞ぎ，フクシンによって濃く染色された非晶質（amorphous materials）が浸透しており，象牙細管を閉鎖していた（**FIG 2-19h**, **2-19i**, **2-19k**, **2-19l**）．このようなフクシンの取り込み方は，窩洞が過熱された症例とはまったく異なっており，ハイブリッドレイヤーとレジンタグの形成に関係していると考えられる．ハイブリッドレイヤー上の非染色性の非晶質は，脱灰後に修復予定部に残存したボンディングレジンに由来していると考えられる．このような帯状の層が存在しない部位では象牙細管は開いたままであり，ハイブリッドレイヤーの形成に失敗したか，組織切片作成中に脱落したと推測される．

細菌の染色により，窩洞壁に細菌感染がないことも特筆すべきことである（**FIG 2-19j 〜 2-19l**）．窩洞辺縁からの細菌漏洩は，このような短期の観察（18日）では起こっていなかった．このような比較的健全な歯髄の状態はさらに長期にわたり観察されたが，以下に示す2症例のように修復部がその形態を保持し，いかなる細菌漏洩も起こさなかった場合に限られる．

CHAPTER 2　う蝕に対する歯髄反応と修復機序

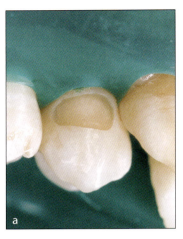
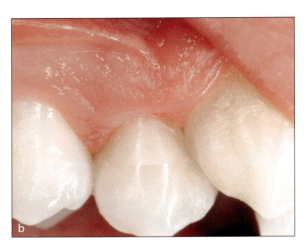
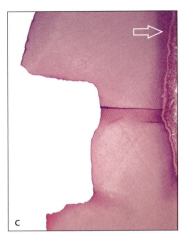
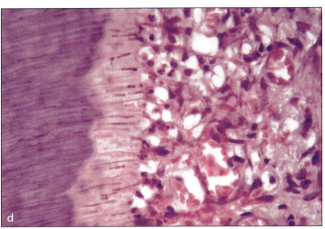
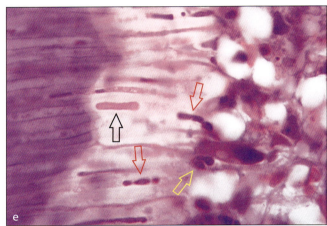
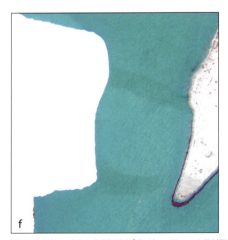
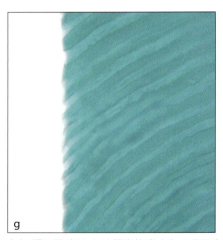
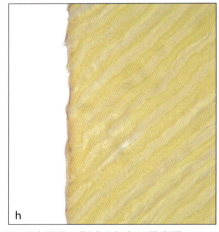

FIG 2-18 窩洞の乾燥が歯髄へ及ぼす影響．(a) 矯正治療により便宜抜歯される歯に対する研究目的で形成されたV級窩洞．エッチング，水洗に続き，エアーによる乾燥を行った．(b) 修復，研磨後．(c) 窩洞と象牙質，歯髄を含む全体像．窩洞内の象牙質の暗い線は組織学的アーチファクトである（切片の重なり）．象牙質の厚みの最低値は1mmであった（HE染色，×25）．(d) 写真(c) の矢印で示されている部分の強拡大（×400）．窩洞の中心部から離れた部位の細管末端部．象牙芽細胞層と象牙芽細胞層下層には出血と炎症性細胞の集積が認められる．**多くの象牙芽細胞の核は象牙細管に向かって移動している**．(e) 赤血球の1つが細管の中に入りこんでおり（黒矢印）（×1000），好中球が象牙芽細胞層内に認められる（黄色矢印）．2つ以上の多形核白血球の核は象牙前質の方向を向いている（赤矢印）．(f) マッソントリクローム染色は窩底部全体を均一に緑色に染色した．このことは，窩洞形成時の温度上昇がなかったことを示している（×25）．(g) 均一に緑色に染色されたことを強拡大にて確認（×1000）．(h) 窩底部に細菌を認めない（テイラーの改良型ブラウン-ブレン染色，×1000）．（RicucciとGiudice[43]から許可を得て転載）．

エッチングと接着システムに含まれる化学物質が及ぼす影響 **CHAPTER 2**

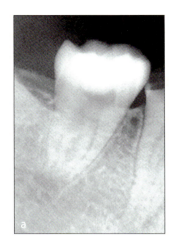
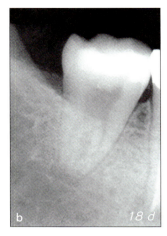
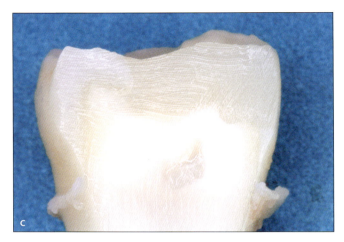
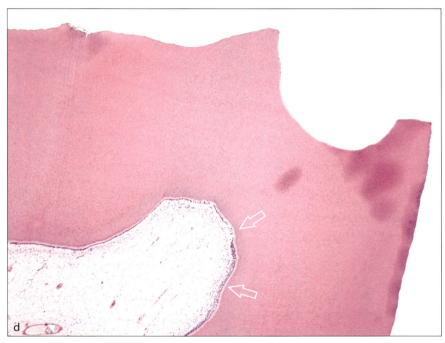
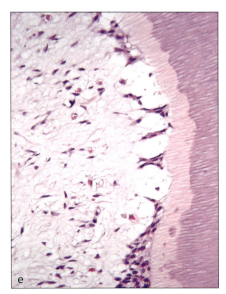
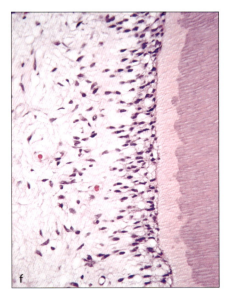

FIG 2-19 エッチングが歯髄へ及ぼす影響．（a）術前の 8̄ のエックス線写真．（b）研究目的でⅡ級MO窩洞を形成し，トータルエッチングを行い，コンポジットレジン修復を行った．修復してから18日後にエックス線写真が撮影され，直後に抜歯された．（c）近遠心方向に作製された標本より，コンポジットレジンと歯の境界には空隙を認めず，理想的に適合していることがわかる．（d）窩洞，残存象牙質，および歯髄の全体像．他の切片であるが，残存象牙質のもっとも厚みが薄い部位は3mmであった（HE染色，×25）．（e）写真（d）上部矢印の詳細．**象牙芽細胞数の減少と象牙芽細胞層直下の毛細血管の拡張**．象牙芽細胞層の空白部は組織の収縮によるアーチファクトである（×400）．（f）窩洞につながる象牙細管より根尖側の部位（写真（d）下部矢印）の象牙細管は正常である（×400）．

47

CHAPTER 2 う蝕に対する歯髄反応と修復機序

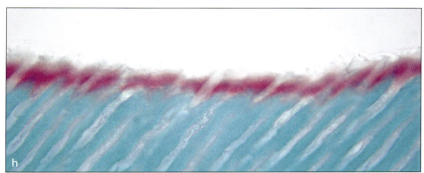

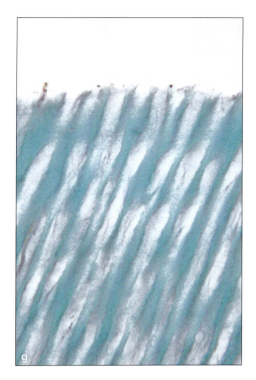

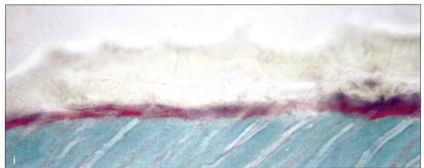

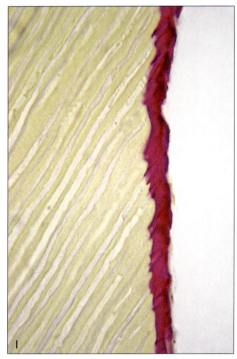

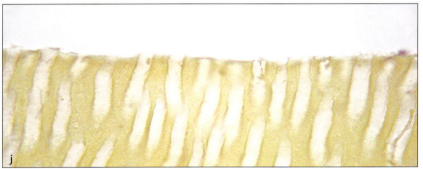

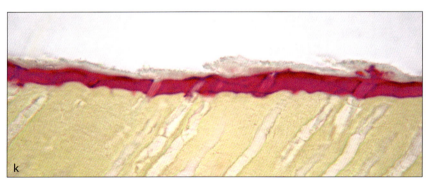

FIG 2-19 続き (g) 窩洞の一部であるが，マッソントリクローム染色から象牙質の過熱がないことがわかる．細管開口部は開放されている（×1000）．(h) 他の切片からは，窩底部の細管開口部は材料により封鎖されており，象牙質表層とともにフクシン染色で赤色に染色されている（マッソントリクローム染色，×1000）．(i) いくつかの切片ではこのフクシン染色の帯を認めるが，これは染色されない非晶質（amorphous material）が関連していると考えられる（×1000）．(j) 細菌染色の後にも，窩壁の一部の象牙細管に空白部がみられる．細菌塊の形成はない（テイラーの改良型ブラウン - ブレン染色，×1000）．(k) 他の切片では，閉塞した象牙細管をともなう象牙質壁が濃染されており，これは歯冠側の非晶質が関連していると考えられる．細菌は存在しない（×1000）（Ricucci と Giudice[43] から許可を得て転載）．(l) 同様の所見が隣接面窩洞の軸壁にも観察される．細菌は存在しない（×1000）．

エッチングと接着システムに含まれる化学物質が及ぼす影響 **CHAPTER 2**

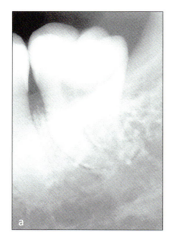
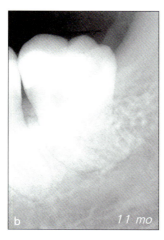
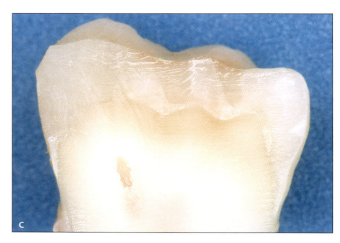
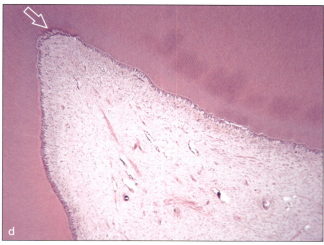
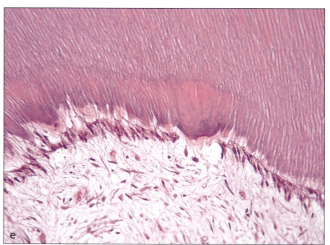

FIG 2-20 接着修復の成功例．(a)術前のエックス線写真．(b)研究目的の治療から11か月後のエックス線写真．抜歯直前の状態．経過観察中いかなる症状も示さなかった．生活歯髄診断は正常範囲内だった．(c)切片作製前の写真．コンポジットレジンと窩洞の適合は良好である．(d)窩底部の近心髄角部．残存象牙質の厚みは1.3mmと計測された．炎症性細胞の浸潤もなく，組織学的に正常像を呈している（HE染色，×50）．(e)写真(d)の矢印で示された部分の強拡大像（×400）．象牙芽細胞の若干の減少とわずかな炎症性象牙質の形成がみられた．

症例検討

口腔衛生予防のために抜歯予定になったう蝕のない第三大臼歯を使って，前症例と同様に窩洞形成と接着修復が行われた．対象歯は11か月間にわたり観察されたが，いかなる症状も示さなかった．生活歯髄診断では正常値を示した．抜歯前に撮影されたエックス線写真からは修復物の適合はよく，根尖周囲の正常な構造が確認された（**FIG 2-20b**）．組織学的検査では，歯髄組織はほぼ完全に正常な状態であることが確認された．炎症性細胞はみられず，唯一の徴候は以前のわずかな刺激によりできた近心髄角部の炎症性象牙質のわずかな形成ぐらいである（**FIG 2-20e**）．

この症例では，11か月という観察期間に対して接着修復過程は成功とみなされる．窩洞壁には細菌コロニーの存在は認められない（**FIG 2-20f**, **2-20g**, **2-20i**, **2-20j**）．さらに，改良型ブラウン-ブレン染色の切片では，象牙質表面にレジンタグとともにハイブリッドレイヤーが認められる（**FIG 2-20g**, **2-20j**）．一部にはレジンが浸透した細管断面が明瞭にみられるが（**FIG 2-20j**），このことはすでにVan Meerbeekらによって言及されている[48]．

FIG 2-21の症例は，施術後2年8か月にわたりマージン部からの細菌漏洩がないことが観察された例である．歯髄腔天蓋にある多量の炎症性象牙質の形成と同部での象牙芽細胞の減少は，さまざまな修復ステップの影響による初

CHAPTER 2 う蝕に対する歯髄反応と修復機序

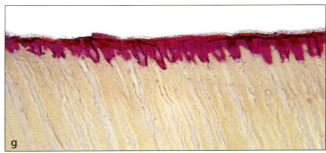
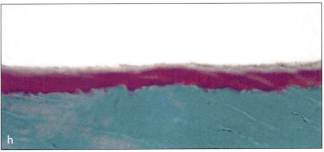
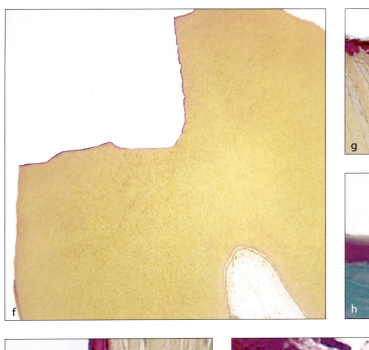
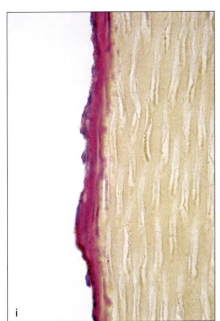
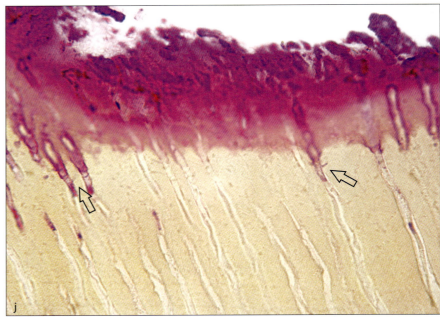

FIG 2-20 続き （f）窩洞の近心部全体像（テイラーの改良型ブラウン - ブレン染色，×25）．（g）窩底部の強拡大（×1000）．フクシン染色によって染色された物質が浸潤した細管とともに象牙質表層にはハイブリッドレイヤーの形成がみられる．（h）ハイブリッドレイヤーはマッソントリクローム染色でも観察される．細菌の存在はない（マッソントリクローム）．（i）写真（f）の軸壁部．ハイブリッドレイヤーのみが観察される．細菌の存在はない（×1000）．（j）いくつかの象牙細管内にレジンが浸透し，さらに分岐を形成しているのがわかる（矢印）（×1000）．（Ricucci と Giudice[43] から許可を得て転載）

期炎症を物語っている．（**FIG 2-21b**，**2-21d**）．

いったん初期の炎症が取り除かれ，その後，細菌漏洩がない場合には，歯髄の炎症はなくなるのであろう．したがって，この組織学的観察結果は，修復物が窩洞内に密に保持され，マージン部からの細菌侵入を防げた場合には，歯髄の修復能力が接着システムに関連した化学物質の侵襲に対していかに効果的に反応するかを物語っている．

歯髄を脅かすマージン部からの細菌漏洩 **CHAPTER 2**

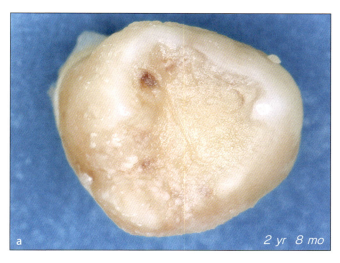
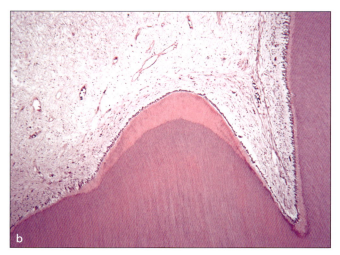
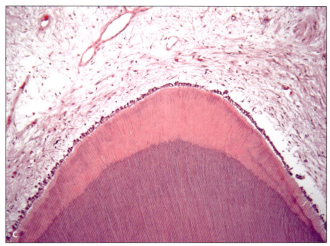
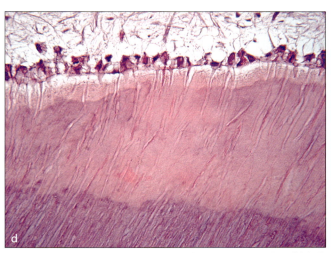

FIG 2-21　接着修復後の歯髄反応．（a）24歳の女性，上顎第三大臼歯部，補綴治療計画の一貫で抜歯されることとなった．対象歯にう蝕はなく，患者の同意を得て，抜歯前に研究目的での治療を行った．Ⅰ級窩洞の形成を行い，エナメル質と象牙質のエッチング，ウェットボンディングを行った後，コンポジットレジンによる修復を行った．2週間後に抜歯が計画されたが，患者は2年8か月後に再来院した．その間，臨床的症状は示さなかった．抜歯後の咬合面の写真から修復部に多量のプラークが付着していることがわかる．（b, c）炎症性象牙質の厚い層が天蓋に形成されている．歯髄組織に炎症はない．象牙芽細胞層下の明るい部分の空白部は，組織収縮によるアーチファクトである（HE染色，×50，×100）．（d）第二象牙質と炎症性象牙質（第三象牙質）への移行部を強拡大（×400）で示す．第三象牙質の象牙細管の減少は明らかである．歯髄側の炎症性象牙質は，一層の立方形の象牙芽細胞によって覆われている．

歯髄を脅かすマージン部からの細菌漏洩

中期，長期的なin vivoにおける実験の組織学的観察では，数パーセントの症例において修復壁の界面に細菌コロニーが存在した．これらの状況は修復マージンの明らかな崩壊がなく，臨床症状を呈さない場合にも起こり得る[43]（FIG 2-22〜2-25）．

窩洞底に細菌コロニーが形成されると，異なる程度の炎症が窩洞底細管付近の歯髄に観察される．**炎症の強さは細菌の侵入度合い，細菌の病原性，残存象牙質の厚みに依存する**（FIG 2-22f, 2-23f〜2-23h, 2-24c, 2-24d, 2-25h, 2-25i）．感染象牙質の下には炎症性細胞の集積があり，これは細菌の毒素と代謝物質が細管を通じて拡散し続けてい

ることを示している．

　免疫反応を構成しているすべての現象が観察される．すなわち，「急性・慢性炎症性細胞の動員を高めるための血管拡張」と，「細胞間質へ免疫細胞を到達させるために，血流免疫細胞の血管内皮細胞壁側への移動および血管壁からの漏出（化学走性）」が観察される（FIG 2-23g, 2-23h）．これらの現象は，歯髄腔の反対側の正常な歯髄にはみられない（FIG 2-23f）．

　細菌漏洩とそれに付随した程度の異なる歯髄炎の発生現象を，以下の3つの症例で提示する．

症例検討

　31歳，男性の下顎第三大臼歯の症例（FIG 2-22a）を示す．対象歯にう蝕はなく，実験手順は（FIG 2-19, 2-20の症例と同様である．1年間の経過観察中いかなる症状も示さなかった．抜歯前の検査では修復マージンに異常はなく，生活歯髄診断では正常範囲であった．組織学的検査では，象牙質窩洞全体を覆う多量の細菌コロニー（バイオフィルム）がみられるにもかかわらず（FIG 2-22h～2-22l），歯髄腔近心部にわずかな炎症性浸潤と炎症性象牙質の層を認めるにすぎない（FIG 2-22d, 2-22f）．このように歯髄にわずかな浸潤しかみられない説明としては，窩洞底から歯髄までの残存象牙質の厚み（1.2mm）が関連しているかもしれない．歯髄に向かって細菌コロニーが細管内を浸潤して行くにしたがい，歯髄反応は徐々に著しくなる．ハイブリッドレイヤーはいくつかの切片で観察されたが，細管開口部で細菌コロニーが継続的に侵入するようすも頻繁に認められた（FIG 2-22j, 2-22k）．修復物が臨床的に最適な状態に充填されているように見えるにもかかわらず，細菌コロニーが広範囲で形成されているという対比は注目に値する．

　2番目の症例では，27歳，女性の下顎第三大臼歯の症例で，対象歯にう蝕はなく，実験手順はFIG 2-19, 2-20の症例と同様である．経過観察期間中いかなる症状も呈さなかった．対象歯は6か月後に生活歯髄診断に異常がないことを確認した後，抜歯された．近心咬頭の舌側部にチッピングがあることを除き，修復部の状態は良好である（FIG 2-23b）．顕微鏡による検査では，近心髄角部に細胞の集積が認められ（FIG 2-23d, 2-23f），明瞭な炎症性象牙質の層が確認された（FIG 2-23d, 2-23e）．強拡大では，急性・慢性炎症性細胞の浸潤，血管の拡張および化学走性などの炎症像を呈していた（FIG 2-23g, 2-23h）．その他の歯髄部では正常像

を示していた（FIG 2-23f）．窩洞形成時の過熱を除外すれば（FIG 2-23i），細菌染色から判断して，近心部の象牙質直下の歯髄の炎症反応は細菌が原因であると考えられる．すなわち，窩洞象牙質の細菌コロニーは，修復材料の接着の失敗または喪失を示唆している（FIG 2-23k, 2-23l）．

　3番目の症例は，より重度の歯髄反応を呈した例である．28歳，男性の上顎第三大臼歯で，実験手順はFIG 2-19から2-23の症例と同様である．経過観察期間中いかなる症状も示さなかった．対象歯は4か月後に生活歯髄診断に異常がないことを確認後，抜歯された．組織学的検査では，象牙質は最低限必要な厚み（0.3mm）があったが，隣接する歯髄に部分的壊死部が観察された（FIG 2-24c）．強拡大像では，歯冠側歯髄の大部分に多量の多形核白血球の集積が確認されたものの（FIG 2-24d），それより少し根尖側では炎症性の組織ではあるが，構造はしっかり保持されていた（FIG 2-24e）．細菌染色では，窩洞底と歯髄に向かう象牙細管に細菌コロニーを認めた（FIG 2-24f～2-24h）．この症例では，歯と修復材料の接着の欠陥も明らかな原因である．わずか4か月後にマージン部から細菌が侵入し象牙質の薄い層を通して歯髄に到達し，歯髄腔に部分的壊死を引き起こしたと考えられる．

接着不良の原因

　歯質との接着不良にはいくつかの原因がある．レジン重合時の収縮に起因して歯と修復物との間にギャップができる，または，既存の接着部が経時的に崩壊することなどが考えられる．

　ハイブリッドレイヤーとレジンタグの形成は接着を保証するものだといわれてきた．しかし，**一般的に接着力は経年的に劣化する**ものである[49,50]．この微細構造の足場の最大の弱点は，ハイブリッドレイヤー上面あるいは下面のようである．しかしながら，この部位での接着が失敗しても，レジンプラグ（レジンタグ）と象牙細管の強い結合により，十分な封鎖性が得られていると考えている人もいる．つまり，レジンと象牙質の接着の強さに加えて，もっとも重要な機能は，レジンタグが細管開口部を封鎖し，透過性と歯髄の炎症を最低限に抑えるというものである[52]．

　光学顕微鏡による観察から得られたことは，これらの提示を否定するものであった．FIG 2-22jと2-22kは，ハイブリッドレイヤーとレジンタグはその存在にもかかわらず，象牙細管への細菌侵入を予防することができていないことを明

らかに示している．薄いハイブリッドレイヤーと，その上に形成されているボンディングレジン由来の非晶質の上に，細菌バイオフィルムが形成されていることから（**FIG 2-22j**），接着システムの本質的な問題は，ハイブリッドレイヤー／コンポジットレジンの界面にあるように思われる[53]．

連続切片の分析から，同一窩洞内でもハイブリッドレイヤーが認められる部位もあれば（**FIG 2-19h, 2-19i, 2-19k, 2-19l**），完全にハイブリッドレイヤーの形成が存在しない部位も認められた（**FIG 2-19g, 2-19j**）．このことから，ハイブリッドレイヤーの形成がいかに予測不可能であるかがわかる．

結論として，**ハイブリッドレイヤーの形成は術者によってコントロール不可能な要因に依存しており，どの症例においても安定した修復が達成できるとは限らない**と思われる．

裏層材によって細菌侵入を防ぐことは可能か

最適な状態を示す修復でさえ，コンポジットレジンと窩洞の界面で細菌漏洩が一般的によく起こるならば，窩洞底に用いる裏層材の効果について研究することは有意義であろう．RicucciとGiudice[43] は，裏層材を塗布した後にコンポジットレジン充填をした場合の歯髄の組織学的，細菌学的状態に関するin vivoの研究を行った．詳細を述べると，1つの症例では，水酸化カルシウム含有裏層材を塗布したあとに，グラスアイオノマーセメントを充填した．2つ目の症例には，象牙質に直接グラスアイオノマーセメントを充填した．もう1つの症例では，リン酸亜鉛セメントを充填した．標本数は限られてはいるものの，グラスアイオノマーセメントを象牙質へ塗布することによって細菌漏洩による細菌コロニー形成が阻止されると彼らは結論づけた．

この事例として **FIG 2-25** に詳細が紹介されている．Ⅴ級窩洞形成後，窩洞のもっとも深い部位に水酸化カルシウム含有裏装材を塗布し，残りの象牙質をグラスアイオノマーセメントで覆った．その後，この被覆された窩洞とエナメル質の窩縁はエッチングされ，ボンディング材塗布後，コンポジットレジンにより修復された．（**FIG 2-25a**）．対象歯は臨床症状を呈することなく，1年10か月後抜歯された．臨床的には修復の状態は極めて良好であった（**FIG 2-25b, 2-25c**）．しかし，組織学検査ではマージン部に多量の細菌コロニーの形成が認められ，細菌コロニーは象牙細管先端部に顕著であった（**FIG 2-25l, 2-25m**）．しかしながら，細菌は歯軸側の窩壁にはまったく存在していなかったし（**FIG 2-25k**），咬合面側の窩壁と歯頸部側の窩壁でもほとんど存在しなかった．これらの部位はグラスアイオノマーセメントによって覆われていたことから，セメントが細菌の侵入に対して予防的にはたらくことをこの所見は示唆している．

細菌が侵入したS字状の象牙細管を歯髄まで追ってみると，軽度の炎症性細胞の集積が認められる（**FIG 2-25h, 2-25i**）．これは，化学走化性を示唆しており，細菌が細管外側表面のみに限定していることから，細菌の毒素や代謝産物が細管を通って歯髄に達していることを物語っている．

グラスアイオノマーセメントにも歯髄に対して一時的とはいえ炎症を引き起こす作用があるかどうかを調べておく必要がある．このことについて，RicucciとGiudice[43] が報告している．22歳，女性のⅤ級窩洞の象牙質に直接グラスアイオノマーセメントを塗布した症例に対して組織学的研究が行われた．窩洞はコンポジットレジンによって修復され，40日の観察後に抜歯された．反応としては，細管終末の歯髄に接する象牙芽細胞層直下の慢性炎症細胞の集積，充血，象牙芽細胞層の破壊が認められた．これらの反応はグラスアイオノマーセメント単独の作用でなく，材料の添付や窩洞形成の複合的な操作によって生じたと考えられる．しかし，この実験では，窩洞形成時の過熱と細菌漏洩の可能性は除外されている．

う蝕の完全な除去と最適な修復処置後の歯髄の組織学的状態

今まで提示した窩洞形成の時点ではまったく健全で実験研究に供された健全な歯髄とは異なり，中程度から重度のう蝕の症例では，石灰化物の形成（浮遊または付着性），第三象牙質形成などの炎症性病理変化は程度の差こそあれ，ある程度生じている．

この章の冒頭で詳細をすでに述べたが，たとえ重篤であっても歯髄の炎症反応は，う蝕病巣を完全に取り除けば減少するものである．まったく炎症がない歯髄の状態を再び得ることは，修復治療時の主要な生物学的ゴールである．しかしながら，**CHAPTER 1** で示した健全歯髄のような状態に戻ることは不可能である．何故なら，炎症によって生

CHAPTER 2　う蝕に対する歯髄反応と修復機序

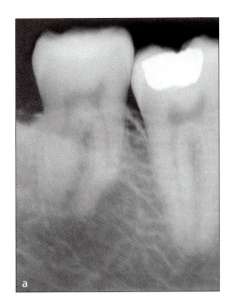
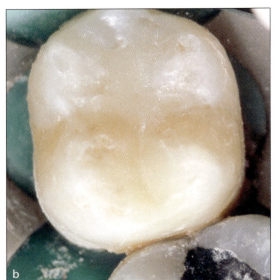
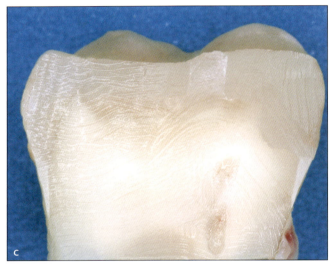
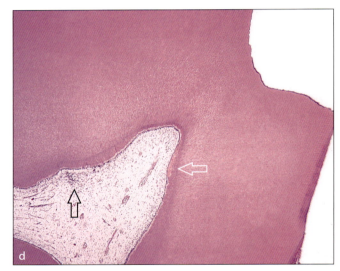
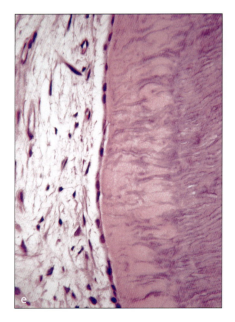
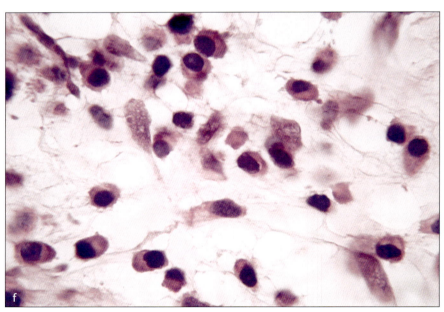

う蝕の完全な除去と最適な修復処置後の歯髄の組織学的状態 **CHAPTER 2**

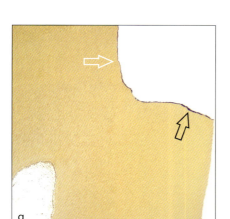
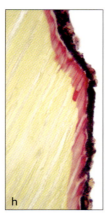
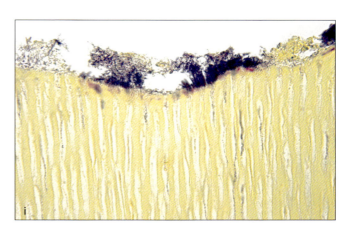
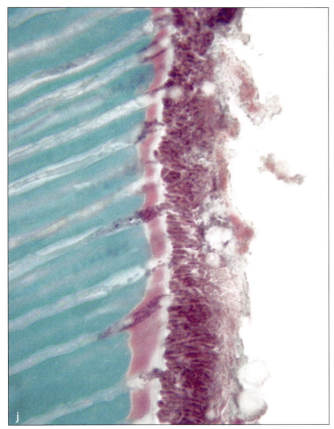
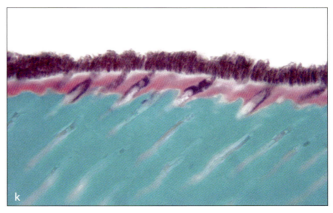
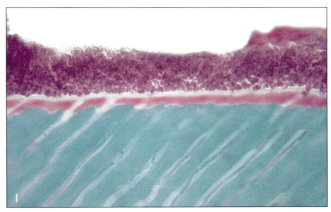

FIG 2-22 接着界面に存在する細菌コロニー．(a) 8|の術前のエックス線写真．う蝕を認めないが，挺出している．(b) 示した写真のように研究目的でⅡ級窩洞が形成され，修復がなされた．(c) 1年後，修復部の状態は大変良好であった．その後，対象歯は抜歯された．切片からコンポジットレジンと窩壁の適合が良好で，間隙のない状態を確認した．(d) 近心部の全体像．髄角部においては炎症性象牙質の形成を認める（水平矢印）．細胞の集積は遠心部にみられた（垂直矢印）．残存象牙質の厚みは1.2mmであった（HE染色，×25）．(e) 新たに形成された炎症性象牙質の（写真(d)の水平矢印）形成が認められる．減少した象牙細管は不規則であり，1層の扁平な象牙芽細胞によって覆われている（×400）．(f) 写真(d)の垂直矢印で示した細胞集積部の強拡大（×1000）．形質細胞を認める．(g) 窩底部の全体像（テイラーの改良型ブラウン-ブレン染色，×25）(h) 写真(g)の水平矢印で示した，窩洞壁軸側の強拡大像（×1000）．このフクシン染色部はハイブリッドレイヤーであり，バイオフィルムによって覆われている．(i) 写真(g)の縦の矢印で示した窩底部では，多量の細菌コロニーが樹枝状に存在している（強拡大像×1000）．多くの象牙細管内に細菌が存在しており，歯髄方向に向かっている．(j) 軸壁のマッソントリクローム染色は**多量のバイオフィルムの存在を示しており，細菌はハイブリッドレイヤーの間隙から，象牙細管内に侵入している**．非晶質は厚みのあるバイオフィルムによって覆われている（×1000）．(k) 窩底部には，厚みのあるバイオフィルムがハイブリッドレイヤーを覆っており，細菌はハイブリッドレイヤーの下の象牙細管に侵入している（マッソントリクローム，×1000）．(l) 複数の場所では，ハイブリッドレイヤーが細管内に侵入し細菌コロニーを形成するのを妨げている（×1000）．（RicucciとGiudice[43]から許可を得て転載）

CHAPTER 2　う蝕に対する歯髄反応と修復機序

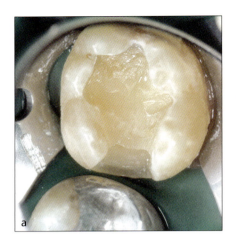
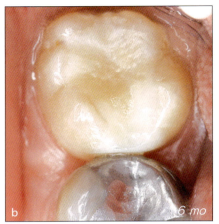
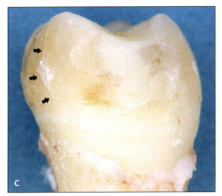
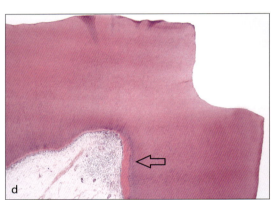
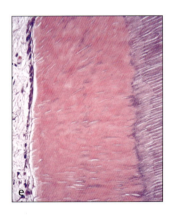
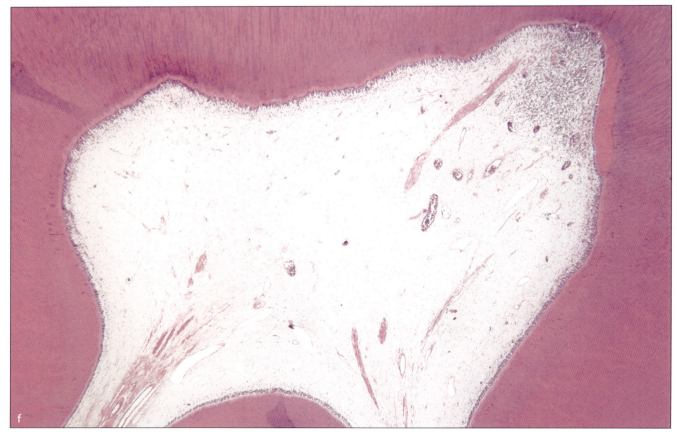

FIG 2-23　マージン部からの細菌漏洩. (a) 27歳の女性，8̅にはう蝕はみられない．予防を目的として抜歯された．麻酔後，ラバーダム防湿を行い，Ⅱ級MO窩洞を形成し，前の症例と同じ術式を行った．その後，コンポジットレジンによる修復が行われた．(b) 6か月の経過観察中，臨床症状は示さなかった．近心頬側咬頭の小さなチッピングを除き，修復マージンの状態は良好であった．知覚試験は正常範囲であった．(c) 抜歯後，修復部の近心表層部のマージンは良好な状態を示した．肉眼では歯と修復の境界部に変色を認めず，マージン部の破壊あるいは細菌による侵入がないと考えられる．第二

CHAPTER 2 う蝕の完全な除去と最適な修復処置後の歯髄の組織学的状態

大臼歯アマルガム修復部との隣接面接触部が目視可能である．エナメル質の破折ライン（矢印）は，抜歯鉗子でつかんだことによって起きたものである．(d) 窩洞，残存象牙質，髄室近心部を含む切片では，歯髄内に炎症性細胞の浸潤がみられる．炎症性象牙質の帯が明らかである．残存象牙質の厚みは 1.1mm である（HE 染色，×25）．(e) 写真(d)の矢印部の 400 倍の強拡大像である．厚みのある炎症性象牙質の帯は象牙細管がないものの，残存細管を含んでいる．歯髄側の象牙芽細胞層は一層の扁平細胞から構成される．(f) 歯髄腔全体像は髄腔内近心部と遠心部の細胞充実度の違いを表している．遠心部は術式による影響がない部位である（×25）．(g) 窩洞直下の歯髄に認められる細胞の集積．強拡大像（×1000）は血管内皮細胞に付着する多形核白血球（nl）をともなう充血した血管を示しており，走化性により壁を通過し，間質組織に到達する前の段階である．(h) 炎症部位からは単球（リンパ球，マクロファージおよび形質細胞）の集積を認める．機能亢進時の形質細胞を認め，ラッセル小体（Ru）として，知られている酸性物質によって細胞質が満たされている（×1000）．(i) マッソン染色．窩洞を過熱した徴候はない（×50）．(j) 窩洞と残存象牙質の全体像（テイラーの改良型ブラウン - ブレン染色，×25）．(k) 写真(j)の水平矢印で示した軸壁部．象牙質表面と象牙細管内の細菌コロニー（×1000）．(l) 写真(j)の縦矢印部，歯頸部窩底の強拡大像（×1000）を示す．象牙質表面と象牙細管内に侵入する細菌コロニー．（Ricucci と Giudice[43] から許可を得て転載）

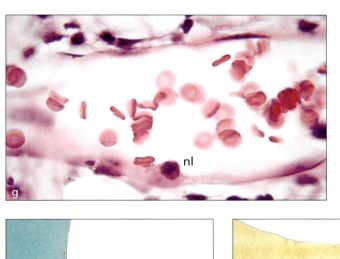
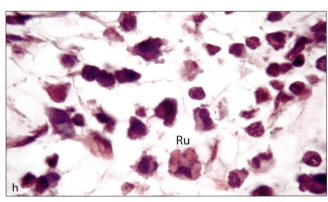
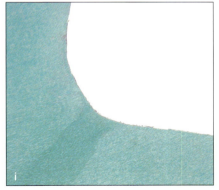
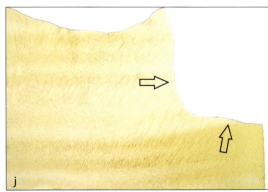
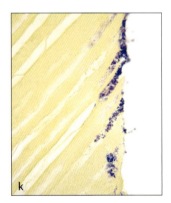
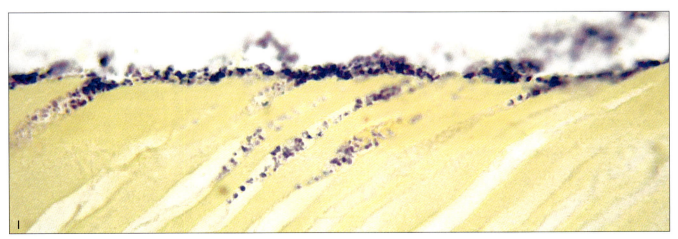

CHAPTER 2 う蝕に対する歯髄反応と修復機序

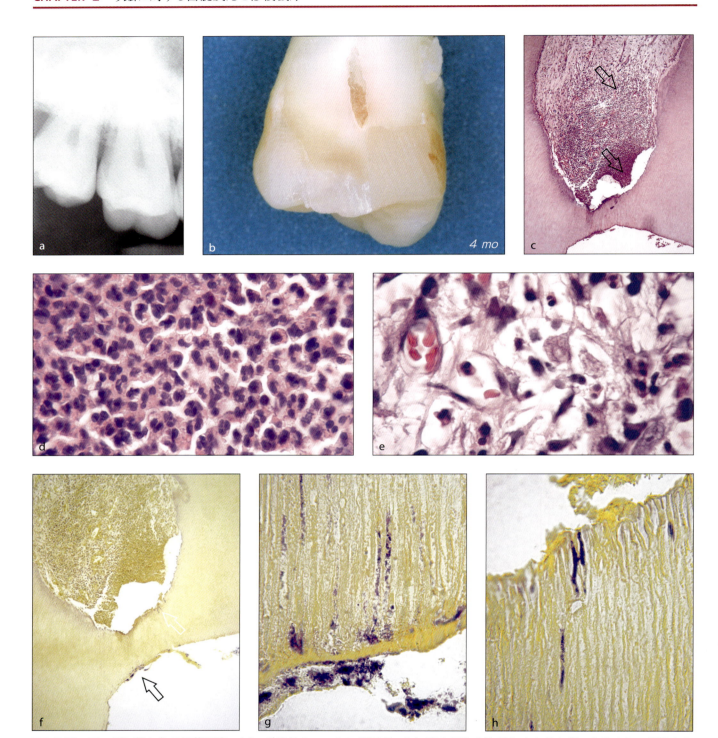

FIG 2-24 マージン部からの細菌漏洩．(a) 8|術前のエックス線写真．(b) 研究目的の治療後 4 か月を経て抜歯され，近遠心的に切片が作製された．修復状態に空隙はなく，適合良好である．歯髄からコンポジットレジンを隔てる残存象牙質の厚みが薄いことに注目．(c) 窩洞，残存象牙質，および歯髄腔の全体像．窩洞直下に大きな空隙を認め，歯冠部歯髄には細胞の集積が認められる．残存象牙質の厚みは 0.3mm であった（HE 染色，×50）．(d) 写真(c)の下部矢印部の強拡大像（×1000）．多形核白血球の集積は組織の液状化を示している．(e) 写真(c)の上部矢印部の強拡大像（×1000）．液状化した部位から少し根尖方向での反応は，それほど強くなかった．急性・慢性炎症がみられるものの，規則的に配列された結合組織が認められる．(f) テイラーの改良型ブラウン - ブレンテクニックによって染色された切片の全体像（×50）．(g) 写真(f)の黒矢印部，窩底部の強拡大像（×1000）．象牙細管内まで侵入している窩底部の細菌コロニー形成（テイラーの改良型ブラウン - ブレン染色）．(h) 写真(f)の歯髄腔天蓋部の強拡大（×1000）．細菌が象牙細管の歯髄側まで到達している．（Ricucci と Giudice[43] から許可を得て転載）

58

う蝕の完全な除去と最適な修復処置後の歯髄の組織学的状態 **CHAPTER 2**

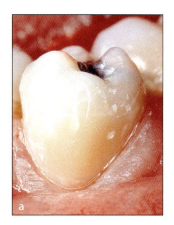
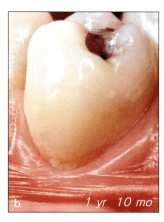
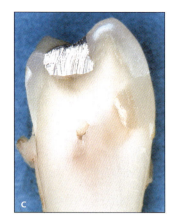
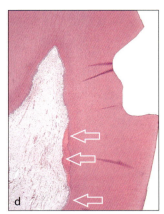
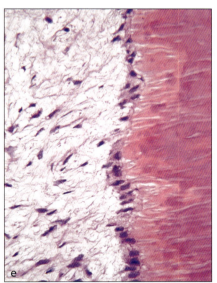
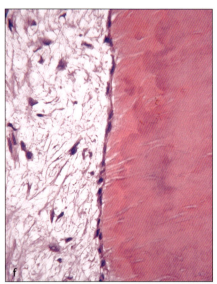
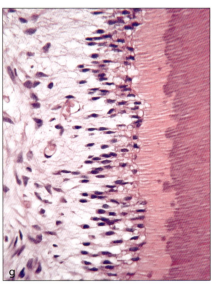

FIG 2-25 **グラスアイオノマーセメントによる歯髄保護作用．** 25歳の男性，「5．矯正治療のための便宜抜歯を行った．研究目的でⅤ級窩洞形成後，水酸化カルシウム裏層材を窩洞軸面に塗布した．光硬化型グラスアイオノマーセメントで裏層材と周囲の象牙質を覆い，その後エッチング，ボンディング，コンポジットレジン修復を行った．(a) 形態修正，研磨後の修復物の状態．(b) 1年10か月後，修復物は臨床的に理想的な状態である．マージン部に微小漏洩の兆候を認めず，臨床症状はなく，生活歯髄診断は正常な反応であった．(c) 歯髄と標本を作りはじめる部位との両方が，適切にパラフィンブロック中に位置づけされるように，頰舌方向に切片が作製された．異なる材料が使用されているのが確認できるが，それぞれの修復材料の適合は理想的である．肉眼では細菌侵入の徴候を認めなかった．窩洞の歯頸側マージンはエナメル質によって取り囲まれている．(d) 窩洞，残存象牙質，および直下の歯髄組織の全体像．象牙細管のＳ字状走行のせいで，窩洞より根尖方向に炎症性象牙質の形成を認める．この切片でこの倍率（×25）では，歯髄内の炎症性細胞の集積は明らかではない．残存象牙質の厚みは1.2mmであった（HE染色）．(e) 写真(d)の上方矢印部の強拡大像（×400）．わずかな象牙細管をともなう炎症性象牙質．わずかに残存する象牙細管は不規則である．象牙芽細胞層は減少して単層になっている．(f) 写真(d)の中間部矢印の強拡大像（×400）．新たに形成された炎症性象牙質は単層の扁平な象牙芽細胞層よって覆われている．象牙細管の数は，前述の部位と比較して減少している．(g) 写真(d)の下部矢印の強拡大像（×400）．より根尖部の第三象牙質になると，歯髄象牙境は正常構造を取り戻しており，2～3層の象牙芽細胞と正常な象牙前質と，象牙質に規則的で平行に走行する象牙細管が存在する．病理学的唯一の徴候は象牙芽細胞層直下の毛細血管の拡張である．

CHAPTER 2 う蝕に対する歯髄反応と修復機序

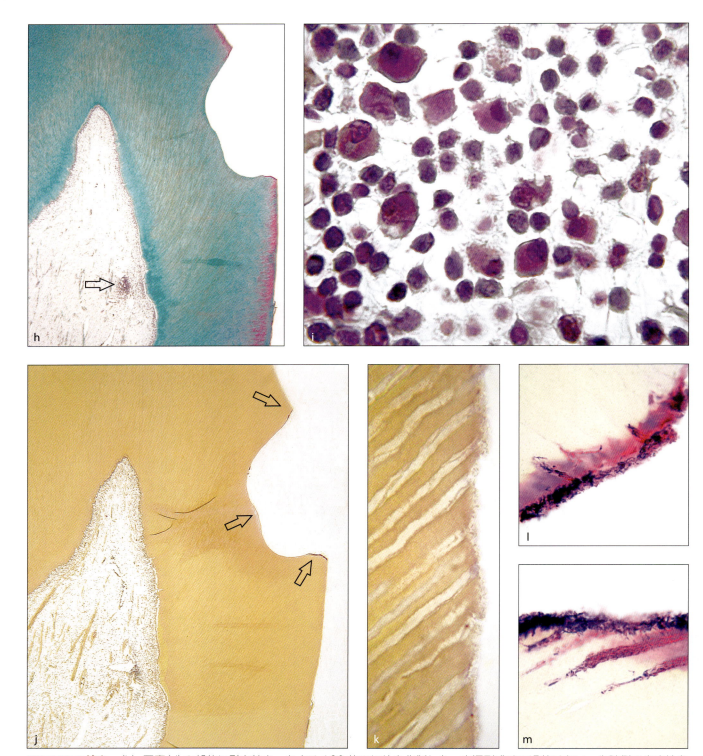

FIG 2-25 の続き (h) 写真(d)の部位に引き続き,およそ120枚の切片を作製した.窩洞形成時の過熱はない.歯髄側の炎症性象牙質はみられないが,炎症性細胞の浸潤は認める(矢印)(マッソントリクローム染色,×25).(i) 写真(h)の炎症細胞集積部中心部の強拡大(×1000).主にリンパ球や形質細胞からなる単球性炎症細胞の浸潤を認める.(j) テイラーの改良型ブラウン - ブレンテクニックによる染色.矢印で示した部位は写真(k)〜(m)で示す(×25).(k) 写真(j)の中央部矢印,窩洞中心部の強拡大像(×1000).細菌の存在は認めない.(l) 写真(j)の上方矢印部,もっとも歯冠側のマージンの強拡大像(×1000).象牙質表面と直下の象牙細管に侵入した細菌コロニーが認められる.(m) 写真(j)下方矢印部,もっとも根尖側の窩洞マージンの強拡大(×1000).象牙質表面と象牙細管に侵入した細菌バイオフィルム.(RicucciとGiudice[43]から許可を得て転載)

結論 CHAPTER 2

じた第三象牙質や異栄養性の石灰化物は，以前に炎症があったことを示す痕跡（証拠）として永遠にとどめおかれるからである．もう1つの重要な現象は，う蝕病変直下の象牙芽細胞数の永久的な減少である．反論もあるが，象牙芽細胞は最終分化細胞であり，う蝕によって壊死した後に再生することはあり得ない．以下に，細菌漏洩がないう蝕治療8年後と12年後の歯髄の組織学的状態について2つの症例を供覧する．

症例検討

1つ目は，22歳の女性の上顎第三大臼歯の重度咬合面う蝕の症例である．う蝕部位を除去後，窩底の最深部に水酸化カルシウム裏層材が塗布された．裏層材と周囲の窩壁はグラスアイオノマーセメントによって被覆された．その後，アマルガムによって修復を行った．8年後対象歯は清掃性と予防を目的として抜歯された（**FIG 2-26a**）．組織切片では歯髄にはまったく炎症がなかった．一部の窩壁には，第二象牙質の形成が存在せず，第三象牙質部においてう蝕病変の除去が行われたことを意味している（**FIG 2-26b**）．さらにこのことは，組織写真に写っている第三象牙質は，すでに処置前にう蝕の侵襲に対して形成されていたことも示している．この髄角部第三象牙質には細管がほとんどみられず，また，象牙芽細胞層が完全に消失している（**FIG 2-26c**, **2-26e**, **2-26f**）．少し離れた場所では，少数の不規則な細管を示す第三象牙質が形成されており，ごくわずかな扁平な象牙芽細胞が配列している（**FIG 2-26d**）．

2つ目は，51歳，女性の下顎第二大臼歯部の保存不可能な重度歯周病の症例である．近心咬合面には12年前に治療されたコンポジットレジンによる修復がみられる（**FIG 2-27a** ~ **2-27c**）．マージン部の破壊があるにもかかわらず，う蝕の窩壁には細菌の侵入はみられなかった．組織切片からは，多数の遊離歯髄結石が歯髄腔内に認められ，近心部窩壁には第三象牙質層が形成されていた．しかし，歯髄に炎症は起きていなかった（**FIG 2-27d**, **2-27f**）．

結論

ある特定の修復手法や材料に対する歯髄の反応を評価するための研究においては，実験開始時には炎症がないことが期待されるう蝕のない歯を用いる必要がある．**正常な歯髄は，物理化学的損傷によって引き起こされる反応に対処する十分な修復能力を持っている**．歯髄反応の重篤度は，露出面積の増大や象牙質の厚みの減少にともない高まる．しかし最終的には，歯髄組織の修復力が問題を克服する．不可逆性の歯髄のダメージは，露出した歯髄への直接的接着システムを塗布したような場合に起こり得る[54]．たとえ臨床的症状がないとしても，**コンポジットレジンが覆髄材として推奨されてきたことは誤り**である[55~57]．

実験では正常な歯髄を用いるのに対して，臨床ではう蝕歯が治療の対象である．う蝕歯の歯髄はすでに組織学的にダメージの徴候を呈しており（たとえば，炎症，炎症性象牙質），歯髄の修復能力は大幅に減少している．窩洞形成の影響，防湿の不備，修復システムの化学的影響は歯髄に対してさらなる損傷を与えるだろう．

細菌漏洩と重度の歯髄炎を起こしていても，臨床的にいかなる症状も示さないことがある．この事実は，臨床症状がないことが成功の指標であると誤って考えられていることを示唆している[56]．また，歯科学においては，**疼痛の有無**は根拠に乏しい指標といえる[58]．残念ながら**多くの場合，歯科医師から見える臨床症状と組織学的歯髄の変性状態には相関関係はない**のである．

接着システムの実験で調べられた歯髄には，窩底に存在する細菌コロニーの量に応じてさまざまな量の**第三象牙質**の形成がみられる（**FIG 2-20d**, **2-20e**, **2-21b** ~ **2-21d**, **2-22d**, **2-22e**, **2-23d** ~ **2-23f**）．第三象牙質の定義は，有害刺激に応答して第二象牙質が形成された後に堆積された**無細管象牙質**（atubular dentine）である．この象牙質に細管がない（少ない）のは象牙芽細胞および細胞突起の破壊によるものである[11]．この章の冒頭部で述べたように，この組織は非浸透性ではなく，もともと細管は存在し，侵襲から生き残った象牙芽細胞と交通している（**FIG 2-22e**, **2-23e**）．そして，歯髄への刺激物の通過を可能にしている．

マージン部からの細菌の侵入は，接着修復における主な失敗原因であることを確かめるために，複数の in vitro 研究が問題の定量化を試みてきた．染色剤浸透試験，放射線アイソトープ法，細菌株を用いる方法，マイクロラディオグラフィー，オートラディオグラフィー，走査型電子顕微鏡，立体顕微鏡などの手法が用いられてきた．もっとも一般的なアプローチは，in vitro で温度サイクル試験を加えた後に染料浸透試験を行うものである．このように考え出されたさまざまな in vitro のテクニックから導き出された結論は，例外なく，実際の口腔内で起こることの大雑把な推測にしかならない．まず第一に，in vitro の研究では修復は抜歯後に行われる．第二に，細菌侵入のマーカーとし

CHAPTER 2 う蝕に対する歯髄反応と修復機序

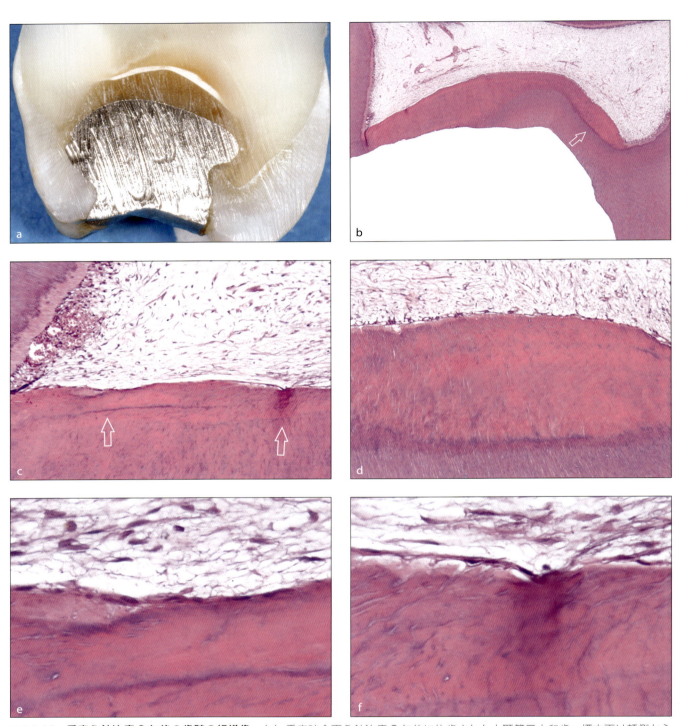

FIG 2-26 重度う蝕治療8年後の歯髄の組織像. (a) 重度咬合面う蝕治療8年後に抜歯された上顎第三大臼歯. 標本面は頰側から口蓋側方向へと作製された. アマルガム充填の下部には裏層材とグラスアイオノマーセメントが認められる. そして, 充填物の適合性はよく, マージン部からの細菌侵入の兆候は認められない. (b) 窩洞, 残存象牙質, 歯髄の全体像. 歯髄に炎症性細胞の浸潤は認めない. 左髄角部に第二象牙質を認めず, 第三象牙質のみ認められることに注目 (HE染色, ×16). (c) 写真(b)左髄角部の詳細. 第三象牙質には象牙芽細胞が存在せず, 線維芽細胞のみが認められる. 第三象牙質はごくわずかの細管が存在する. 一方で軸壁の象牙質は, 象牙質・象牙前質を細管が平行に走行しており, 正常像を呈している. 髄角部の出血は抜歯によるものである (×100). (d) 写真(b)の矢印部の強拡大像 (×100). 髄角から少し離れた部位には, 炎症性象牙質にともない, わずかに扁平な象牙芽細胞が存在している. そして, わずかな不規則な細管もみられる. (e) 写真(c)の左側の矢印部の強拡大 (×400). わずかに扁平な線維芽細胞が第三象牙質上にみられる. (f) 写真(c)の右側の矢印部の強拡大 (×400). これらの扁平な細胞の1つは象牙芽細胞として認識される. というのも, 象牙細管へ細胞質突起を伸ばしているからである.

結論 CHAPTER 2

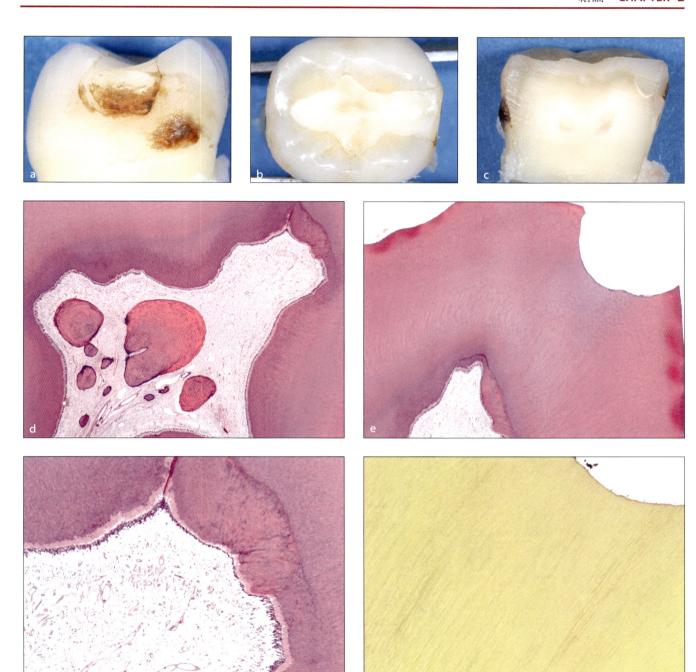

FIG 2-27 コンポジットレジン修復12年後の歯髄の組織像．51歳の女性，近心咬合面の修復後12年経過，歯周病によって保存不可能になった下顎第二大臼歯の抜歯．（a）歯冠近心部．プラークと歯石がコンポジットレジンを覆っている．マージン部は崩壊しつつある．（b）咬合面観．（c）近遠心方向に標本を作製した．エナメル質にう蝕の再発を認める．しかし，窩洞の象牙質壁にはまだ到達していない．コンポジットレジン直下の裏層材は無傷である．（d）髄室全体像からはさまざまな大きさの複数の歯髄結石を認める．炎症性細胞の浸潤は認めない．近心窩洞の下（右側）に第三象牙質の帯を認める（HE染色，×16）．（e）近心窩洞，残存象牙質，近心髄角の全体像．近心歯髄腔の壁にかなりの量の第三象牙質が存在している．この部位は象牙細管を通じて窩洞へとつながっている．歯髄組織に，炎症性浸潤はみられない（×16）．（f）近心髄角部の詳細．炎症はない（×50）．（g）窩底と細管内に細菌はみられない（テイラーの改良型ブラウン-ブレン染色）．

63

て使用される物質の粒子の大きさが細菌の大きさとは明らかに異なる．そして，試験物質の浸透あるいは浸透不足は実験系の要因により大きく影響を受ける．したがって，異なった接着システムを用いて行った比較試験の結果を臨床へ反映させることは，まちがいになりかねない．組織細菌学試験を駆使した in vivo の研究に優位性があると指摘したい．

明白なことであるが，矯正的理由・衛生予防的理由とはいえ，患者の同意を得て抜歯をするう蝕のない歯を見つけることはたやすくはない．しかし，もしも歯髄の組織学的反応が起こっていない歯を用いて純粋な細菌漏洩に関する in vivo の研究をしたいのなら，歯周病が原因で保存不可となり抜歯されるう蝕のない歯が適応になる．この場合には，実験対象歯の選択が単純になるかもしれない．

結論として，現時点での近代接着システムへの挑戦は，少なくとも次の3つの理由から決定的な答えをもっていない．

1. 接着材料の材料学的な性質，生体に対する反応を確認するために，長期にわたるさらなる研究が必要である．
2. 接着システムは，塗布するテクニック，保存法，扱い方にきわめて敏感である．
3. in vitro および in vivo の研究は，時間の経過とともに接着性が劣化することを示唆している．

細菌の辺縁漏洩の防止における接着システムの役割について議論を交わすとき，これらの限界を認識しておくことが重要である[21]．

参考文献

1. Langeland K. Tissue response to dental caries. Endod Dent Traumatol 1987;3:149–171.
2. Bjørndal L, Darvann T, Thylstrup A. A quantitative light microscopic study of the odontoblast and subodontoblastic reactions to active and arrested enamel caries without cavitation. Caries Res 1998;32:59–69.
3. Bjørndal L, Darvann T. A light microscopic study of odontoblastic and non-odontoblastic cells involved in tertiary dentinogenesis in well-defined cavitated carious lesions. Caries Res 1999;33:50–60.
4. Brännström M, Lind PO. Pulpal response to early dental caries. J Dent Res 1965;44:1045–1050.
5. Donath K, Breuner G. A method for the study of undecalcified bones and teeth with attached soft tissues. The Sage-Schliff (sawing and grinding) technique. J Oral Pathol 1982;11:318–326.
6. Bjørndal L, Thylstrup A, Ekstrand KR. A method for light microscopy examination of cellular and structural interrelations in undemineralized tooth specimens. Acta Odontol Scand 1994;52:182–190.
7. Bjørndal L, Thylstrup A. A comparative histologic study of the pulp-dentinal interface in undemineralized and demineralized tooth sections. Acta Odontol Scand 1994;52:198–202.
8. Lee YL, Liu J, Clarkson BH, et al. Dentin-pulp complex responses to carious lesions. Caries Res 2006;40:256–264.
9. Brännström M. Dentine and pulp in restorative dentistry. London: Wolfe Medical, 1982.
10. Ricucci D. Endodonzia preventiva. Risposta pulpare alla carie. Dental Cadmos 2006;10:1–21.
11. Taintor JF, Biesterfeld RC, Langeland K. Irritational or reparative dentin. A challenge of nomenclature. Oral Surg Oral Med Oral Pathol 1981;51:442–449.
12. Lesot H, Bègue-Kirn C, Kubler MD, et al. Experimental induction of odontoblast differentiation and stimulation during reparative processes. Cell Mater 1993;3:201–217.
13. Smith AJ. Pulpal responses to caries and dental repair. Caries Res 2002;36:223–232.
14. Smith AJ, Cassidy N, Perry H, et al. Reactionary dentinogenesis. Int J Dev Biol 1995;39:273–280.
15. Smith AJ, Lesot H. Induction and regulation of crown dentinogenesis: embryonic events as a template for dental tissue repair? Crit Rev Oral Biol Med 2001;12:425–437.
16. Bjørndal L. Presence or absence of tertiary dentinogenesis in relation to caries progression. Adv Dent Res 2001;15:80–83.
17. Ricucci D. Apical limit of root canal instrumentation and obturation, part 1. Literature review. Int Endod J 1998;31:384–393.
18. Ricucci D, Langeland K. Apical limit of root canal instrumentation and obturation, part 2. A histological study. Int Endod J 1998;31:394–409.
19. Ricucci D, Pascon EA, Pitt Ford TR, Langeland K. Epithelium and bacteria in periapical lesions. Oral Surg Oral Med Oral Pathol Oral Radiol Endod 2006;101:239–249.
20. Ricucci D, Bergenholtz G. Histologic features of apical periodontitis in human biopsies. Endod Topics 2004;8:68–87.
21. Ritter AV, Swift EJ Jr. Current restorative concepts of pulp protection. Endod Topics 2003;5:41–48.
22. Zander HA. The reaction of dental pulps to silicate cements. J Am Dent Assoc 1946;33:1233–1243.
23. Zander HA, Pejko I. Protection of the pulp under silicate cements with cavity varnishes and cement linings. J Am Dent Assoc 1947;34:811–819.
24. Brudevold F, Buonocore M, Wileman W. A report on a resin composition capable of bonding to human dentin surfaces. J Dent Res 1956;35:846–851.
25. Buonocore MG, Quigley M. Bonding of synthetic resin material to human dentin: preliminary histological study of the bond area. J Am Dent Assoc 1958;57:807–811.
26. Langeland K, Dogon LI, Langeland LK. Pulp protection requirements for two composite resin restorative materials. Aust Dent J 1970;15:349–360.
27. Macko DJ, Rutberg M, Langeland K. Pulpal response to the application of phosphoric acid to dentin. Oral Surg Oral Med Oral Pathol 1978;45:930–946.
28. Stanley HR, Going RE, Chauncey HH. Human pulp response to acid pretreatment of dentin and to composite restoration. J Am Dent Assoc 1975;91:817–825.
29. Cox CF. Biocompatibility of dental materials in the absence of bacterial infection. Oper Dent 1987;12:146–152.
30. Kanca J 3rd. An alternative hypothesis to the cause of pulpal inflammation in teeth treated with phosphoric acid on the dentin. Quintessence Int 1990;21: 83–86.
31. Bergenholtz G, Cox CF, Loesche WJ, Syed SA. Bacterial leakage around dental restorations: its effect on the dental pulp. J Oral Pathol 1982;11:439–450.
32. Brännström M, Nyborg H. Pulpal reaction to composite resin restorations. J Prosthet Dent 1972;27:181–189.
33. Mejàre B, Mejàre I, Edwardsson S. Bacteria beneath composite restorations – a culturing and histobacteriological study. Acta Odontol Scand 1979;37:267–275.
34. Cox CF, Suzuki S. Re-evaluating pulp protection: calcium hydroxide liners vs. cohesive hybridization. J Am Dent Assoc 1994;125:823–831.
35. Leinfelder KF. Changing restorative traditions: the use of bases and liners. J Am Dent Assoc 1994;125:65–67.
36. Gwinnett AJ, Kanca JA 3rd. Micromorphology of the bonded dentin interface and its relationship to bond strength. Am J Dent 1992;5:73–77.
37. Kubo S, Finger WJ, Muller M, Podszun W. Principles and mechanisms of bonding with dentin adhesive materials. J Esthet Dent 1991;3:62–69.
38. Nakabayashi N, Kojima K, Masuhara E. The promotion of adhesion by the infiltration of monomers into tooth substrates. J Biomed Mater Res 1982;16:265–273.
39. Nakabayashi N, Nakamura M, Yasuda N. Hybrid layer as a dentin-bonding mechanism. J Esthet Dent 1991;3:133–138.
40. Xu J, Stangel I, Butler IS, Gilson DF. An FT-Raman spectroscopic investigation of dentin and collagen surfaces modified by 2-hydroxyethylmethacrylate. J Dent Res 1997;76:596–601.
41. Van Meerbeek B, Inokoshi S, Braem M, Lambrechts P, Vanherle G. Morphological aspects of the resin-dentin interdiffusion zone with different dentin adhesive systems. J Dent Res 1992;71:1530–1540.
42. Busato AL, Loguercio AD, Reis A, Carrilho MR. Clinical evaluation of posterior composite restorations: 6-year results. Am J Dent 2001;14:304–308.
43. Ricucci D, Giudice M. Procedure restaurative adesive, filtrazione batterica marginale e reazioni pulpari. Riv Ital Stomatol 2002;4:153–182.
44. Langeland K, Langeland LK. Cutting procedures with minimized trauma. J Am Dent Assoc 1968;76:991–1005.
45. Langeland K, Langeland LK. Problems of intradental testing of restorative materials. Int Endod J 1981;14:80–101.
46. International Standard ISO 7405 Dentistry – Preclinical evaluation of biocompatibility of medical devices used in Dentistry – Test methods for dental materials, ed 1. Geneva: ISO, 1997.
47. Langeland K, Langeland LK. Pulp reactions to cavity and crown preparation. Aust Dent J 1970;15:261–276.
48. Van Meerbeek B, Conn LJ Jr, Duke ES, et al. Correlative transmission electron microscopy examination of nondemineralized and demineralized resin-dentin interfaces formed by two dentin adhesive systems. J Dent Res 1996;75:879–888.
49. De Munck J, Van Meerbeek B, Yoshida Y, et al. Four-year water degradation of total-etch adhesives bonded to dentin. J Dent Res 2003;82:136–140.
50. Kato G, Nakabayashi N. The durability of adhesion to phosphoric acid etched, wet dentin substrates. Dent Mater 1998;14:347–352.
51. Pashley DH, Ciucchi B, Sano H, Horner JA. Permeability of dentin to adhesive agents. Quintessence Int 1993;24:618–631.
52. Titley K, Chernecky R, Chan A, Smith D. The composition and ultrastructure of resin tags in etched dentin. Am J Dent 1995;8:224–230.

53. Tay FR, Gwinnett AJ, Pang KM, Wei SH. Variability in microleakage observed in a total-etch wet-bonding technique under different handling conditions. J Dent Res 1995;74:1168–1178.
54. Pascon EA, Sousa CJA, Ricucci D, Langeland K. Dentin and pulp tissue response to direct acid etching. J Dent Res 2001;80(Special Issue):Abstract no. 1247.
55. Cox CF, Hafez AA, Akimoto N, et al. Biocompatibility of primer, adhesive and resin composite systems on non-exposed and exposed pulps of non-human primate teeth. Am J Dent 1998;11 Spec No: S55–63.
56. Heitmann T, Unterbrink G. Direct pulp capping with a dentinal adhesive resin system: a pilot study. Quintessence Int 1995;26:765–770.
57. Olmez A, Oztas N, Basak F, Sabuncuoglu B. A histopathologic study of direct pulp-capping with adhesive resins. Oral Surg Oral Med Oral Pathol Oral Radiol Endod 1998;86:98–103.
58. Taintor JF, Langeland K, Valle GF, Krasny RM. Pain: a poor parameter of evaluation in dentistry. Oral Surg Oral Med Oral Pathol 1981;52: 299–303.
59. Bergenholtz G, Ricucci D. Lesions of endodontic origin. In: Lindhe J, Lang NP, Karring T (eds). Clinical Periodontology and Implant Dentistry, ed 5. Singapore: Blackwell Munksgaard, 2008: 504–525.

CHAPTER 3
生活歯髄保存療法

可逆性歯髄炎を引き起こしている歯に対するう蝕治療

　う蝕治療においてあらゆる治療を施すまえに，歯科医師がもっとも考慮すべきことは歯髄の炎症が**可逆性**か，**不可逆性**のどちらであるかを把握することである．

　初期あるいは中等度のう蝕の場合，来院時の症状と臨床的検査で**可逆性歯髄炎**の診断を下すには十分である．この症状とは，冷たい飲み物や食べ物による刺激（とくに砂糖），単に空気が触れる痛み，また露出した象牙質部への機械的接触によって引き起こされる過敏性の増強のことをいう．これらの現象は象牙質のわずかな露出が原因かもしれないが，初期の歯髄炎の徴候とも考えられる[1]．このような症状は，修復処置や歯周処置の直後に現れることもあるが，少し経過をみれば歯髄は組織学的に正常な状態にまで回復し，治まるものである[1]．

　中等度う蝕では，冷たい飲み物や食べ物，空気に曝されて間欠的に起こる短時間の持続的な痛み（数秒から数分）は，歯髄の炎症が進行している徴候であると考えられる．

しかしながら，これらの症状は歯髄壊死に至ることなく，長く続くこともある（月単位から年単位）[1]．

　可逆性歯髄炎をともなう初期，中等度，重度う蝕に対する基本的治療を以下に示す．

- すべての感染病巣，崩壊組織を注意深く除去する．
- 侵襲は最小限にとどめる（MI）
- 細菌漏洩を防ぎ，直下の歯髄をなるべく刺激しないような適切な修復物で損失部分を修復する．
- 歯と修復物の連続性が十分な機械的強度で保たれること．

適切なエキスカベーションの重要性

　歯科医師は，崩壊した組織を注意深く取り除くために，つねに最大限の視野で操作を行えるようなプロトコール（ラバーダム防湿，拡大鏡の使用，十分な照明）を採用すべきである．見落しやすいう蝕部は，**頰舌的に拡散するう蝕**と，一般的に**エナメル－象牙境のう蝕**である（**FIG 3-1a～3d**）．う蝕象牙質の切削は，加熱を防止し，切削片を除去するために，十分な注水下で低速のバーを用いて開始す

67

CHAPTER 3 生活歯髄保存療法

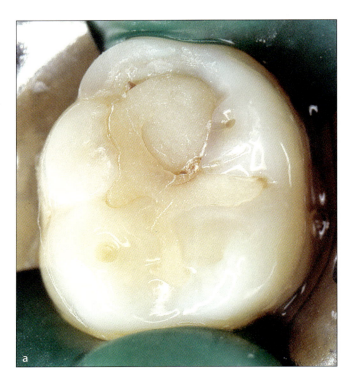
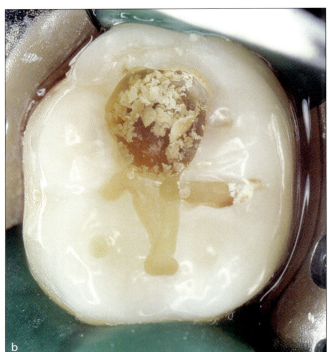
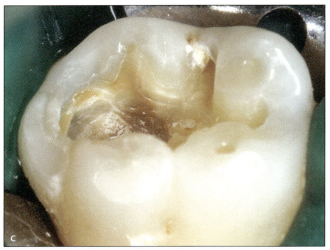
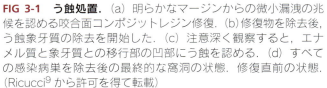
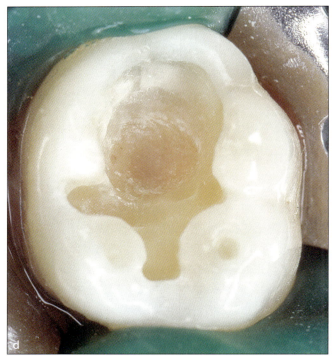

FIG 3-1　う蝕処置．（a）明らかなマージンからの微小漏洩の兆候を認める咬合面コンポジットレジン修復．（b）修復物を除去後，う蝕象牙質の除去を開始した．（c）注意深く観察すると，エナメル質と象牙質との移行部の凹部にう蝕を認める．（d）すべての感染病巣を除去後の最終的な窩洞の状態．修復直前の状態．（Ricucci[9]から許可を得て転載）

る．つぎに，深部の切削は，鋭利なエキスカベータを用いて行う．裂溝の下にある象牙質の変色部を取り除く際には，最大限の注意が必要である．

FIG 3-2に，切削が不完全であった場合に生じうる状態についての実験症例を示した．患者は25歳の女性，上顎第二大臼歯が大きく挺出していたため，補綴に備えて抜歯する必要があった．対象歯の咬合面表層には初期う蝕を呈していた（**FIG 3-2a**）．実験のため，局所麻酔とラバーダム防湿の後，近心のう窩は開拡され，う蝕病巣を除去した．**FIG 3-2b**で示された時点まで切削を続けたが，窩洞底に

可逆性歯髄炎を引き起こしている歯に対するう蝕治療　**CHAPTER 3**

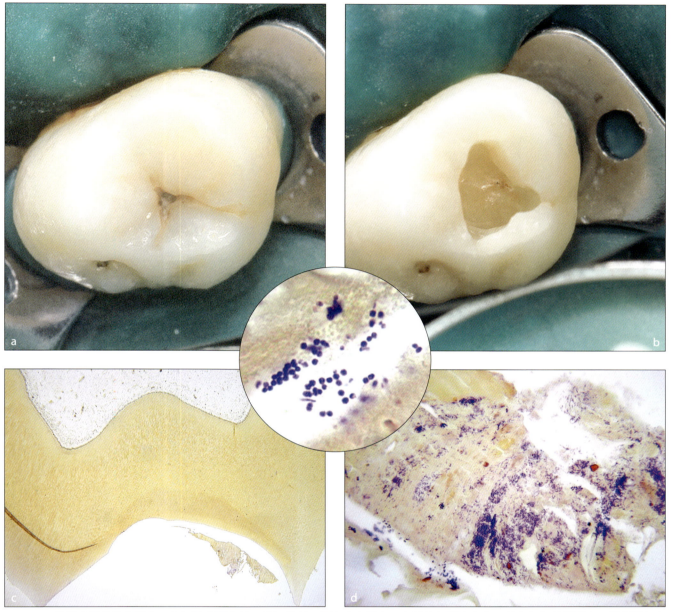

FIG 3-2　う蝕の不完全な除去．（a）咬合面う蝕．（b）う蝕の不完全な除去．実験的な理由から，着色した象牙質の一部を残した状態で除去を中止した．（c）全体像から，窩底に有機物の残存を認める（テイラーの改良型ブラウン - ブレン染色，×25）．（d）強拡大像（×400）はコロニーを形成する細菌によって覆われた非晶質の像を示す．
挿入図：まれに見る像だが，真菌と思われる微生物も存在している（×1000）．（Ricucci[9]から許可を得て転載）

わずかな着色を残したことに注目してほしい．鋭利な探針では窩底に非常に小さな凹みが確認できた．歯は組織学的検査のために抜歯され，処理された．断片は頬舌的平面で切られた．弱拡大で見ると窩底には有機質が取り残されており（**FIG 3-2c**），高倍率では細菌が多量に集積した非晶質のように見える（**FIG 3-2d**）．最大解像度では，単細胞状の真菌に似た微生物が広範囲で同定された（**FIG 3-2** 丸で囲まれた領域）．つまり，組織に色素沈着が多く見られる状態で切削をやめてしまうと（通常は臨床学的に不適切であるとされるが），修復物の下に感染象牙質やう蝕組織がそのまま残ってしまう可能性がある．ゆくゆくはう蝕の再発が引き起こされ，時間の経過とともに歯髄まで進行しかねない．

FIG 3-3 と **3-4** に，う蝕組織を十分に除去したと思われる2つの異なる臨床状態を提示する．1つ目の症例は，以前にアマルガム修復済みで新たに近心う蝕がある上顎大臼

69

CHAPTER 3 生活歯髄保存療法

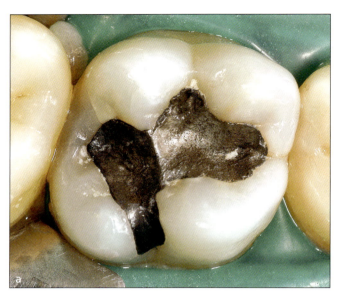
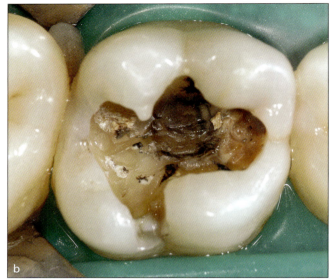
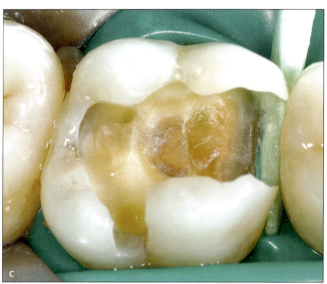
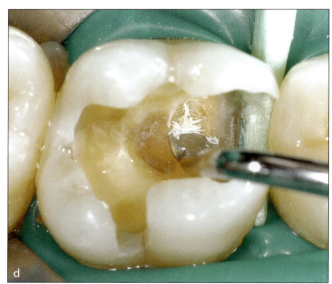
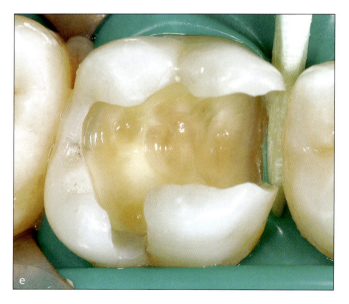

FIG 3-3　う蝕処置（エキスカベーション）．（a）アマルガム修復されていた上顎第一大臼歯．歯冠近心部にう蝕の再発を認める．局所麻酔後，ラバーダム防湿が行われた．（b）アマルガムを除去後，多量の軟化象牙質を認めた．（c）遊離エナメル質を除去し，窩洞を拡大した．う蝕の除去は十分な注水下で低速回転のラウンドバーを用いて行った．臨床的に窩底は近心髄角部に非常に近いと考えられたため，手用エキスカベータによる除去に切り替えた．（d）鋭利なエキスカベータは，軟化象牙質の除去が可能である．象牙質が臨床的に健全とみなされるまで，器具による軟化象牙質の除去を続けた．（e）完全にう蝕が取り除かれた象牙質．遊離エナメル質が多く存在するため，咬頭を被覆する修復が必要である．

可逆性歯髄炎を引き起こしている歯に対するう蝕治療 **CHAPTER 3**

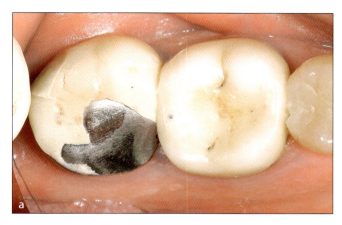
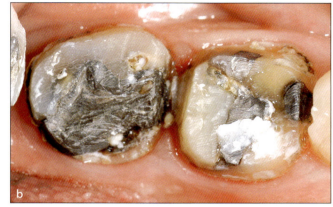
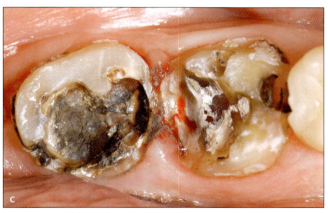
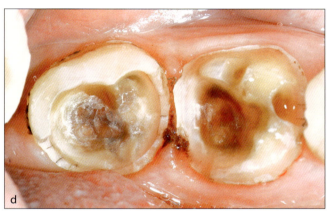

FIG 3-4 う蝕処置（重度う蝕）．（a）34歳の女性，下顎左側大臼歯部の補綴物のやりかえを希望して来院．修復物は連結されており，隣接面のプラークコントロールは不十分である．患者は，咀嚼痛と温熱痛を訴えているが，自発痛はない．術前のエックス線写真からは根管治療の痕跡や根尖病変は認めなかった．修復物のやりかえが計画された．（b）修復物を除去後，異なる材料により修復された支台歯を認めた．活動性のう蝕も認められた．（c）修復物除去後，どれだけう蝕が存在するかがわかる．（d）おおまかにう蝕を除去した後，どれだけ健全歯質が残っているかを評価することができる．

歯である（**FIG 3-3a**, **3-3b**）．まず，大量の破壊組織を低速回転バーによって取り除いた後（**FIG 3-3c**），感染象牙質の最下層を除去するために手用エキスカベータを用いてデブライドメントを続けた（**FIG 3-3d**）．エキスカベーションでは **FIG 3-3e** に示すように，肉眼的に清潔になったと確認できるレベルまで切削を行った．

2つ目の症例は，補綴物による修復が不十分であった下顎第一および第二大臼歯である（**FIG 3-4a**）．補綴物除去後，残存歯質部の重度う蝕が確認された（**FIG 3-4c**, **3-4d**）．健康な象牙質に達するまですべての変性歯質を注意深く除去した（**FIG 3-4d ～ 3-4f**）．その後，支台歯の十分な築造と適切な補綴物による修復準備へと移行した（**FIG 3-4g**）．

臨床的にう蝕の完全除去を行ったとしても，微生物がすべて完全に除去されたかどうかはわからない．細菌が硬い象牙質内に留まっている可能性があるが，それを確かめる術はない．硬い象牙質内の残存微生物は，ヒトを対象に行われた Langeland[2] の研究によって幾度か示されている．う蝕病巣下の硬い象牙質内に潜む細菌の存在は細菌培養[3] と分子生物学的手法[4] によって明らかにされている．

臨床的に明らかに良好な修復治療のかなり後で，歯髄が壊死に至ることは珍しくない．これらの症例では，歯髄の壊死が細菌の残存や処置の過程，たとえば，不完全なう蝕の切削，外傷的切削，歯髄に対して有害な器具，修復マージンを通した細菌漏洩など，複数の要因によって生じたのではないかと考えられる．

コネチカット大学歯内療法科にて治療のために訪れた患者に対して行われた研究では，根管治療が必要な762本の歯のうち688歯にはすでに修復処置が行われていた．72歯のみが未処置か，修復物を失っているか，もしくは急性または慢性の外傷歯であった[5]．これらのデータは歯

CHAPTER 3 生活歯髄保存療法

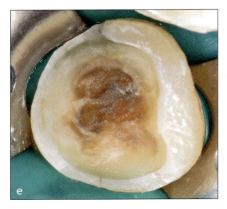
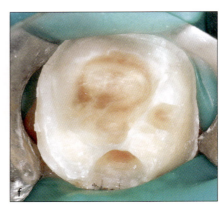
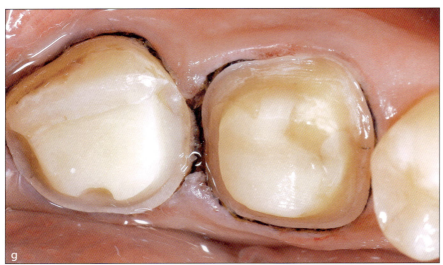

FIG 3-4 続き (e, f) う蝕組織の除去はラバーダム防湿下で行われた．露髄は認めなかったので，支台築造を行った．(g) コンポジットレジンによる支台築造と，最終支台歯形成を行うと同時に，印象採得も行った．歯肉溝の止血用の圧排糸に注目．⏉7にはコンポジットレジンによるアンレー，⏉6には陶材焼付鋳造冠による補綴が計画された．

科医師に警鐘を鳴らすものであり，一般的な歯科医師によって施される修復処置は，許容できる範囲の生物学的スタンダードからは程遠いことを物語っている．

医原性歯髄損傷の予防

術中の処置（う蝕組織の除去，窩洞の乾燥，修復材の充填，生物適合性材の使用など）による歯髄への**医原性損傷**は極力避けなければならない[2, 6～10]．歯髄に対する重大な脅威の1つに，窩洞形成時の回転切削器具の使用が挙げられ，とくに冷却が十分に行われていない場合は注意が必要である．賢明な歯科医師は，ハンドピース使用時にバーに対するノズルからの適切な水量とエアーが供給されていること，また，その向きを確認すべきである（**FIG 3-5, 3-6**）．スプレーは切削部表面が確実に冷却されるように，使用されるバーの長さによって調整する．**すべての回転切削器具（高速，低速ともに）について，冷却は満足のいくレベルでなければならない．**

さらに，**スリーウェイシリンジの過剰使用による象牙質の乾燥も脅威**とされるところである．窩洞形成終了時に水・エアスプレーによる最終洗浄をした後，歯科医師は窩洞に対する長時間の微風乾燥は控えるべきである．術野（ラバーダムや隣接面）の過剰な水分はバキュームによって除去できるが，**窩洞内の過剰な水分は，滅菌綿球や短時間で間欠的な微風乾燥によって取り除く**ようにする．象牙質の乾燥は，最新の複合材料と接着システムを用いたいわゆる「**ウェットボンディングテクニック**」によって効果的に防ぐことができる．

窩洞の過熱による歯髄の損傷

Langeland[6]らによる従来の研究では，冷却をともなうもしくはともなわない窩洞形成後の象牙質と歯髄における反応が明らかにされた．彼らは，窩洞形成に対する歯髄の

可逆性歯髄炎を引き起こしている歯に対するう蝕治療　**CHAPTER 3**

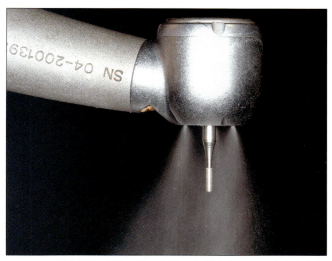

FIG 3-5 不十分な冷却の例．大量の水が存在するにもかかわらず，バーの切削面に直接向かう水流がない．

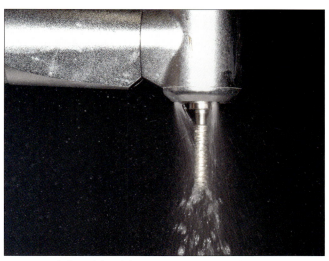

FIG 3-6 十分な冷却の例．注水は適切にバー全体に直接噴射されている．このような状況で理想的な冷却が可能になる．

反応について組織学的評価の厳格な基準を確立し，治療対象歯をどのように扱うかのプロトコールを提唱した．この研究では，回転速度が150～300,000rpmの切削器具を用いた窩洞形成をはじめさまざまな治療を行った1,664本の被験歯について組織学的分析を行った．1分あたり3,000回転を超えると，バーの冷却が必要であることが明らかになった．十分に冷却されていると歯髄反応は生じないか，最小限に抑えられたが，操作が「乾燥下」で行われた場合には重篤な反応を示した．

窩洞形成時に冷却なしで象牙質が過熱されると，窩底が速やかに変色し（**マッソントリクローム染色**），象牙芽細胞の核が象牙細管内へ移動する（**FIG 3-7**）．その数時間後，患部領域の毛細血管は拡張して出血し，多形核白血球（PMNs）が象牙芽細胞層に到達する．急性期の炎症性細胞の発現は，象牙芽細胞への刺激で放出されたケモカインにより化学走性が生じたことを示唆する．多形核白血球の増加は，損傷領域の下にある歯髄血管でも認められる．これもまた，その部位の細胞損傷にともなう化学走性を示している．

数日後，象牙細管に移動した象牙芽細胞は変性し始める．同時に，患部の象牙質には不規則性が生じ，象牙芽細胞層の再生は認められない．これらの反応は歯髄に対する有害性を示している．一方，バーの冷却を十分に行った実験症例では，このような現象は認めなかった．

冷却処置をせずに行った窩洞形成から30日以上が経過しても，窩底および窩縁には変色が認められる．切断された歯髄境界部の象牙細管には，細胞や細胞片はもはや見られない．この部位には，扁平な象牙芽細胞層に覆われた不規則な炎症性象牙質が観察される．象牙芽細胞の減少は，細管方向へ移動した細胞が分解し，新たな象牙芽細胞は生じなかったことを示唆している．多形核白血球は依然観察されるが，慢性炎症性細胞（リンパ球，形質細胞，マクロファージ）が大半を占めている．

90日目以降は，窩縁からの細菌漏出が起きていなければ炎症性反応は消退する傾向にある．損傷した象牙質直下には炎症性象牙質が帯状に形成されており，その上をわずかな象牙芽細胞層が覆っている．炎症性象牙質には，この生き延びた象牙芽細胞から伸びた不規則な細管が入り込んでいる．

正常な歯髄組織は，局部的な「乾燥」処理に対して耐性を有していると考えられる．歯髄反応は，象牙質表面の損傷領域が増えるにつれ深刻になるが，臨床的観点からいえば，**粗暴な窩洞形成への反応がその後の処置による反応に上乗せされ，歯髄の生存能力に大きく差し障る場合もある**．窩洞形成により象牙質が乾燥してしまうと，歯髄は，使用する修復材に多く含まれている化学的刺激物によって有害な影響を受けやすくなる．

CHAPTER 3　生活歯髄保存療法

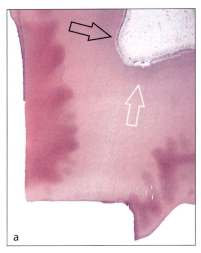
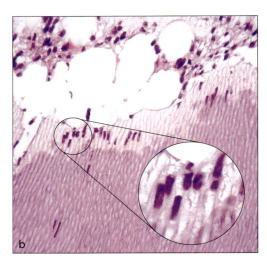
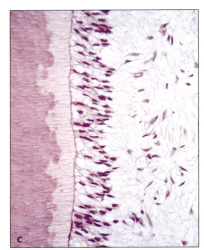
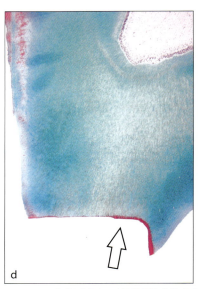
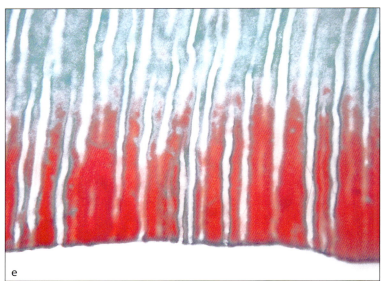

FIG 3-7　無注水下での窩洞形成後の歯髄応答． 研究目的で，無注水下で形成された上顎第三大臼歯のⅡ級MO窩洞．歯はすぐに抜歯された．(a) 窩底部，残存象牙質，髄角の全体像．かなりの量の象牙質（2.2mm）が窩底から歯髄腔まで存在する（HE染色，×25）．(b) 写真(a)の垂直矢印で示す部の強拡大像（×400，挿入×1000）．多くの象牙芽細胞の核が象牙前質と象牙質方向に向かって移動している．歯髄に存在する空白部は，必ずしも病的なものを示すわけではなく，標本作成時の収縮によるアーチファクトである．(c) 写真(a)の水平矢印部の強拡大像（×400）．切削の影響を受けたすぐ近くの部位では，象牙芽細胞層が正常像を呈している．(d) マッソントリクローム染色による全体像．窩底部はフクシンにより鮮赤色に染色されている（×25）．(e) 写真(d)の矢印で示した部位の強拡大像（×1000）．影響を受けている赤く染色された象牙質と影響を受けていない緑色に染色されている象牙質の移り変わり．象牙細管は開いている．（Ricucci, Giudice[10]から許可を得て転載）

覆髄と断髄

う蝕除去時に歯髄を露出させてしまった場合，歯科医師はしばしば状況に悩む．歯髄を残して生活歯髄のまま保存できるものなのか，それとも部分的もしくは完全に除去しなければならないのか．とくに後者は，抜髄や根管治療による複雑な介入処置である．

決断には必然的に結果がともなう．なぜなら，直接的な覆髄とその後の歯冠修復は比較的アプローチが容易であるが，歯内療法は，とくに臼歯部の場合などは高度なテクニックが要求され，患部の機械的強度を確保するために複雑な歯冠修復が必要になることも多い．

CHAPTER 2では，初期から最終的に歯髄が露出するまでの，う蝕の進行に対する歯髄の反応について触れた．う蝕の浸潤に対し歯髄は速やかに反応する．炎症反応はしばらくの間は可逆性で，感染している患部の硬組織を慎重に

除去すれば，損失した歯の構造を適切な修復物を用いて再建することができる．

覆髄

成人永久歯の生活歯髄が炎症を起こしている場合，その治療には**覆髄**，**断髄**，**抜髄**という選択になる[11]．歯根が未完成の歯の場合は，う蝕でも外傷によるものでも歯髄が露出しているすべての状況において，生活歯髄を保存する試みが必須である．このような状況では，**アペクソジェネシス**のために生活歯髄の治療が重要である．しかしながら，根尖が完成している歯でも**生活歯髄保存療法**（vital pulp therapy）が適応となる場合もある．

重度のう蝕を除去する際は，たとえ可逆性の状態と診断されていても，歯髄が露出してしまう場合がある．この状況はしばしば「**偶発的露髄**」とよばれるが，不測の事態を示すのか，歯科医師の技術不足を示唆するものなのか，定義が曖昧である．歯科医師が注意を怠って歯髄付近で回転切削器具を使用していたというのなら，言葉の定義は明確である．逆に，重度のう蝕の除去中に，歯科医師が歯髄の状態を見据えて，もしくは，歯髄付近まできて回転切削器具の使用をやめ，鋭利なスプーンエキスカベータを用いた手動除去に切り替えているような場合は，歯髄の露出は偶発的なものではなくう蝕の進行そのものによると考えることができる．われわれの見解では「偶発的」という形容詞は，このような状況下では使うべきではない．

歯髄が露出してしまったら，直接覆髄法として知られる生活歯髄保存療法を考慮すべきである．**覆髄**は，臨床的観察を慎重に行っても組織の壊死が見当たらないような露髄に適応となる．

歯髄の状態が不可逆的か否かを診断する際に，以下の臨床的パラメータを治療適応の参考にしてもよい．
■不可逆性歯髄炎の適切な指標
　□誘発刺激の除去後，数分から数時間継続する自発痛もしくは誘発痛
　□打診痛
　□エックス線写真における歯根膜腔の拡大
　□（対照歯に反応があるが当該歯には）温度診，電気診に反応がない．
以上の状況は覆髄法の禁忌といえる．
■**反対に，エックス線写真で歯根膜腔の厚みが均一，疼痛がない，もしくは1分以内に収まる軽度の痛み，咀嚼時の痛みがない，打診痛がない，温度診・電気診に反応がある場合には，可逆性の歯髄炎といえる．**

しかしながら，以上の評価基準に基づいて可逆性歯髄炎と診断しても，切削後露髄部から1滴の膿が現れることもある（**FIG 3-8**）．これは不可逆性歯髄炎であることを示し，明らかに覆髄法の禁忌症である．歯科医師は既存の診断方法や評価基準には限界があることに留意するべきである．

治療選択肢に関する意思決定プロセスに患者を関与させ，歯髄の状態やひいては治療予後を予測することの難しさについて本人に理解してもらうことはよい考えだ．そのような場合，時間と費用の削減できる利点や，健全歯質をわずかに犠牲にするだけでよい利点について説明を受ければ，患者は保存療法に関するリスクを受け入れるはずだ．保存療法が失敗に終われば歯髄は変性もしくは壊死し，根管治療が必要となるが，転帰不良に至ったことで患者は歯科医師を責めはしないだろう．口内環境への直接的な露髄は，すべて炎症性崩壊のリスクをともなうことに留意しておく．短期間に創傷治癒が可能な皮膚や粘膜とは異なり，歯髄には露出部を覆うことのできるような上皮が存在しない．歯において皮膚や粘膜上皮に相当する部位はエナメル質そのもので，これを損失してしまうと再生は不可能である[1]．これは，小さな露出部でさえも細菌侵入の入り口となり，破壊的で不可逆的な歯髄炎の引き金となり得ることを意味する．歯髄を保存するためには，この組織を十分に注意深く扱い保護する必要がある．

直接覆髄

う蝕や外傷によって引き起こされる露髄の治療は，長年にわたり歯科医師を悩ませてきた[12]．覆髄や断髄などの保存的処置によって露髄部を保護する試みは，長年困難であると考えられてきた．しかしながら，70年代から80年代にかけて，露髄後の歯髄の治癒が可能であることが明らかとなった．このような概念の転換は，水性媒体に水酸化カルシウムを加えたもので歯髄を治療したところ，露髄部の修復が認められたことによってもたらされた[13～15]．硬組織の新形成をともなう修復反応が望ましい結果をもたらしていると考えられた[16]．

しかしながら，直接覆髄に関する事柄は一部の研究者や歯科医師の間で未だに物議を醸している．露髄部の治癒や修復については，実験的研究や臨床的追跡調査のいずれにおいても数多く報告されているが[16～20]，歯根完成歯に対する覆髄法は結果が疑わしく予測不可能であると考えら

CHAPTER 3 生活歯髄保存療法

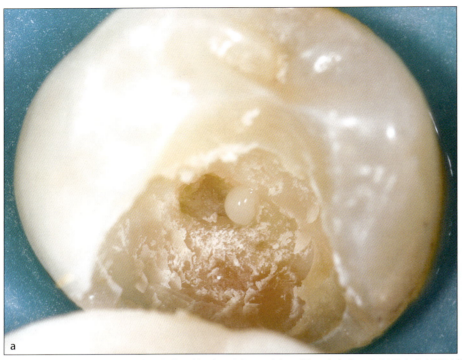 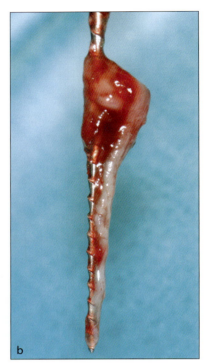

FIG 3-8 不可逆性歯髄炎（覆髄法の禁忌）．(a) う蝕象牙質の除去中に歯髄腔から排膿が認められる場合，不可逆性歯髄炎と診断する根拠になり，歯髄組織の退行性変化を示している．以前に下された診断にかかわらず，抜髄を選択するべきである．(b) 根管から除去された歯髄組織は硬く，連続しており，血流を認める．このことは，歯冠部に限局した壊死であることを示している．（Ricucci[9] から許可を得て転載）

れてきた[21〜23]．批判の多くは，歯内療法（抜髄や根管充填）の治療成績より直接覆髄の長期的成功率が低い，というものである．さらに，覆髄が失敗した場合，患者に苦痛を強いたり，根管に異栄養性石灰化が生じたりして，後の根管治療が困難もしくは不可能になってしまう懸念も反対意見としてあげられている．このために，直接覆髄に対し疑念を抱き，望ましい代替治療法とはみなしていない歯科医師が存在する[21]．

これに対し，保存療法の支持者は，保存療法によって生活歯髄を保持できるにもかかわらず，臨床現場ではあまりに多くの抜髄が行われていると主張している[22, 24]．社会経済的観点からいえば，侵襲性の低い治療のほうが，抜髄や根管治療よりも破壊が少なく簡便で，労力や時間，費用が節約できることから，明らかに望ましい[25]．

これら2つの意見の狭間で，外傷により健常な歯髄が露出した場合のみ覆髄法を勧めたいとする者も存在する．とくに，若年の患者は歯髄組織が大きく血管が豊富で，物理的な力や微生物による損傷への反応も好ましい傾向にあることから，露髄に対する保存療法も容易であると考えられる．多数の症例の分析結果に基づいて，Baume と Holz[26] は，う蝕で露髄した歯に対しては水酸化カルシウムによる直接覆髄を行うべきではないと主張する．彼らによれば，覆髄治療はもっぱら軽度な歯髄炎に対してのみ行われるべきとのことだ．この治療戦略は幾人かの研究者によっても支持されている[23, 27]．

可能性と限界

既存の見解を覆すため，直接覆髄法に関する可能性と限界について客観的に評価する科学的基盤を提供してみよう．

1949年に行われた Zander と Glass[15] の偉大なる研究では，歯髄組織の修復能力に焦点が当てられており，アルカリ性や水酸化カルシウムのカルシウムイオンに対して好ましい反応が得られたことが報告されている．それ以降，水酸化カルシウム使用後の歯髄治癒や硬組織の修復現象について幅広く研究が重ねられることとなった．

Schröder[28] は，Zander と Glass[15] による研究結果を検証し，異なる治癒段階で生じる現象について，光学顕微鏡と透過型電子顕微鏡[29] の他，走査型電子顕微鏡[30] を用い

て記録している．特筆すべきは，水酸化カルシウムによって付近の歯髄が壊死したことだ．初期段階では，壊死は層状を呈する．3時間後には，凝固組織とその下の健常歯髄との間に明らかな境界が生じる．数日後，軽度〜中等度の炎症性細胞の浸潤を認めるが後に消失する．露髄から1か月後には，凝固組織の内部もしくはその周囲に球形状のミネラル沈着が発現する．この硬組織は不規則な外観で，線維性物質に富み，無細管である．周囲には**象牙前質**様の組織が形成され，その隣には基質形成に関与すると考えられる象牙芽細胞様の細長い細胞が並ぶ．石灰化が起こっている部位では，正常な象牙質のものとは異なるものの，細管構造が認められる．これらの観察に基づき，Schröder[28]は，治癒過程において，組織の凝固を引き起こす水酸化カルシウムの刺激が鍵を握っているのではないかと示唆した．覆髄剤による歯髄組織内への水酸基イオンの放出が主な要因として考えられた．

歯髄壊死層の役割については，実験的に作成した露髄窩洞に自己硬化型水酸化カルシウムセメント塗布したところ，壊死領域は存在せず，マトリクス（水酸化カルシウムセメント）に直接接する形で硬組織（**デンチンブリッジ**）が形成されことで議論となった[25,31,32]．光学顕微鏡に基づいたこれらの観察結果は，その後，超微細構造の研究によっても確認された[33]．壊死領域が見られないのは，この化合物のpHが純粋な水酸化カルシウム剤を混和した場合のそれよりも低い（中性に近い）ことが原因と考えられる．

上記の結果は，水酸化カルシウムが修復プロセスを開始するにあたり，何か特殊な刺激になるという事実を否定するものではない．歯髄損傷部をテフロンディスク[34〜36]やアマルガム[37]で覆ってみた実験的研究が行われたが，硬組織の再形成は認められなかった．単純な機械的外傷の他にも，修復を開始するには何らかの刺激が必要である事実が明らかになった．Cvekら[34]は，10分間だけ水酸化カルシウムを塗布し，つぎに露出部を洗浄した後にテフロンで覆った．修復象牙質の形成という点に関しては，露髄部の反応は基本的に水酸化カルシウムを12週間塗付した場合と同じであった．したがって，軽度の刺激が歯髄において硬組織の形成を促進すると結論づけた．

水酸化カルシウムに対する反応と類似した修復反応は，ポリカルボキシレートセメント[38]，シアノアクリレート[34]，生体活性セラミック[39]，シリケートセメント[37]，リン酸セメント[37]，コンポジットレジン[37,40]，MTAセメント[41]などの多様な素材についても報告されている．

ヒトの歯における最近の研究では，象牙芽細胞の最終分化と象牙質形成に関与すると考えられている2つのタンパク質，アメロジェニンとアメリンを含むゲルで露髄部を覆う試みが行われた．この物質で処置した群は，水酸化カルシウムを使用した対照群と比較し，硬組織の形成率が低かった[42]．

留意すべきは，これまですべての研究において，対象としてきた歯髄は，う蝕に罹患していない健全歯髄であったことだ．Kakehashiら[43]による古典的研究では，無菌動物において露髄部は，破片や毛，食片で覆われていたにもかかわらず，治療などせずとも象牙質修復は起こることが示された．しかしながら，通常のラットでは例外なく歯髄壊死に至った．

歯科医師は日々窩洞の下に存在する歯髄を治療するが，その成功は感染組織を完全に除去したか否か，そして，縁部からの細菌の漏出による再感染が起きないよう予防したかにかかっている．すでにう蝕の影響を受けている歯髄では，疾患に対する歯髄の反応として石灰化組織や炎症が存在している．したがって，健全歯を用いた実験的研究では，「感染」という要因とそれに付随した炎症過程をコントロールすることはできない．

結論として，過去50年にわたりいくつかの実験的研究が行われてきたが，露髄部の象牙質による修復はさまざまな材料によって可能である．重要なのは，感染のない状況で治癒が起こり，材料は歯髄と最初に接触したのちは，比較的不活性でなければならないということだ[44]．

直接覆髄法

選択される材料としては，未だ水酸化カルシウムである．この材料は化学的に純粋な粉末として用いられる．そして，滅菌アマルガムキャリアで露髄部に貼付し，滅菌綿球で注意深く圧接する（**FIG 3-9c**）．粉末は歯髄から湿気を吸収する．露髄部周囲の象牙質表層は水酸化カルシウム材の裏層を行うために粉末とは距離を置く．水酸化カルシウムには粉末による第一層を保護する目的もある（**FIG 3-9d**）．露髄部がごく小さい範囲に限られている場合は，粉末の代わりに水酸化カルシウムベースの裏層材を使用してもよい．その後，ハードセメントを象牙質周辺に貼付し，窩洞を修復物によって修復する．

経過観察では，患歯の生活歯髄診断とエックス線写真撮影を行われなければならない．症状の出現や，たとえずかでも根尖部に透過像が認められれば，保存処置の失敗として解釈し，根管治療を行うべきである．

CHAPTER 3　生活歯髄保存療法

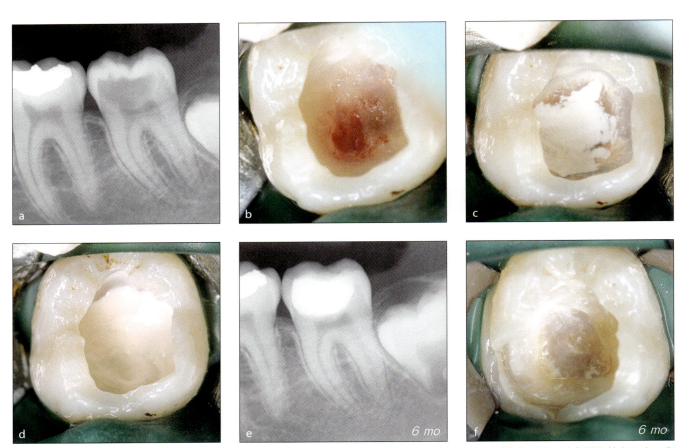

FIG 3-9　直接覆髄例. （a）16歳の女子．エックス線写真診断により下顎第二大臼歯の歯髄に近接する深い咬合面う蝕を示す．歯根膜腔の拡大を認める．自発痛はない．冷水痛を認める．（b）う蝕除去後，近心舌側髄角部に大きな露髄を認めた．（c）露髄部は化学的に純粋な水酸化カルシウム粉末によって覆われた．（d）粉末と残存象牙質は水酸化カルシウム含有裏層材によって覆われた．その後，窩洞は強化型酸化亜鉛ユージノールセメントによって充填された．（e）6か月後．歯根膜腔の拡大は消失し，根尖部は正常な状態に戻った．生活歯髄診断には正常な反応を示した．（f）修復物と裏層材を除去すると，露髄部には硬組織の形成が認められた．（Ricucci[52]から許可を得て転載）

成功の臨床的判断基準

　直接覆髄が成功とみなされるのは，経過観察の間，自発的あるいは誘発的な症状を認めない場合である．具体的には，温度診・電気診に対する正常な反応があり，エックス線写真に透過像や歯根周囲の骨硬化のような病的変化を認めない，あるいは内部・外部歯根吸収を起こしていない場合である（**FIG 3-9〜3-15**）．また，一定期間経過後，窩洞にリエントリーした際に，露髄を起こした部位に石灰化物の形成を認めることも臨床基準として挙げられる（**FIG 3-9f**, **3-10b**, **2-11b**, **3-12b**, **3-13b**, **3-14d**, **3-14e**, **3-15f**）．この目的のために，6〜12か月後に再び窩洞にリエントリーする場合もある．

　覆髄の結果形成される石灰化物質の量はまったく予測不能である．時折多量の石灰化物により髄室の体積がひどく損なわれた歯を観察することがある（**FIG 3-12**）．この事実は根管治療が技術的に困難になることを示すため，臨床上重要である．よって，覆髄を施されたすべての患者は定期的に，臨床的かつエックス線写真的に確認する必要がある．

　FIG 3-13 に示す患者は，下顎第二大臼歯において広範囲に及ぶ歯冠部う蝕を呈しており，遠心根根尖部にはエックス線透過像が認められる．症状はとくにない．切削中，頬側に2つの大きな露髄をきたした（**FIG 3-13a**）．覆髄が行われ，6か月後のエックス線写真では透過像が消失していた（**FIG 3-13e**）．リエントリーした窩洞では露髄部を閉鎖する石灰物が形成されていた（**FIG 3-13b**）．この症例では歯髄は保存されたが，定期的な経過観察が必要である．**生活歯の根尖部に透過像が認められることが稀とはいえある**ことを指摘しておく．この状態は，年齢が若い患者に

覆髄と断髄　**CHAPTER 3**

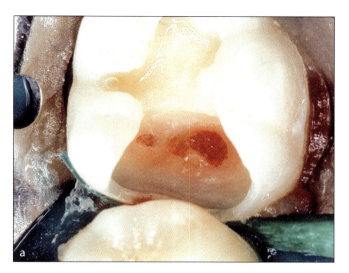
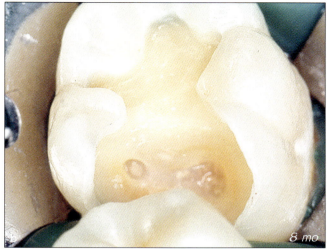
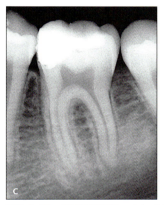
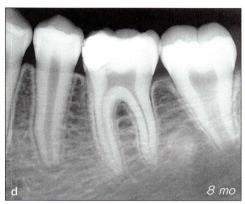
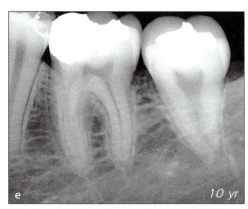

FIG 3-10　直接覆髄例．（a）13歳の女子，下顎第一大臼歯部の大きな露髄．（b）覆髄後8か月経過，リエントリー時．露髄部の硬組織の形成は明らかである．（c）覆髄直後に撮影されたエックス線写真．歯根膜腔の拡大と根尖部の骨硬化像を認める．（d）8か月後．エックス線写真において近心髄角部の硬組織と根尖部の正常像を認める．この時点で窩洞はアマルガムによって修復された．（e）10年後，根尖部は正常像を呈している．歯髄腔の体積が減少していることに注目．生活歯髄診断は正常な反応を示した．（Ricucci[52]から許可を得て転載）

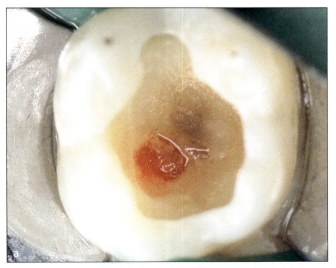
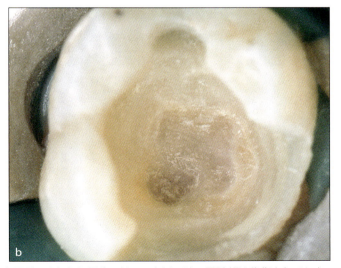

FIG 3-11　直接覆髄例．（a）下顎第二大臼歯，近心頬側髄角部の大きな露髄．（b）9か月後のリエントリー時．露髄部は修復されていた．（Ricucci[52]から許可を得て転載）

79

CHAPTER 3　生活歯髄保存療法

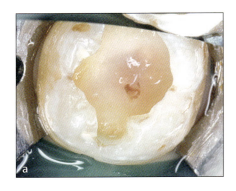
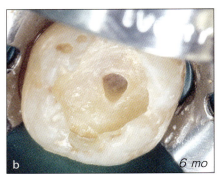
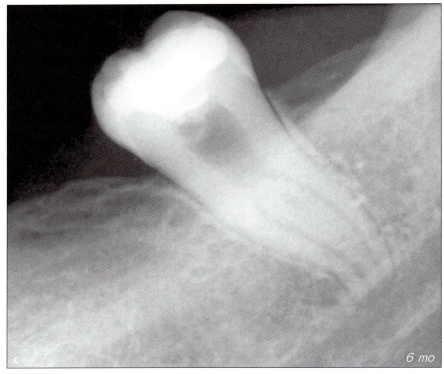

FIG 3-12　**直接覆髄例.** (a) 22歳の女性，下顎第三大臼歯部の重度う蝕．う蝕除去時に露髄が生じた．直接覆髄が行われ，暫間的修復材によって充填された．(b) 6か月後，修復物を除去すると，硬組織のバリアは根尖方向，つまり歯髄のより深い部位に認められた．(c) 修復物除去直前，6か月後のエックス線写真．冠部歯髄に置き換わり，石灰化物が円状に形成されている．根尖部に病変はなく，生活歯髄診断には，正常な反応を示した．

比較的起こりやすく，歯冠から根尖部まで全体に炎症が広がっており，歯冠部歯髄のどこかに感染の前線（感染部と非感染部の境界）が存在している可能性がある．このような状態のもう1つの説明としては，う蝕のバイオフィルムから，細菌そのものではなく細菌の生成物が歯髄組織を介して広がり，根尖部歯根膜に炎症を惹起するために根尖部歯槽骨の破壊が進むというものである．しかし，生活歯でみられる歯根周囲のエックス線透過性の原因が何であろうと，原因，すなわち，う蝕バイオフィルムの除去が，良好な歯根周囲反応につながるであろう（**FIG 3-13**）．根尖性歯周炎を患う多くの歯において歯髄が壊死していることから，この症例だけで，覆髄が根尖性歯周炎の治療法だと結論づけたいわけではない．

う蝕の他，露髄は外傷によっても起こり得る．この場合，バイオフィルムは露出した歯髄表面にすぐに形成されることから，歯髄の生存に重要なポイントは露髄部が被覆されるまでの経過時間にある．

外傷は一般的に前歯部で頻発する（**FIG 3-14a**）．そして，外傷後すぐの治療であれば，治療法としては断髄とそれに続く覆髄である（**FIG 3-14b**）．残存歯髄の覆髄には，化学的に純粋な水酸化カルシウムが使用される（**3-14c**）．**石灰化物のバリアは3～6か月で形成**される（**FIG 3-14d，3-14e**）．

覆髄と断髄 **CHAPTER 3**

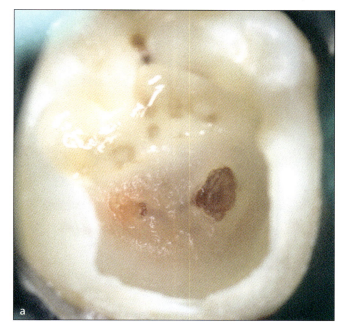
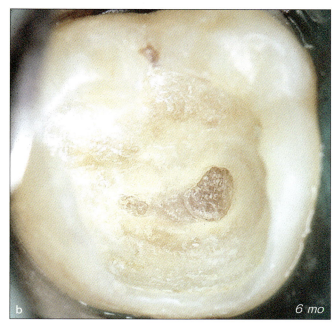
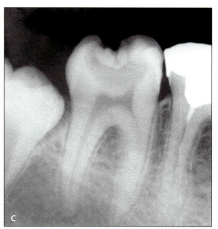
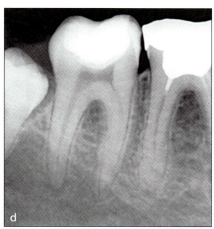
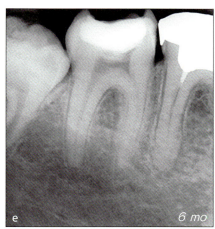

FIG 3-13 直接覆髄による根尖透過像の消失例．(a) 広範な露髄．(b) 6か月後開拡．露髄部は"修復"されていた．(c) 診断のためのエックス線写真．浸潤するう蝕病変に加えて，第二大臼歯遠心根根尖部には透過像を認めた．(d) 覆髄後すぐに撮影されたエックス線写真．(e) 開拡する直前，6か月後のエックス線写真．遠心根根尖部は正常範囲内であり，生活歯髄診断に，正常な反応を示した．（Ricucci[52] から許可を得て転載）

成功の組織学的判断基準

　成功の組織学的判断基準としては，主に歯髄組織内に炎症徴候がないことが挙げられる．注目すべき特徴は，欠損部を覆う「**象牙質橋（dentin bridge）**」とよばれる新たに形成された硬組織と，それを歯髄側から覆う細胞である．

　組織学的観察からいえば，「象牙質橋」という用語は適切ではないことを強調しておきたい．なぜなら，新しく形成された石灰化組織には象牙芽細胞の細胞質突起を有する細管がなく，象牙質とはいえないからだ．同様に，**石灰化組織を覆うのは象牙芽細胞層ではなく，さまざまな大きさの柵状ではない線維芽細胞である**．これについては議論のあるところである．他の研究者らは，細胞標識をはじめとしたさまざまな組織形態学的手法を用いて新たに派生した象牙芽細胞により象牙質橋が形成されたとしている[45～47]．しかしながら，**間葉系細胞が象牙芽細胞へと分化するという仮説を支持する明確なエビデンスは存在しない**[31]．細管のない石灰化組織は象牙芽細胞の非存在下で生じる．露

81

CHAPTER 3 　生活歯髄保存療法

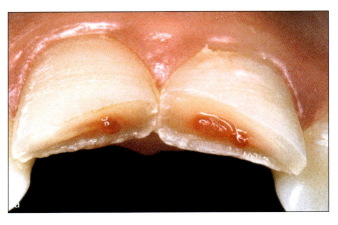
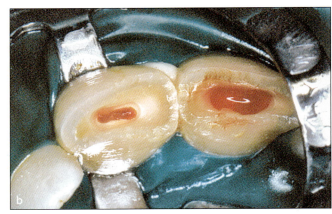
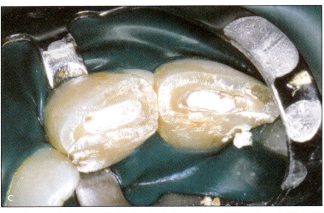
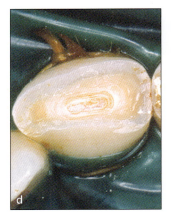
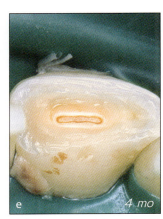

FIG 3-14　外傷による露髄.（a）受傷後の状態，左右上顎中切歯にエナメル質，象牙質，歯髄に及ぶ破折を認める．（b）局所麻酔を行い，ラバーダム防湿後，注水下で高速回転バーを用いて部分的な断髄を行った．（c）損傷した歯髄は水酸化カルシウムの粉末によって覆われ，酸化亜鉛ユージノールセメントにより封鎖された．（d, e）4 か月後，リエントリーすると石灰化組織の形成を認めた．（Ricucci[52] から許可を得て転載）

髄部では象牙芽細胞は破壊され，線維芽細胞のみが残存する．露髄部領域の周辺には，象牙質と象牙前質を貫いて走行する象牙細管が，この過程には関与しない元々の象牙芽細胞とともに認められる．「象牙質橋」のどこかに象牙細管が見られたのであれば，それは損傷後も生存していた象牙芽細胞のものである．また，重度のう蝕の下には，覆髄処置前から炎症性象牙質がすでに存在していることも考慮しておかねばならない．生き残った象牙芽細胞の数は炎症の浸潤度合に依存している[31]．このことは，創傷治癒が適応性のある，安定した，永久細胞の存在に依存しているという一般病理学の最近の認識によっても支持されている[48]．**象牙芽細胞は神経のように最終的な細胞である（永久細胞）．つまり，細胞分裂によって自らを再生する能力をもたない特殊な細胞であり，未分化細胞から生まれることもない**．象牙芽細胞の寿命は未だ解明されていないが，生活歯と同じではないかと考えられる[49]．

露髄部にみられる石灰化組織のバリアは，顕微鏡で観察すると不完全である．壊死組織が充満する小腔を含んでおり，連続切片を観察するとバリアを完全に通過するトンネルが見られる場合もある．したがって，修復が不十分だとこの石灰化組織では歯髄への細菌漏洩を防ぐことはできず，処置後に歯髄の壊死が引き起こされかねない[31, 50, 51]．

直接覆髄後のもっとも好ましい組織学的状況が，**FIG 3-15**，**3-16** に実験的症例が示されている．最初の症例は 28 歳，男性で，左側下顎大臼歯部にう蝕が見られた（**FIG 3-15a**）．歯冠周囲炎を繰り返していたため，下顎左側智歯の抜歯が考慮されたが，症状はとくになく，歯髄生活診断では正常な反応を示した．エックス線写真に根尖病変は認めず（**FIG 3-15a**），可逆性の歯髄炎と診断された．局所麻酔後，ラバーダム防湿を行い，同歯の窩底最深部を切削したところ，不連続に近心

覆髄と断髄　CHAPTER 3

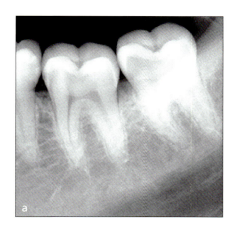
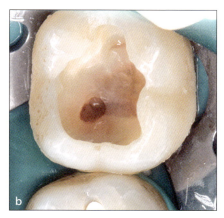
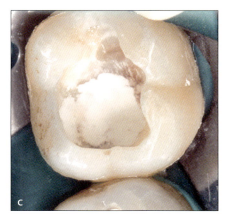
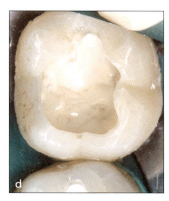
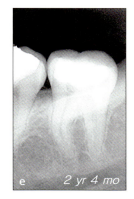
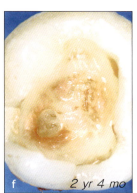
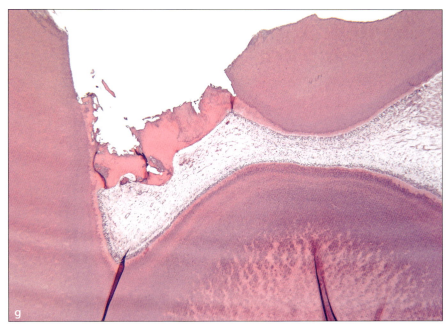

FIG 3-15　直接覆髄後の歯髄応答. (a) 研究目的の症例. 智歯周囲炎を繰り返していたため, 抜歯が必要となった. エックス線写真から大きな咬合面う蝕が認められた. (b) う蝕除去時, 近心舌側髄角部に大きな露髄を起こした. (c, d) 水酸化カルシウム粉末による直接覆髄を行い, 硬化型水酸化カルシウム裏層材で周囲の象牙質を覆った. 窩洞は酸化亜鉛ユージノールセメントによって封鎖された. (e) 治療から2年4か月後にエックス線写真撮影を行った. 病的所見を認めず, 生活歯髄診断にも正常な反応を示した. (f) 抜歯後, 修復物を除去してみると, 露髄部は石灰化物によって修復されているのを確認した. (g) 露髄部の組織切片. 新しく形成された組織は, 不完全で周囲組織とのギャップも存在していた. この組織は明らかに以前から存在していた象牙質と識別可能である (HE染色, ×25).

舌側部の歯髄が露出した (**FIG 3-15b**). 露髄部は化学的に純粋な水酸化カルシウムの粉末によって覆った (**FIG 3-15c**). 粉末と残存象牙質は自己硬化型水酸化カルシウム裏層材によって覆った (**FIG 3-15d**). 窩洞は強化型酸化亜鉛ユージノールセメントで被覆した. その後も臨床的症状は現れず, 2年4か月後, エックス線写真による根尖部の構造も正常像を呈していた (**FIG 3-15e**). 歯髄生活診断の値は正常の範囲であった. その後に智歯を抜歯し, 修復物を取り除くと,

83

CHAPTER 3　生活歯髄保存療法

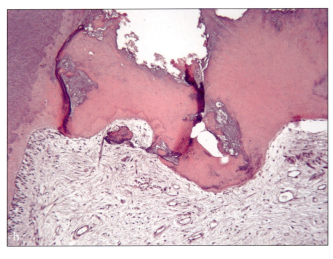
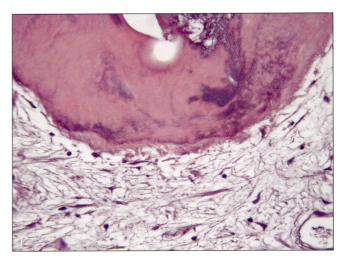
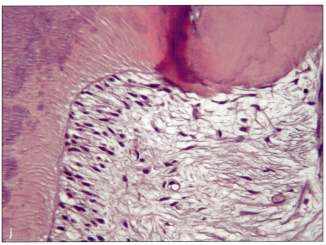
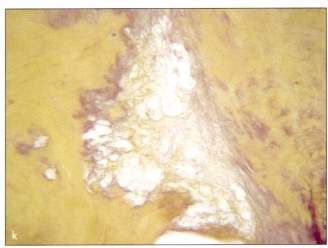

FIG 3-15 続き　（h, i）石灰化した層の下部には象牙芽細胞層は見られない．ごくわずかな線維芽細胞の散在と結合組織線維を認める．歯髄は萎縮しているが，炎症を認めない（×100，×400）．（j）近心壁の歯髄は正常像を呈している．象牙質，象牙前質，象牙芽細胞が多層構造で配列している（×400）．（k）空隙部の壊死組織に細菌のコロニーは観察されない（テイラーの改良型ブラウン-ブレン染色，×400）．（Ricucci[52]から許可を得て転載）

以前の露髄部に石灰化組織が形成されていた（**FIG 3-15f**）．その後，組織標本を作成した．弱倍率像では，以前の露出部に新しく形成された石灰化組織が確認された．残存象牙質とこの組織の違いは明らかである（**FIG 3-15g**）．石灰化部直下の歯髄には炎症性細胞の浸潤はみられなかった（**FIG 3-15h, 3-15i**）．新しく形成された組織の近心部の拡大像では，壊死組織を含む小腔が確認された（**FIG 3-15h**）．改良型ブラウン-ブレン染色ではこれらの部位に細菌塊の形成が見られなかった（**FIG 3-15k**）．さらなる強拡大においては，残存象牙質直下に整列する象牙芽細胞層の存在を認めた（**FIG 3-15j**）．

が，新たに形成された組織下に象牙芽細胞は確認できない（**FIG 3-15i**）．歯髄組織には炎症がなく，細胞成分よりも線維成分のほうが明らかに顕著である．

2つめの症例は，22歳の女性で，上顎第一小臼歯部に広範に及ぶう蝕が認められたが，既往歴と臨床検査から，可逆性の歯髄炎であると診断された．う蝕部切削の最終段階で露髄した（**FIG 3-16b**）．その後，直接覆髄が施され，患歯はコンポジットレジンにより修復された．患者は矯正治療のため2本の小臼歯を便宜抜歯する計画が立てられていた．覆髄から15か月後，歯は歯髄生活診断に正常の

覆髄と断髄　CHAPTER 3

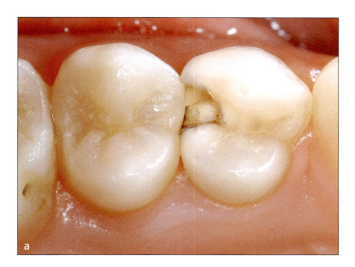
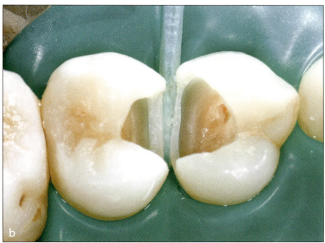
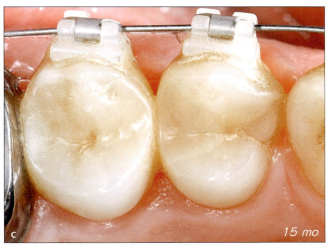

FIG 3-16　直接覆髄後の歯髄応答．（a）22歳の女性，2本の上顎小臼歯部の大きな隣接面う蝕．冷水痛を訴えていた．自発痛の既往はなく，両歯は生活歯髄診断に正常な反応を示した．（b）まず，低速回転器具によりう蝕部を除去した．その後，手用エキスカベータを用いて深部のう蝕除去を行った．4|の頬側髄角部に露髄が生じた．窩洞は滅菌綿球によって慎重に乾燥させた．水酸化カルシウム裏層材，グラスアイオノマーセメントによって封鎖され，コンポジットレジンにより修復した．（c）しばらく矯正治療を受け，15か月後，専門医は直接覆髄を行った第一小臼歯の抜歯を必要とした．写真は修復物の良好な状態を示している．両小臼歯は，生活歯髄診断に正常な反応を示し，エックス線写真に変化を認めなかった．

反応を示した．臨床的観点から修復は適切であったとみなすことができ（**FIG 3-16c**），エックス線写真で異常は何も示されなかった．標本固定前の近遠心的断面形成では，窩洞に対して修復物の良好な適合性がみられた（**FIG 3-16d**）．連続切片は末端まで等間隔で作成されたが，露髄部を埋める多量の石灰化組織の形成が観察された（**FIG 3-16e, 3-16h, 3-16k**）．この石灰化組織の一部は覆髄以前から存在しており，う蝕の進行にともない炎症性象牙質が形成されていたことを強調しておきたい．経時的に異なった時点で生じた2つの組織を判別する手段はない．前の症例と同様，

内部には多くの小腔がみられ，多量の組織が不規則な構造をとっている（**FIG 3-16e, 3-16h, 3-16k**）．そして，有害な刺激に対しても生き残った象牙芽細胞（**FIG 3-16f**）に由来する細管以外は，細管構造は存在してない（**FIG 3-16i**）．本来の歯髄組織は炎症の徴候はなく，組織学的に正常像を示す（**FIG 3-16j**）．改良型ブラウン−ブレン染色では，窩底に細菌は検出されなかった（**FIG 3-16k, 3-16l**）．したがって，効果的なう蝕組織の除去，適切な歯髄保護，適合性の良い修復物によって，歯髄恒常性の修復と保護が実現したといえる．

85

CHAPTER 3 生活齒髓保存療法

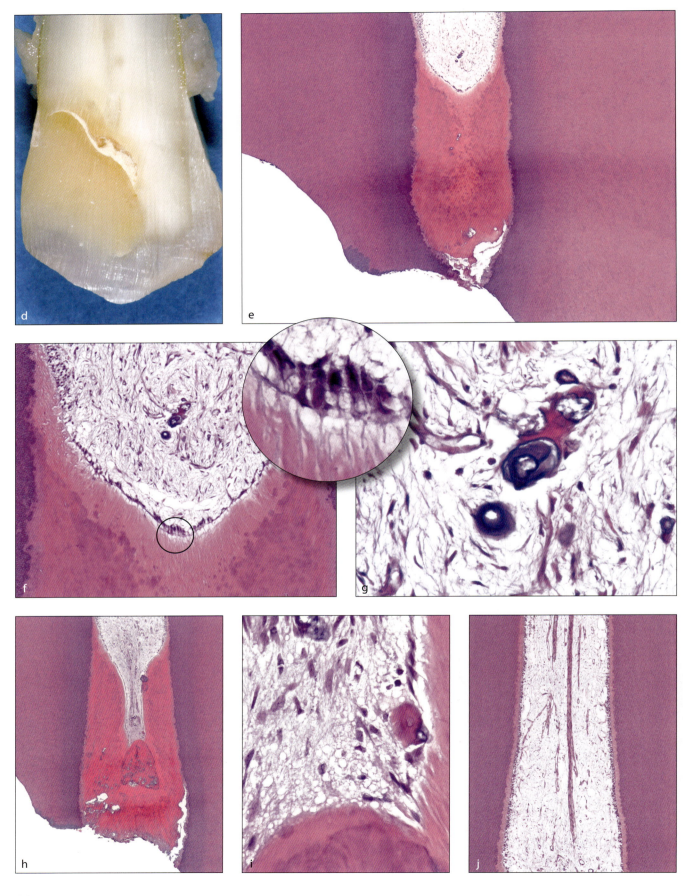

86

覆髄と断髄　**CHAPTER 3**

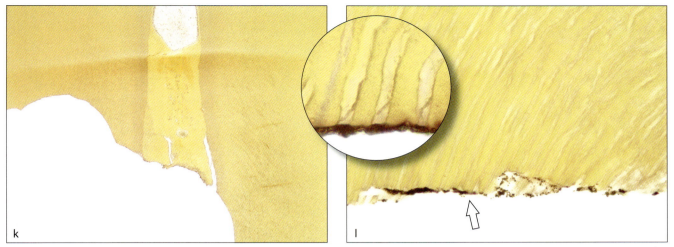

FIG 3-16 続き（d）切断面が作成された．水酸化カルシウム裏層材が露髄面と周囲の象牙質を覆っていることに注目．そして，グラスアイオノマーセメントがコンポジットレジンと連続体になっているようにみえることにも注目．コンポジットレジンは理想的に窩洞に適合している．（e）露髄部のマージン部を通過する切片．多量の石灰化反応が認められる．最初から存在する炎症性象牙質と覆髄後に形成された石灰化物との区別はつかない（HE 染色，×16）．（f）石灰化部に隣接した歯髄の詳細．象牙細管数の減少に注目．象牙質はわずかに残存している平坦化した象牙芽細胞からなる減少した層により覆われている（×100，×400）．（g）写真（f）の歯髄中心部に認められる構造物の強拡大（×400）．わずかに散在する慢性炎症性細胞をともなう線維芽細胞に関連する石灰化物の核のようなものが見られる．（h）写真（e）の部位からさらに 70 枚目の切片．この画像から石灰化の過程は同心円状に生じていることが示唆される．要するに，歯髄組織が中央部に存在している（×16）．（i）写真（h）の歯髄の歯冠側の強拡大像（×400）．象牙芽細胞は認めない．一方で，側壁部にはわずかに残存する象牙芽細胞が認められた．（j）さらに 50 枚ほど先の切片．石灰化物直下の歯髄は正常像を呈する（×100）．（k）写真（j）の部位からさほど離れていない部位（テイラーの改良型ブラウン - ブレン染色，×16）．（l）写真（k）の左側窩底部の強拡大像（×400）．残存した水酸化カルシウムによって覆われている．細菌を認めない．矢印で示した部分の拡大像（×1000）．

考　察：この症例の直接覆髄は，臨床的・組織学的に成功といえる．露髄部は新しく形成された石灰化組織によって完全に修復されたが，象牙芽細胞を認めなかった．これらの部位や隣接部には象牙芽細胞をほとんど認めなかったが，う蝕の影響や支台歯形成では生存している．歯髄組織は組織学的に正常である．このことは，以下に示す要因が合わさったことによるものと考えられる．1）露髄部が無菌であったこと．2）切削時にすべての感染病巣が取り除かれていたこと．3）経過観察期間中，修復物による封鎖が有効であり，マージン部からの細菌侵入を防ぐことにより，歯髄を保護した．

失敗

　歯髄の健常性をもっとも脅かすのは細菌感染だとするエビデンスが数多く文献で取り上げられている．このことは，Kakehashi らが無菌ラットと通常のラットの歯髄における細菌感染について研究した 1965 年以来明らかである．ポイントは，感染がコントロール下にあるのなら，歯髄は何事もなく治癒するであろうということだ．言い換えれば，覆髄後の歯髄の健康を維持するために重要なのは創傷部の健全性であり，どのようにして細菌感染から長期間保護していくかである．

　FIG 3-17 に示す症例は，歯髄の直接覆髄の成功を示しているにもかかわらず，歯髄組織において，有害な反応が組織学的に観察されたものである．**FIG 3-16** で考察した歯の反対側の上顎第一大臼歯であり，重度のう蝕を患っていた（**FIG 3-17a**）．切削により大きな露髄が生じた（**FIG 3-17b**）．臨床的観察やエックス線写真による診断では可逆性歯髄炎と考えられたため，覆髄を行い，コンポジットレジンによる修復を行った．15 か月後，歯の予後は良好で，臨床的に修復物は非常に良い状態を保っており（**FIG 3-17c**），生活歯髄診断は正常値を示したが，矯正による便宜抜歯が行われた．エックス線写真ではすべてが正常であった．抜歯後の顕微鏡検査では修復マージンの崩壊は認められなかった．前症例と同じく，窩洞に対する修復物の適合性が良好であった（**FIG 3-17d**）．その後の連続切片による組織学的検査では，既存の炎症性象牙質にオーバーラップする形で穿孔部は完全に石灰化物によって覆われていた（**FIG 3-17e, 3-17g, 3-17j**）．髄角部には壊死部と一線を引く遊離性の不規則な構造の石灰化物も観察された（**FIG 3-17i**）．前症例と比較して，際立って異なる組織学的特徴は，石灰化組織

CHAPTER 3 生活歯髄保存療法

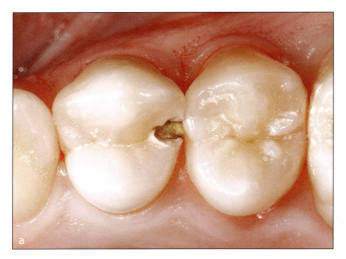
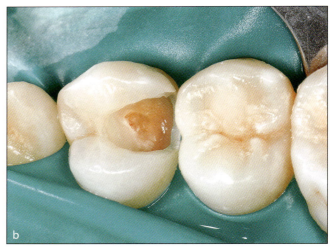
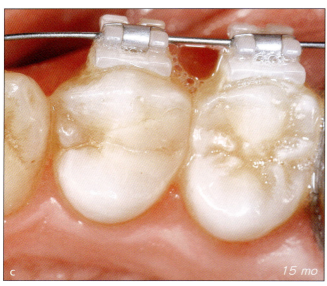
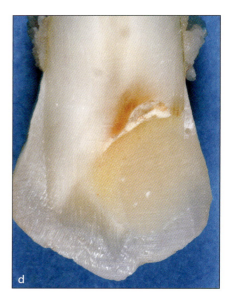

下の歯髄に慢性炎症細胞の浸潤が見られることである（**FIG 3-17f**）．細菌の染色で，残存する炎症の原因が明らかになった．具体的には，象牙細管内（挿入写真 **FIG 3-17j**）と同様に，露髄部付近の象牙質表層にも細菌塊の存在が認められた（**FIG 3-17j 〜 3-17l**）ことである．これらの細菌は代謝物と毒素を放出し，これが欠損（露髄部）を修復した石灰組織の不備な部分から漏出することで，慢性的な炎症反応が歯髄に残ったと考えられる．詳しい調査では，窩洞縁にもっとも近い部分を含む窩洞底には細菌は認められないことから，細菌の辺縁漏洩の可能性は除外された．したがって，これらの細菌は不完全に切削された窩洞内に残ったものである．このような状態が，その後どう進行するかや，臨床的にどうなるかを予測することは不可能である．**観察された細菌は，歯髄を保護するためのアルカリ性の水酸化カルシウムの存在下で生き抜いていることは明らか**である．そして，栄養を供給する壊死組織や組織液が存在する限り増殖を続け，免疫システムから比較的免れた部位に定住する．このような状況は数年続き，症状がある場合もあれば，ない場合もあるが，歯髄の崩壊を引き起こす．後述するが，このような症例における間接覆髄は，生物学的観点から最終的治療としては不適切である．実際，**修復物の下にう蝕部を意図的に残すと，歯髄の慢性的炎症の原因となる．**

FIG 3-18 に示す症例は，直接覆髄から数か月後に臨床症状が出現し，治療が失敗した例である．この 32 歳，男性は，下顎臼歯部の咀嚼痛を訴え，既往歴には一時的な自発痛もみられた．エックス線写真は下顎第二大臼歯近心髄角部付近に及ぶ咬合面う蝕を示したが，根尖病変は認められな

覆髄と断髄 **CHAPTER 3**

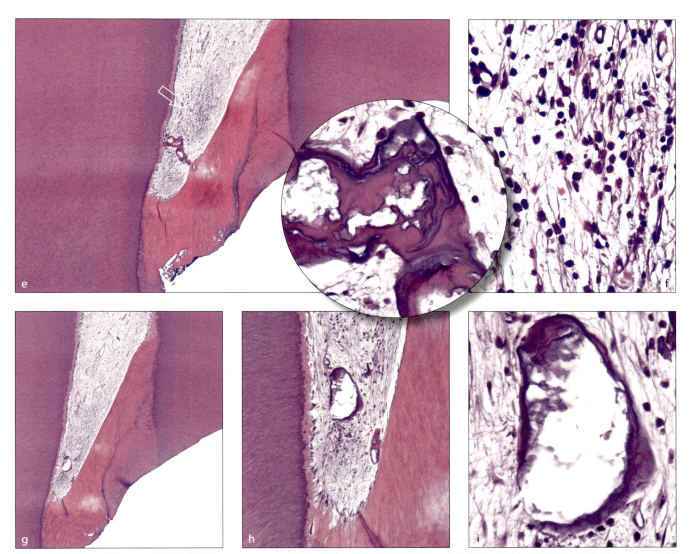

FIG 3-17 残存細菌による持続的歯髄炎症．**FIG 3-16** と同じ患者．（a）上顎左側第一小臼歯部のう蝕．冷刺激に反応があった．自発痛の既往はなし．生活歯髄診断には正常な反応を示した．（b）う蝕除去の最終段階で頬側髄角部に大きな露髄が起こった．前症例と同様に，水酸化カルシウム含有裏層材で露髄部が覆われた後，グラスアイオノマーセメントによって窩洞象牙質が封鎖された．その後，窩洞はコンポジットレジンによって修復された．（c）覆髄から15か月後，矯正治療のため，第一小臼歯の便宜抜歯が必要であった．修復物は臨床的に良好な状態だった．生活歯髄診断に正常な反応を示し，エックス線写真では根尖部に異常を認めなかった．（d）組織の固定を行う前の切断面の形成．コンポジットレジンは完璧に窩洞に適合していた．（e）以前に露髄した部分を通るように切片が作成された．この部位は，新しく形成された石灰化組織によって修復されていた．髄角部の石灰化部分の強拡大像写真を示す（HE染色 ×25，挿入 ×400）．（f）写真（e）の矢印で示した部分の強拡大像（×400）．中等度慢性炎症性細胞の浸潤を認める．（g～i）写真（e）から少し離れた部位．露髄部が石灰化した部位の直下．歯髄のなかに，辺縁が石灰化中の明確な空洞部分を認める．これはわずかな慢性炎症性細胞によって囲まれていた（×25，×100，×400）．

かった（**FIG 3-18a**）．生活歯髄診断はわずかに高い閾値を示していたが，打診痛はなかった．臨床像からは可逆性歯髄炎か不可逆性歯髄炎かの判断に迷う症例であった．われわれはまずう蝕を取り除き，歯髄の保存が可能かどうかを術中の様子によって判断することにした．局所麻酔後，ラバーダム防湿を行い，う窩の開拡を行った．う蝕象牙質の除去を慎重に行った後，近心舌側部の歯髄の露出が認められた．拡大鏡の使用下，歯髄を覆う象牙質の破片を認めた．この部位を除去すれば露髄範囲は広域におよび，出血が明らかであるため，象牙質を一層残し（**FIG 3-18b**），直接

CHAPTER 3　生活歯髄保存療法

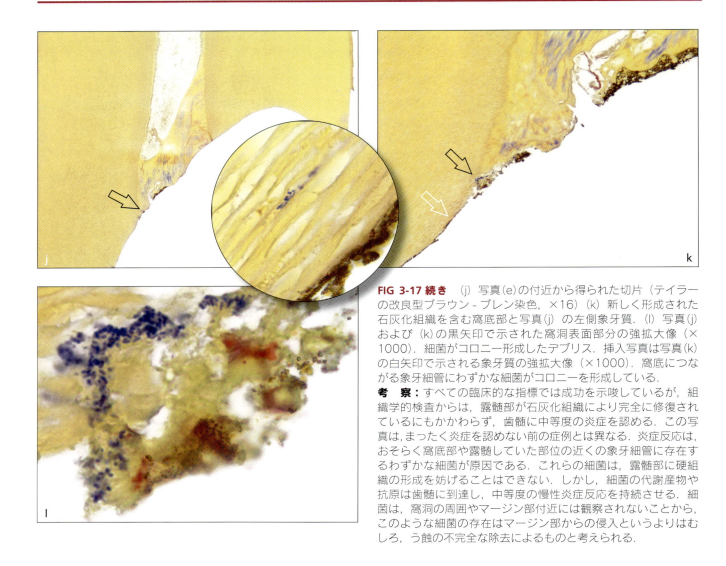

FIG 3-17 続き　(j) 写真(e)の付近から得られた切片（テイラーの改良型ブラウン-ブレン染色，×16）．(k) 新しく形成された石灰化組織を含む窩底部と写真(j) の左側象牙質．(l) 写真(j)および(k)の黒矢印で示された窩洞表面部分の強拡大像（×1000）．細菌がコロニー形成したデブリス．挿入写真は写真(k)の白矢印で示される象牙質の強拡大像（×1000）．窩底につながる象牙細管にわずかな細菌がコロニーを形成している．

考　察：すべての臨床的な指標では成功を示唆しているが，組織学的検査からは，露髄部が石灰化組織により完全に修復されているにもかかわらず，歯髄に中等度の炎症を認める．この写真は，まったく炎症を認めない前の症例とは異なる．炎症反応は，おそらく窩底部や露髄していた部位の近くの象牙細管に存在するわずかな細菌が原因である．これらの細菌は，露髄部に硬組織の形成を妨げることはできない．しかし，細菌の代謝産物や抗原は歯髄に到達し，中等度の慢性炎症反応を持続させる．細菌は，窩洞の周囲やマージン部付近には観察されないことから，このような細菌の存在はマージン部からの侵入というよりはむしろ，う蝕の不完全な除去によるものと考えられる．

覆髄法により歯髄の保護を行うこととした．該当部位は水酸化カルシウムの粉末で覆い，水酸化カルシウム裏層材を貼付した．その後，窩洞を強化型酸化亜鉛ユージノールセメントで修復した．歯髄の再評価を行うために4か月目に再来院してもらうことにしていたが，夜間のひどい自発痛により7か月後に再来院となった．エックス線写真には病的変化は見られなかった．修復物に問題はなく縁部は良好だった．打診痛はなかったが，生活歯髄診断は極端な反応がみられ，とくに冷刺激に対し著しい反応を示した．リエントリーをすることを決め，局所麻酔，ラバーダム防湿後，修復物を除去した．前回の露髄部にはあきらかに石灰化物が存在した（**FIG 3-18c**）．慎重なプロービングを行っても出血はなかったが，わずかな**漿液性浸出**を認めた．この時点で，**不可逆性歯髄炎**の診断が下され，根管治療が計画された．患者は歯の保存治療を拒否し，抜歯を選択した．組織切片ではわずかな石灰化物の形成を認めたが，天蓋部には穿孔が確認された（**FIG 3-18d**, **3-18e**）．このような組織が覆髄処置に反応して形成されたのか，う蝕の進行に反応してすでに形成されていたのかは定かではない．穿孔部直下の歯髄組織は，正常な外観を有する他の歯髄部とは明らかな境界で区切られており，崩壊しているようすが見られた（**FIG 3-18d**, **3-18e**）．組織細菌学的分析では，通常とはかけ離れた結果が得られた．穿孔部には壊死片がみられ，フクシンで赤色に染色された領域が存在したが，細菌性とみられる塊がいくつか確認された．同様に，穿孔部近心壁の象牙質の表層には，フクシン染色された細菌のコロニーがみられた（**FIG 3-18f**）．穿孔下の歯髄の炎症徴候に関するさらなる詳細は，強拡大による観察で明らかとなっ

覆髄と断髄 **CHAPTER 3**

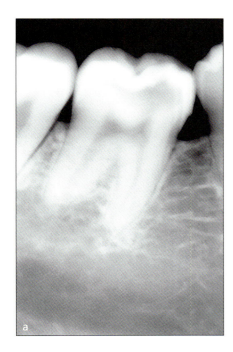
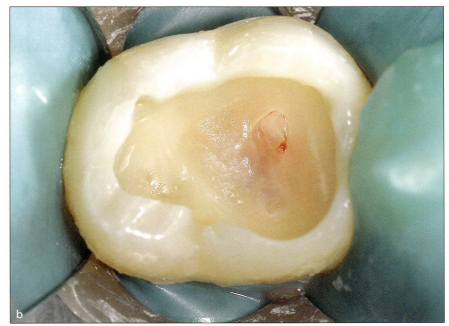
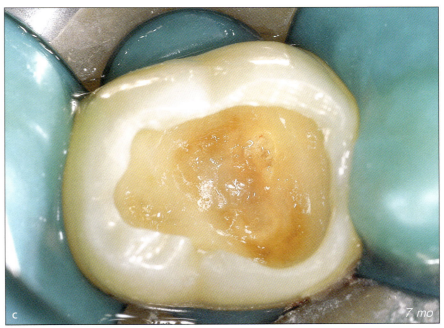

FIG 3-18 直接覆髄の失敗（感染の不十分な除去）．（a）32歳の男性．下顎右側の著しい咀嚼痛と冷刺激痛を訴えて来院．自発痛の既往が何度かあった．第二大臼歯は生活歯髄診断に過剰な反応を示した．エックス線写真において，咬合面から発生した近心髄角部に隣接する重度のう蝕を認めた．根尖部に異常を認めない．（b）手用エキスカベータにて切削後，近心舌側部の髄角が露出し，直接覆髄を行うこととした．露髄部に化学的に純粋な水酸化カルシウム粉末を置き，注意深く滅菌綿球で歯髄組織と周囲の象牙質にいきわたるようにした．その後，粉末と残りの象牙質を覆うように水酸化カルシウム裏層材を塗布した．窩洞を強化型酸化亜鉛ユージノールセメントにて修復し，4か月後に来院するよう伝えた．（c）患者は7か月後になって，歯に痛みが続き，最近鎮痛剤が必要になるほどの強い夜間痛があるという主訴で来院した．生活歯髄診断に過剰に反応し，とくに温度診に過剰に反応した．エックス線写真では根尖部に病的変化を認めなかった．窩底部の検査をすることを決め，局所麻酔後，ラバーダム防湿を行い，修復物を取り除いた．以前露髄していた近心舌側髄角部に石灰化組織による修復は起きておらず，細いプローブが容易に挿入できる状態であった．プロービングにより出血はなかったが，露髄部から浸出液を認めた．不可逆性歯髄炎と診断し，根管治療を薦めた．

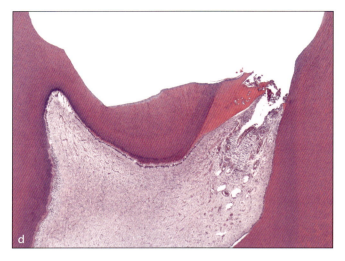
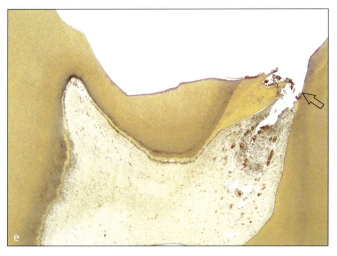
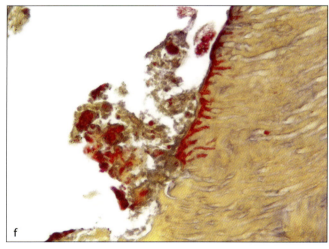
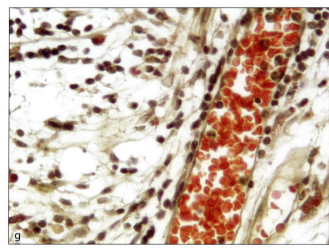

た．単球が多いのが特徴的なこの組織では，血管の拡張も観察された（**FIG 3-18g**, **3-18h**）．血管内腔は赤血球で満たされており，化学走性で細胞間隙組織へと引き寄せられた急性・慢性炎症性細胞が血管壁からすり抜けるようすが確認された（**FIG 3-18h**）．また，貪食された細菌のものと考えられる赤く染色された粒子が細胞質内にみられる細胞も存在した（**FIG 3-18h**）．この症例の組織学的，組織細菌学的発見は，感染が歯髄保存療法によってもたらされたものであることを完全に裏づけている．とくにこの症例に関しては，壊死と細菌塊がすでに髄角部の小さな部位に及んでおり，それが誤診を招いたと考えられる．そして，細菌が不幸にも窩底や露出部に残存していたようで，その結果，歯髄の崩壊が続いてしまったことは明らかである．直接覆髄の転帰が不確実であることの理由は，適切な臨床手技を用いて象牙質と歯髄の生物学的状態を確認できる評価基準がないためである[52]．

保存治療から数か月あるいは数年以内に起こる失敗は，大抵の場合，感染の持続が原因である．すなわち，窩洞底の象牙質や歯髄の壊死巣に残る細菌が臨床的診断を逃れている可能性が考えられる[53]．

一方，治療後長期間経過して起こる問題は，二次感染をはじめとした歯髄の再感染と深い関係がありそうである．細菌の侵入ルートとしては，いわゆる「象牙質橋」を介してであるが，この硬組織のバリアを防御的なものとみなす研究者もいることを強調したい[15,22]．また，バリアは修復物が脱離した際に，細菌感染を防ぐ可能性があるとも報告されている[54]．しかしながら，**動物とヒトを用いた多くの実験的研究において，バリアによる保護は十分有効とはいえないことが明らかになっている**[31,55,56]．実際，このバリアは均質とはいい難く，多孔性で冠部の修復物の辺縁が破損した場合には，歯髄へ細菌の侵入が起こる可能性がある（**FIG 3-15g**, **3-15h**, **3-15k**）．このメカニズムは，

覆髄と断髄　CHAPTER 3

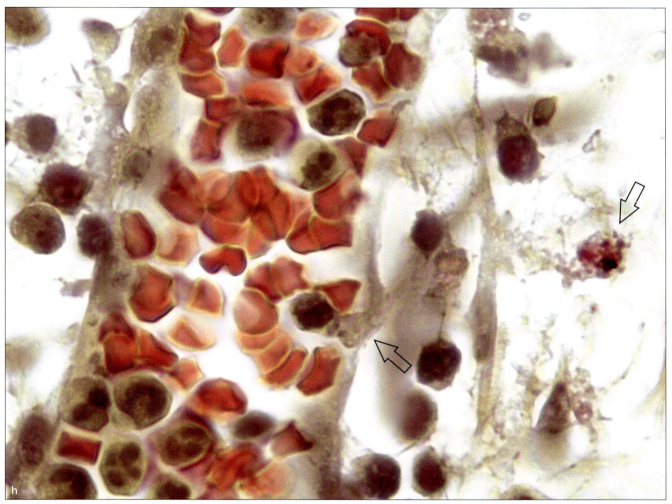

FIG 3-18 続き　(d) 患者はあらゆる保存的治療を拒否し，抜歯を希望した．抜歯後，光学顕微鏡により観察された．切片は露髄部を通るように作成されている．不完全な石灰化物が認められた．しかしながら，この石灰化物が覆髄後に形成されたものか，進行したう蝕に対する反応として既に存在していたものかを判断することはできない．全体像は，近心歯髄腔は組織が崩壊しているが，それ以外は正常であることを示している（HE染色，×16）．(e) 写真(d)の次の切片（テイラーの改良型ブラウン‐ブレン染色，×16）．(f) 写真(e)に示された矢印部露髄部の近心象牙質壁の強拡大像（×400）．フクシンに染色された細菌が，表層に存在する壊死組織や象牙細管にコロニー形成している．(g) 写真(e)の露髄部直下の炎症性組織の強拡大像（×400）．多数の単核の炎症性細胞が集積する特徴的な部位に，充血した血管が縦断している．(h) 血管の強拡大像（×1000）．写真(g)で示したものよりもより歯冠側の部分．管腔内には，赤血球に加えて多くの多形核白血球が認められる．炎症部の走化性によって引き寄せられたものである．いくつかの炎症性細胞は，すでに循環から離れ，間質組織に達しており，他の炎症性細胞はまさに離れようとするところである．左側の矢印は変形した白血球を示している．血管内皮細胞に接着しながら，間質組織へと遊走準備をしているところである．右側の矢印はフクシンに染色された貪食した粒子で満たされた細胞質のある細胞である．おそらく，この粒子は貪食された細菌片であると考えられる．

考　察： この症例は直接覆髄の失敗例であり，露髄部の細菌の持続感染が関係していることに疑いはない．

覆髄症例の長期にわたる経過観察後，歯髄生存率が下がっていることをよく説明している．このことは，Hørstedら[20]とBarthelら[57]の研究によって導き出された．ここ最近の臨床研究によると，過去5年間の失敗率は45％であったのに対し，10年間では急激に増加して80％となった．

直接覆髄後の失敗を**FIG 3-19**～**FIG 3-22**に示す．これらの写真は処置から臨床的失敗の診断に至るまでの時間が3年7か月（**FIG 3-19**）の例から8年（**FIG 3-20**）の例とさまざまである．これらの症例では急性症状を起こした後に失敗が判明した（**FIG 3-19**～**3-22**）が，症状がまったく見られずに歯髄変性が起る場合もあることに注目しておく必要がある．そのような状態は，定期的な経過観察で生

CHAPTER 3　生活歯髄保存療法

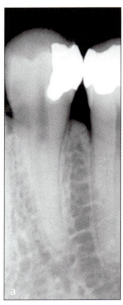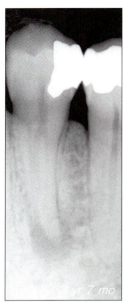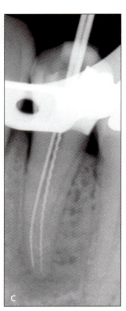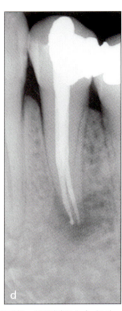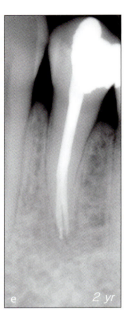

FIG 3-19　直接覆髄の失敗例．（a）下顎左側両小臼歯部の覆髄直後のエックス線写真．露髄部は小さく，術前の症状はない．（b）3年7か月後，患者は|4 の自発痛を訴えて来院．生活歯髄診断に反応を示さなかった．打診に反応があった．|5 は正常な反応を示した．エックス線写真は|4 の根尖病変を認めた．（c, d）根管治療が行われた．（e）2年後，エックス線写真において，根尖病変は治癒していた．

活歯髄診断に対する無反応や，エックス線透過性の亢進を見つけることで明らかにされる．**FIG 3-19** と **3-20** の症例では，覆髄後，長期の経過を経て根尖病変を示し，その後，適切な根管治療によって治癒した．覆髄が失敗した場合に歯の根管から除去した歯髄組織の破片を組織学的に分析すると，一定の割合で細菌塊が見つかる（**FIG 3-21g, 3-21h**）．

5年6か月前に直接覆髄法が行われた大臼歯の露髄部から多量の細菌塊が検出された．これは，患者に多大な疼痛をもたらしていた原因であった（**FIG 3-22c ～ 3-22e**）．患者は根管治療を希望しなかったため抜歯に至った．露出部を含む組織標本では，冠部歯髄が完全に破壊していた．また，同部位には多量の壊死片がみられ，細菌のコロニー形成が広がっていた（**FIG 3-22c, 3-22d**）．そして，活発に貪食を行う多形核白血球が周囲に集合しており，なかには細胞質に細菌や貪食された細菌の破片を含んでいるものもあった（**FIG 3-22e**）．

これらの観察結果は，覆髄処置の失敗を決定づけるうえでの感染の基本的役割を（初期感染の継続，術後の細菌漏洩にかかわらず）裏づけている．しかしながら，多くの症例において細菌が切削後も残っていたことが原因で失敗したのか，それとも細菌がそののち漏出したことによる失敗なのかを臨床的観点から判断することは極めて困難である．いくつかある失敗原因のなかでも，感染象牙質破片が歯髄組織に入りこむ場合について触れておきたい．これは，細心の注意をもって軟化象牙質の最後の一層までを除去しない限りは，実際に起こり得ないことである．感染していない象牙質の破片は，新しく形成される組織に組み込まれ，成長因子やその他の重要な分子を放出して石灰化組織の形成を促す[58] が，感染した破片は病変部を悪化させたり，歯髄における継続的な細菌性炎症の原因となったりする（**FIG 3-20**）．したがって，う蝕の除去により歯髄の炎症的破壊リスクが増大する場合もある．破片は臨床的に確認できるほど大きいものもあるし，見つからずに残ってしまうものもある．

このようなリスクを最小限に抑えるため，Cvek[18] は有望な処置法を考案した．いわゆる「**部分的断髄法**」とよばれるもので，Granath と Hagman が報告した歯髄切断法を用いている[35]．歯髄組織は，大量の注水下で高速回転のダイヤモンドバーによって損傷を最小限に留めた形で切断される．創傷面は，覆髄される前に完全に清浄され，平面が保たれる．この方法を用いて，穿通性う蝕の治療を行った若年者の歯を対象に縦断的研究を行った．その結果，生活歯髄の5年生存率は90％であった[17, 59]．しかしながら，成熟した成人の歯について類似データは存在しない．覆髄あ

覆髄と断髄　CHAPTER 3

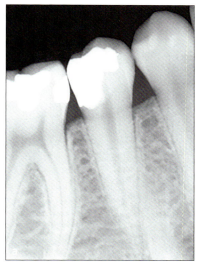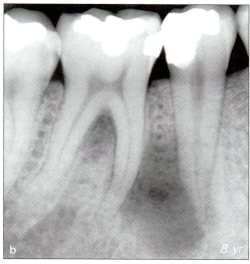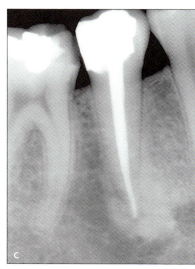

FIG 3-20 直接覆髄の失敗例．（a）16歳の女子，5̄を直接覆髄後のエックス線写真．診療録によると，う蝕除去終了時，象牙質の削片が露髄した歯髄組織の中に入っているのを認めた（拡大視野下）．多量の洗浄によって削片を除去しようと試みたが，成功しなかった．それでも，直接覆髄を試みた．（b）8年後，患者は歯肉の腫脹と痛みを訴えて来院．歯は動揺し，打診痛および咀嚼痛を訴えていた．生活歯髄診断には反応しなかった．エックス線写真では，小臼歯と大臼歯の近心根の間に及ぶ骨吸収像が認められた．6̄は生活歯髄診断に正常に反応した．（c）5̄に根管治療を行い，5年後の経過観察では，根尖部のエックス線透過像は消失していた．しかし，異常な骨形成（骨硬化）をともなう治癒が生じた．

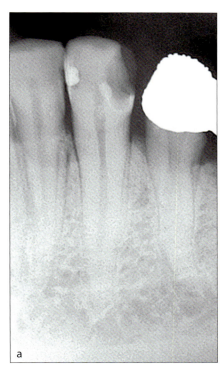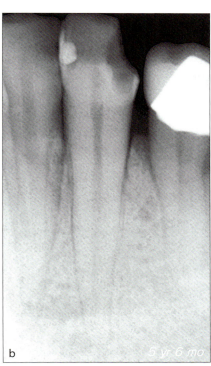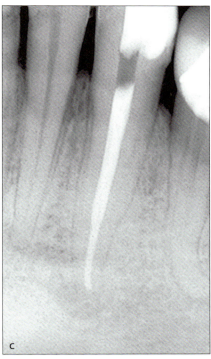

FIG 3-21 直接覆髄の失敗例．（a）|3 の遠心部に直接覆髄を行い，コンポジットレジンによって修復された．（b）5年半後，著しい自発痛を呈した．エックス線写真から根尖病変は認めない．生活歯髄診断，とくに温度診に対しては極端な反応を示した．打診痛（−）であった．（c）根管治療が行われ，歯髄は組織学的検査のための処理が行われた．

CHAPTER 3　生活歯髄保存療法

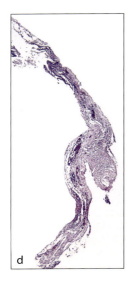
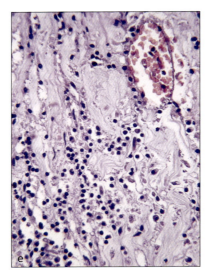
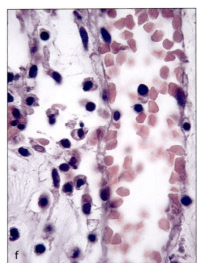
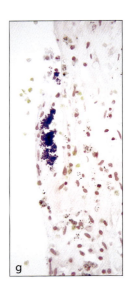
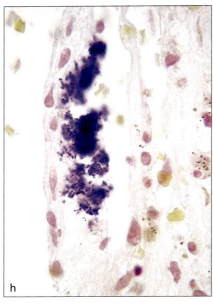

FIG 3-21 続き　（d〜f）すべての拡大率において，重度の炎症を認める（HE染色，×25，×400，×1000）．（g, h）細菌染色では，歯髄に限局的な細菌の集合体が認められる（テイラーの改良型ブラウン-ブレン染色，×400，×1000）．（Ricucci[52]から許可を得て転載）

るいは断髄の転帰に関して重要とされるもう1つの要因は，**機械的露髄後の出血の程度**である[27,28,32,60,61]．**コントロールが困難なほど出血が多量な場合は重度の炎症が疑われる**．これらの状況下では，患部への覆髄材の適用は困難である．Schröder[62]は多量の血餅は治癒を遅らせると報告している．しかしながら，血餅と治癒との関連性はまだ明らかになっていない[31]．そして，血餅は水酸化カルシウムと残存歯髄の表面を適切に接触させるのを妨げるほか，感染も引き起こしやすい．一方で，感染を管理できるのであれば，血餅は組織再構築に有用な基質にもなりうる[63]．

最後に，**患者の年齢**も重要な要素である．いくつかの研究では，覆髄と断髄の転帰に対する年齢の影響が確認されている[20, 64]．後ろ向き研究において，Hørstedら[20]は，患者の年齢が10歳から30歳の場合歯髄生存率は90%を超え，50歳から80歳の場合は70%に下がると結論づけている．これらの違いとしては，若年者の歯では歯髄の体積が多く，血流が豊富であることが理由として挙げられている．このような歯は治療に対してより反応が良く，歯髄保存治療に適している．

覆髄と断髄　**CHAPTER 3**

FIG 3-22　直接覆髄の失敗例. (a) 6̲ 遠心部の重度う蝕．う蝕除去後，露髄が生じた．直接覆髄を行った後，アマルガムによって修復された．(b) 5 年半後に激痛を生じた．温熱刺激によって疼痛が誘発され，冷刺激には正常な反応を示した．打診に反応があった．エックス線写真は近心根に歯根膜腔の拡大を認めた．患者は根管治療を望まなかったので，抜歯が行われた．(c) 露髄部を通るように切片を作成した．不完全な石灰化組織を認める．両側には多量の細菌コロニーが存在していた（テイラーの改良型ブラウン-ブレン染色，×25）．(d) 露髄部に存在する不定形組織は，細菌が広範囲にコロニー形成していた（×1000）．(e) 歯髄腔内には多量の多形核白血球の集積が認められた．写真中央部にある多形核白血球の 1 つは，細菌や細菌の断片を貪食している（青色に染色されている．×1000）．(Ricucci[52] から許可を得て転載)

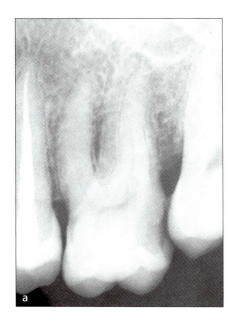
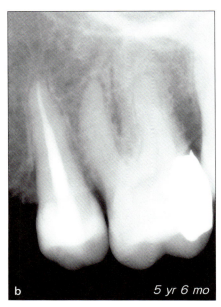
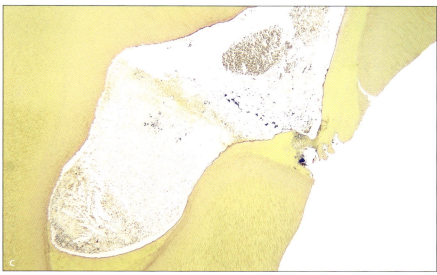
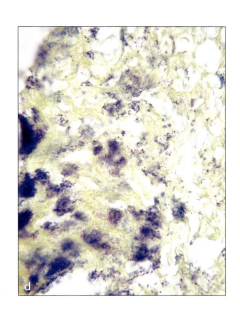
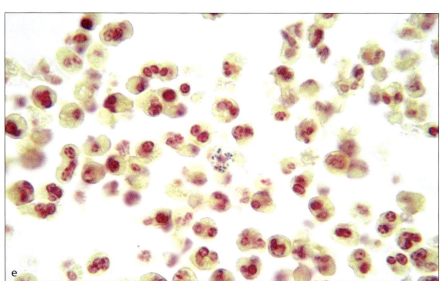

97

間接覆髄法

間接覆髄法という用語は，もともと「自然な調整」もしくは「間接的な調整」というというフランス語の文献に由来し，う蝕象牙質を永久的に修復物下に残したままにしておくことを意味する．この方法が最初に報告されたのは，Fauchardにより1746年に発表された文献にまで遡る[65]．そのなかでは重度のう蝕を治療する場合「露髄させる，あるいは現況より悪化させるより，う蝕象牙質を歯髄保護のために残しておいたほうがよい」と考えられた．また，Sir John Tomes[66]もまた1859年に同じ方法を行い「露髄させるよりは歯質を残したほうがよい」と示唆した．歯内療法が進化し，もはやこの考え方は不要となったが，1908年にBlack[67]は一般的概念として「覆髄前に創傷部を洗浄することが重要である」と提唱した．

「間接覆髄法」という用語は，**う蝕病変の切削を中止し，歯髄付近に少量のう蝕象牙質を残しておき，その後，二次的な象牙質の保護層が生成した頃にリエントリーし，その組織を除去する方法**を表すのに一般的に使用される[68]．しかしながら，リエントリー法を推奨していない著者らも同様に存在する[69]．

修復物の下に虚弱な象牙質を永久に残すという見解は，誤解から生じたものだ．Massler[70]は，病巣表層部には「感染」があり，その下の軟化象牙質は「病んで」いるものの，感染はしておらず，硬化象牙質に細菌は存在しないと述べた．Fusayamaはこの見解を支持し「う蝕が象牙質に達している場合，軟化は深く進行し変色をともなうが，細菌の侵入はもっとも表層に限局している」と記述している．これは，組織学的・微生物学的研究の結果やCHAPTER 2で述べたエビデンスと明らかに異なっている（FIG 2-6, 2-9）．

Nygaard-Østbyは[71]，歯髄隣接部にう蝕が進行した場合に考えられる「シナリオ」で注目を集めた．1つ目は，一次象牙質の完全な層が存在し，う蝕病変と歯髄を隔てている可能性である．この場合，歯髄の炎症性徴候は限局的で，いうまでもなくう蝕象牙質を残存させることに何の利益もない．単に良好な修復過程が妨げられ，炎症が進行するだけだ．2つ目は，う蝕病変が炎症性象牙質や歯髄組織にまで侵攻している場合である．歯髄への重度炎症がこの症例では明らかに起こっている．感染組織を残しても膿瘍が形成されたり，壊死部が拡大するだけである．したがって，部分的象牙質除去法が実際に感染を抑制すると明言するには疑問が残る．

結論として，感染歯質を永久的に修復物の下に残すというのは生物学的観点から容認することはできない．意図的に行われたとしても，遅かれ早かれ，保存的処置を行った多くの歯に対して根管治療が必要になる．

歯科医師が重度う蝕の治療で切削を行っている最中に露髄のリスクがつねにあると考えられる場合は，「**重度う蝕の治療，あるいはう蝕管理**」とよばれる2段階介入が代替法として行われる場合もある．その方法を以下に記す（**FIG 3-23, 3-24**）．

初診

1. ラバーダム防湿を行い，術野を無菌的に確保する．
2. すべての窩壁からう蝕病巣を完全に除去する．
3. 露髄が予測される場合には，歯髄上に一層う蝕象牙質を残存させる．
4. 強い作用のある薬は使用しない．
5. 十分量の水で窩壁を洗浄し，小綿球でよく水分を取り除く．
6. 歯髄上の象牙質に水酸化カルシウム裏層材を塗布する．
7. すべての窩壁上にセメントを塗布する．
8. アマルガムあるいはコンポジットレジンによって修復を行う．
9. カルテに処置内容を記載し，90日経過観察を行う．

この期間に症状が消失しない場合や症状が現れた場合には，髄室を開拡して抜髄後根管治療を行う．しかしながら，この期間にいかなる症状も出現しない場合には，治療の2段階目に進むことができる．

再診

1. ラバーダム防湿を行い，術野を無菌的に確保する．
2. すべての修復物を除去し，歯髄壁上に残存しているう蝕象牙質を完全に取り除く．
3. 露髄が起こらないならば（**FIG 3-23d**），上記の方法を繰り返して歯を永久的に修復する．露髄した場合（**FIG 3-24d**）には抜髄を行う．

特筆すべきは，**修復法にクラウンを選択する場合や，歯をブリッジの支台として使用する場合は，根管治療を考慮する**ということである．

2段階での切削は，歯科医師が歯髄の生死の判断を可能にし，歯髄を覆う新たな組織の確認も行うことができると

覆髄と断髄　**CHAPTER 3**

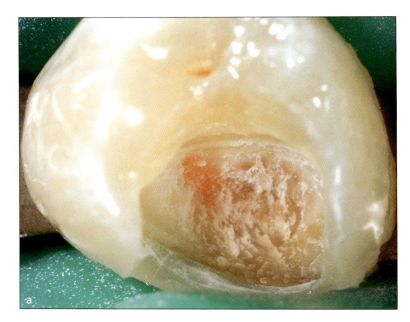

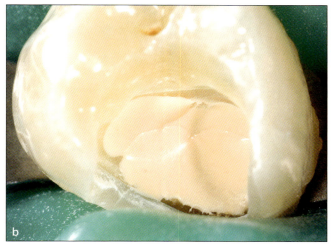

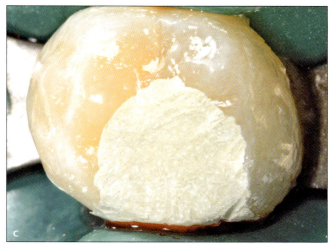

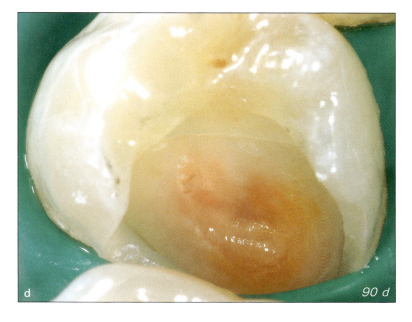

FIG 3-23 2段階法による間接覆髄の臨床手順．14歳の男子，下顎第二小臼歯部遠心部重度う蝕．咀嚼痛と甘味痛を訴えていた．自発痛の既往はない．(a) 局所麻酔後，ラバーダム防湿を行い，遊離エナメル質とう蝕を除去した．しかし，露髄が起こりそうな部位でう蝕の除去を中止した．歯髄を覆う軟化象牙質は残した．(b) この上を水酸化カルシウム裏装材で覆った．(c) 窩洞全体は強化型酸化亜鉛ユージノールセメントによって修復された．(d) 90日間の経過観察を行ったが，症状を呈することはなかった．生活歯髄診断に正常な反応を示した．象牙質上の裏層材と修復物が除去された．硬い象牙質が現れるまでう蝕除去を続けた．う蝕による露髄を疑われた髄角部上に，石灰化した物質を認めた．2回目のう蝕除去において露髄を認めなかったので，髄壁の保護を行い，最終的な修復処置を行った．

CHAPTER 3　生活歯髄保存療法

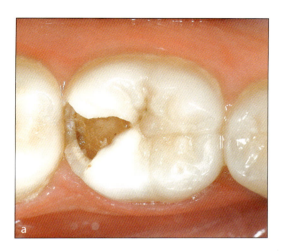
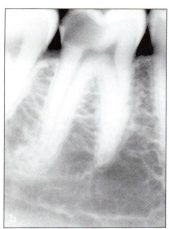
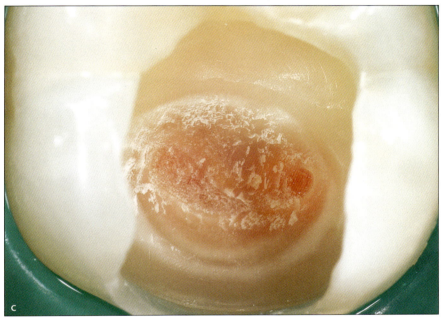
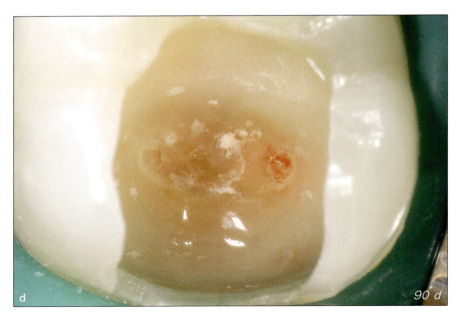

FIG 3-24　2 段階法による間接覆髄後の不可逆性歯髄炎．（a）20 歳の男性，下顎第一大臼歯部の進行したう蝕．咀嚼痛と冷刺激による誘発痛があった．自発痛の既往はない．生活歯髄診断に極端な反応を示した．（b）エックス線写真において遠心髄角部に近接するう蝕を認めた．しかし，根尖部の異常は認めない．（c）この時点で可逆性歯髄炎か不可逆性歯髄炎の診断を下すのは不可能であった．崩壊した部位の除去を開始することにした．手用エキスカベータによる慎重なう蝕除去後，髄角部に露髄を認めた．そして，深部にまだう蝕が存在するのは明らかである．この部位を除去した場合，髄腔に大きな露髄が生じると予測されたので，間接覆髄を行った（一部分は直接覆髄を行った特殊な症例）．窩洞のもっとも深い部位と周囲の象牙質を水酸化カルシウム裏層材で覆った．その後，強化型酸化亜鉛ユージノールセメントにより窩洞全体を封鎖した．3 か月後の経過観察が予定された．患者には痛みが出る可能性と，その場合，抜髄と根管治療が必要であると説明した．（d）患者は 90 日後に来院し，とくに臨床症状を認めなかった．エックス線写真像はわずかな歯髄腔の狭窄を示していた．そして，遠心根根尖部はエックス線不透過像を呈していた．生活歯髄診断はわずかな反応を示した．打診痛はなかった．暫間的充填物を除去した後，露出部には**石灰化物の形成を認めなかっ**た．根尖部骨硬化像だけでなく温度診・電気診による反応に対する弱い応答をあわせて考察すると，不可逆性歯髄炎という診断が考えられる．抜髄が計画された．

いう利点がある．この方法は，一度の切削により引き起こされる露髄の頻度と比較して，露髄の頻度を減少させるという点で高く評価され，臨床試験において有望な結果をもたらした[72,73]．BjørndalとThylstrup[74]らは臨床試験によってこれを確認している[94]．歯の重度う蝕は切削による露髄が予測されたが，2段階法を採用したところ，露髄に至ったのはわずか5歯であった．これにより，2段階法による歯の切削は露髄の頻度を減らすことができると結論づけることは理にかなっている．

ある期間，口腔環境からう蝕病巣を密閉すると，酸生成細菌は食物から栄養分を摂取できなくなると考えられている．結果としてわずかな酸が産生されるが，未感染である軟化象牙質は再石灰化される．口腔環境からう蝕病巣部を密閉することで，細菌数が減少するというこの仮説は，多くの報告によって裏付けられている[75〜78]．

2段階による切削を支持するエビデンスを評価する場合，臨床経過を報告している文献において，それらの症例が慎重に選択されていることに留意する．その多くは，組織の浸潤が限られており，歯髄は未だ好ましい状態にあって，多かれ少なかれ**原生象牙質**の完全な層が存在すると考えるのが自然だ．

2段階法における間接覆髄の臨床手順を **FIG 3-23** に示す．若年男性の下顎第二小臼歯で重度の遠心部う蝕の症例である．症状から可逆性歯髄炎であると推測された．

手用エキスカベータによる深部の切削中，軟化組織を完全に除去すると露髄に至ると思われた（**FIG 3-23a**）．したがって，切削を中止し，水酸化カルシウム含有裏層材によって残存象牙質う蝕を覆う間接覆髄を行うのが好ましいと判断された（**FIG 3-23b**）．窩洞は強化型酸化亜鉛ユージノールセメントによって修復された（**FIG 3-23c**）．3か月後，症状がなかったため2段階目へと進み，修復物をいったん取り除き，残存する軟化象牙質を除去した．これにより，露髄させることなく硬化象牙質の窩底が得られた（**FIG 3-23d**）．窩底部を保護した後，最終的にこの部位を修復した．

一方で **FIG 3-24** に示す大臼歯部においては似たような結果が得られなかった．この症例では，広範に及ぶ露髄が起こる前に切削を中断し（**FIG 3-24c**），間接覆髄が行われた．90日後，歯髄はわずかに生活歯髄診断に反応し，切削を継続したところ髄角部に露髄が起きたが，出血はなかった（**FIG 3-24d**）．総じて，これらの所見から不可逆性歯髄炎（部分壊死）の診断に至り，根管治療が必要と判断された．

断髄

断髄とは歯髄の部分的除去を意味し，通常は根管開口部上（髄質部）の冠部歯髄の除去を含む．この方法は，**根尖部の形成を促さなければならない根未完成歯に対する選択肢**として考えられている．

根尖部が完成している歯においては，切削時に髄質部の部分壊死がみられる場合に適応されることもある．断髄はダイヤモンドバーを用いて，高速で適切な注水下で行われなければならない（**FIG 3-25c**）．いったん，止血が得られれば，歯髄創傷部は水酸化カルシウムの粉末によって覆われ，窩洞は一時的な修復物によって修復される．90日後，修復部は除去され，治療が成功している場合には，切断された歯髄を覆う石灰化組織が観察されるであろう（**FIG 3-25g**）．断髄は急性症状をともなう歯髄の病態に対する緊急処置としてもっとも頻繁に行われるが，この場合は一時的な処置であり，水酸化カルシウムで断髄部を覆うことはなく，後日，抜髄と根管治療が行われる[1]．

この処置は，**一般的に急性症状を取り除くためには有効であるが，永久的な治療としてはみなされない**．その理由は，歯髄の感染が髄質内に留まるものなのか，根管開口部を超えるものか歯科医師が判断できないからである．この状況を **FIG 3-26** に示すが，緊急の断髄処置が上顎第一大臼歯に対して行われ，患者の希望により抜髄にはいたらなかった．6年後，修復物を取り除くと，断髄部の根尖側に壊死巣と細菌感染が確認されており，根管開口部に石灰化バリアはまったく形成されていなかった（**FIG 3-26i**）．

CHAPTER 3　生活歯髄保存療法

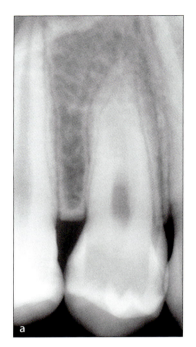
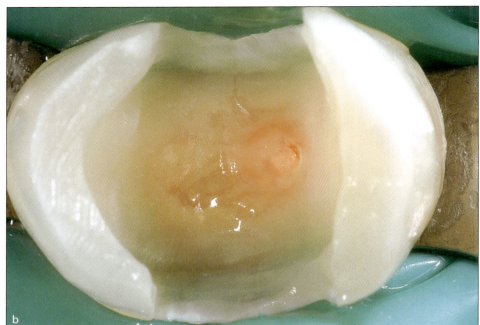
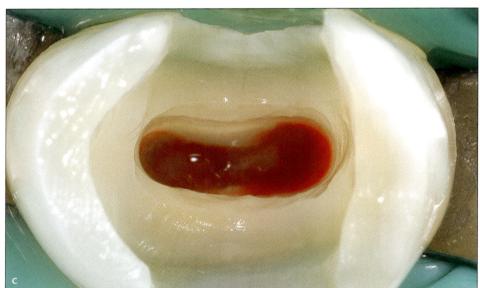
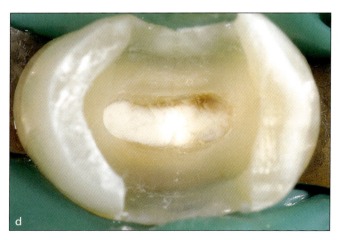
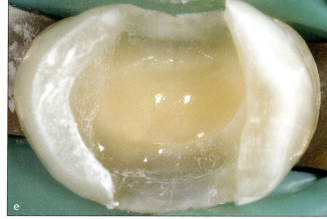

覆髄と断髄 **CHAPTER 3**

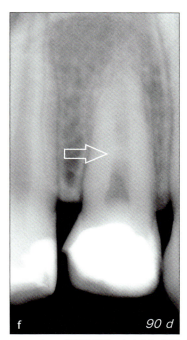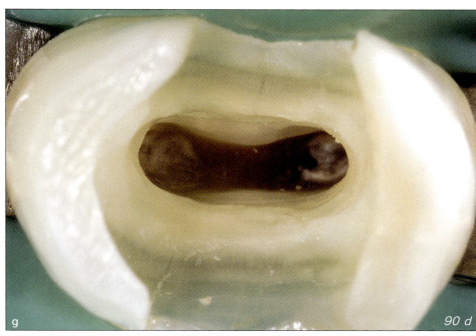

FIG 3-25　断髄処置.（a）若い男性の広範なう蝕による崩壊をともなう上顎小臼歯部.自発痛の既往はない.しかし,咀嚼痛があった.（b）注意深いう蝕の除去後,出血のない露髄が認められた.（c）断髄を行うことにした.滅菌綿球によって止血を行った.（d）断髄部は水酸化カルシウムの粉末によって覆われた.（e）その後,自己硬化型水酸化カルシウム裏層材,そしてグラスアイオノマーセメントを用いた.前の症例のように窩洞は強化型酸化亜鉛ユージノールセメントによって修復された.（f）90日後,修復物除去直前のエックス線写真.根管口部の石灰化（矢印）に注目.（g）修復物は除去され,水酸化カルシウムを洗い流すと,2か所の根管開口部の明らかな石灰化を認めた.この症例では処置は成功し,最終修復を行うことができた.

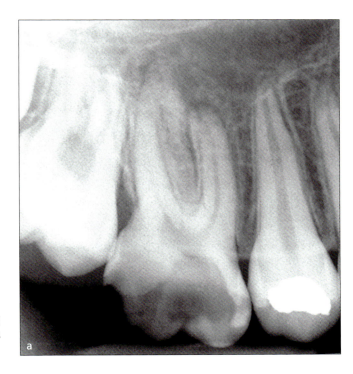

FIG 3-26　断髄後の歯髄壊死.（a）13歳の男子,上顎第一大臼歯部の激痛で来院した.エックス線写真から歯冠が崩壊していることがわかる.

CHAPTER 3 生活歯髄保存療法

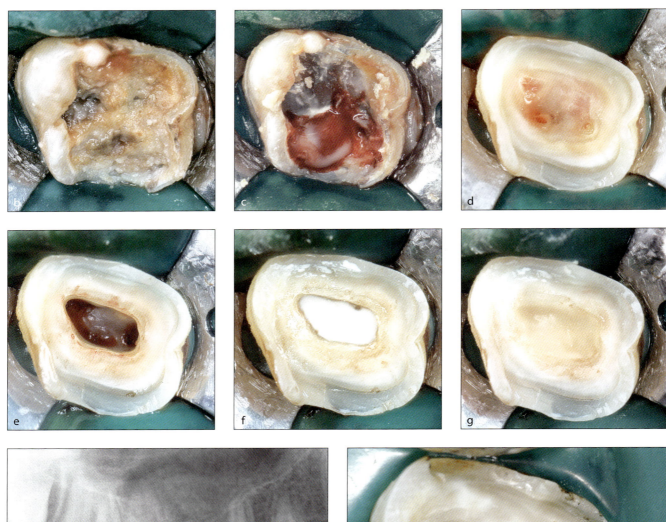

FIG 3-26 (b) 緊急処置として断髄を行った．局所麻酔後，ラバーダム防湿を行った．(c) う蝕除去を開始すると，歯髄腔から血液が混じった排膿を認めた．(d) 注意深いう蝕除去の後，複数の露髄を認めた．(e) 天蓋と冠部歯髄は除去された．(f) 根管口部の切断された歯髄の上に化学的に純粋な水酸化カルシウムを置いた．(g) その後，グラスアイオノマーセメントを一層充填した．その後に，最終的な歯内療法が計画された．(h) この治療のあと，臨床症状は消失し，患者は歯内療法を希望しなかった．次の治療で，歯冠部はアマルガムで修復された．患者には症状が現れた場合には来院するように伝えた．6年間いかなる症状も呈さなかったが，患者は咀嚼痛を訴え，来院した．温度診に反応を示さず，打診痛を認めた．エックス線写真では，近心根根尖部で歯槽硬線の連続性の消失を認めた．(i) この時点で，患者は根管治療を行うことを受け入れた．修復物の除去後，根管開口部は石灰化組織の形成がなく，空洞であった．歯髄は時間の経過とともに変性していた．（Ricucci[52] から許可を得て修正・転載）

参考文献

1. Bergenholtz G, Hørsted-Bindslev P, Reit C. Textbook of Endodontology. Oxford: Backwell Munksgaard, 2004.
2. Langeland K. Management of the inflamed pulp associated with deep carious lesion. J Endod 1981;7:169–181.
3. Edwardsson S. Bacteriological studies on deep areas of carious dentine. Odontol Revy 1974;(Suppl)32:1–143.
4. Lima KC, Coelho LT, Pinheiro IV, Rôças IN, Siqueira JF, Jr. Microbiota of dentinal caries as assessed by reverse-capture checkerboard analysis. Caries Res 2011;45:21–30.
5. Cyr G, Arvis L, Safavi KE, Langeland K. Major etiologic factors leading to root canal procedures. J Endod 1985;10:145 (abstract #131).
6. Langeland K, Langeland LK. Cutting procedures with minimized trauma. J Am Dent Assoc 1968;76:991–1005.
7. Langeland K, Langeland LK. Problems of intradental testing of restorative materials. Int Endod J 1981;14:80–101.
8. Langeland K, Langeland LK. Pulp reactions to cavity and crown preparation. Aust Dent J 1970;15:261–276.
9. Ricucci D. Endodonzia preventiva. Risposta pulpare alla carie. Dental Cadmos 2006;10:1–21.
10. Ricucci D, Giudice M. Procedure restaurative adesive, filtrazione batterica marginale e reazioni pulpari. Riv Ital Stomatol 2002;4:153–182.
11. Hørsted-Bindslev P, Lovschall H. Treatment outcome of vital pulp treatment. Endod Topics 2002;2:24–34.
12. Bergenholtz G, Spångberg L. Controversies in endodontics. Crit Rev Oral Biol Med 2004;15:99–114.
13. Nyborg H. Healing processes in the pulp on capping. Acta Odontol Scand 1955; 13(Suppl):1–130.
14. Schröder U. Effects of calcium hydroxide-containing pulp-capping agents on pulp cell migration, proliferation, and differentiation. J Dent Res 1985;64:541–548.
15. Zander HA, Glass RL. The healing of phenolized pulp exposures. Oral Surg Oral Med Oral Pathol 1949;2:803–810.
16. Nyborg H. Capping of the pulp. The processes involved and their outcome. A report of the follow-ups of a clinical series. Odontol Tidskr 1958;66:296–364.
17. Calişkan MK. Pulpotomy of carious vital teeth with periapical involvement. Int Endod J 1995;28:172–176.
18. Cvek M. A clinical report on partial pulpotomy and capping with calcium hydroxide in permanent incisors with complicated crown fracture. J Endod 1978;4:232–237.
19. Haskell EW, Stanley HR, Chellemi J, Stringfellow H. Direct pulp capping treatment: a long-term follow-up. J Am Dent Assoc 1978;97:607–612.
20. Hørsted P, Søndergaard B, Thylstrup A, El Attar K, Fejerskov O. A retrospective study of direct pulp capping with calcium hydroxide compounds. Endod Dent Traumatol 1985;1:29–34.
21. Lim KC, Kirk EE. Direct pulp capping: a review. Endod Dent Traumatol 1987;3:213–219.
22. Stanley HR. Criteria for standardizing and increasing credibility of direct pulp capping studies. Am J Dent 1998;11:S17–S34.
23. Ward J. Vital pulp therapy in cariously exposed permanent teeth and its limitations. Aust Endod J 2002;28:29–37.
24. Bender IB. Reversible and irreversible painful pulpitis: diagnosis and treatment. Aust Endod J 2000;26:10–14.
25. Maryniuk GA, Haywood VB. Placement of cast restorations over direct pulp capping procedures: a decision analytic approach. J Am Dent Assoc 1990; 120:183–187.
26. Baume LJ, Holz J. Long term clinical assessment of direct pulp capping. Int Dent J 1981;31:251–260.
27. Stockton LW. Vital pulp capping: a worthwhile procedure. J Can Dent Assoc 1999;65:328–331.
28. Schröder U. Reaction of human dental pulp to experimental pulpotomy and capping with calcium hydroxide. Odontol Revy 1973;24(Suppl):5–22.
29. Schröder U, Sundstrom B. Transmission electron microscopy of tissue changes following experimental pulpotomy of intact human teeth and capping with calcium hydroxide. Odontol Revy 1974;25:57–68.
30. Schröder U, Granath LE. Scanning electron microscopy of hard tissue barrier following experimental pulpotomy of intact human teeth and capping with calcium hydroxide. Odontol Revy 1972;23:211–220.
31. Hørsted P, El Attar K, Langeland K. Capping of monkey pulps with Dycal and a Ca-eugenol cement. Oral Surg Oral Med Oral Pathol 1981;52:531–553.
32. Stanley HR, Lundy T. Dycal therapy for pulp exposures. Oral Surg Oral Med Oral Pathol 1972;34:818–827.
33. Mjör IA, Dahl E, Cox CF. Healing of pulp exposures: an ultrastructural study. J Oral Pathol Med 1991;20:496–501.
34. Cvek M, Granath L, Cleaton-Jones P, Austin J. Hard tissue barrier formation in pulpotomized monkey teeth capped with cyanoacrilate or calcium hydroxide for 10 and 60 minutes. J Dent Res 1987;66:1166–1174.
35. Granath L-E, Hagman G. Experimental pulpotomy in human bicuspids with reference to cutting technique. Acta Odontol Scand 1971;29:155–161.
36. Heys DR, Fitzgerald M, Heys RJ, Chiego DLJ. Healing of primate dental pulps capped with Teflon. Oral Surg Oral Med Oral Pathol 1990;69:227–237.
37. Cox CF, Keall CL, Keall HJ, Ostro E, Bergenholtz G. Biocompatibility of surface-sealed dental materials against exposed pulps. J Prosthet Dent 1987;57:1–8.
38. McWalter GM, El-Kafrawy AH, Mitchell DF. Pulp capping in monkeys with a calcium-hydroxide compound, an antibiotic, and a polycarboxylate cement. Oral Surg Oral Med Oral Pathol 1973;36:90–100.
39. Oguntebi B, Clark A, Wilson J. Pulp capping with Bioglass and autologous demineralized dentin in miniature swine. J Dent Res 1993;72:484–489.
40. Kitasako Y, Inokoshi S, Tagami J. Effects of direct resin pulp capping techniques on short-term response of mechanically exposed pulps. J Dent 1999;27:257–263.
41. Pitt Ford TR, Torabinejad M, Abedi HR, Bakland LK, Kariyawasam SP. Using mineral trioxide aggregate as a pulp-capping material. J Am Dent Assoc 1996;127:1491–1494.
42. Olsson H, Davies JR, Holst KE, Schröder U, Petersson K. Dental pulp capping: effect of Emdogain Gel on experimentally exposed human pulps. Int Endod J 2005;38:186–194.
43. Kakehashi S, Stanley HR, Fitzgerald RJ. The effects of surgical exposures of dental pulps in germ-free and conventional laboratory rats. Oral Surg Oral Med Oral Pathol 1965;20:340–349.
44. Bergenholtz G. Advances since the paper by Zander and Glass (1949) on the pursuit of healing methods for pulpal exposures: historical perspectives. Oral Surg Oral Med Oral Pathol Oral Radiol Endod 2005;100:S102–S108.
45. Atkinson ME. A [3H] Proline autoradiographic study of dentine bridge formation in transplanted mouse molar teeth. Arch Oral Biol 1976;21:59–65.
46. Brännström M, Nyborg H, Strömberg T. Experiments with pulp capping. Oral Surg Oral Med Oral Pathol 1979;48:347–352.
47. Tronstad L, Mjör IA. Capping of the inflamed pulp. Oral Surg Oral Med Oral Pathol 1972;34:477–485
48. Kumar V, Abbas AK, Fausto N, Aster JC. Robbins and Cotran Pathologic basis of disease, ed 8. Philadelphia: Saunders/Elsevier, 2010.
49. Nanci A. Ten Cate's Oral Histology. Development, Structure, and Function, ed 7. St. Louis: Mosby/Elsevier, 2008.
50. Cox CF, Bergenholtz G, Heys DR, et al. Pulp capping of dental pulp mechanically exposed to oral microflora: a 1-2 year observation of wound healing in the monkey. J Oral Pathol 1895;14:156–168.
51. Goldberg F, Massone EJ, Spielberg C. Evaluation of the dentinal bridge after pulpotomy and calcium hydroxide dressing. J Endod 1984;10:318–320.
52. Ricucci D. Endodonzia preventiva. Incappucciamento e pulpotomia. Dental Cadmos 2007;1:1–25.

53. Mjör IA. Pulp-dentin Biology in Restorative Dentistry. Chicago: Quintessence Publishing, 2002.
54. Calişkan MK. Clinical reliability of the dentine bridge formed after pulpotomy: a case report. Int Endod J 1994;27:52–55.
55. Cox CF, Bergenholtz G, Heys DR, et al. Pulp capping of dental pulp mechanically exposed to oral microflora: a 1-2 year observation of wound healing in the monkey. J Oral Pathol 1985;14:156–168.
56. Fusayama T. New concepts in operative dentistry. Chicago: Quintessence Publishing, 1980.
57. Barthel CR, Rosenkranz B, Leuenberg A, Roulet JF. Pulp capping of carious exposures: treatment outcome after 5 and 10 years: a retrospective study. J Endod 2000;26:525–528.
58. Smith AJ, Murray PE, Sloan AJ, Matthews JB, Zhao S. Transdentinal stimulation of tertiary dentinogenesis. Adv Dent Res 2001;15:46–50.
59. Mejàre I, Cvek M. Partial pulpotomy in young permanent teeth with deep carious lesions. Endod Dent Traumatol 1993;9:238–242.
60. Matsuo T, Nakanishi T, Shimizu H, Ebisu S. A clinical study of direct pulp capping applied to carious-exposed pulps. J Endod 1996;22:551–556.
61. Schuurs AH, Gruythuysen RJ, Wesselink PR. Pulp capping with adhesive resin-based composite vs. calcium hydroxide: a review. Endod Dent Traumatol 2000;16:240–250.
62. Schröder U. Effect of an extra-pulpal blood clot on healing following experimental pulpotomy and capping with calcium hydroxide. Odontol Revy 1973;24:257–268.
63. Cox CF, Bergenholtz G, Heys DR, et al. Capping of the dental pulp mechanically exposed to the oral microflora – a 5 week observation of wound healing in the monkey. J Oral Pathol 1982;11:327–339.
64. Zilberman U, Mass E, Sarnat H. Partial pulpotomy in carious permanent molars. Am J Dent 1989;2:147–150.
65. Fauchard P. Le Chirurgien Dentiste, ou Traité des Dents: Vol. 2. Chez Pierre-Jean Mariete, 1746.
66. Tomes J. A System of Dental Surgery. London: John Churchill, 1859.
67. Black GV. A work on operative dentistry. Vol. 1. The Pathology of the Hard Tissue of the Teeth, Gersay and Index. Vol. 2. Technical Procedures in Filling Teeth. Chicago: Medical Dental Publishers, 1908.
68. Cotton WR, Langeland K, Burmeister J, Farrel P. Evaluation of carious teeth with apical radiolucencies for indirect pulp capping. J Dent Res 1983;62:286.
69. Kidd EA. Clinical Threshold for Carious Tissue Removal. Dent Clin North Am 2010;54:541–549.
70. Massler M. Pulpal reaction to dental caries. Int Dent J 1967;17:441–460.
71. Nygaard-Østby B. Introduction to Endodontics. Oslo: Universitesforlaget, 1971.
72. Leksell E, Ridell K, Cvek M, Mejàre I. Pulp exposure after stepwise versus direct complete excavation of deep carious lesions in young posterior permanent teeth. Endod Dent Traumatol 1996;12:192–196.
73. Magnusson BO, Sundell SO. Step-wise excavation of deep carious lesions in primary molars. J Int Assoc Dent Child 1977;8:36–40.
74. Bjørndal L, Thylstrup A. A practice-based study on stepwise excavation of deep carious lesions in permanent teeth: a 1-year follow-up study. Community Dent Oral Epidemiol 1998;26:122–128.
75. Bjørndal L, Larsen T. Changes in the cultivable flora in deep carious lesions following a stepwise excavation procedure. Caries Res 2000;34:502–508.
76. Fairbourn DR, Charbeneau GT, Loesche WJ. Effect of improved Dycal and IRM on bacteria in deep carious lesions. J Am Dent Assoc 1980;100:547–552.
77. Fisher FJ. The effect of a calcium hydroxide-water paste on micro-organisms in carious dentine. Brit Dent J 1972;133:19–21.
78. Weerheijm KL, Kreulen CM, de Soet JJ, Groen HJ, van Amerongen WE. Bacterial counts in carious dentine under restorations: 2-year in vivo effects. Caries Res 1999;33:130–134.

CHAPTER 4

歯根周囲組織の病理

病因

　CHAPTER 2 で述べたとおり，う蝕が歯髄へ進行すると通常急性炎症が生じ，その結果，歯冠部の歯髄の部分的な壊死に至る．歯髄組織の根尖方向への炎症の進行は緩慢であることが多く，その初期段階では，壊死に至る歯髄組織は最小限に留まる．残りの歯髄組織は生活歯髄のままであり，重篤な病的変化はみられない．その後の破壊プロセスによって歯冠部歯髄の壊死領域が増加し，根管口に侵入すると，徐々に歯根部歯髄へと進行する．壊死部と生活歯髄の境界では段階的な組織反応が観察され，順に，細菌のコロニー形成をともなう壊死部 - 急性炎症 - 慢性炎症 - 非炎症性組織，がつねに確認される．これらの破壊領域では，根尖方向に壊死 - 感染プロセスが進行している．

　広く認識されている見解とは裏腹に，根尖性歯周炎は，歯髄全体の壊死や感染が根尖孔に達していなくとも発症する．根尖の炎症性変化はそれよりもはるかに早い段階で確認できることもある．組織学的観察においては，壊死 - 感染境界が歯根部の歯髄に達している場合にエックス線画像上で歯根膜腔の拡大や根尖部の明らかな透過像などの変化が認められる[1〜4]．このようなケースでは，感染に対する炎症反応により，根尖部歯髄と歯根周囲組織が連続性のある変化を形成している（**FIG 4-1a 〜 4-1d**，**4-2h**，**4-3e**，**4-3f**，**4-3j**，**4-4b**，**4-4c**）[1〜6]．

　根尖性歯周病変をともなう 50 症例の連続切片の組織学的研究において，Ricucci ら[4]は全体のおよそ 3 分の 1 に相当する 18 症例に，生活歯髄の存在と根尖部におけるさまざまな段階の炎症を確認している．この現象は，炎症と免疫の仕組みから簡単に説明がつく．感染が根尖方向へと進むにしたがい，炎症を起こした細胞もまた衰退していく．炎症性組織の波及範囲は症例によってさまざまであるが，炎症は感染部位に隣接した狭領域に限られたことではない．たとえば，根未完成歯では，感染が歯髄腔に達していない段階で，歯根膜腔はすでに炎症を引き起こされ，厚みを増している場合がある．細菌による病原因子が組織中に広がり，感染部と隣接している部位に限らず広範囲の領域で炎症が引き起こされていると考えられる．

　根尖部が未だ生活歯髄であるにもかかわらず根尖性歯周

CHAPTER 4　歯根周囲組織の病理

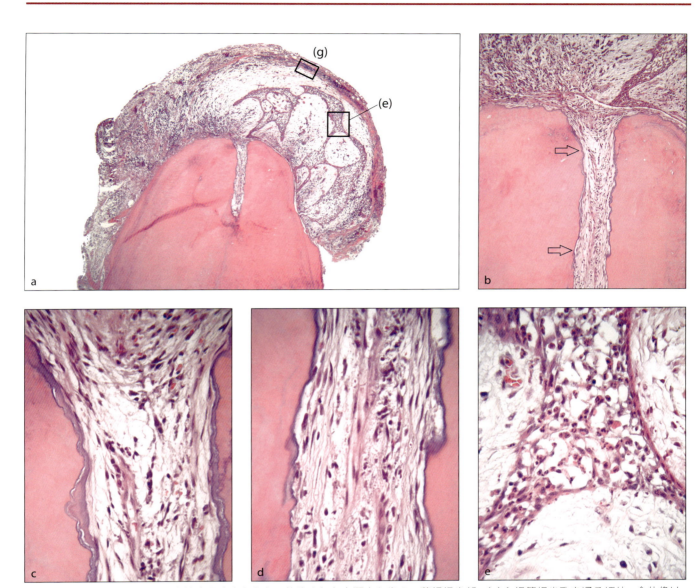

FIG 4-1　根尖性歯周病変． 根尖性歯周病変とともに抜歯された上顎大臼歯の口蓋根根尖部．(a)主根管根尖孔を通る切片．全体像は，根管とともに，病変と直接つながっている歯髄組織を含む根尖孔を示している．この組織内に上皮鎖（epithelial strands）が認められる（HE染色，×25）．(b)根尖部の強拡大像（×100）．根尖孔まで増殖した上皮鎖に注目して欲しい．(c)写真(b)の上側の矢印の根尖孔部の強拡大像（×400）．炎症性細胞のわずかな浸潤をともなう結合組織．多形核白血球は認めない．歯根膜へと向かう漏斗状の根尖開口部を認める．(d)写真(b)の下側の矢印が示す部位の強拡大像．わずかな炎症性細胞をともなう結合組織（×400）．線維芽細胞と線維性結合組織が大半を占めている．(e)写真(a)の縦長の長方形で囲まれた部位の強拡大（×400）．分岐した上皮鎖には炎症性細胞の浸潤がみられる．(f)上皮鎖の強拡大像．著しい炎症性細胞の浸潤を呈している（×1000）．上皮細胞には重層化と扁平化を認める．(g)写真(a)の病変周囲にある水平の長方形で囲まれた部分の強拡大（×400）．この部位では，組織に軽度の炎症があり，線維組織の"仮性被膜"と接している．(h)写真(a)の切片からかなり離れた部位．崩壊した組織を含んだ大きな側枝と，その根尖孔を示す．上皮は細菌の侵入に直面し，「上皮プラグ」を形成し，根尖孔内まで延びている（テイラーの改良型ブラウン-ブレン染色，×25）．(i)側枝の詳細（×100）．(j)写真(i)で示した矢印部の強拡大像（×1000）．細菌によって占有された壊死組織の塊．(k)写真(h)の矢印で示した部位の詳細．**生活歯髄．細菌の存在は認めない**（×1000）．（Ricucciら[4]から許可を得て転載）

考　察： 組織学的診断は**上皮を有する肉芽腫**である．主根管の根尖部では，歯根周囲の著しい炎症にもかかわらず，生活歯髄であり，中程度の炎症のみを認める．分枝には壊死組織と細菌によるコロニーを認める．根尖孔部と歯根周囲組織には細菌を認めない．

病因 CHAPTER 4

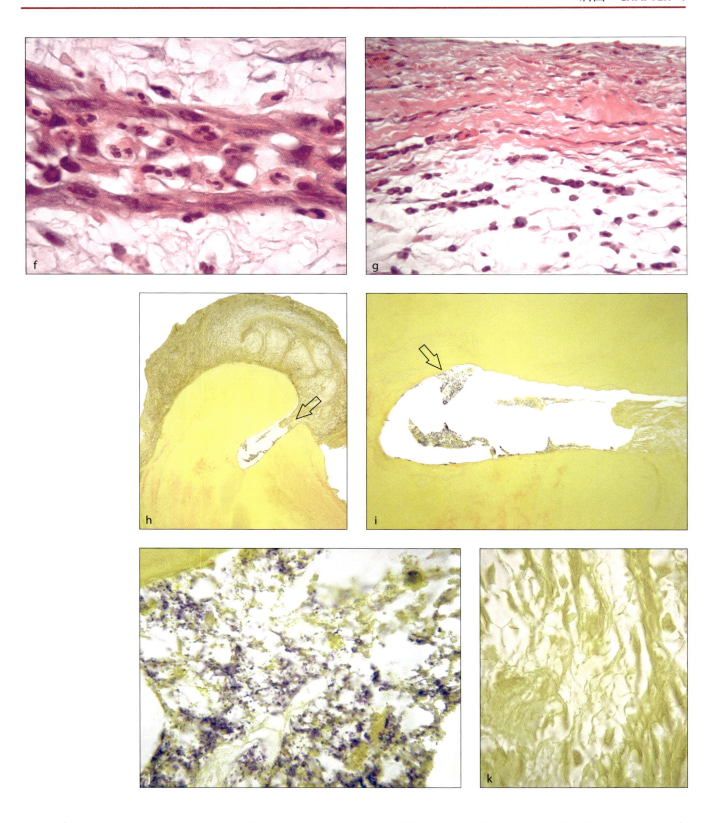

病変が認められる症例を以下に示す．**FIG 4-1**は上顎第一大臼歯口蓋根に付随する広範囲な根尖病変を示している．根尖部では，血管と神経を擁し，わずかに炎症をともなう歯髄組織が認められ，病変を形成する組織と継続している．この病変は，上皮に覆われた歯根肉芽腫と診断されたが，いくつかの切片では根尖孔付近に向かって**上皮鎖**（epithelial strands　訳者注：適切な統一用語がないため，本書では上皮鎖に統一した）が伸びているのが確認でき，

109

CHAPTER 4　歯根周囲組織の病理

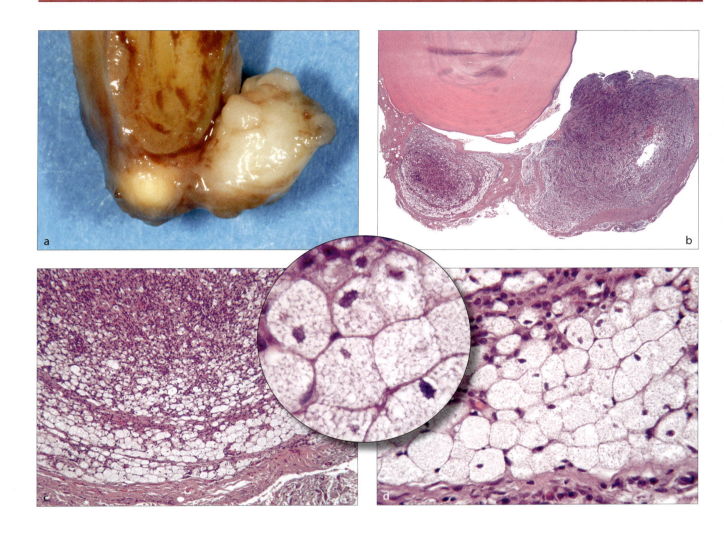

FIG 4-2　根尖性歯周病変．（a）48歳の女性，下顎第一大臼歯の近心根の歯髄壊死．臨床症状はない．歯根周囲の病理組織は2つに区分できるが，相互に連続した形で構成され，抜歯時に根尖に付着していた．（b）根管を通らない切片．全体像は2つの根尖病変（近心側〔左〕，遠心側〔右〕）を示している．これらは異なる組織学的特徴を示し，結合組織の厚い層によって分離されている．病変と根の間の空隙は，抜歯時に発生した部分的な剥離によるものである（HE染色）．（c,d）近心部は典型的な泡沫細胞の優位性が明らかである（×100，×400，挿入 ×1000）．（e）写真(b)の切片からそれ程離れていない部位（テイラーの改良型ブラウン-ブレン染色，×25）．（f）写真(e)右側の遠心部病変の中心部強拡大（×400）．慢性炎症性細胞の著しい集積．細菌はいない．（g）写真(e)の矢印で示された病変周囲の強拡大像（×400）．細菌の集塊は，線維芽細胞からなる"仮性被膜"と多量の線維性結合組織の外表面に位置している．炎症現象が事実上存在しない領域での細菌の存在は，抜歯時の汚染を強く示している．（h）写真(e)から距離を置いた部位，根尖孔を通っている（×25）．その先端部に，写真(e)と比べてサイズが小さくなった根尖病変と直接つながっている炎症性組織がある．（i）写真(h)の長方形で囲んだ部位の強拡大像（×400）．多形核白血球が優位である．細菌の存在は認めない．（j）写真(h)の矢印で示した根管壁部．根管壁の細菌と炎症性細胞の集積体が近接して存在していることに注目（×400）．

考　察：この症例は，**症状のない慢性根尖性歯周炎の歯根周囲の病理組織に細菌がいないこと**を確認させるものである．細菌はむしろ，根尖孔部を占める炎症反応に面した根管内に限定されている．病変外表面の非炎症性線維組織と接している細菌は，抜歯時の汚染によるものである．

病因 **CHAPTER 4**

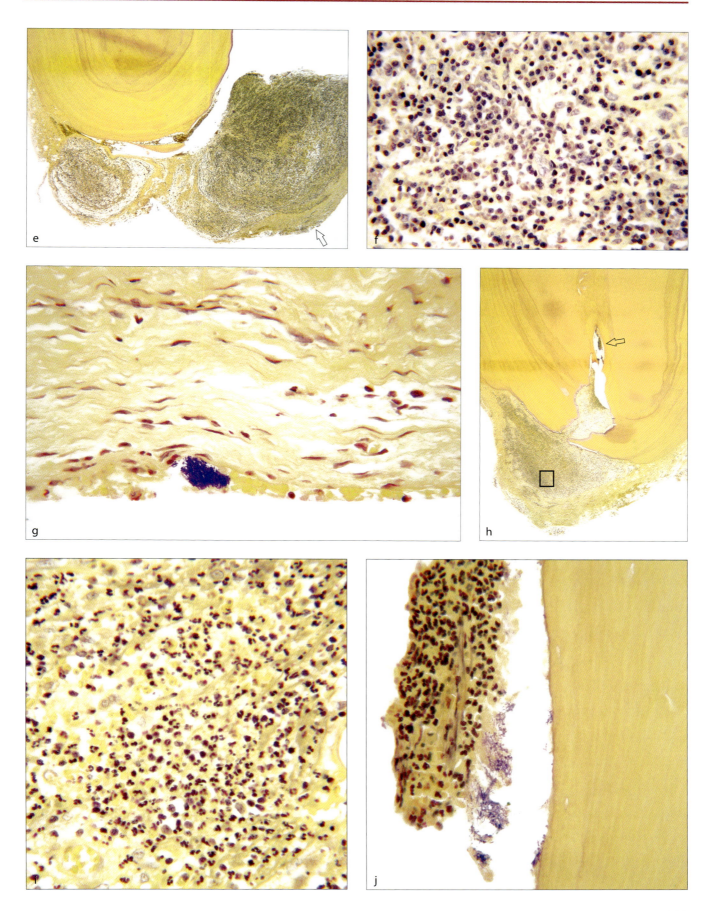

111

CHAPTER 4 歯根周囲組織の病理

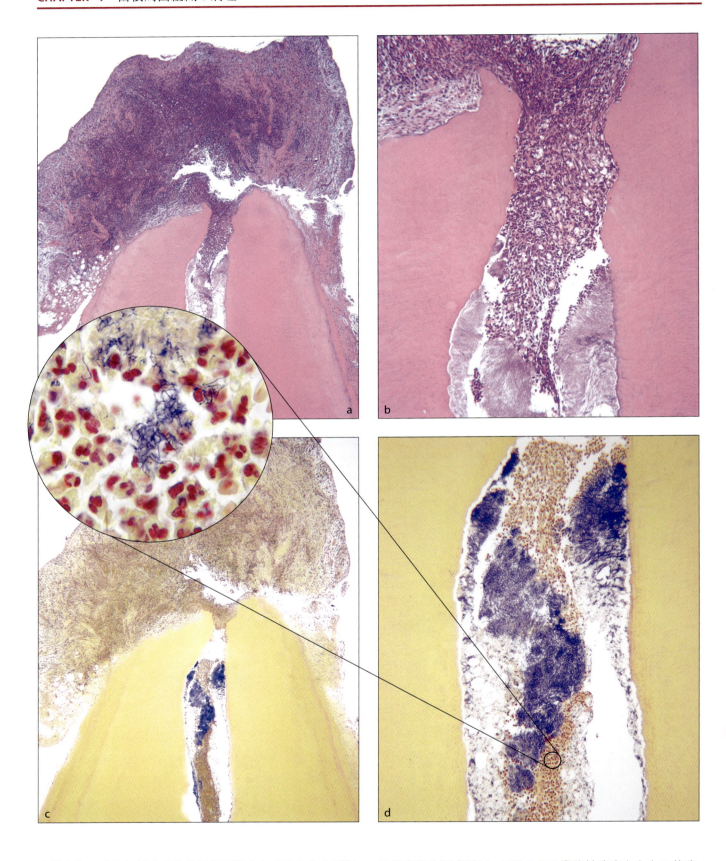

歯髄からの感染に対する生体防御反応としてあたかも「蓋」をしているかのようである．炎症性細胞がわずかに浸潤す

る根尖部生活歯髄は，**FIG 4-5** の囊胞性病変とともに抜歯した上顎小臼歯にも認められる．同組織は構造が明確で，

病因　CHAPTER 4

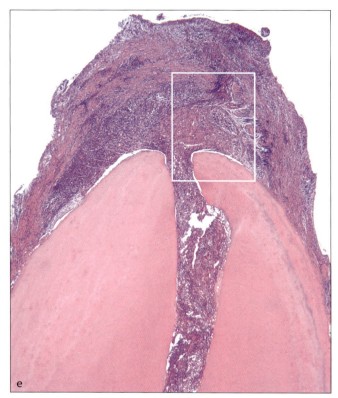
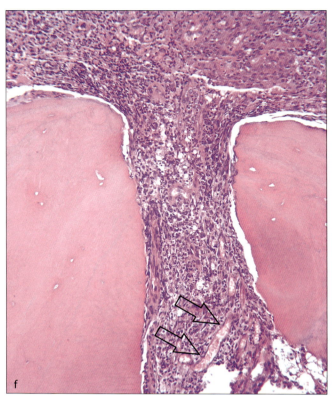

FIG 4-3　上皮の増殖をともなう肉芽腫.（a）25歳の患者，根尖病変をともなう上顎第一大臼歯近心頬側根の根尖部．主根管を通る切片(HE 染色，×25)．（b）根管最先端部の強拡大像（×100）．炎症性組織と歯冠側の非晶質．根管壁と歯根外側面の吸収に注目．（c）写真(a)から少し離れた部位．青く染色された非晶質は細菌のコロニーである（テイラーの改良型ブラウン - ブレン染色，×25）．（d）中拡大像（×100）．細菌の凝集体が密集した炎症性細胞に取り囲まれている．挿入写真にこの部位の拡大像を示す（×1000）．この拡大像では糸状の細菌が優勢であり，多形核白血球によって取り囲まれている．（e）口蓋根．切片は根尖孔を通っている（×25）．（f）尖端部の強拡大（×100）．根尖孔部における，いくつかの血管（矢印）と炎症性組織.

血管と慢性炎症性細胞が確認できる（**FIG 4-5g**，**4-5h**）．**FIG 4-4** で示す症例では，下顎大臼歯の近心根の根尖部生活歯髄組織に広域の吸収現象がみられる．炎症組織とは一線を画した結合組織が吸収領域を占めている．

　臨床的に重要なのは，感染の広がりは多くの場合，根管内の歯冠側に限られていることだ（**FIG 4-2h**，**4-4g**，**4-4h**）．したがって，根尖部に近い結合組織には炎症は見られても，細菌によるコロニー形成は確認されず，根尖周囲の炎症組織と類似している．このような状態は「**部分的歯髄壊死**」とよばれ，根尖性歯周炎の根管治療を麻酔なしで行った場合に，ファイルを挿入したとたん，器具が根尖孔に到達していなくとも患者が鋭い痛みを訴える理由といえる．このことは，**根尖性歯周炎の根管治療において，根尖から1mm手前で器具操作をやめることで根管治療の成功率を上げることができるという根拠にもつながる**．根尖部の歯髄組織が壊死に対して強いのは，その特定の解剖学的領域に血流システムが存在するため**と考えられている．とくに尖端から1/3 の領域は，主根管からの分枝が多く，その中を歯根膜の豊富な血流ネットワークから送りこまれる神経血管束が通っている．それによって，栄養分や酸素のほか免疫細胞や分子が途切れることなく末端部まで供給されるので，歯髄の生存や細菌の進行阻止を可能にしている．

　しかしながら，歯髄の感染プロセスによって，根尖末端においても時間の経過とともに必然的に感染壊死は避けられないであろう．**FIG 4-6** では完全感染壊死の先駆けともいえる**融解壊死現象**のはじまりを示している．**FIG 4-3** はその後の細菌感染が進行したようすである．この症例は25歳の男性の上顎第二大臼歯で，患者は複数回にわたり急性疼痛や圧痛，腫れを訴えていたが，抜歯時は無症状であり，根管への感染を示す客観的兆候は見られなかった．**FIG 4-3a** では近心頬側根に病変組織（lesion）が付着して

113

CHAPTER 4　歯根周囲組織の病理

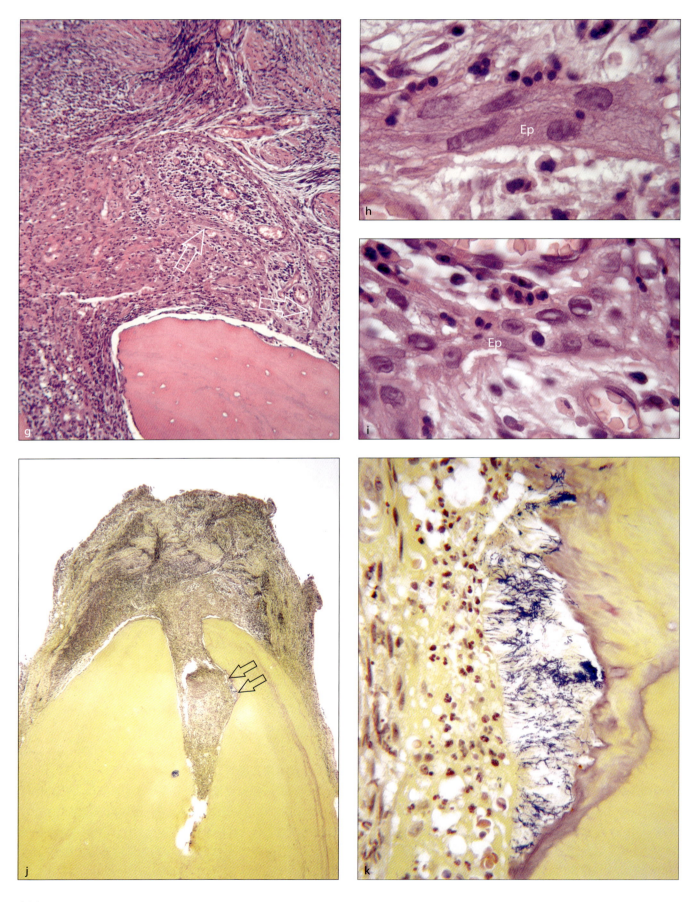

114

病因　CHAPTER 4

FIG 4-3 続き　(g) 写真(e)の長方形によって囲まれた部位の拡大像（×100）．肉芽組織内に上皮鎖（epithelial strands）を認識できる．(h) 写真(g)の上側の矢印によって示された部位の強拡大像（×1000）．炎症性細胞によって囲まれた大きな上皮細胞（**Ep**）．(i) 写真(g)の下側の矢印によって示された部位の強拡大像（×1000）．多形核白血球によって囲まれた上皮鎖（**Ep**）．(j) 写真(e)と近接した部位（×25）．(k) 写真(j)の矢印によって示された部位．根管壁に付着した細菌塊は密集した多形核白血球により取り囲まれ，一方で根管中心に向かう線維性組織が見える（×400）．（Ricucci, Bergenholtzら[2]から許可を得て転載）

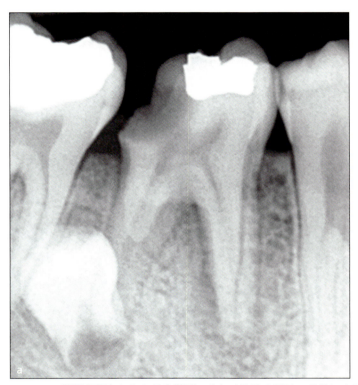
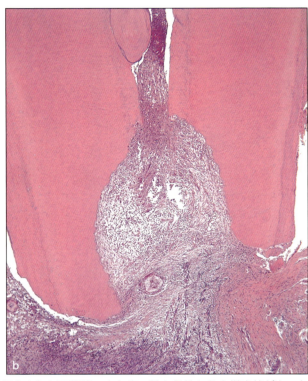

FIG 4-4　歯根吸収をともなう肉芽腫．(a) 15歳の男子，う蝕により侵食された下顎第一大臼歯．数か月前から自覚症状があったというが，来院時には歯の痛みは消失していた．エックス線写真からは近心根周囲に透過像が見え，遠心根は過剰歯の歯冠部と重なり合っている．(b) 近遠心的平面で切られた近心根根尖部の切片．もともとの解剖学的根尖孔は大幅な歯根吸収により移動している．さらに歯冠側へ向かうと，左側の根管壁に付着した大きな石灰化物がみえる．構造化した結合組織が根尖部歯髄腔と歯根吸収部に存在し，根尖性歯周病変部へと移行している（HE染色，×50）．

おり，根管の根尖部に近い領域にも炎症性細胞の浸潤がみられる．炎症の前線には多量の**デブリスの散積**が観察される（**FIG 4-3b**）．その周辺の切片を細菌染色してみると（**FIG 4-3c, 4-3d**）デブリスの大部分は細菌によるものであった．強拡大像（丸で囲まれた部分）では糸状性細菌によるコロニー形成が示されており，その周囲には多数の多形核白血球が貪食している像が認められる．

FIG 4-3e ～ i は同じ大臼歯における口蓋根の病変である．ここでは，炎症性結合組織が根尖の深部にまで及んでいるが，それでも組織の修復や再生を促すための血管の存在も認められる（**FIG 4-3f**）．根尖性歯周炎の病変は組織学的に上皮の増殖をともなう典型的な**肉芽腫**の特徴を示している（**FIG 4-3g ～ 4-3i**）．**上皮鎖**は炎症性結合組織を取り囲むように島状に配置されており，強拡大像では**多形核白血球**（**PMNs**）の浸潤が認められる．周辺の切片を染色してみると（**FIG 4-3j, 4-3k**），根管組織の先端側で糸状性細菌が根管壁に付着しているのがわかる．細菌の塊は多形核白血球によって取り囲まれているが，根管の中心部よりの結合組織は整然性が保たれているのが確認できる．

細菌が根尖孔に到達した際のようすを以下の2写真で示す．**FIG 4-7** は 37 歳，男性の上顎第一大臼歯口蓋根．度重なる腫脹と疼痛などの急性症状を訴えていたが，抜歯時に

CHAPTER 4 歯根周囲組織の病理

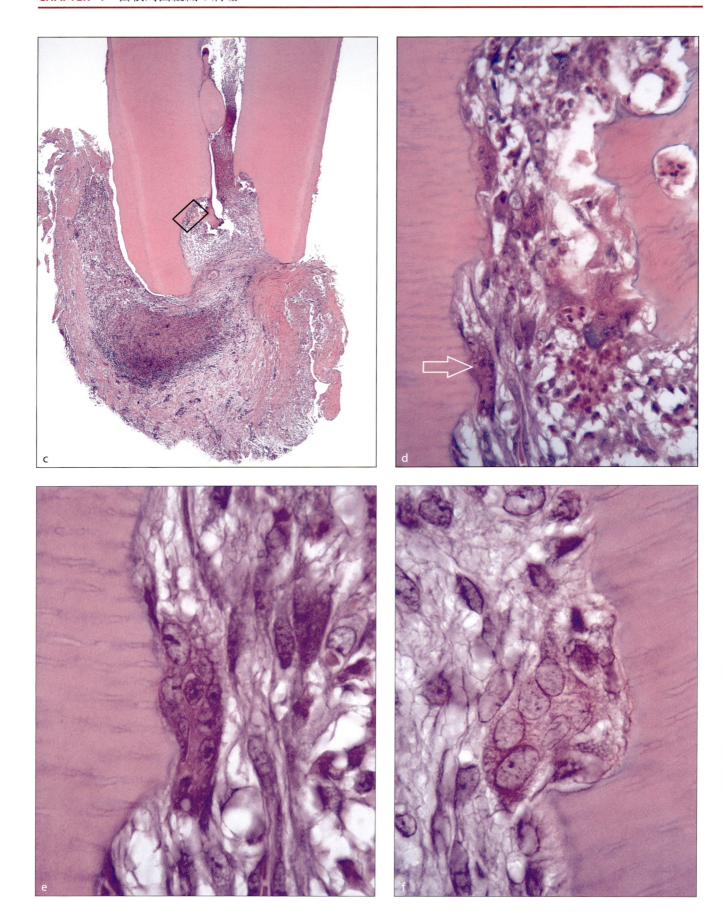

116

病因　CHAPTER 4

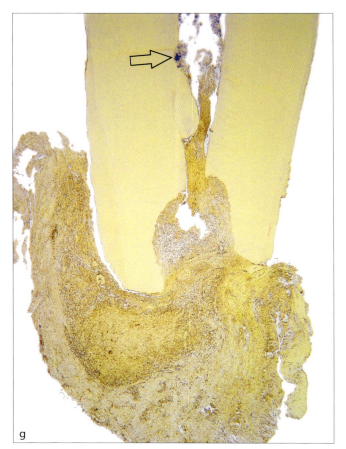
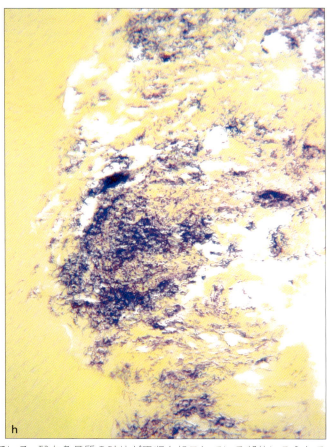

FIG 4-4 続き　(c) その他の切片は根尖部と病変の関連性を示している．残存象牙質の破片が吸収を起こしている部位にみられる（×25）．(d) 写真(c)の長方形で囲った部分の強拡大（×400）．残存象牙質の表層は大きな多核細胞によって占められ，吸収窩により不規則な構造をしている．(e) 写真(d)の矢印で示した壁部の強拡大像（×1000）．多核巨細胞を認める．(f) 反対側の髄壁の強拡大像（×1000）．吸収窩を占める破壊細胞．(g) 写真(c)から少し離れた部位．全体像では，根管の歯冠側にのみ細菌塊が観察される（テイラーの改良型ブラウン - ブレン染色，×25）．(h) 写真(g)の矢印で示した髄壁部の強拡大（×400）．壊死した組織は細菌で占拠されていた．

は無症状であった．この症例の興味深い特徴は，主根管の根尖孔が2つ存在することである．その内の1つは，主根管が見られない切片標本において認められ，開口部の付近の根尖周囲組織は細菌に侵されている（**FIG 4-7a**）．もう一方は，極端に湾曲し，細菌感染がまさに根尖孔に到達している（**FIG 4-7b，4-7c**）．似たような組織学的状態は **FIG 4-8** にも認められ，そこでは上顎小臼歯の歯髄壊死が主根管の根尖孔部付近で留められており（**FIG 4-8a**），根尖分枝（apical ramification）の開口部も炎症性組織とは明白な境界をなしている（**FIG 4-8b，4-8c**）．

また，この症例は歯髄壊死や感染が進行する間に，**側枝**（lateral canals）や**根尖分枝**（apical ramifications）がどのような影響を必然的に受けるかを示してもいる．主根管の歯髄が壊死している領域に側枝が存在している場合，壊死は側枝にも認められる．しかし，壊死の進行は初期段階から側枝のすべての部位に観察されるわけではない．実際には，壊死部と多形核白血球の境界領域が認められ，炎症を起こしている生活歯髄が根尖病変に繋がっている．いいかえれば，少なくとも初期の段階では側枝内組織の炎症は歯根膜に近づくほど軽度となるが，これは，少なくともある一定期間，歯周組織に由来し，防御的要素を供給する血流によって壊死や感染の進行が妨げられていることを意味する．そして，時間の経過とともに側枝の組織全体が壊死していく．そのような状態を **FIG 4-8b** および **4-8c** に示す．側枝や根尖分枝内の組織の変性病変に関する詳細については，**CHAPTER 8** を参照されたい．

CHAPTER 4 歯根周囲組織の病理

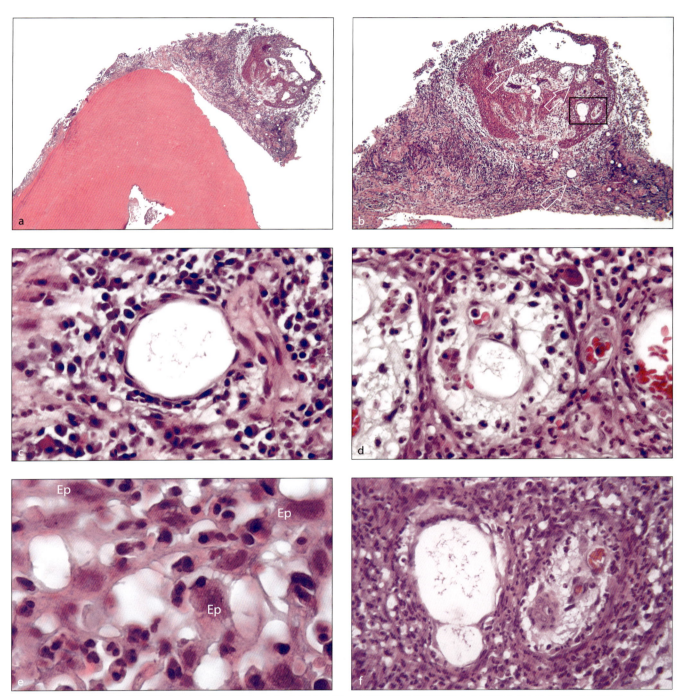

FIG 4-5　根尖部に生活歯髄が存在する根尖病変. (a) 上顎小臼歯. 主根管の分枝を通るように作成された切片（HE染色, ×25）. (b) 歯根周囲の病理組織. 病変の大部分を占めている肉芽組織内に, 枝分かれした上皮鎖で構成される部分が存在する. この構造内に, 大きな空洞とそのほかいくつかの小さな空洞が観察できる. いかにたくさんの小空洞が, 上皮の増殖塊の外側にある炎症性の結合組織内に存在しているかに注目（×50）. (c) 写真(b)に示されたいちばん下の矢印の部分の空洞部の強拡大像（×400）. この空洞は壊死片を含み, 重度に集積した単核炎症細胞により取り囲まれている. (d) 写真(b)の右上の矢印部の強拡大像. デブリスを含んでいる微小空洞が, 上皮によって覆われた結合組織の島の中に形成されている. (e) 写真(b)左上の矢印で示している部分の強拡大像（×1000）. この壁は大きな角柱細胞（prismatic cells）をともなう上皮（**Ep**）によって構成されている. 多形核白血球が浸潤したことによって, 壁としての上皮の性質が炎症性細胞によってあたかも隠されているようにみえる. 多数の微小空洞は, 組織内で識別可能である. (f) 写真(b)の長方形で囲まれた部分の強拡大像（×400）. 左側には, 2つの小さな膿瘍が癒合する傾向にある. 右側には, 部分的に壊死した部位に2つの血管の横断像と上皮細胞の巣（nest）を認める. これらの部位は著しく好中球が浸潤している上皮鎖に囲まれていることに注目してほしい.

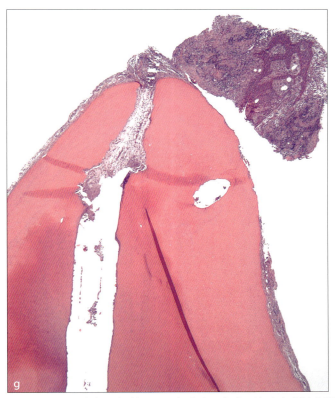
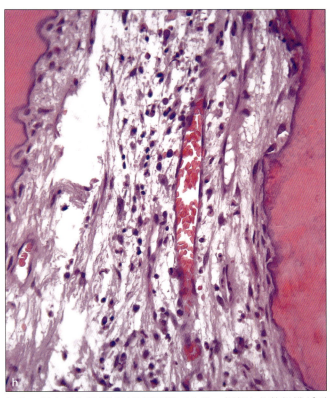

FIG 4-5 続き （g）主根管とその根尖孔，および大きな側枝を通る切片．根尖部歯髄組織は生活歯髄である．根部から軟組織が剥離しているため，真性囊胞かポケット囊胞かの区別はつけられない（×25）．（h）写真（g）の根尖部の詳細．慢性炎症性細胞の著しい浸潤を認める結合組織（×400）．

考　察：この症例は，根尖部歯髄組織が壊死に至る前に根尖病変が形成されたのが明らかである．膿瘍腔は，上皮鎖内，上皮によって囲まれた結合組織の島内，また病変の炎症性結合組織内で観察でき，これは囊胞の形成に必要な空洞形成が上皮と結合組織の両方で行われていることを示している．

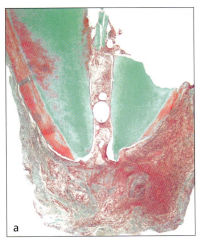
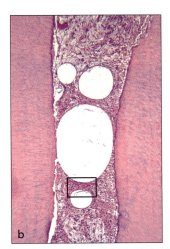
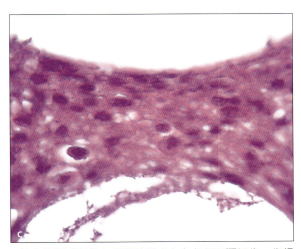

FIG 4-6　根尖まで歯髄壊死が進行した根尖病変． 65歳の女性，治療が不可能な歯冠部う蝕と歯髄壊死をともなう下顎切歯．歯根は根尖病変の付着とともに抜歯された．（a）主根管を通る切片．全体像からは，病変部と連続した根尖部での組織構成が見える．組織のなかに空洞が存在する．根尖部は吸収像を呈している（マッソントリクローム，×25）．（b）別の切片．根管先端部の拡大像（×100）．空洞部にはデブリスを含んでいる（HE染色）．（c）写真（b）で長方形に囲んだ部位の強拡大像（×400）．2つの空洞の間にある組織は膿瘍形成を示唆する微小空洞と，不明瞭な境界をもつ炎症細胞の集積がみられる．

CHAPTER 4　歯根周囲組織の病理

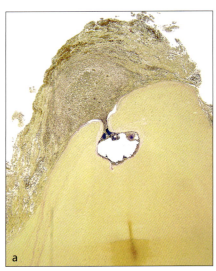 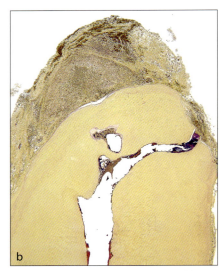 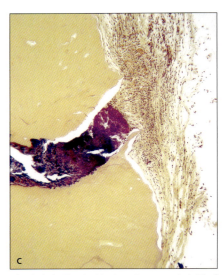

FIG 4-7　細菌の根尖孔への到達. (a) 上顎第一大臼歯部の口蓋根. 主根管の分枝の 1 つの根尖孔を通る切片（テイラーの改良型ブラウン - ブレン染色, ×25）. (b) その後約 70 枚目の切片では, 2 つ目の分枝の開口部が見られる（×25）. (c) 写真(b)の分枝開口部の拡大像（×100）. 細菌性バイオフィルムは分枝根管腔をすべて占拠し, 歯根周囲病理組織と直面している. (Ricucci, Bergenholtz ら[2] から許可を得て転載)

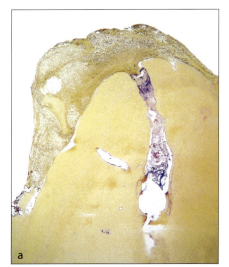 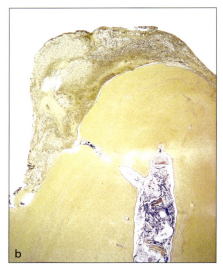 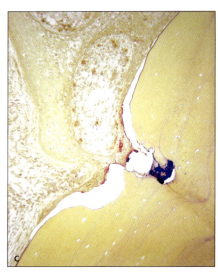

FIG4-8　分枝内への感染の進行. (a) 34 歳の女性, 上顎第二小臼歯. 症状はない. 主根管の根尖部と分枝を通る切片（テイラーの改良型ブラウン - ブレン染色, ×25）. (b) 分枝の根尖開口部を通る切片. すべての切片の病変の左側に, コレステリン結晶の存在を示す細長い空隙が見えることに注目（×25）. (c) 別の切片. 分枝開口部. 根尖孔はバイオフィルムによって完全に占有され, 病変内で増殖した上皮鎖と直面している. 病理組織と歯根の間に存在する空隙は組織の収縮によるアーチファクトである（×100）.

根尖病変の分類

すべての炎症性病変と同様に，原因物質が中和もしくは除去されなければ，歯根周囲の炎症の進行は継続する．とくに，**根尖性歯周炎**は人体のなかでも特徴的で，宿主の生体防御機能のみでは歯髄壊死部の感染を根治させることができない．壊死歯髄内には機能を維持している血流が存在しないため，防御細胞や分子が根管に入り込んで直接感染に対峙することが不可能である．歯内に留まっている糖およびタンパク質分解性の細菌は，糖タンパク質を豊富に含む根管内の炎症性滲出液を好んで増殖する．したがって，原則的には，根管の感染による根尖性歯周炎は，感染源を臨床的に直接根治しなければいつまでも治癒することはない．

根尖性歯周炎の病変の組織形態学的特徴や相対的な罹患率について触れるまえに，多くの研究において病変部の炎症性浸潤を特徴づける試みがなされてきたことについて言及しておきたい[7～15]．これらの研究の主な目的は，引き起こされる免疫反応を解明することであった．免疫組織化学マーカーを用いて，異なるタイプのリンパ球やサイトカインなどのさまざまな免疫応答性細胞が特定されてきた．その結果，**病変発現の初期段階では炎症誘発性作用をもつ細胞が多いのに対し，後期の病変では免疫プロセスの制御に関与するサイトカインが多い**ことが明らかになった．

形態学的には，根尖性歯周炎は時間の経過に応じて異なる様相を呈する．抜歯した歯に付着していた根尖病変に関する過去の研究の1つで，Thoma[16]は光学顕微鏡での観察に基づき，病変を「単純な歯根肉芽腫」，「上皮をともなう歯根肉芽腫」，「壊死と化膿を呈する歯根肉芽腫」，「多様な退行性変化を示す歯根肉芽腫（初期の囊胞形成をともなうものも含む）」，「囊胞の形成をともなう歯根肉芽腫」に分類した．通常の光学顕微鏡上での観察に基づいた根尖性歯周炎のこの分類は，長年にわたり若干の変更が加えられてきた．多くの教科書で使用されている簡易版では，**滲出性病変**（根尖部膿瘍）と**増殖性病変**（根尖部歯根肉芽腫と歯根囊胞）に分類されている場合もあるが，これらの形態の間には当然さまざまな移行期や組織構造が存在する．また，臨床的には，疾患を**無症候性**（慢性）と**症候性**（急性）の根尖性歯周炎に分類することも可能である．

歯根囊胞は，患部の根管に対する病変の構造がとくに重要である．Simon[17]は囊胞を2つの形態学的特徴にはじめて分類した．1つは「**True Cyst（真性囊胞）**」とよばれ，内腔が上皮で完全に覆われているもの，もう1つは「**Bay Cyst（湾状囊胞）**」とよばれ，内腔を覆う上皮が根管の内腔と直接繋がっているものである．その後，囊胞に2つの形態が存在することをNairら[18]が確認し「Bay Cyst」をさらに「**Pocket Cyst（ポケット囊胞）**」として再分類した．決定的に結論づける実験データはないが，「Pocket Cyst」は歯内療法後に治癒するのに対し，「True Cyst」は上皮で完全に覆われているが根管の内腔との継続性はなく，従来の根管治療が奏功することはないと考えられている[19]．

最近では，2つの条件が満たされた場合にのみ根尖性歯周炎の組織学的診断を下すのが慣例になっている．その条件とは，(1) 生検標本に病変と根尖がもとの位置関係のまま含まれていることと，(2) 連続切片を縦方向に作成することである[2, 4, 18]．

このことから，適切な生検法は，病変が根尖に付着したままで得られる抜歯か，もしくは歯根端切除時に得られる根尖と病変，そしてできれば周囲の骨を含むブロック切片のみである．歯槽部の搔把で得られた根尖部の破片や病変全体でさえも，根尖性歯周炎の診断を正確に下すうえでは不適切であると考えられている．また，生検で得られた標本を用いたランダムな切片も許容できるものではない．標本は端から端までを完全に薄切りする．この方法は現在，適切な組織学的診断を行うために必須であると考えられている[4,18]．近い位置で得られた切片でも組織学的に異なる様相を呈している場合があるからである．

FIG 4-9a で示す切片は歯根肉芽腫と診断できる一方で，いくらか離れた部位から得られた切片 **FIG 4-9c** には，病変中心部に大量の液化物をともなう膿瘍を認める．同部位の拡大像が **FIG 4-9d** および **4-9e** である．同様に，**FIG 4-10b** の切片からは，上皮に覆われた肉芽腫とも診断されるが，一連の切片をみると，明らかに囊胞であった（**FIG 4-10c～4-10e**）．連続切片の例を **FIG 4-11**，**4-12**，**4-13** に示す．

本書で用いる組織学的分類はNairら[18]が提唱するものをやや変更しており，病変における上皮細胞の有無と炎症性細胞の分布に基づいている．

CHAPTER 4　歯根周囲組織の病理

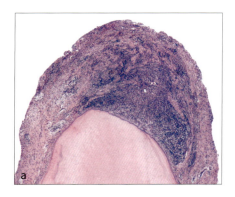
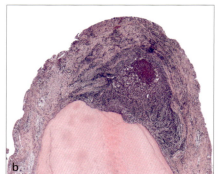
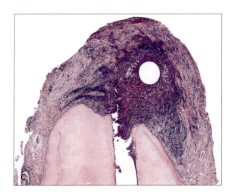
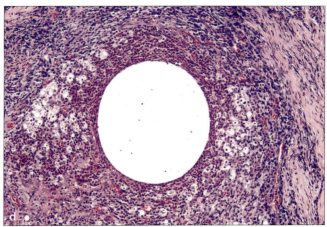
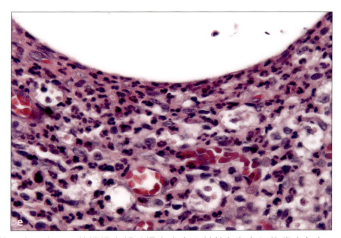

FIG 4-9　**非上皮性膿瘍（連続切片による観察の必要性）．**（a）上顎第二大臼歯の口蓋根根尖部は根尖病変の付着とともに抜歯された．切片は主根管を通っていない．この切片の病変は組織学的肉芽腫の特徴を呈している（HE染色，×25）．（b）約60枚目の切片である．根管はまだ見えない．病変中心部は異なる染色を呈し，いくつかの微小腔が観察された（×25）．（c）さらに90枚目の切片．主根管が見え，単一の大きな根尖孔が開口している．丸い空洞が根尖病変の中心にはっきりと見える．根尖孔は吸収像を呈している（×25）．（d）拡大像（×100）．空洞内に認められるデブリスは，組織学的処理の前には液体によって満たされていたことを示している．さらに，空洞は炎症性細胞の著しい集積によって完全に取り囲まれている．（e）空洞下端部の強拡大像（×400）．炎症性細胞は，主に多形核白血球である．（Ricucci[61]から許可を得て修正・転載）

考　察：組織学的診断は非上皮性の膿瘍である．病変中心に形成された膿瘍腔は主に好中球のリソソーム酵素によって，組織の液状化を引き起こした結果である．膿瘍腔の内容物は，標本作成過程で流れてしまうため確認できない．しかしわずかな組織片が本来の場所に観察されることもある．もしも組織学的観察が写真(a)に示した切片に限られた場合，非上皮性の肉芽腫と診断されるだろう．しかし，連続切片の観察により，非上皮性の膿瘍と診断することができる．

根尖病変の組織学的分類

根尖性膿瘍

膿瘍は，組織の液化により生じた空洞内に膿が溜まったものである．急性根尖性膿瘍は慢性炎症の経過をたどらずとも形成され，無症状で進行した慢性病変の悪化によって引き起こされる場合もある．膿瘍は，多形核白血球の集積によって形成され，通常はリンパ球や形質細胞で主に構成される肉芽組織によって囲まれている．これは，多くの症例においても急激に悪化するのが**肉芽腫**であり，多様な程度の急性炎症領域が認められるためと考えられる（**FIG 4-9，4-14**）．また，上皮の有無により，病変はさらに「**上皮被膜が存在する膿瘍**」と「**上皮被膜が存在しない膿瘍**」に分類される．重篤な症状のために取り除かれた病変では，組織細菌学的分析から，細胞外および貪食中の多形核白血球の細胞質内で細菌の存在を認めた（**CHAPTER 5**参照）．さまざまな状態の多形核白血球や大小多数の細胞デブリスが病変部に時折見られることから（**FIG 4-14b〜4-14d**），症例によってはデブリスを含む巨大な空洞に変化していくと考えられる（**FIG 4-9c〜4-14e**）．コラーゲン線維束の発現が病変部周囲に認められる（**FIG 4-9c**）．

根尖病変の組織学的分類 **CHAPTER 4**

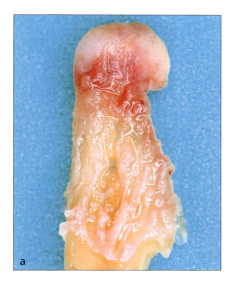
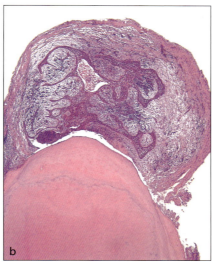
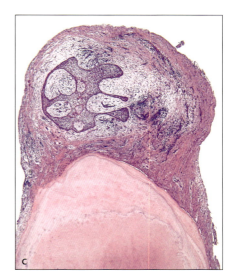
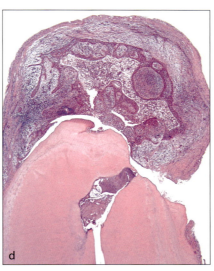
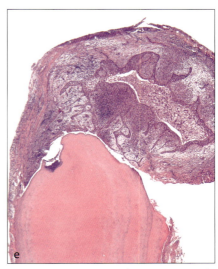

FIG 4-10 嚢胞. (a) 根尖性歯周炎をともなう上顎第一大臼歯部遠心頬側根. 36歳, 男性の患者は, 何度か激痛があったというが, 抜歯時には無症状になっていた. (b) 切片は根管を通っていない. 病理組織内には空洞の形跡はないが, 上皮鎖が存在する. (HE染色, ×25). (c) 数枚目の切片では根管は見えないが, 上皮組織に覆われた小さな空洞が現れた (×25). (d) 写真(c)の部位から約100枚目の切片に根管が現れた. 切片は分枝を通過している. 第二の根尖孔は根端部に見られる. 嚢胞腔の直径は写真(c)で見られるものよりはるかに大きい. この嚢胞は上皮により裏打ちされており, 腔内はデブリスによって満たされている. この切片からは, 嚢胞壁は根尖部で中断されているように見える. しかし, 収縮のためのアーチファクトがあるものの, 嚢胞内腔と根管は連続性を示している (×25). (e) さらに100枚ほど行くと, もはや根管は見られない. しかし, 根尖とは反対側にもう1つの分枝の根管開口部を発見した. 空洞は上皮により完全に裏打ちされており, 含有されたデブリスは病変部の中心に位置している (×25). (Ricucci, Bergenholtzら[2]から許可を得て修正・転載)

根尖肉芽腫

根尖肉芽腫は, 主にリンパ球, 形質細胞, マクロファージなどの浸潤を認める慢性炎症性の肉芽組織で, 上皮で覆われている場合と, いない場合がある.

肉芽腫の結合組織では, リンパ球や形質細胞, マクロファージ, 泡沫細胞, 多核異物細胞を含むあらゆる慢性炎症性細胞を確認することができる (**FIG 4-2**, **4-3**, **4-4**, **4-6**). 病変の周囲は通常, 炎症性組織が線維組織へと変化し, 炎症性細胞はほとんどみられない (**FIG 4-1g**, **4-2g**). 上皮組織をともなう場合, 上皮は病変内に鎖状に散在する形で認められ (**FIG 4-1a**, **4-3e**, **4-8a**, **4-8b**), 多形核白血球や慢性炎症性細胞が浸潤していることが多いようだ (**FIG 4-1e**, **4-1f**, **4-3h**, **4-3i**). それ以外の場所では肉芽腫を形成する炎

123

CHAPTER 4 　歯根周囲組織の病理

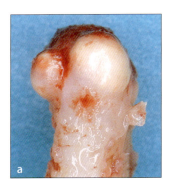
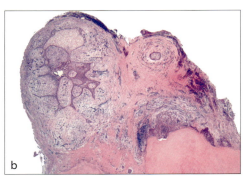
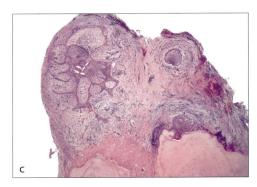
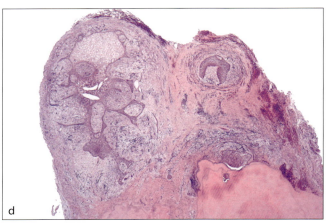
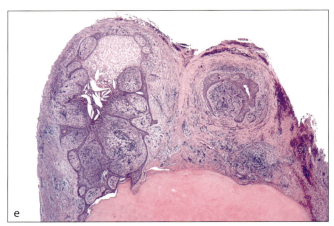
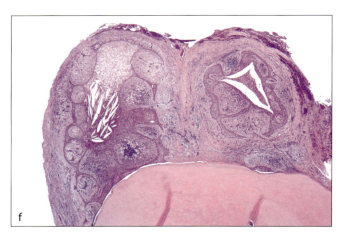
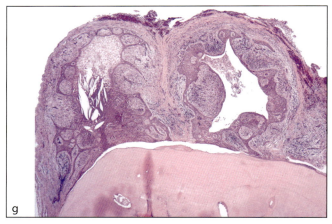
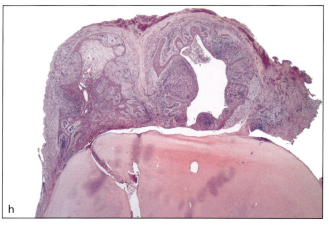
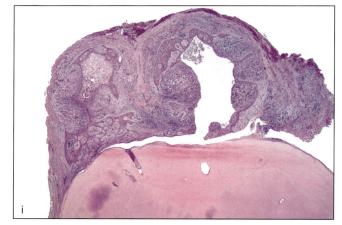

根尖病変の組織学的分類　**CHAPTER 4**

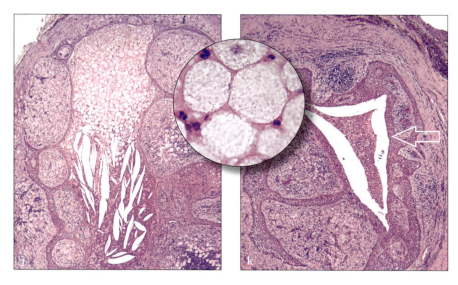
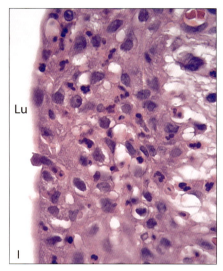
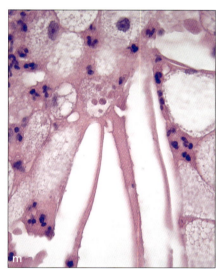

FIG 4-11　真性囊胞．（a）上顎第二小臼歯は歯根尖部にしっかり付着した根尖病変とともに抜歯された．病変部は複数の突出部から構成されている．（b～i）連続切片は順に頰－口蓋側方向に平行に切られた．5μmの厚みで30～40枚程作成した．連続切片は，線維性組織によって明らかに区切られた2つの異なる囊胞腔を示した．左側の空洞はすべての切片に上皮の壁による完全な裏打ちがあり，根管内との連続性がないことから，組織学的に真性囊胞と診断される．一方で，右側の空洞は最後の切片のところで根管から剥離してしまっていたので，囊胞のタイプを判別することはできない．このような外科処置によるアーチファクトがあると，歯根と根管と囊胞内腔との正確な関係を把握することはできない（HE染色，×25）．（j）写真（f）の左側の空洞（×50，挿入×1000）．写真上方には，泡沫細胞の集積と多形核好中球の散在を認める．空洞下方の細長い空隙はコレステリン結晶の集積を示す．（k）写真（f）の右側の囊胞腔．内腔には多量のデブリスを認める（×50）．（l）写真（k）の矢印によって示した囊胞壁の拡大像（×1000）．内腔に隣接する上皮細胞と破壊された好中球．Lu：囊胞内腔．（m）写真（f）の左側の空洞の強拡大（×1000）．泡沫細胞とコレステリン結晶との移行部．（Ricucci[4]から許可を得て修正・転載）

症性組織において血管外に多形核白血球が認められることは稀であるため，これは根尖肉芽腫の典型的な特徴といえる．また，上皮が根尖孔部領域まで広がり，根管内へと鞘状に増殖していく傾向がみられる症例も存在する（**FIG 4-1h**，**4-8c**）．上皮は通常，多数のリンパ球や形質細胞，そして豊富な脈管を含む肉芽組織を包み込むような形で存在している（**FIG 4-1a**）．

歯根囊胞

歯根の**真性囊胞**とは，上皮によって完全に囲まれた独特な病理的空洞をともない，根管とはまったく繋がっていない根尖の炎症性病変である．一方，歯根の**ポケット囊胞**は袋の形をした根尖の炎症性病変で，上皮に覆われた囊胞の内腔は根管のほうに口を開けてそのまま根管に繋がっている．

真性囊胞は，上皮によって完全に囲まれた複数の空洞を有し，連続切片でも根管との繋がりがみられないのが特徴的である（**FIG 4-13**）．囊胞腔は半ば空洞であるか，さまざまな変性段階にある細胞片や壊死組織およびコレステリン結晶を含む場合もある（**FIG 4-11j**，**4-11m**）．後者は通常，標本作成時に使用する化学物質で溶解してしまうが，その存在は「壊れたガラス」や「松葉」のような尖った形状の空洞によって確認することができる（**FIG 4-11j**，**4-11m**，**FIG 4-13p～4-13r**）．コレステリン結晶は，高密度に集積した多形核白血球によって取り囲まれていることが多い（**FIG 4-11m**，**4-13r**）．囊胞腔の上皮壁の厚みは場所によって大きく異なり，しばしば多形核白血球の浸潤が認められ

CHAPTER 4 歯根周囲組織の病理

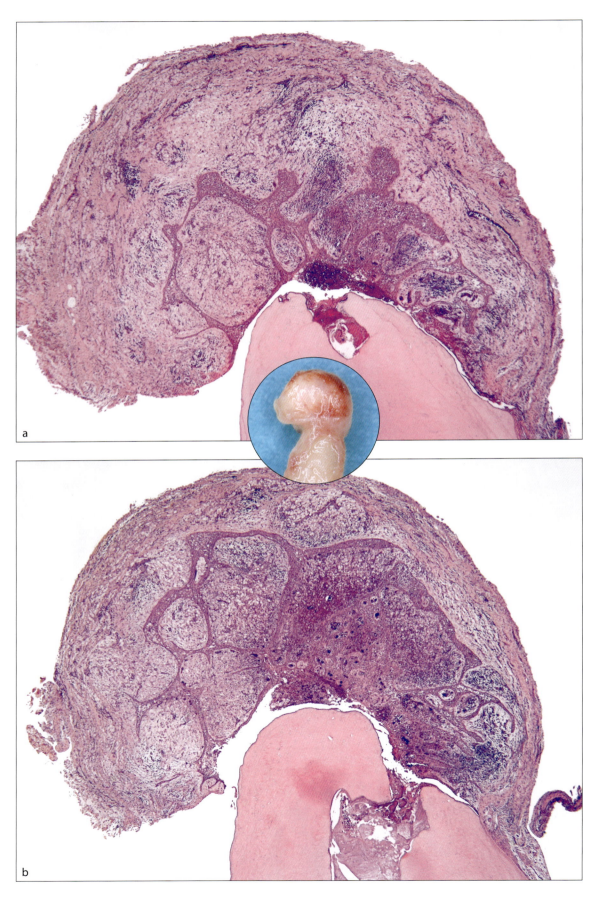

根尖病変の組織学的分類　**CHAPTER 4**

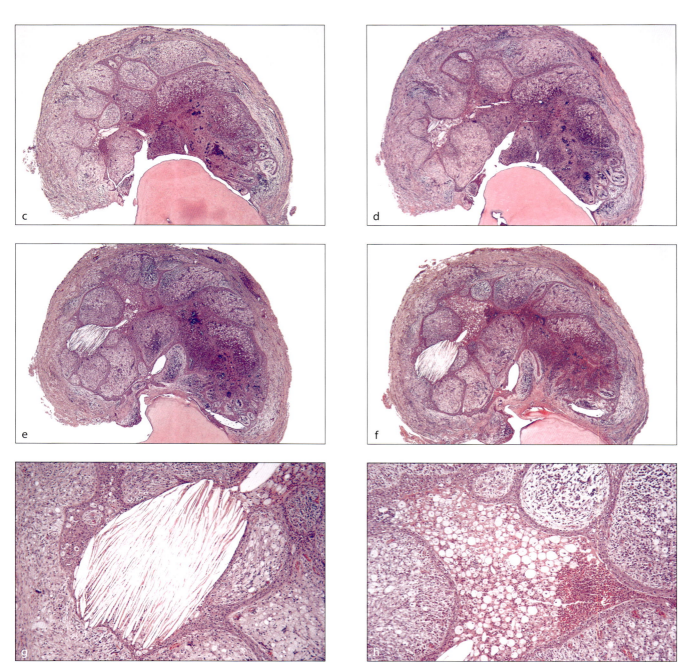

FIG 4-12　囊胞（根管とのつながり）．（a）22歳の男性，根尖病変が付着した上顎第一小臼歯口蓋根の根尖部．切片はまさに根尖先端部に位置し，大きな根尖孔を通過している．多量の上皮鎖が存在するが，いかなる空洞も認めない（HE染色，×25）．（b）写真(a)から約30枚程離れた部分．根尖の右側に主根管から第二の大きな分枝が開口している（×25）．（c）その後，さらに30枚ほど行くと，今度は写真(b)とは反対側の左側に別の根尖開口部を認めた．病変の左側には小腔の存在が明らかである（×25）．（d）一連の連続切片ならば，主根管が消えても分枝の存在を見つけることができる．病変左側の空洞は大きく，完全に上皮に囲まれている．コレステリン結晶が観察される（×25）．（e）その後の30枚目の切片では，写真(c)および(d)で見られた分枝の大きな開口部が見える．左側の空洞に加えて，病変中心部へ向かう2つめの空洞を認める（×25）．（f）その後，さらに20枚目の切片では，病変右側に3つ目の空洞が見える（×25）．（g）写真(f)の左側に位置する囊胞腔の詳細．細長い空洞にはコレステリン結晶の集積が見える（×100）．（h）写真(f)の空洞の右側．囊胞内には泡沫細胞と多形核白血球の存在が目立つ（×100）．

考　察：この症例，また同じようなバイオプシー（生検）の症例では，囊胞の形態学的タイプを分類することは大変困難である．その理由として，根尖側1/3に存在して根尖部のあらゆる場所に開口する，形態学的に複雑な分枝の存在がある．たとえば，写真(c)から(f)の左側の病変はいかなる根尖孔とも関連がなさそうであるが，実際には，空洞は根尖病変部で不規則に隣接し合っているので，絶対的に関連がないともいえない．

CHAPTER 4 歯根周囲組織の病理

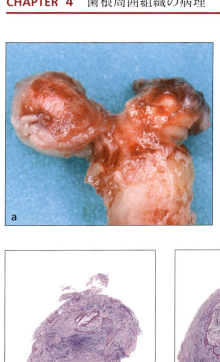
a

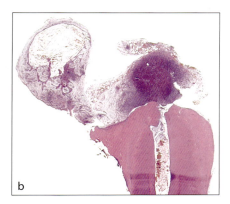
b

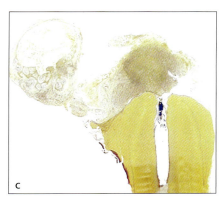
c

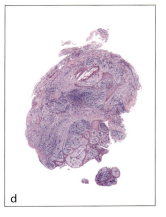
d

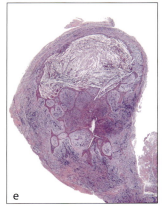
e

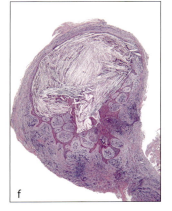
f

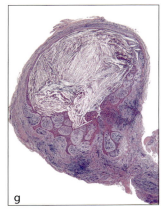
g

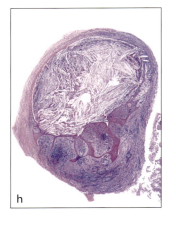
h

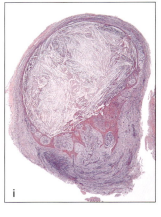
i

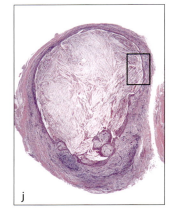
j

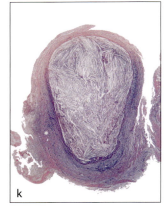
k

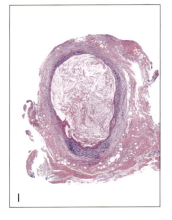
l

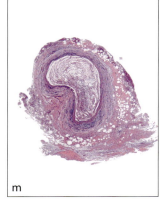
m

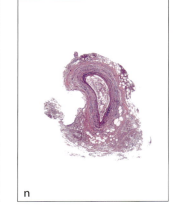
n

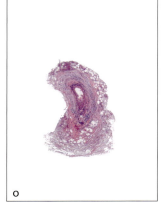
o

根尖病変の組織学的分類 CHAPTER 4

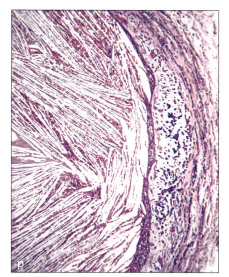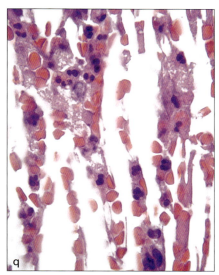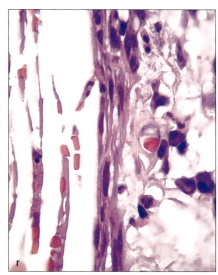

FIG 4-13　真性囊胞（連続切片による観察の必要性）．(a) 28歳の男性，根尖病変の付着とともに上顎第二小臼歯は抜歯された．病変は近心と遠心部の2つの部分から構成されている．(b) 根管を通る切片．遠心部病変内はほぼ空洞で占有されている（HE染色，×8）．(c) 細菌染色．全体像（テイラーの改良型ブラウン-ブレン染色，×8）．(d～o) 連続切片の順列．生検時に得られた組織のすべてを薄切した．合計約500枚得られた．この順列は，球状を呈した遠心病変を，35～40枚おきに示している．球状の中心から病変の大きさを計測し，写真(i)と(j)において最大直径を記録したことに注目してほしい．また，**すべての切片で，囊胞腔は完全に上皮の裏打ちがあり，さらに根管との交通がないことにも注目し，真性囊胞と診断できる**（×25）．(p) 写真(j)の長方形で囲まれた囊胞壁部の強拡大像（×100）．右から左にかけて囊胞壁表層を構成している薄い扁平上皮層の外側の結合組織部分には，炎症性細胞の浸潤を認める．(q) 写真(p)の囊胞壁部の強拡大像（×1000）．上皮細胞は平たい状態で薄い囊胞壁を形成している．コレステリン結晶に占有された典型的な縦長の空隙（×1000）．(r) 囊胞中心部の強拡大像（×1000）．結晶間隙はデブリスと赤血球，多形核白血球で満たされている．（Ricucci, Bergenholtzら[2]から許可を得て転載）

る（**FIG 4-5e**）．上皮が囊胞腔内側にむけて剥離しかけている場合もあり，その際には細胞の形状は不鮮明で核の識別も困難である（**FIG 4-11l**）．囊胞壁は，仮性の被膜を形成する結合組織線維束によって囲まれており，病変周囲のコラーゲン線維束の間には，慢性炎症性細胞がある程度の濃度で認められる．同じ病変内に複数の囊胞腔が存在することも多い（**FIG 4-11**, **4-15**）．

　ポケット囊胞に分類される病変は，囊胞腔を囲む上皮壁が歯根の外側表面と繋がっており，病変部と根尖孔を隔離する「袋」を形成している（**FIG 4-16**, **4-17**）．囊胞壁の重層扁平上皮に剥離の兆候がみられ，多形核白血球が浸潤している場合もある．囊胞腔の内部には大量の細胞片が存在し，囊胞腔の周囲は結合組織線維束で覆われている．

　FIG 4-13 に示す症例は，コレステリン結晶で内腔が満たされた真性囊胞の一例である．**FIG 4-13b** は，典型的な肉芽腫と囊胞という2つの異なる病態像を表しているが，**FIG 4-13p** と **4-13q** は，重層扁平上皮壁とかつてコレステリン結晶で満たされていた空洞状態を示している．連続切片を観察したところ，囊胞腔と根管に連続性がないことが明らかになった．病変は標本が途切れるまで，全体の端から端までを用いて切片を作成した（**FIG 4-13d～o**）．この症例は，囊胞を適切に診断し，分類するには連続切片を観察することが重要であるということを裏づけるものであった[3, 18, 20, 21]．

　現時点では，連続切片による数多くの生検に基づいても，真性囊胞とポケット囊胞を明確に判別するのは極めて困難であることを強調しておく．根管の先端から1/3の部分の解剖学的構造が複雑で，根管表面において多様な位置で複雑に分岐している場合はとくにそうである．実際に，単根で根尖孔が明らかに大きく根尖部に1つしかない場合でのみ，この判別診断が可能である．Nairらの研究[18, 20, 22]では，単根の切片のみを繰り返し使用しており，根尖孔の多様性については言及していない．たとえば，**FIG 4-16a**, **4-16b**, **4-17c** で報告されている切片にポケット囊胞の診断を下すことは容易であり，同様に **FIG 4-13** の連続切片から真性囊胞と診断することも容易と考えられる．一方で，

CHAPTER 4 歯根周囲組織の病理

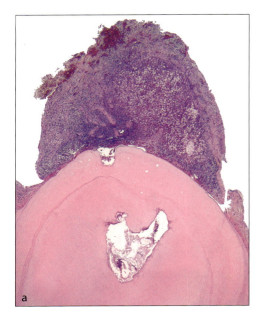
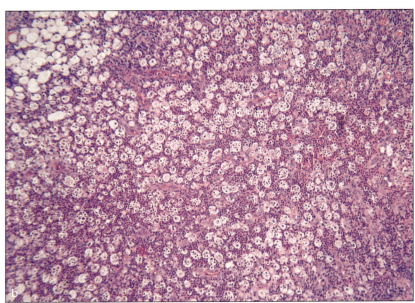
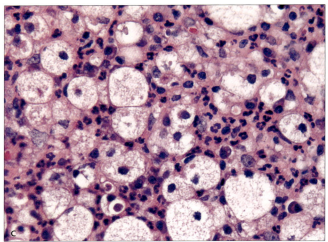
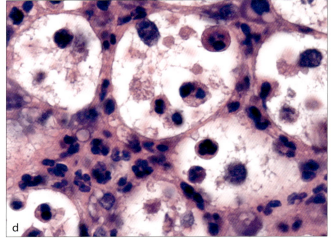

FIG 4-14 膿瘍．(a) 27歳の女性，上顎第一大臼歯の口蓋根に付着した根尖病変．切片は主根管ともう1つの根尖孔の分枝部を通るように作成されている（HE染色，×25）．(b) 写真(a)の病変中心部拡大像（×100）．集積した炎症性細胞とともに多くの微小空洞が散在している．上皮鎖は認めない．(c) 強拡大像（×400）．多形核白血球を認める．微小空洞はデブリスを含んでいる．(d) 写真(c)の強拡大像（×1000）．それぞれの微小空洞には壊死細胞の残骸と炎症細胞の両方を含んでいる．組織学的診断は非上皮性の根尖膿瘍と診断される（Ricucciら[4]から許可を得て転載）．

FIG 4-10c ～ 4-10e，4-11i，4-12a ～ 4-12h および 4-15a と 4-15b に示すように，**多数の根尖分枝が根管の至るところまで伸びている場合は，囊胞のタイプを診断するのはほとんど不可能**である．

根尖性歯周炎の病変と根尖部から成る生検標本の組織学的研究では，抜歯後に病変と根尖部の関係が肉眼では正常であるようにみえても，組織学的切片上では軟部組織の剥離や損傷が検出される場合もあることに留意したい．これは，生検にともなう外科的手技（抜歯や根尖部の手術）の結果もたらされるものであることは明白である．

FIG 4-15 に示す囊胞病変は診断が困難である．**FIG 4-15a**では，囊胞腔の上皮壁が，根尖孔が認められない根管の表面に伸びている．切片を多数作成すると（**FIG 4-15b**），2つの分枝（ramification）が認められた．囊胞壁の上皮はこれらの根尖孔のうちの片方に伸びていたが，明らかな連続性は確認できなかった．他の切片についても徹底的に調査したが，囊胞を形態学的に分類することは不可能であった．

FIG 4-10 に示す症例は，解剖学的構造が複雑なうえ，

根尖病変の組織学的分類　**CHAPTER 4**

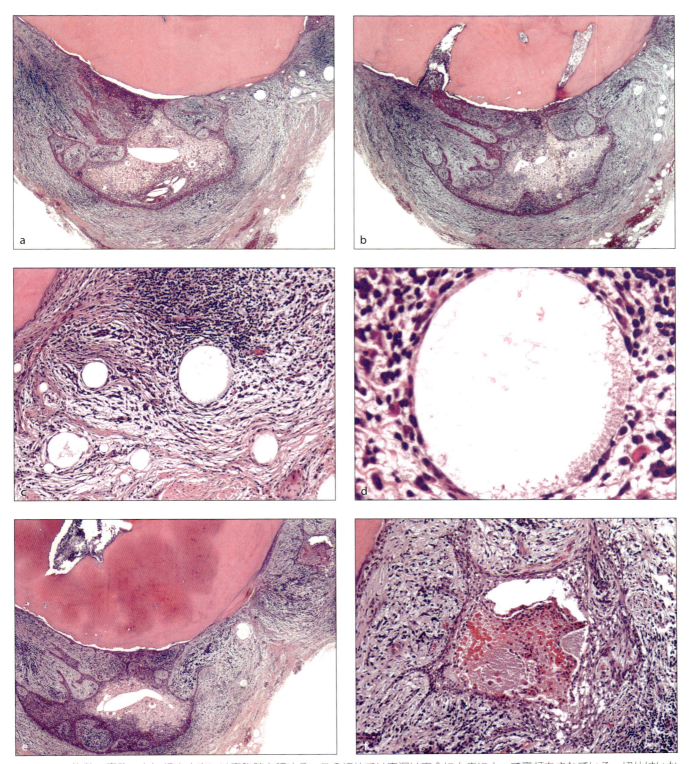

FIG 4-15　複数の囊胞.（a）根尖病変には囊胞腔を認める．この切片では空洞は完全に上皮によって裏打ちされている．切片はいかなる根尖孔も通っていない（HE 染色, ×25）．(b) 写真(a)からかなり距離が離れた部位．2 つの根尖孔がみられ, 1 つは病変とつながっている（×25）．(c) 囊胞内腔から離れた病変部位の拡大像（×100）（写真 a 右側）．破片を含んだ異なる大きさの微小空洞を認める．(d) いちばん大きな微小空洞の強拡大像（×400, 写真(c)右上）．(e) 写真(a)，(b)からかなり距離が離れた部位．写真右上に 2 つ目の囊胞腔が確認できる（×25）．(f) 写真(e)右上の拡大像（×100）．デブリスを含んでおり，囊胞は完全に上皮により裏打ちされている．

考　察：この囊胞は微小空洞の合体で構成されているようである．いくつかの小さな分枝が存在することから，この病変に存在する囊胞のタイプを認識するのは困難である．

CHAPTER 4　歯根周囲組織の病理

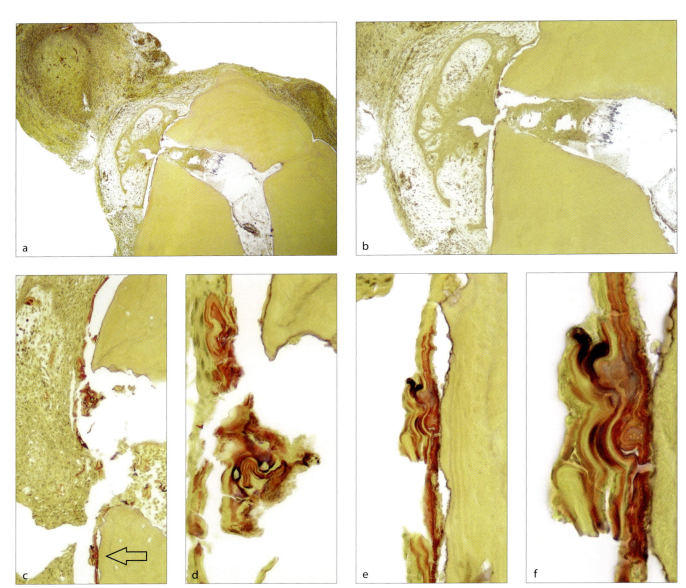

FIG 4-16　ポケット嚢胞（高い抗原性を示す構造体の存在）．（a）24歳の男性，上顎第一大臼歯の口蓋根に発生した根尖病変．全体像は根の外側面に開口する主根尖孔と反対側へ向かう分枝を示している．病変は根尖部を左右対称に覆うように非角化性上皮によって裏打ちされている（テイラーの改良型ブラウン‐ブレン染色，×16）．（b）根尖内部の細菌のコロニー，壊死組織，慢性炎症細胞の集積．根尖開口部と根表層に沿って，フクシンによる染色部に注目（×25）．（c）根尖孔部の中拡大（×100）．空隙部はアーチファクトである（×400）．（d）根尖孔の上部，炎症組織の近くで，フクシンによって染色された2つの複雑な構造を認識できる．（e,f）写真（c）の矢印で示した部位の強拡大像（×400，×1000）．この部位は複数の層から構成されているようである．細菌の存在は確認できない（Linら[62]から許可を得て修正・転載）．

考　察：この症例や類似の症例でも，このようなまれな構造物は高い抗原性を示し，防御反応としてつねに炎症性細胞によって覆われている．これらは時として，典型的な細菌の特徴を有する凝集体と共存しているが，これは細菌に由来していると考えるのが妥当である．これらの微細構造の起源はまだはっきりとはわかっていない．しかし，炎症を維持するための細菌による十分な代謝産物と細胞成分を保有している細菌組織やバイオフィルムの"残骸"が留まっていることを示している．

組織学的手法のアーチファクトも加わり，診断が困難な代表例である．**FIG 4-10c**と**4-10e**に示す切片は，嚢胞腔が完全に上皮で覆われており，数多く存在する根尖孔とは何の繋がりももたない．**FIG 4-10d**ではむしろ，1つの根尖孔の傍で嚢胞の上皮が途切れているのが認められる．しかし残念ながら，歯根から軟組織が分離しており，嚢胞腔と根尖孔との関係を正確に示すことはできない．これと同じ状況が**FIG 4-11**で，右側の嚢胞壁は分枝孔が斜めにカット

根尖病変の組織学的分類　CHAPTER 4

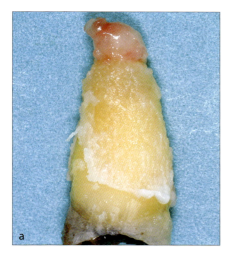
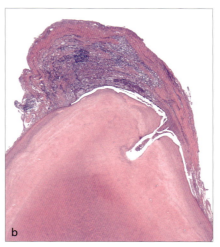
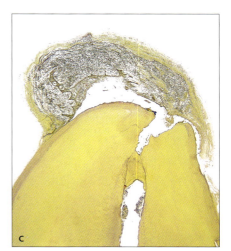
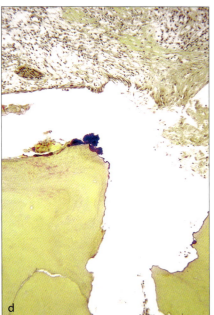
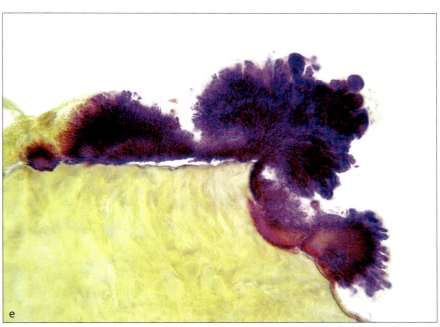

FIG 4-17 ポケット嚢胞（根尖孔外のバイオフィルムの存在）．71歳の女性，上顎左側犬歯部の抜歯．この患者にとって最後の残存歯であった．臨床検査では，歯冠は崩壊しており，歯髄腔が大きく口腔内環境へ露出していた．既往歴は急性の腫脹，疼痛，発熱であったが，来院時はすでに無症状であった．(a) 抜歯後，病理組織が根尖部に付着していた．(b) さらに歯冠側寄りの根尖孔を通る切片（HE染色，×25）．(c) 前のものより約0.5mm進んだ部位に，第二の根尖孔が見られ，これは主根管と連続している．嚢胞腔が存在し，根管内と直接つながっている．ポケット嚢胞と診断した．病変周囲には結合組織の"仮性被膜"が存在していることに注目．また，歯根吸収も認められた（テイラーの改良型ブラウン - ブレン染色，×25）．(d) 根尖部の詳細．細菌塊が根尖のすぐ外のセメント質に見られる（×100）．(e) 強拡大像（×1000）．細菌塊はバイオフィルムを形成し，歯根表面に付着している．細菌塊は樹枝状に連なり，影響を受けていない根表面にむけて範囲を広げている．

された部位で穿孔しているが，同時に軟組織も剥離しており，診断が困難である（**FIG 4-11i**）．

したがって，根管の解剖学的構造における尖端から1/3の部分は，多くの場合きわめて複雑である（**FIG 4-1，4-5，4-7，4-8，4-10〜4-12，FIG 4-14n〜4-17**）．Ricucciら[4]は，根尖性歯周炎の病変50症例を対象に，とりわけ連続切片作成中に認めた根尖孔の数を調査した．そして，**1つの根管に根尖孔が1つである割合は13症例（26％）しかなかった**ことを示した．その他の37症例（74％）は，根尖部の分枝の数は症例によってさまざまであり，それぞれが根管表面へ開通しており，病変部と繋がっていた．臨床的には機械的手段によってこれらの分枝にアクセスするのは不

可能であり，洗浄をその部位に到達させるのも困難である．**根尖部3分の1の根管の解剖学的形態は非常に多種多様**であることを歯科医師はよく覚えておかなければならない．

　歯根嚢胞の治療に問題（困難）があるかどうかについて触れておくことは重要だ．Nair[19, 23]は，いわゆる真性嚢胞は嚢胞腔と根管スペースが直接繋がっていないため，従来の根管治療が奏功しにくいと推測した．真性嚢胞の進行は自己持続型であるため，根管の感染による影響とは無関係に広がり続ける可能性がある．しかしながら，この仮説は臨床データやエックス線写真的データから断定できるものではない．それは単に，歯科医師が治療しようとしている病変が嚢胞かどうか（真性でもポケットでも）を前もって知ることができないために他ならない．**CHAPTER 9**でも触れるように，この説を肯定するにも否定するにも，失敗例から得られた生検標本を組織形態学的に調査する以外に方法はない．しかしながら，現時点では，形態学的に異なる2つのタイプの嚢胞は根管治療に対しても反応が異なるとする考え方に，明らかな根拠は存在しないことを指摘しておきたい．同様に，この2つの病理学的性質が完全に異なっているとみなすべきではない．

　治療に対する応答という点では，ポケット嚢胞には懸念がつきまとう．処置中に圧迫された嚢胞液が根管内にしみ出し続ける可能性があるため，従来の根管治療は困難であると考えられる．そのような状況では，水酸化カルシウムを用いると根管内を乾燥した状態に保つことができる．**ポケット嚢胞のもう1つの問題点は，嚢胞腔が感染した根管と直接繋がっているため，理論的により感染を引き起こしやすい**ということだ．つまり，根管に潜む細菌が嚢胞腔に直接入り込みやすくなり，そうなると患者の自然免疫だけでは根尖外の細菌を根絶するのは容易ではない．

　ある研究[24]では，重度の根尖性歯周病変をともなう42本の歯について，従来の根管治療で嚢胞と判断されたことを報告した．根管を処置したのち水酸化カルシウムを充填し，それを3週間のうちに2回の間隔で取り替えて3か月後に最終充填を行った．その結果，症例のおよそ75％において重度の根尖性歯周病変が完全に治癒した．しかしながら，この研究の条件下では診断を確定する組織学的調査を行うことができなかったため，調査例が必ずしも嚢胞性病変であったとはいえないことを指摘しておきたい．

根尖病変の種類別発現率

　これまでヒトの根尖病変のなかでも，歯根嚢胞の発現率について組織学的研究がいくつか発表されている．その発現率は各著者によって大きく異なり，6～55％の開きがある[18]．このような顕著な差は，検体の採取法の違いや使用した組織学的評価基準の違いによるものと考えられる．たとえば，Bhaskar[25]の研究やLalondeとLuebke[26]による研究では，根尖病変のなかでも歯根嚢胞の発現率は42％，44％であるとそれぞれ報告された．しかしこの結果に対し，最近では信頼性が疑われている．第一に，著者らはさまざまな入手先から得られた検体を使用して分析を行っている．Bhaskarの研究[25]では歯科医師314名から2,308個の病変を入手したのに対し，LalondeとLeubkeの研究[26]では134名の歯科医師から800個の組織検体を入手している．根尖の組織検体は掻把時に採取されたもので，一塊で得られたものではない．したがって，組織液で満たされた病変内のスペースは潰れ，判断が極めて難しくなる．

　さらに，これらの研究は連続切片を用いて行われたものではない．上皮鎖を含む組織片のランダムな切片では，実際には存在していないにもかかわらず，あたかも上皮に囲まれた嚢胞腔のように見えた可能性がある．このことは，病変256個を対象にしたNairら[18]の研究によって強く裏づけられている．全病変の52％に上皮の存在が認められたが，実際に嚢胞と診断されたのは15％であった．

　また，Bhaskarの研究[25]やLalondeとLeubkeの研究[26]では，上皮をともなう病変からの部分的な組織片を強拡大で観察して報告していたことも特筆しておきたい．つまり，これらの結果は，病変の連続切片を低倍率で概観したものではなく，引用文献での42％や44％という嚢胞発現率は，根尖性歯周炎の病変を歯根尖ごと分析せずに上皮を含むというだけで嚢胞病変と診断していたことによる方法的なミスであったのが明白である．

　Nairら[18]は厳格な基準に基づいて行った研究において，病変の35％は膿瘍で50％は肉芽腫，そして嚢胞はわずか15％であったとしている．上皮は検体の52％に存在し，膿瘍の40％，肉芽腫の45％で上皮組織の増殖がみられた．嚢胞のうち61％が真性嚢胞の特性を示したのに対し，39％はポケット嚢胞の基準を満たしていた．

　一方，根尖性歯周炎の病変50個を対象としたRicucci[4]らの研究では，28％が膿瘍で40％が肉芽腫，32％が嚢

胞であった．50個の病変のうち21個（42％）には上皮が認められたが，囊胞であったのは16個のみであった．しかしながら，Nairら[18]やRicucci[4]らが報告した根尖性歯周炎の各病変の発現率は，実際の確率として一般的に当てはめてみることはできない．その主な理由は検体が得られた手法にある．Nairら[18]の研究では，256個の検体すべてで，病変が根尖部に付着した状態で抜歯された歯を連続的に対象としたものだ．したがって，大学病院において一定期間のうちに抜歯された歯の合計本数の割合は不明である．Ricucci[4]らの研究でも同様の手法が用いられたが，50個の歯はすべて1名の口腔外科専門医が日常的な診療のなかで採取したものだ．当然，抜歯時に得られた根尖性歯周炎のすべての病変が根尖部に付着しているとは考えにくい．そうなるのは，病変周囲の結合組織が根尖に強く結びついている場合か，病変がとくに広域に広がっているわけではなく，歯槽から一塊に摘出された場合に限られている．したがって，入手した病変が根尖に付着しているのはごく一部の根尖性歯周病変であり，発現率はその病変群に限られたものでなければならない．これが，異なる研究者が報告する確率にばらつきが認められる明確な理由である．

囊胞形成のメカニズム

　肉芽腫が例外なく囊胞に変化するという事実を裏づけるデータは存在しないが，囊胞の発現は根管感染に対する免疫反応の最終段階でみられる．**実際に，囊胞は，根尖病変のなかではそれほど頻度は高くない**[4, 7, 18]．Valderhaugh[27]はサルを対象にした研究で，意図的に引き起された根管感染に根尖が反応した後，部分的もしくは完全に上皮によって覆われた囊胞腔が生じるのにはかなりの時間を要したと記している．実験から200日後に調査した病変16個のうち11個に囊胞の特徴が認められたが，200日前の調査では囊胞の構造を有する病変は1つも存在しなかった．また，すべての症例において観察期間中は根管が口腔環境にさらされた状態であったため，細菌の根尖組織への侵入が許されていたことも追記しておきたい．囊胞が完全に発現した症例ではすべて上皮が根表層に付着していた．いずれにせよ，この研究は，のちにSimon[17]やNairら[18]が報告したポケット囊胞や真性囊胞について述べたものとは異なる結果をもたらしている．

　囊胞の形成プロセスを説明する理論として以下が提唱されてきた[28]．

1. 初期の理論の1つとして挙げられるのは「栄養不足」によるものである．これは，**上皮島**が三次元空間に球形に発達し続ければ，**上皮塊**の中心部は栄養源から引き離されて壊死し，融解変性に至ることを示唆している．その蓄積物は壊死領域に好中球を引き寄せる．このようにして生じた微細窩洞は互いに融合しあい，重層扁平上皮によって囲まれた囊胞腔を形成する[29]．この説に対する反対意見は，歯根肉芽腫内の上皮組織は結合組織に囲まれて多形核白血球が浸潤していることが多く，内部での細胞壊死はさほどみられないという事実だ（**FIG 4-1e**，**4-1f**，**FIG 4-3g〜4-3i**）．

2. 一方「膿瘍」説では，結合組織内に膿瘍が形成される際に，上皮細胞はあらかじめ存在していた空洞を覆うようにして増殖すると示唆している[27, 30]．これは，露出した結合組織の表面を覆うようにはたらくという，上皮細胞に本来備わっている機能によるものである[31, 32]．とにかく上皮の増殖は根尖部膿瘍の場合よりも，慢性の根尖性歯周炎の場合によくみられる現象である[18]．しかし炎症のある根尖部組織で増殖する鎖状の上皮がつねに歯根囊胞を形成するという根拠は存在しない．Nairら[18]は，調査した根尖病変の52％に上皮の増殖がみられたが，実際に囊胞を形成していたのはそのうちの15％のみであったと報告している．歯根囊胞の形成は遺伝的にプログラムされたものだと考えることもできる[28]．

   　Nairら[33]は，歯根囊胞は「膿瘍を経て」生じるという仮説を検証するために，ラットを用いて炎症性囊胞を引き起こさせる実験を行った．ラットの背部に上皮細胞を植えつけ，7日後にその部位にFusobacterium nucleatumを注入したところ，16例中2例に炎症性囊胞形成がみられた．この2例には合計4個の囊胞がみられた．Nairらは，炎症性囊胞は，細菌の注入によって生じた急性炎症性病変が引き金となり，その後，増殖した上皮に囲まれることによって生じるのではないかと結論づけている．

3. 免疫説では，増殖する上皮内における囊胞腔の発現は，活性化したマラッセの上皮遺残に対する免疫反応によって誘発されているのではないかと推測している．マラッセの上皮遺残は異常増殖の結果，抗原となるのではないかと考えられている．

4. 最後は，上皮組織の緩やかな融合によるものではないかという理論である[28]．この説では，炎症性歯根囊胞の形成は，増殖した上皮が三次元的に増殖して融合

し，球状になったことで引き起こされるのではないかと推測している．つまり，炎症性細胞をさまざまな度合で含む線維性の結合組織が上皮組織によって包み込まれ，血流が減少したことにより緩やかに変性を遂げ，囊胞腔が形成されるというものだ．

これらの観察をふまえると，囊胞腔は1つのメカニズムによってのみ形成されると結論づけることはできない．たとえば，炎症性結合組織内における膿瘍の微細窩洞の形成はよく遭遇する現象であるが（FIG 4-5c, 4-5d, 4-5f, FIG 4-9c～4-9e, 4-15c, 4-15d），より多くの部位で空洞化が確認される症例がある．FIG 4-5 に示す症例では，膿瘍腔が表皮組織内（FIG 4-5e）や，表皮隆起に囲まれた結合組織片内（FIG 4-5d），そして表皮からある程度離れた病変の炎症性組織内に同時に認められる（FIG 4-5b, 4-5c）．

どのようなプロセスで空洞が形成され，囊胞腔が上皮で覆われるにせよ，真性囊胞の形成過程の概要は，経時的に以下の3段階に分けられる[35]．

1. 第一段階では，「休止状態」にあるマラッセ上皮遺残が，おそらくは病変内に存在する炎症性細胞により生成および放出された化学的刺激物や代謝物の影響をうけ，増殖を始める．
2. 第二段階では，前述の機序の1つによって上皮で覆われた空洞が形成される．
3. 第三段階では，囊胞が骨の吸収とともに拡大する．囊胞の成長は，囊胞内に引き寄せられた炎症性細胞の溶解により浸透圧が増加するためと示唆されてきた．それにより囊胞内の巨大分子が著しく増加するためであろう．その一方で，根管内と繋がっているポケット囊胞も容積が増加する傾向にあることから，浸透圧の増大により病変が成長する可能性は除外される．したがって，主にTリンパ球やマクロファージが生成する骨吸収促進物質のほうが，関連性が強いと考えられる．

歯根囊胞病変における呼吸上皮細胞

囊胞腔を覆っている上皮は通常，重層扁平上皮に分類される．ごくまれに囊胞腔内が，呼吸気道にみられるものと同じ特徴を示す上皮で，部分的もしくは完全に覆われている場合があるが，これが**多層（偽重層）線毛円柱上皮**である[36～40]．「偽重層」は，単一の細胞層であるが，高さや配置などはそれぞれ異なり，表面に遊離している細胞もわずかながら存在するが，それ以外はすべて基底膜に接している．それぞれの核は基底膜に対して異なる高さに位置しており，表面上は重層上皮のようにみえる．だが実際に切片を適切に作成して染色してみると，単一の細胞層で構成されていることが明白である（FIG 4-18）．なかには細胞の高さや核の位置にばらつきがみられない例もあり，そういった場合は単層の線毛円柱上皮の形態をとっている（FIG 4-18）．これらの上皮の特徴として重要なのは線毛の存在である．線毛は，収縮性に適応した複雑な内部構造をともなう可動性のフィラメントで細胞の表層を覆っている．呼吸器系では，線毛が同一方向に規則的かつリズミカルに動くことで，細胞表面を包む液体に流れが生じ，粘液や有害な個体粒子が排泄されやすくなる．線毛は外転した細胞膜によって覆われた細いフィラメントで，長さは5～10μm，直径はおよそ0.2μmである．そのため，最高倍率の光学顕微鏡でのみ観察が可能である．

呼吸上皮のもう1つの特徴は，**杯細胞**の存在である．杯細胞は人体において唯一の単細胞腺で上皮細胞間に挟まっており，その主な機能はタンパク多糖体であるムチンを分泌し，水分とともに粘液を生成することである．分泌中は，粘素原（mucinogen）の粒が核と細胞表面の間に蓄積する．その結果，細胞は弛緩して典型的な杯状を呈するが，核は反対側に押しつぶされる．粘液の粒はその後，標本の一般的な固定および処理工程で喪失するため，細胞の頂端には明らかな空洞が認められる（FIG 4-19f）．

根尖性歯周病変にみられる線毛円柱上皮がどこに由来するのか，未だ完全には解明されていない．Shear[40]は，(1)上顎洞や鼻腔からの細胞の移動，(2)重層扁平上皮の異形成，(3)下顎骨に存在する万能細胞からの分化，という3つの可能性を示唆している．もっとも妥当な仮説は，**細胞が上顎洞から移動するという説**である．このタイプの上皮は下顎部の囊胞でも観察されるが[36, 37]，もっともよくみられるのは上顎臼歯の歯根囊胞である．上顎小臼歯部と大臼歯部の根尖は上顎洞底にきわめて近く，根尖の炎症が副鼻腔炎を引き起こすこともすでに知られている．Nairら[39]は256例の根尖性歯周炎の病変を分析し，そのうちの3例に線毛上皮を確認した．これらの歯はすべて上顎小臼歯であった．われわれの研究では，計167例の根尖病変のうち4例に線毛上皮を認めた．すべての病変が上顎臼歯部に関連しており，うち2症例については以下で詳しく紹介する．

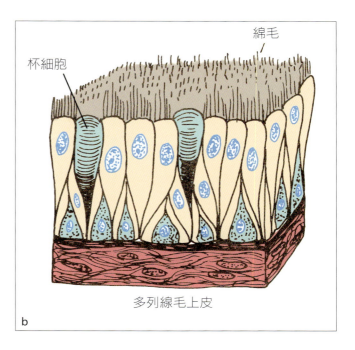

FIG 4-18 単層円柱線毛上皮と多列線毛上皮の図解．

症例研究

1つ目の症例は，上顎第一大臼歯口蓋根部の根尖性歯周炎である．根尖部に異常に拡大した病変像が認められ（**FIG 4-19a**），組織学的検査により線毛円柱上皮であることが判明したが（**FIG 4-19b**），おそらくは抜歯時に裂けたり，病変とともに除去されたりした上顎洞底に由来するものと考えられる．嚢胞腔と根管が繋がっていることから，ポケット嚢胞と診断された（**FIG 4-19c**）．嚢胞腔の4分の3は線毛円柱上皮で覆われていたが，残りの部分は重層扁平上皮であった．

2つ目の症例は複数回にわたり膿瘍が認められた70歳の女性で，上顎第二大臼歯の歯根部に付着した病変である．真性嚢胞のようにみえる切片もいくつか存在するが（**FIG 4-20a, 4-20b**），連続切片を観察したところ，実際にはポケット嚢胞であることが明らかになった．この症例でも，嚢胞腔の大半は線毛円柱上皮で覆われていたが，一部の領域では重層扁平上皮が確認された．

いずれの症例においても，多くの上皮細胞では核が基底膜側に位置しており，嚢胞内側には線毛が明瞭に認められ，そのほとんどは細胞の縦軸と並行に伸びている（**FIG 4-19e, 4-19f, 4-20c**）．マッソントリクローム染色を行うと，線毛が付着している細胞極はより濃く染色される（**FIG 4-19f**）．

また杯細胞も上皮細胞とともに散在している．確認が可能であれば，核は細胞基底部で潰れているのがわかる．細胞質は空胞化したスペースによって膨張し，嚢胞腔内へと繋がっているようすが時おり認められる（**FIG 4-19f**）．上皮細胞間に多形核白血球が確認される場合もあるが，嚢胞内に存在する細菌に化学走性で引き寄せられ，上皮壁を通り抜けるとき，細胞の軸方向に平らになる（**FIG 4-20c**）．

肉芽腫と嚢胞のエックス線写真による判別は可能か？

ここ数年，複数の論文で，エックス線写真の特徴に基づいた**肉芽腫**と**嚢胞**の判別が可能であると報告されている．すなわち，嚢胞は不透過性の境界が明瞭であるのに対し，肉芽腫は不明瞭ということだ[41]．また，嚢胞には，境界明瞭でほぼ円形のエックス線透過像や根尖部の歯槽硬線の消失，さらには病変部を取り囲む不透過性の白線などが認められるとも記述された[42]．過去の研究ではこれよりもさらに詳しく分類されており，嚢胞は肉芽腫よりも大きく[43]，病変の大きさが15mm以上の場合は明らかに嚢胞であるとされた[35]．このような記述により，大きく広がり明白な境界を形成している場合は嚢胞であり，外科的処置が必

CHAPTER 4　歯根周囲組織の病理

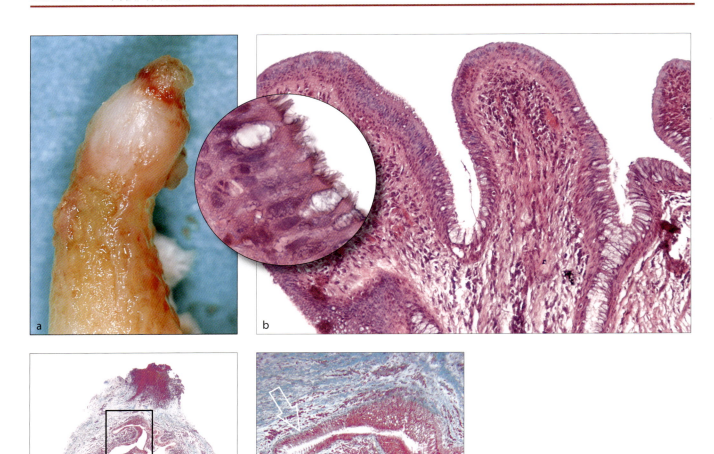

FIG 4-19　ポケット囊胞（線毛円柱上皮〔呼吸上皮細胞〕の裏打ち）．(a) 25歳の女性，上顎第一大臼歯の口蓋根部は線維組織の「スリーブ」を介して根尖にしっかりと付着する根尖病変とともに抜歯された．病変は珍しく，先端が鞘状に突出していることに注目．(b) 突出した病変先端部の拡大像（×100）．上皮によって裏打ちされた手指に似た形のものが伸びている（HE染色）．丸で囲まれた挿入写真は上皮最表層部には線毛を認める（×1000）．(c) この切片は根尖孔を通っている（マッソントリクローム染色，×25）．(d) 写真(c)の長方形で囲まれた部位の拡大像（×100）．空洞は上皮によって裏打ちされている．

要であるという考えが確立されてしまった．未だ議論の余地はあるものの，現在のところ，**囊胞と非囊胞性病変との鑑別診断は，従来のエックス線写真的診断のみでは不可能である**[44]．断層撮影（CT）[45]やデンシトメトリー[46]を用いた試みはうまくいかず，超音波を用いて鑑別しようという研究では[47, 48]，液体を際立たせ血流の調査に役立つという超音波のよく知られた特徴も皮質骨に遮られて無意味であった．Nair[21]もすでに指摘しているように，この方法は骨に包まれていない病変に対してのみ有効である．近年では，広範におよぶ根尖性歯周炎病変に対するコーンビームCTを用いた肉芽腫と囊胞の鑑別診断で一定の結果が得られているが[49]，その信頼性はいまだ確立されておらず，標準的手段とみなされるには至っていない．

Ricucciら[44]は，根尖病変をともなう60本の歯を対象

肉芽腫と嚢胞のエックス線写真による判別は可能か | CHAPTER 4

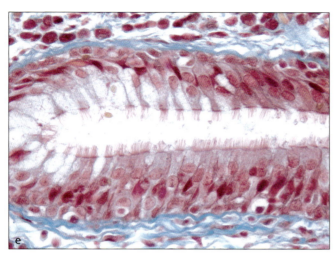
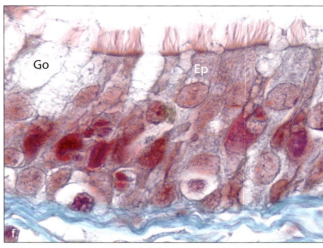

FIG 4-19 続き （e）写真（d）の矢印で示した空洞の凹部の拡大像（×400）．嚢胞の内層は粘液産生細胞（杯細胞）と多列円柱線毛上皮の裏打ちで構成されている．上皮細胞は，慢性炎症性細胞によって浸潤されているコラーゲン線維束でできた基底膜上にのっている．（f）写真（e）の強拡大像（×1000）．上皮は巨大化し，大きい核は基底膜側に偏移している．内腔最表層には多数の細かい毛髪状の組織が存在し，濃く染色されている層から出ている．いわゆる線毛である．嚢胞内には非晶質の残存が認められ，おそらく杯細胞によって産生された粘液だと思われる（Ep：上皮細胞，Go：杯細胞）．

考　察： 嚢胞は"ポケット嚢胞"の特徴を示し，この空洞は呼吸器の上皮に似た上皮による裏打ちが存在する．このようなタイプの上皮が存在するのは，病変が発生した口蓋根根尖部と上顎洞窩底部が解剖学的に隣接しているためと思われる．またこのことは，病変部先端の突出部が気道上皮によって裏打ちされている理由の説明にもなる．病変は上顎洞底の骨を溶解して広がり洞粘膜と癒合しており，抜歯時にその粘膜も剥がされ，根尖病変に付着したまま，ともに除去されたと考えられる．

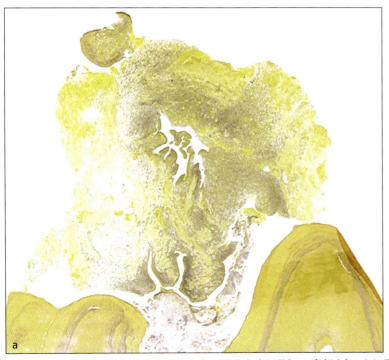
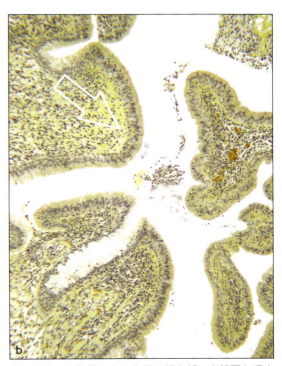

FIG 4-20 ポケット嚢胞（線毛円柱上皮〔呼吸上皮細胞〕の裏打ち）．（a）70歳の女性，上顎第二大臼歯部の根尖部．広範囲な根尖病変とともに抜歯された．病変中央に空洞がある（テイラーの改良型ブラウン - ブレン染色，×8）．（b）写真（a）の空洞の詳細．上皮によって裏打ちされ，内腔にはデブリスを含んでいる（×100）．

CHAPTER 4　歯根周囲組織の病理

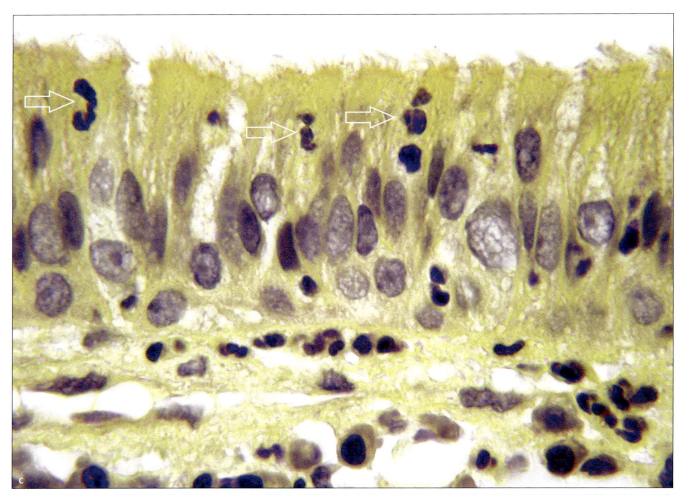

FIG 4-20 続き　（c）写真(b)の矢印で示している囊胞壁部の強拡大像（×1000）．切片作成の向きは上皮細胞の縦軸に対して完全に平行である．基底膜の上に多列線毛上皮が認められる．上皮下には炎症性細胞の浸潤を認める．わずかな粘液産生細胞が，体積を増した上皮細胞間に認められる．上皮細胞の間には多くの好中球（矢印）が認められ，上皮組織から内腔に向けて遊走したと考えられる．

にエックス線写真的手法と組織学的手法の相関性研究を行った．フィルムホルダーを用いて各歯を平行法にて撮影した．病変は抜歯時に歯根に付着したか，もしくは歯根端切除術を行った際にそのままの状態で得られたもので，光学顕微鏡によって分析された．参考画像を測定したのち，組織学的診断の結果を知らされていない専門家2名がそれぞれ別にエックス線所見を分析し，透過像周囲における不透過性の白線の有無を記録した．その後2つの評価を比較し，最終的な不一致は協議によって解決した．生検標本は細心の注意を払いながら連続切片を作成し，Nair[18]によって確立された膿瘍や肉芽腫，囊胞（真性・ポケット）の基準にしたがって分類した．その後，エックス線写真的評価と組織学的診断結果を比較した．その結果，エックス線不透過性の白線を示した病変10例のうちわずか3例が囊胞と診断されたが，残り7例は肉芽腫もしくは膿瘍であった．また，エックス線不透過性の白線を示さなかった病変では，47例中40例が肉芽腫もしくは膿瘍で，7例が囊胞であった．Ricucciら[44]の研究では，**FIG 4-21**に示す症例は，エックス線不透過性の白線の存在により囊胞とみなされた病変が実際は膿瘍であったという例である．反対に，**FIG 4-22**に示す症例では，透過像周辺に不透過性の線が認められないことから非囊胞性病変とされたが，実際には囊胞であった．

これらの知見は，歯根囊胞はエックス線写真的に診断できるとする文献の記述を論駁（疑問視）する根拠となって

肉芽腫と囊胞のエックス線写真による判別は可能か | CHAPTER 4

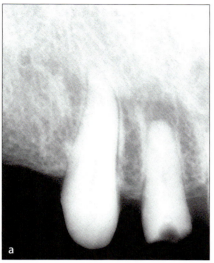 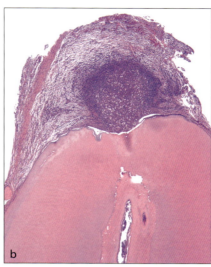 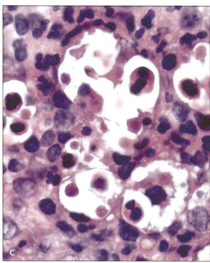

FIG 4-21 膿瘍．(a) 根尖部に透過像を認める上顎側切歯．透過像周囲には一層の不透過像を認める．(b,c) 病変は上皮の裏打ちを認めない膿瘍であると組織学的に診断された．内部にデブリスを含んでいる多くの微小空洞は，集積した急性・慢性炎症性細胞よって取り囲まれている（HE 染色，×25，×1000）．（Ricucci ら[44] から許可を得て転載）

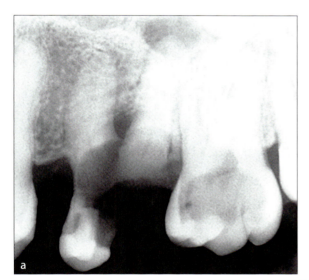 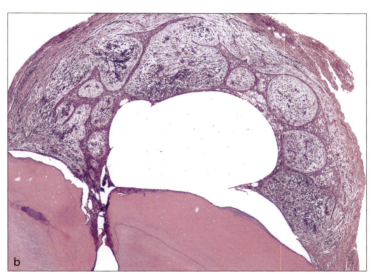

FIG 4-22 囊胞．(a) 23 歳の男性，上顎第一大臼歯部の歯冠はう蝕によって完全に崩壊していた．口蓋根根尖部には透過像が認められ，「皮質骨で囲まれていない：病変の周囲が明瞭でない」ことから，囊胞ではないと診断された．(b) しかし，組織学的に検査された病変部は，囊胞であった．囊胞が病変の全体を占有していないことに注目（HE 染色，×25）．（Ricucci ら[44] から許可を得て転載）

いる[35, 41〜43]．またこれらは，根尖性歯周炎に関してはエックス線写真的所見と組織学的所見の間に相関性はないとする教科書の記述を裏づけてもいる[50, 51]．したがって，**エックス線写真的診断を行う際には「肉芽腫」や「囊胞」よりも一般的な「根尖性歯周病変」という用語を使うほうが適切**である．エックス線写真的診断のみで根尖性歯周炎の鑑別診断を行うのは不可能であり，連続切片の組織学的調査が必要となる．これら 2 つの病変に対する治療法は同じであり，予後も似たようなものだとすれば，鑑別診断を行う意義も薄いようだが，治療後に囊胞が治癒するかどうかを確実に知るためにも，治療時の鑑別は有用である．

CHAPTER 4　歯根周囲組織の病理

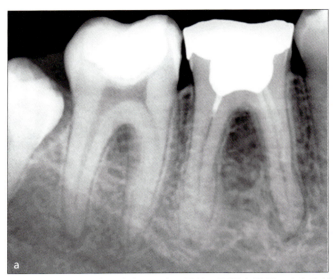
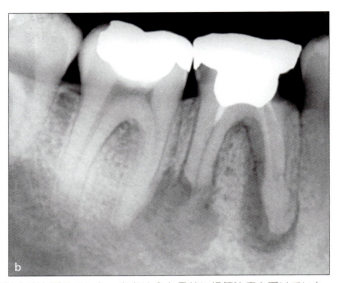

FIG 4-23　歯根吸収．（a）28歳の男性，下顎右側第一大臼歯部の咬合痛を訴えていた．患者は6か月前に根管治療を受けていた．歯は打診痛を示し，エックス線写真検査から，根管口のみ封鎖したようなレベルの低い治療痕が見つかった．そして近心根根尖部に初期の透過像を認めた．再治療を勧めたが，患者は治療の延期を希望した．（b）患者は3年6か月後に腫脹と疼痛を訴えて再来院した．エックス線写真では両歯根根尖部の透過像と歯根吸収を示した．遠心根はかなり吸収されている．

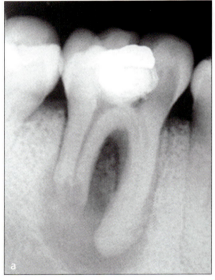
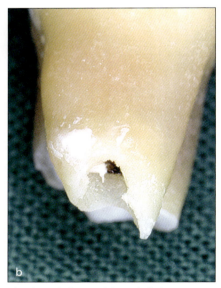
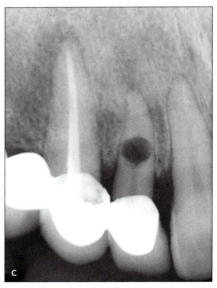

FIG 4-24　歯根吸収．（a）大きな根尖病変と遠心根の広範囲な歯根吸収像を呈する下顎第一大臼歯．（b）抜歯後の遠心根．解剖学的な変化が発生している．（c）上顎側切歯は根中央部に内部吸収を呈している．

根尖性歯周炎の歯根吸収

「**歯根吸収**」とは，通常，破歯細胞とよばれる破壊性細胞によるセメント質および象牙質の吸収の過程を意味する[52]．永久歯の萌出時に起こる乳歯根の生理的吸収を除き，歯根吸収という現象は，多くの場合細菌感染に対する炎症プロセスと関連していることから病的疾患の表れである（**FIG 4-23，4-24**）．また歯根吸収は，急性外傷や，腫瘍および囊胞のような病理的プロセスの進行のほか，歯の再植や矯正治療による歯牙移動などの処置によっても起こりうる．そしてその経緯をたどり，原因が主に歯髄と歯根膜のどちらであるかや，根管壁と根表面のどちらに影響がでている

根尖性歯周炎の歯根吸収　CHAPTER 4

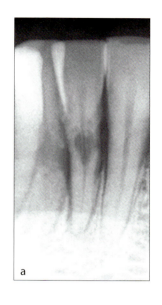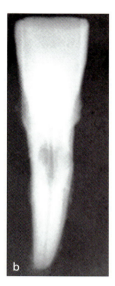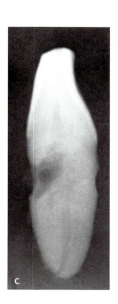

FIG 4-25　歯頸部外部吸収．(a) 患者は下顎切歯部に著しい疼痛を示している．エックス線写真では歯根の歯冠側1/3に吸収像を呈していた．さらに，重度の歯周病にも罹患している．エックス線透過像と歯髄腔の区別がつくことから，歯根の外部吸収が疑われた．患者は抜歯を希望した．(b, c) 抜歯後90度に回転させてエックス線写真撮影を行い，根外部吸収であることが確認された．二次的に歯髄の問題が生じたと思われる．

かによって，**内部吸収**と**外部吸収**のいずれであるかを見定める．

歯内に起因する根尖部の炎症によって引き起こされる歯根吸収は，**侵襲的な歯頸部の歯根吸収（上皮下根管外吸収）**とは区別されなければならない[52, 55]．実際に後者は歯髄の炎症性変化によるものではなく，周囲の歯周組織の炎症に関連している．この場合，歯髄の症状は二次的なものであると理解されている（**FIG 4-25**）．

根尖部のさまざまな度合いの吸収が，歯髄壊死や根尖性歯周炎にともなうほぼすべての臨床症例において認められる（**FIG 4-3b**, **4-4b**, **4-4c**, **4-6a**, **4-9b**, **4-9c**, **4-17c**, **4-17d**, **4-19c**）[52, 55]．マウスを用いた実験的研究では，歯髄炎を起こしている歯の歯根の短縮をともなう吸収が一貫して認められた[56]．また，根尖性歯周炎に関連した歯根の吸収は形状が異なっており，根尖構造の広域が破壊されていることもある．その領域には根尖孔の周辺や根管壁の内側，もしくはその両方が含まれる[52, 55]．根尖性歯周病変をともなう歯114本を対象にした組織学的研究では，Lauxら[52]が，根尖孔の位置で歯根外側表面と根管内壁の両方に重度の欠損がみられる標本30本を特定した．なかには，根尖孔部が歯根吸収により漏斗状を呈し，象牙質片が分離して根尖周囲組織内に広がる位置まで歯根構造が損傷している症例も存在した．さらに，同様の根尖部104例を対象とした走査型電子顕微鏡（SEM）による調査では，VierとFigueiredo[55]が，Lauxら[52]が発表したものと外観や重症度が同等の頻繁な歯根吸収について報告した．しかしながら，歯根吸収の有無や吸収の程度と，組織学的な病変のタイプとの間に相関性を見いだすことは不可能であった．

根尖性歯周炎に関連する歯根吸収は，炎症の初期段階に起こる骨吸収と同時に開始すると考えられる[56]．歯根膜の破壊にともないセメント質は剥がれ，破骨細胞の活動に晒される可能性がある．いったん開始してしまうと，歯根吸収の過程が進行し続けるかどうかが定かでない．外傷をうけた後にみられる歯根吸収と同様に，一時的なものと進行するものが混在しているようである．したがって，歯根部の組織学的分析を行うことにより，破壊されている領域とかつて吸収された欠損部がセメント質で部分的もしくは完全に修復されている部位を同時に確認することができる[57, 58]．同様の病原因子の存在下で，組織破壊が拡大する場合と，目立たないか，もしくは存在しない場合があるが，その理由はいまだ解明されていない．

本来の歯根の解剖学的特徴を大きく変化させるような歯根吸収は，エックス線写真で容易に確認できる（**FIG 4-23**, **4-24**）．歯根の短縮はないが，根のさまざまな場所で大きなエックス線透過像を認める歯根吸収については，エックス線写真上で内部吸収か外部吸収かを知ることができる（**FIG 4-25a**, **4-25c**）．根管の輪郭が欠損部位で突然途切れている場合は内部吸収である（**FIG 4-24c**）．しかし，吸収現象のエックス線写真的同定は，進行が軽度の場合には当然やや困難となる（**FIG 4-4a**）[52, 59]．Lauxら[52]は，エックス線写真的所見と組織学的所見を関連づける目的で，根尖性歯周病変をともなう歯を対象に研究を行った．根尖性炎症による歯根吸収の兆候がエックス線写真的に認められ

143

CHAPTER 4　歯根周囲組織の病理

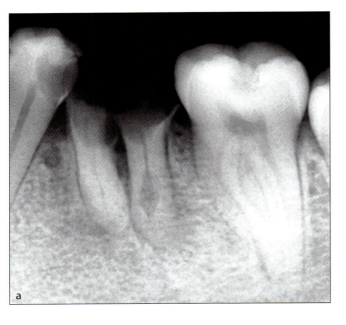
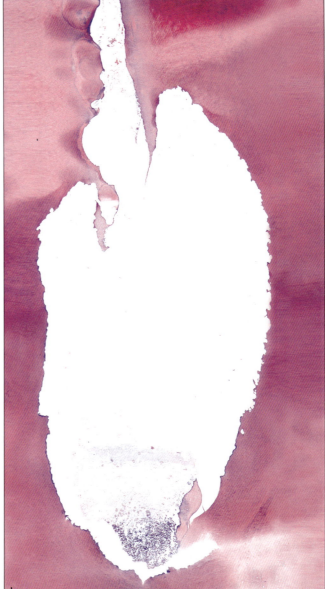
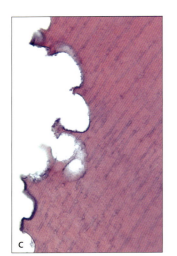
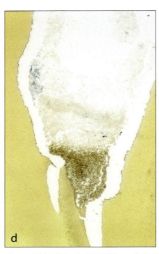

FIG 4-26　内部吸収．(a) う蝕によって崩壊した下顎第一大臼歯の残根．遠心根は根管中央から根尖寄りに大きな歯根吸収を引き起こし，根尖病変の存在も認める．(b) 吸収部の全領域を示す遠心根の合成写真．デブリスやいくらかの残留組織は，吸収部の最先端部にのみ存在している．吸収された辺縁は吸収窩の存在により不規則な構造を呈している（HE染色，×25）．(c) 欠損部右側の壁の強拡大像（×400）．空の小窩が確認される．歯髄が壊死に陥る前に破歯細胞によって占拠されていたと考えられる．(d) 欠損（吸収）部の根尖側には壊死組織が存在し，根尖側は炎症性細胞の浸潤により縁取られている．壊死組織内の歯冠側に細菌コロニーがあることに注目（テイラーの改良型ブラウン-ブレン染色，×25）．

た症例は全体のわずか19%のみで，残り81%は組織学的に根尖の吸収が確認された．吸収のエックス線写真的診断と組織学的診断の間に相関性が認められた症例は7%のみであった．著者らは，臨床現場で日常的に撮影されるエックス線写真ではどれも，根尖性歯周炎によって引き起こされる歯根吸収の診断を下すのには不十分であると結論づけた．

根尖部の本来の構造に変化をもたらした吸収は，歯内療法による治療が難しい．**FIG 4-4**は15歳男子の下顎第一大臼歯である．エックス線写真では遠心方向に貫くように広がるう蝕と近心根の透過性像が認められ（**FIG 4-4a**），

さらには過剰な小臼歯の存在も示された．患者は自発痛を訴えていた．近心根の組織切片では，根尖部の大部分にエックス線では見られなかった広範の吸収領域が示されている（**FIG 4-4b**，**4-4c**）．石灰化のプロセスは歯冠でより多く認められる．また，高倍率で拡大してみると，象牙質壁には白線が確認され，典型的な破壊性の多核細胞をともなっていた（**FIG 4-4d 〜 4-4f**）．細菌染色では，感染は根尖孔から少し離れた歯冠側でより顕著であることが示された（**FIG 4-4g**，**4-4h**）．

このような症例では，歯根吸収の実際の進行具合をエックス線写真上で速やかに判断することはできないかもしれない．歯根吸収の間接的な臨床的兆候としては，根尖部の治療中における持続的な出血があげられる．その組織をすべて取り除いてしまうか，出血組織のレベルで作業長を止めるか歯科医師としては悩むところである．**FIG 4-4** に示したような広域に及ぶ歯根吸収症例では，根尖部の軟部組織を除去しようという試みはすべてうまくいかないだろう．同様の状況を認識するのに根管長測定器がどれほど有用であるかは，未だ明らかになっていない．

一方で，根尖孔により近づこうとして組織の除去を試みると，容易に過剰処置となり，さらには過剰充填に至り，治療転帰が良好ではなくなってしまう．Cotti ら[60] は，下顎第二大臼歯の歯根が広域で吸収され，歯根未完成歯と同じような状態の 20 歳の患者について報告した．歯根吸収がみられる位置まで治療を行い，その後，水酸化カルシウムを塗布することで治療に成功した．しかし，この治療法の有効性を証明するためには，さらに研究が必要である．

内部歯根吸収の組織学的特徴を **FIG 4-26** に示す．下顎大臼歯で，長年にわたるう蝕の治療により臨床的歯冠が完全に崩壊し，歯根の分離が生じている．遠心根には根尖性歯周病変と広範に及ぶ内部歯根吸収が認められる．組織学的観察によると，この領域は壊死片や細菌がみられるほかは，ほぼ完全に空洞であった．吸収された内壁は不規則だが，これは感染により歯髄が壊死に至る以前に存在していた破歯細胞を擁していた小窩（lacunae）によるものである．

修復可能な歯の内部吸収もしくは外部吸収症例に対しては，歯内療法による治療を行う．炎症性の歯根吸収を治療する目的は，歯根周囲に炎症を引き起こす原因の除去と，破歯細胞の形成，および活動の阻止であることを留意しておく必要がある．これらの要素をうまく制御することができれば，治癒プロセスは問題なく起こるであろう[52]．

参考文献

1. Langeland K. Tissue response to dental caries. Endod Dent Traumatol 1987;3:149–171.
2. Ricucci D, Bergenholtz G. Histologic features of apical periodontitis in human biopsies. Endod Topics 2004;8:68–87.
3. Ricucci D, Langeland K. Apical limit of root canal instrumentation and obturation, part 2. A histological study. Int Endod J 1998;31:394–409.
4. Ricucci D, Pascon EA, Pitt Ford TR, Langeland K. Epithelium and bacteria in periapical lesions. Oral Surg Oral Med Oral Pathol Oral Radiol Endod 2006;101:239–249.
5. Lin L, Shovlin F, Skribner J, Langeland K. Pulp biopsies from the teeth associated with periapical radiolucency. J Endod 1984;10:436–448.
6. Ricucci D. Apical limit of root canal instrumentation and obturation, part 1. Literature review. Int Endod J 1998;31:384–393.
7. Babal P, Soler P, Brozman M, et al. In situ characterization of cells in periapical granuloma by monoclonal antibodies. Oral Surg Oral Med Oral Pathol 1987;64:348–352.
8. Johannessen AC, Nilsen R, Skaug N. Enzyme histochemical characterization of mononuclear cells in human dental periapical chronic inflammatory lesions. Scand J Dent Res 1984;92:325–333.
9. Lukic A, Arsenijevic N, Vujanic G, Ramic Z. Quantitative analysis of the immunocompetent cells in periapical granuloma: correlation with the histological characteristics of the lesions. J Endod 1990;16:119–122.
10. Marton IJ, Kiss C. Characterization of inflammatory cell infiltrate in dental periapical lesions. Int Endod J 1993;26:131–136.
11. Perrini N, Fonzi L. Mast cells in human periapical lesions: ultrastructural aspects and their possible physiopathological implications. J Endod 1985;11:197–202.
12. Piattelli A, Artese L, Rosini S, Quaranta M, Musiani P. Immune cells in periapical granuloma: morphological and immunohistochemical characterization. J Endod 1991;17:26–29.
13. Stern MH, Dreizen S, Mackler BF, Levy BM. Antibody-producing cells in human periapical granulomas and cysts. J Endod 1981;7:447–452.
14. Stern MH, Dreizen S, Mackler BF, Selbst AG, Levy BM. Quantitative analysis of cellular composition of human periapical granuloma. J Endod 1981;7:117–122.
15. Torabinejad M, Kettering JD. Identification and relative concentration of B and T lymphocytes in human chronic periapical lesions. J Endod 1985;11:122–125.
16. Thoma KH. A histopathological study of the dental granuloma and diseased root apex. J Natl Dent Assoc 1917;4:1075–1090.
17. Simon JH. Incidence of periapical cysts in relation to the root canal. J Endod 1980;6:845–848.
18. Nair PN, Pajarola G, Schroeder HE. Types and incidence of human periapical lesions obtained with extracted teeth. Oral Surg Oral Med Oral Pathol Oral Radiol Endod 1996;81:93–102.
19. Nair PN. New perspectives on radicular cysts: do they heal? Int Endod J 1998;31:155–160.
20. Nair PN. Apical periodontitis: a dynamic encounter between root canal infection and host response. Periodontol 2000 1997;13:121–148.
21. Nair PNR. Non-microbial etiology: periapical cysts sustain post-treatment apical periodontitis. Endod Topics 2003;6:96–113.
22. Nair PNR. On the causes of persistent apical periodontitis: a review. Int Endod J 2006;39:249–281.
23. Nair PN, Sjögren U, Schumacher E, Sundqvist G. Radicular cyst affecting a root-filled human tooth: a long-term post-treatment follow-up. Int Endod J 1993;26:225–233.
24. Calişkan MK. Prognosis of large cyst-like periapical lesions following nonsurgical root canal treatment: a clinical review. Int Endod J 2004;37:408–416.
25. Bhaskar SN. Nonsurgical resolution of radicular cysts. Oral Surg Oral Med Oral Pathol 1972;34:458–468

26. Lalonde ER, Luebke RG. The frequency and distribution of periapical cysts and granulomas. An evaluation of 800 specimens. Oral Surg Oral Med Oral Pathol 1968;25:861–868.
27. Valderhaug J. A histologic study of experimentally induced radicular cysts. Int J Oral Surg 1972;1:137–147.
28. Lin LM, Huang GT, Rosenberg PA. Proliferation of epithelial cell rests, formation of apical cysts, and regression of apical cysts after periapical wound healing. J Endod 2007;33:908–916.
29. Ten Cate AR. The epithelial cell rests of Malassez and the genesis of the dental cyst. Oral Surg Oral Med Oral Pathol 1972;34:956–964.
30. Valderhaug J. A histologic study of experimentally induced periapical inflammation in primary teeth in monkeys. Int J Oral Surg 1974;3:111–123.
31. Oehlers FAC. Periapical lesions and residual cysts. Brit J Oral Maxillofac Surg 1970;8:103–113.
32. Summers L. The incidence of epithelium in periapical granulomas and the mechanism of cavitation in apical dental cysts in man. Arch Oral Biol 1974;19:1177–1180.
33. Nair PN, Sundqvist G, Sjögren U. Experimental evidence supports the abscess theory of development of radicular cysts. Oral Surg Oral Med Oral Pathol Oral Radiol Endod 2008;106:294–303.
34. Torabinejad M. The role of immunological reactions in apical cyst formation and the fate of epithelial cells after root canal therapy: a theory. Int J Oral Surg 1983;12:14–22.
35. Shear M, Speight P. Cysts of the Oral and Maxillofacial Regions, ed 4. Oxford: Wiley-Blackwell, 2007.
36. Fujiwara K, Watanabe T. Mucous-producing cells and ciliated epithelial cells in mandibular radicular cyst: an electron microscopic study. J Oral Maxillofac Surg 1988;46:149–151.
37. Gorlin RJ. Potentialities of oral epithelium namifest by mandibular dentigerous cysts. Oral Surg Oral Med Oral Pathol 1957;10:271–284.
38. Marsland EA, Browne RM. Two Odontogenic Cysts, Partially Lined with Ciliated Epithelium. Oral Surg Oral Med Oral Pathol 1965;19:502–507.
39. Nair PN, Pajarola G, Luder HU. Ciliated epithelium-lined radicular cysts. Oral Surg Oral Med Oral Pathol Oral Radiol Endod 2002;94:485–493.
40. Shear M. Secretory epithelium in the lining of dental cysts. J Dent Assoc S Afr 1960;15:117–122.
41. Wood NK. Periapical lesions. Dent Clin North Am 1984;28:725–766.
42. Browne RM, Edmondson HD, Rout PG. A Radiological Atlas of Diseases of the Teeth and Jaws. Chichester: John Wiley, 1983.
43. Mortensen H, Winther JE, Birn H. Periapical granulomas and cysts. An investigation of 1,600 cases. Scand J Dent Res 1970;78:241–250.
44. Ricucci D, Mannocci F, Pitt Ford TR. A study of periapical lesions correlating the presence of a radiopaque lamina with histological findings. Oral Surg Oral Med Oral Pathol Oral Radiol Endod 2006;101:389–394.
45. Trope M, Pettigrew J, Petras J, Barnett F, Tronstad L. Differentiation of radicular cyst and granulomas using computerized tomography. Endod Dent Traumatol 1989;5:69–72.
46. Shrout MK, Hall JM, Hildebolt CE. Differentiation of periapical granulomas and radicular cysts by digital radiometric analysis. Oral Surg Oral Med Oral Pathol 1993;76:356–361.
47. Cotti E, Campisi G, Ambu R, Dettori C. Ultrasound real-time imaging in the differential diagnosis of periapical lesions. Int Endod J 2003;36:556–563.
48. Cotti E, Campisi G, Garau V, Puddu G. A new technique for the study of periapical bone lesions: ultrasound real time imaging. Int Endod J 2002;35:148–152.
49. Simon JH, Enciso R, Malfaz JM, et al. Differential diagnosis of large periapical lesions using cone-beam computed tomography measurements and biopsy. J Endod 2006;32:833–837.
50. Bergenholtz G, Hørsted-Bindslev P, Reit C. Textbook of Endodontology. Oxford: Blackwell Munksgaard, 2004.
51. Kronfeld R. Histopathology of the Teeth and their Surrounding Structures, ed 2. Philadelphia: Lea & Febiger, 1939.
52. Laux M, Abbott PV, Pajarola G, Nair PN. Apical inflammatory root resorption: a correlative radiographic and histological assessment. Int Endod J 2000;33:483–493.
53. Heithersay GS. Invasive cervical root resorption: an analysis of potential predisposing factors. Quintessence Int 1999;30:83–95.
54. Trope M. Root resorption due to dental trauma. Endod Topics 2002;1:79–100.
55. Vier FV, Figueiredo JA. Prevalence of different periapical lesions associated with human teeth and their correlation with the presence and extension of apical external root resorption. Int Endod J 2002;35:710–719.
56. Balto K, White R, Mueller R, Stashenko P. A mouse model of inflammatory root resorption induced by pulpal infection. Oral Surg Oral Med Oral Pathol Oral Radiol Endod 2002;93:461–468.
57. Andreasen JO. Cementum repair after apicoectomy in humans. Acta Odontol Scand 1973;31:211–221.
58. Andreasen JO, Rud J. Modes of healing histologically after endodontic surgery in 70 cases. Int J Oral Surg 1972;1:148–160.
59. Malueg LA, Wilcox LR, Johnson W. Examination of external apical root resorption with scanning electron microscopy. Oral Surg Oral Med Oral Pathol Oral Radiol Endod 1996;82:89–93.
60. Cotti E, Lusso D, Dettori C. Management of apical inflammatory root resorption: report of a case. Int Endod J 1998;31:301–304.
61. Ricucci D. Lesioni periapicali di origine endodontica. Aspetti clinico-radiografici, istopatologici e microbiologici. Riv Ital Stomatol 2001;4:153–173.
62. Lin LM, Ricucci D, Lin J, Rosenberg PA. Nonsurgical root canal therapy of large cyst-like inflammatory periapical lesions and inflammatory apical cysts. J Endod 2009;35:607–615.

CHAPTER 5
歯内感染

　根尖性歯周炎は，本質的に主に根管内の感染によって引き起こされる感染症である[1]．これまでのCHAPTERで述べたように，根尖性歯周炎は物理的・化学的要因により引き起こされるが，科学的エビデンスでは歯内への細菌感染こそが，さまざまなタイプの根尖性歯周炎を進行かつ継続させると示唆している[2〜5]．歯内感染は，宿主防御機構がない根管内で進行するが，これは歯髄壊死（う蝕や外傷，歯周病，医原性の処置などによるもの）でも，抜髄処置の結果としても生じる．

　根尖性歯周炎に関する病原体は，種々の微生物のなかでも主に細菌が挙げられる．そのほかにも真菌類や古細菌（archaea），ウイルス等の微生物がみられる場合もあるが[6〜9]，根尖性歯周炎の発生におけるこれらの役割は未だ明らかになっていない．根管内の細菌感染は通常，バイオフィルム様の細菌塊が根管壁に付着しているのが特徴的である[10〜12]．

　根管内の細菌が初めて観察されたのは，17世紀の記録までさかのぼり，オランダ人アマチュア顕微鏡製作者のAntony van Leeuwenhoek（1632〜1723）によるものであった．彼はう蝕のある歯の根管内に「柔らかいなにかが詰まって」おり「それ全体が」生きているように見えたと表現している[13]．1894年には，Willoughby Dayton Millerが根管から採取されたサンプルを分析し，細菌と根尖性歯周炎の関連性についての画期的な研究結果を報告した[14]．歯冠部，根中央部，根尖部に存在する微生物相は明らかに形態学的に異なっていた．

　Millerは根尖性歯周炎の病因は細菌であると示唆したが，70年後になってはじめて，Kakehashiらによる素晴らしい研究により彼の仮説が証明された[3]．この研究が，歯内療法分野においておそらくもっとも引用されている[15]．口腔内にさらされた歯髄の反応について組織学的評価を行った研究では，通常のラットはすべて歯髄壊死および根尖性歯周炎を生じたが，無菌ラットの歯髄は生活歯髄のままであっただけでなく，硬組織の形成による歯髄の修復も生じたと報告している．根尖性歯周炎の病因として細菌が果たす重要な役割はさらにSundqvistの古典的な研究[5]によって確認され，外傷後，歯髄壊死を生じた根管の細菌について評価がなされた．エックス線写真で根尖性歯周炎を認め

CHAPTER 5　歯内感染

る歯の根管内にのみ細菌が存在したため，疾患の原因は感染であることが確認された．分離したところ90%以上の細菌は嫌気性細菌であった．この他にもSundqvistの研究では，**感染さえしていなければ，根管内で壊死した歯髄組織そのものや，そこに留まる組織液によって根尖性歯周炎が引き起こされたり，進行したりすることはない**ということが示された．

根管内感染の経路

象牙質歯髄複合体は通常無菌であり，エナメル質とセメント質によって口腔細菌から隔離されている．これらの保護層が失われた場合，象牙質歯髄複合体は口腔細菌に暴露し，感染のリスクにさらされる．そうなると，象牙質は細菌が象牙細管を通して歯髄へと到達する経路となる．したがって，細菌の象牙細管への侵入は生活歯髄よりも失活歯髄のほうが速やかであることが示されている[16]．生活歯髄において，象牙細管内液や象牙細管の内容物（象牙芽細胞突起やコラーゲン原線維，細管に沿う鞘状の境界板など）の流出は象牙質の透過性に影響を及ぼし，細菌の象牙細管への侵入を遅らせていると考えられる．さらに，他の要因としてう蝕下の硬化象牙質や第三象牙質，スメア層，細管内のフィブリノゲン蓄積なども象牙質の透過性を低下させ，象牙細管経由の歯髄への細菌侵入を制限するか，もしくは防ぐとされる[17]．また，抗体や補体系成分のような宿主防御が生活歯の象牙細管内液中に存在し，象牙質深部への細菌侵入を防いでいることも考えられる[18~20]．したがって，**歯髄が生きている限り，象牙質の厚みが顕著に減少して透過性が増加した場合を除き，象牙質の露出が歯髄感染の主要経路となることはない**．逆に，歯髄の機能が弱まり，生体防御機能が正常に働かない状況下では，ごくわずかな細菌でさえ感染を引き起こす恐れがある．

明らかに歯冠部が健全な歯髄壊死をともなう外傷歯から細菌が検出されている[5, 21]．エナメル質の亀裂は肉眼で見えるか見えないかを問わず，ほとんどの外傷歯に存在するが，それはエナメル象牙境でとどまることなく象牙質深部にも及ぶ[22]．1本の亀裂でも多数の象牙細管が口腔内環境にさらされる．これらの亀裂にプラークが挟まると細菌の侵入口となる．外傷後も歯髄が生存していれば，細管への細菌侵入は前述のように象牙細管内容液や細管内容物によって阻止される．このような場合，歯髄の状態は通常危険にさらされることはない．一方，外傷により歯髄が壊死してしまうと，細菌侵入に対する防御能力を失い，象牙細管は，その厚みに関係なく細菌が象牙細管を通じて歯髄へと侵入しコロニー形成することができる真の通路となる．

口腔内への直接的な露髄はもっとも明白な歯内感染ルートである．そして，もっとも一般的な露髄の原因はう蝕であるが，医原性の修復処置や外傷の結果起こる直接的露髄により細菌が歯髄に達することもある．その場合，露出した歯髄はほぼ例外なく炎症を起こして壊死に至り感染する．

概念的には，歯周病を引き起こす歯肉縁下のプラークバイオフィルム内の細菌も，根管内の微生物が歯周組織に達するのと同じ経路（根尖孔や側枝，分岐部の側枝，象牙細管，医原性の歯根穿孔）で歯髄に到達する．辺縁性歯周炎のある歯の歯髄にさまざまな程度の退行性または炎症性変化を生じる可能性があるが，歯周病の結果として生じる歯髄壊死は，歯周ポケットが根尖孔に到達した場合にのみ生じ，この孔から歯髄に通じる主要血管に不可逆的損傷を引き起こす[23]．

微生物は処置中もしくは処置後に根管へ達する場合もある．このような状況は二次感染（処置による二次的感染）とよばれる．二次感染を引き起こす微生物は，処置中の無菌的操作の不履行や，治療期間中，もしくは根管充填後の唾液の歯冠側からの辺縁漏洩を経路として根管内に侵入するものと考えられる．

解剖学的にみる感染

根管内の微生物の存在部位とその構成に関する知識は，疾患の進行過程を理解し，効果的な治療戦略を確立するにあたり非常に重要である．昨今の研究結果の集積により，根尖性歯周炎も，う蝕や歯周病のようにバイオフィルムによって引き起こされるか，少なくともバイオフィルムと深く関連していることを示している．というのは，根管内でコロニーを形成する細菌は，通常象牙質壁に付着している粘着性のバイオフィルムだからである．しかしながら，細菌は共凝集塊（形態学的に異なる細胞の集合体）や凝集塊（形態学的に同じ細胞の集合体）として確認されることもあれば，明らかに主根管内の液性成分中に浮いていることや（浮遊期），しばしば壊死組織中にまぎれていることもある[10~12]．

側枝や主根管どうしを繋げるイスムスにも，主にバイオフィルムを構成する細菌が詰まることがある[24, 25]．実際，慢性的な根尖性歯周炎の症例では象牙質への大量の細菌侵

バイオフィルム：歯内療法の新しい概念 **CHAPTER 5**

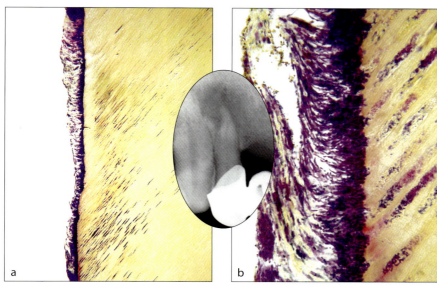
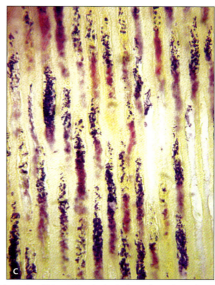

FIG 5-1　バイオフィルムの形成と象牙細管への細菌侵入．（a）歯髄壊死および大きな根尖病変（挿入図）をともなう上顎中切歯の根管壁．複数回にわたる膿瘍の既往がある．象牙質はバイオフィルムによって覆われ，いくつかの象牙細管は深部にまで細菌によりコロニー形成されている（テイラーの改良型ブラウン - ブレン染色，×100）．（b）より歯冠部に近い部分の強拡大像（×1000）．表層部よりも深部層への細菌の集積が著しい．象牙細管はグラム陽性・陰性細菌によって，広範囲にコロニーが形成されている．（c）細菌が象牙細管内まで重篤に浸潤している象牙質壁の詳細（×1000）．（Ricucci, Siqueiraら[42]から許可を得て修正・転載）

入が認められる（**FIG 5-1a ～ 5-1c**）．そして，象牙細管への細菌侵入は根管壁を覆うバイオフィルム下に認められることが多い．細管の直径は，ほとんどの歯内細菌の侵入を許すには十分な大きさである．根尖性歯周炎の所見がみられる歯の約 70 ～ 80％ に，象牙細管の感染が生じているという報告もある[26, 27]．象牙細管内の感染は，象牙質内部の深さ 300μm にまで達することがある[12]．

一方で，主要根管内に浮遊細胞として存在する細菌は，処置中に使用する器具や薬剤で容易にアクセスし，除去することができる．根管壁内に付着しているバイオフィルム内もしくはイスムスや側枝，象牙細管内に存在する細菌については，明らかに到達するのが難しく，根絶には特別な治療戦略が必要となるだろう．

バイオフィルム：歯内療法の新しい概念

バイオフィルムを定義するならば，表面に強く付着し，自身が産生する菌体外多糖類（EPS）の基質（マトリックス）に覆われた細胞群によって特徴づけられる，固着性の多細胞性微生物集合体ということになる[28, 29]．細菌性バイオフィルムにおいて，個々の細胞は成長して集合しマイクロコロニー（集団）を形成する．そのマイクロコロニーは菌体外多糖類マトリックス内に入り込み，非無作為的に分布し，ウォーターチャネルとよばれる水路によって隔離されている[29～32]．乾燥バイオフィルムは，10 ～ 15％ が細菌群によって占められ，残りの 85 ～ 90％ は菌体外多糖類マトリックスで構成されている[33, 34]．

感染根管内のバイオフィルムに類似した細菌構造に関する最初の形態学的記述は，Nair[11]によるものである．その研究では，根尖性歯周病変をともなう抜去歯 31 本について，透過型電子顕微鏡（TEM）を用いて歯根に付着したままの状態で観察した．その結果として，主根管内には球菌や桿菌，糸状細菌，スピロヘータといった細菌塊が散在していたことが記録されている．これらの細菌の多くが湿った根管部と考えられる部位で浮遊しているように見える一方で，密な集合塊が薄い，もしくは厚い細菌層を形成しながら根管壁に付着しているようすもみられた．非晶質が細菌細胞間のスペースを埋めていたが，これは細菌由来の細胞外マトリックスであると解釈されている．実際には，細菌の凝集は歯の表面のプラークと似かよった柵状構造を呈しており，付着機構は酷似していたと考えられる．

その後，細菌性バイオフィルムについては，一次感染もしくは慢性・二次感染に陥った根管感染の形態学的な in situ（生体内での）研究によって同様の観察結果が報告されている[10, 12, 35～37]．細菌性バイオフィルムは，主根管のほか，根尖部の分枝や側枝およびイスムスのような根管系の多様な解剖学的部位においても存在することが明ら

CHAPTER 5 歯内感染

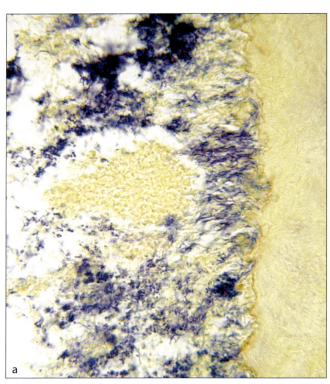 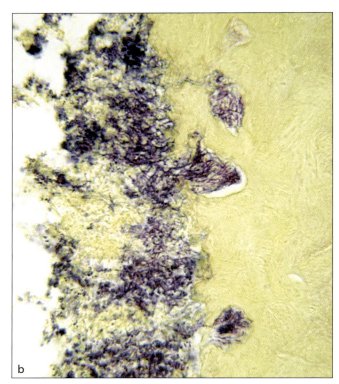

FIG 5-2　バイオフィルムの形態．大きな根尖性歯周炎をともなう上顎大臼歯口蓋根根尖側 1/3 のバイオフィルムの形態．（a）不規則な根管壁に付着するバイオフィルム．深部では，線維（糸）状の細菌の割合が多く，表層部では球菌が多い（テイラーの改良型ブラウン - ブレン染色，×1000）．

かにされている[24, 25, 38]．また，根尖性歯周炎の治療後の症例では，バイオフィルムが根尖部歯根表面に付着していた（根管外バイオフィルム）と記述されているものもある[39〜41]．

歯内バイオフィルム群の組織細菌学的分析

これまでの予備的な観察から，根尖性歯周炎は細菌性バイオフィルムによって引き起こされる疾患であると推測された．しかしながら，Ricucci と Siqueira[42] による組織細菌学的と組織病理学的研究のみが，バイオフィルムの罹患率や多様な根尖性歯周炎との関連性を証明した．この研究では，一次的もしくは根管治療後に生じた根尖性歯周炎をともなう歯の根尖部におけるバイオフィルムの罹患率について評価が行われた．また，臨床所見と組織病理学的所見との関連性についても確認された．この研究によって得られた主な知見は以下のとおりである．

- 根管内バイオフィルムは概ね根尖性歯周炎をともなう歯の根尖部の 77％において観察された．とくに，未治療の根管内でのバイオフィルム罹患率は 80％で，治療済みの根管内では 74％であった．バイオフィルムは通常，象牙質壁に付着していたが，根尖孔付近の炎症性軟組織上に形成されている症例もあった．
- 主根管の根尖部根管壁を覆うバイオフィルム下の象牙細管は，ほぼすべてバイオフィルムの底から細菌が侵入していた．さらに，根尖部の分枝や側枝，イスムスの壁もバイオフィルムによって覆われているようすが広く見受けられた．
- 細菌性バイオフィルムは，大きな病変をともなう歯の根管根尖部により多く認められた．また，きわめて大きな病変（エックス線写真で直径が 10mm 以上）をともなう根管は，すべて内部にバイオフィルムが存在することが確認された．大きな病変とは，陳旧化した根管内感染によって引き起こされた長期にわたる病理学的経過を意味する．長期間の感染経過を経て病原菌は環境に適応し，成熟かつ組織化されたバイオフィルム群を形成するのに十分なだけの時間と条件を有していたと考えられる．
- 根管内バイオフィルムとより関連性が多く認められたのは，囊胞で，そのつぎが膿瘍や肉芽腫であった．根尖性歯周炎の病変が古いほど囊胞を形成する確率が高いことが予想される．すなわち，大きな病変をともなう歯の場合と同様に，病理的経過期間の長さもまた囊胞でバイオフィルムの罹患率が高いことを説明する助けとなるかも

バイオフィルム：歯内療法の新しい概念 **CHAPTER 5**

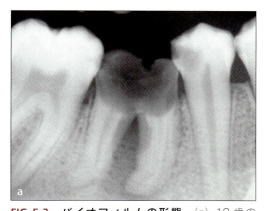
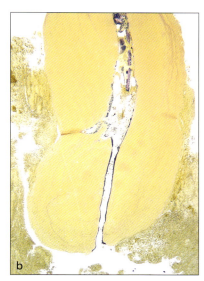
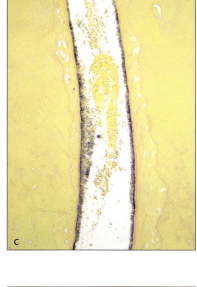
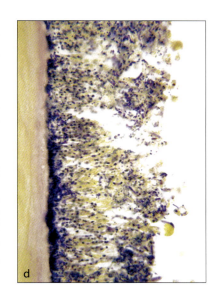
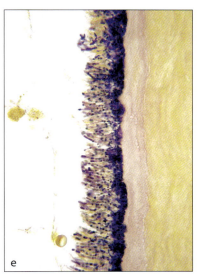

FIG 5-3 バイオフィルムの形態．(a) 18歳の女性のう蝕による歯冠崩壊をともなう下顎第一大臼歯．この歯は腫脹と発熱を繰り返していた．患者は少し前に抗菌薬を服用していたため，症状が治まっていた．診査をすると，第一大臼歯の歯冠崩壊に加え，第二小臼歯の遠心部分にも深いう蝕を認めた．エックス線写真では，6|に根分岐部を含む広範囲にわたる根尖病変を認めた．この歯は抜歯に至った．(b) 近心根の根尖側半分を縦断する切片．全体像から主根管の走行と根尖孔，遠心に開口する分枝を認める．根管内は完全にデブリスと微生物集団によって満たされている（テイラーの改良型ブラウン - ブレン染色，×25）．(c) 根尖部根管壁の拡大像．連続した細菌性バイオフィルムによって覆われている（×100）．根管は部分的に空隙があり，デブリスが認められる．(d) 写真(c)の左側根管壁の強拡大（×1000）．根管内に向かってバイオフィルムから樹状の構造物が突き出している．これらの円柱状の構造は，豊富な細胞外マトリックスをともなった低密度の細菌群である．球菌が優勢である．円柱状の構造の間に散在する空隙に注目．(e) 写真(c)の根管壁右側の強拡大像（×1000）．前の写真と似た特徴を示しているが，この部位ではバイオフィルムの厚みがやや薄い．

しれない．

■ 根管根尖外部のバイオフィルムは，きわめて稀で，症例のわずか6％にしか観察されなかった．また，1症例を除きこれらは常に根管根尖内部のバイオフィルムと関連していた．根管根尖外部にバイオフィルムがみられる全症例において臨床症状が存在した．

■ 細菌は，凝集塊や浮遊細胞として，壊死歯髄組織に混ざっているか流動相に浮遊した状態で，主根管内や分枝部，イスムスにおいても認められた．臨床標本の細菌凝集塊は，液体内の細胞凝集・共凝集が成長したものか，もしくはバイオフィルムから分離したものが考えられる[43]．細菌凝集塊の特徴は，その多くがバイオフィルムと類似している[44]．

根管内バイオフィルムの組織形態学的特徴

根管根尖内部の細菌性バイオフィルムは通常厚みがあり，いくつかの細胞層によって構成されている．その形態はバイオフィルムごとに異なっている場合が多い．細菌細胞・集団と細胞外マトリックスの相対的割合は多様で，実際，歯内バイオフィルムの形態はそれぞれが一貫して異なっていた．多くの場合，バイオフィルムは象牙質壁に隙間なく付着しており（**FIG 5-2a**），不規則な象牙質壁を覆い，象牙質の吸収窩に詰まっている（**FIG 5-2b**）．象牙質に接触している層は概して細菌細胞の密度が高く，バイオフィルムのマトリックスが垣間見えることはほとんどない．細菌

151

CHAPTER 5 歯内感染

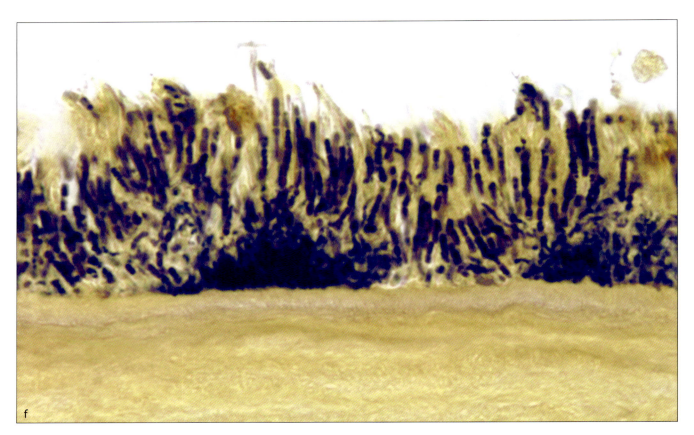

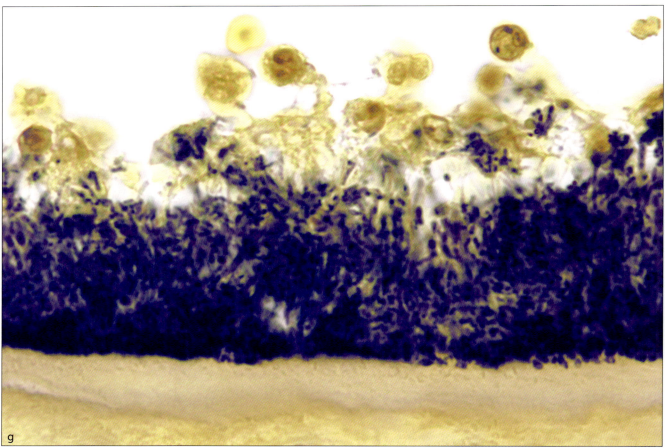

バイオフィルム：歯内療法の新しい概念　**CHAPTER 5**

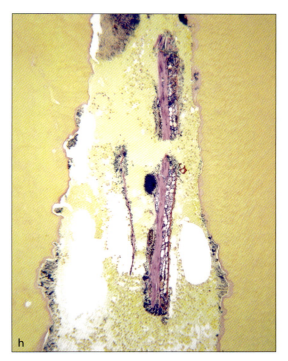

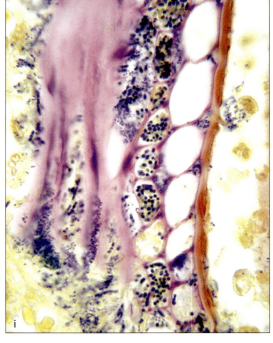

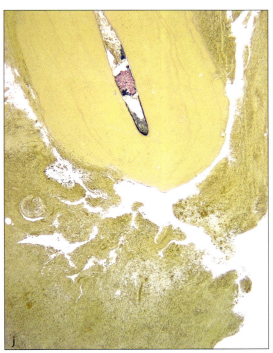

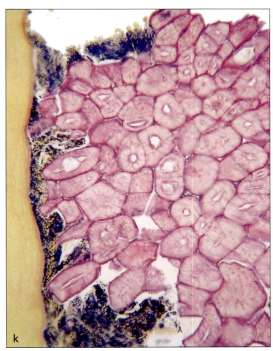

FIG 5-3 続き　（f, g）強拡大（×1000）．写真(b)の根管の異なる部位から，バイオフィルムが多様な形態をとる例を示したもの（×1000）．規則的な細菌の連鎖は互いに平行で，細胞外マトリックスの中に埋没し，根管内に向かって伸びている［(f)］．わずかな細胞外マトリックスをともなう高密度の細菌凝集．バイオフィルム表面に好中球が集まっていることに注目［(g)］．（h）写真(b)の歯冠側の根管の拡大像（×100）．植物に由来する食物残渣と推測される細長い構造物が，根管内に存在している．細菌凝集で埋まっている根管壁の凹凸に注目．（i）食物残渣の詳細．大きな植物細胞にコロニー形成する球状の微生物は，細菌の概形に比較してかなりの大きさ（10倍まで）であることを示している．これは酵母（単細胞真菌）を示しているであろうが，光学顕微鏡ではその特徴を認識することはできなかった（×1000）．（j）写真(b)で示されている部位から少し離れたところの切片．この切片は根尖孔を通過していない．根管の一部にはフクシンによって染色された球状の物が集積し，周囲は密集した細菌によって囲まれている（×25）．（k）強拡大像（×400）はこれらの構造物がおそらく食物残渣であろうということを示している（大きな植物細胞）．

153

CHAPTER 5 歯内感染

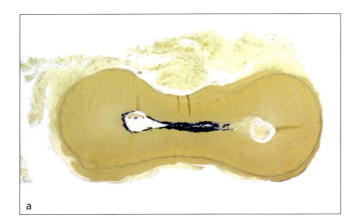
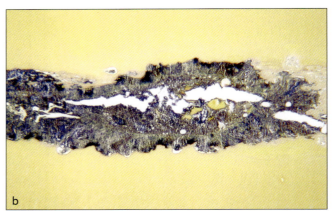
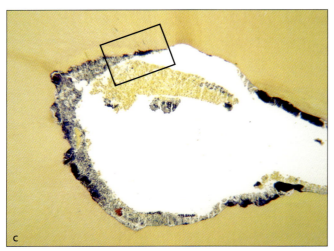
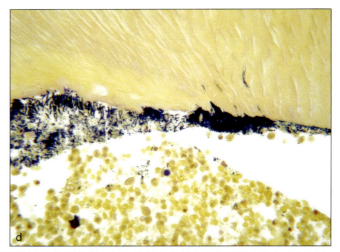

FIG 5-4 イスムス部のバイオフィルム．FIG 5-3a に示されている下顎大臼歯近心根．(a) 歯根中央部から歯冠部1/3にかけての横断像．全体像は，近心頬側根と近心舌側根をつなげる巨大なイスムスを示しており，同部は多量の細菌塊によって満たされている（テイラーの改良型ブラウン-ブレン染色，×10）．(b) イスムス部の拡大像（×50）．厚みのあるバイオフィルムが象牙質壁に付着している．(c) 近心舌側根の拡大像（×100）[(a)左]．バイオフィルムは根管のほぼ全体を縁どるように覆っている．根管内の近心に細胞の蓄積を認めることに注目．(d) 写真(c)の長方形で囲まれた部位の拡大像（×400）．バイオフィルムは多形核白血球の集積に面している．細菌はいくつかの象牙細管内に侵入している．（Ricucci, Siqueiraら[42]から許可を得て修正・転載）

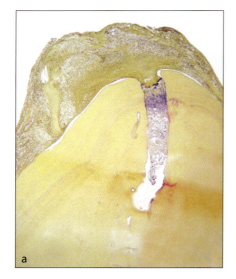

FIG 5-5 根尖孔部のバイオフィルム．(a) 歯髄壊死と根尖性歯周炎をともなう上顎第二小臼歯の根尖部の根管を通る切片（テイラーの改良型ブラウン-ブレン染色，×25）．(b) 根管の詳細像．根管内は厚いバイオフィルムで完全に覆われているが，バイオフィルムは根尖孔部で急に止まっており，はっきりした細胞の配列により根尖病変組織と分けられている（×100）．(c) 写真(b)の根管右半分の強拡大像（×400）．バイオフィルムは主に線維状の形態で構成されている．

考　察：この症例では，バイオフィルムは根管壁に形成されているだけでなく，炎症の最前線の軟組織や炎症性結合組織にも付着しているようである．

バイオフィルム：歯内療法の新しい概念　CHAPTER 5

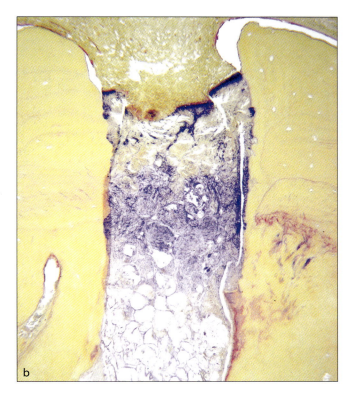
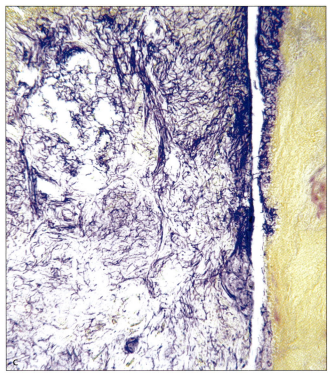

密度が低く，細胞外マトリックスの存在が明白である領域では，球菌や桿菌が連なった円柱状の構造が観察されることもある（**FIG 5-3d**，**5-3e**）．また，バイオフィルムの厚みが一貫していない部位もあるが，豊富なマトリックスと散在する細菌細胞による均一な層としてみえる．その他には，根管を完全に満たす凝集塊を形成する場合もある（**FIG 5-4b**，**5-5a ～ 5-5c**）．

象牙質壁はバイオフィルムが付着する表面を提供するだけでなく，食渣（**FIG 5-3h ～ 5-3k**）や木片（**FIG 5-6d**，**5-6e**）などの異物を根管内に導き入れる．

バイオフィルムによって引き起こされる疾患としての根尖性歯周炎の分類基準

ある感染症がバイオフィルム群によって引き起こされる疾患であるかどうかを分類するにあたり以下の6つの基準が提案されている[42, 43, 45]．

1．病原菌が表面に付着もしくは関連している．「関連している」とは，細菌の凝集・共凝集体が表面に強く付着している必要がないことを意味する．
2．感染組織を直接観察すると，細胞外マトリックスに覆われた細菌群やマイクロコロニーが認められる．
3．感染は概して特定部位に限られており，播種しても二次的なものである．
4．病原菌が浮遊している際の殺菌効果は高いにもかかわらず，抗生物質による感染の根絶は困難であるか，もしくは不可能である．
5．宿主による排除が無効である．その場に細菌の凝集・共凝集の近くに多形核白血球（PMNs）やマクロファージが集積していることは，バイオフィルムが病原となっているたしかな特徴となる．
6．バイオフィルムの構造，生態系の除去，もしくは徹底的な崩壊は，疾患プロセスを寛解へと導く．

Ricucci と Siqueira の研究[42]では，6つの基準のうち4つを満たした．

■細菌群集は根管内の象牙質壁に付着，もしくは少なくとも関連していた（基準1）．

■非晶質の細胞外マトリックスに包まれた標本の大部分に細菌性コロニーが確認された（基準2）．

■歯内バイオフィルムは根管系に限られていることが多く，例外的に歯根外表面にまで広がっている例もわずかながらあったが，病変からの播種は決して起こらなかった（基準3）．

■大半の症例において，バイオフィルムは，主根管や根尖の分枝，イスムスを含む根管系の根尖孔部位に集積する炎症性細胞（ほとんどが多形核白血球）に直面していた

155

CHAPTER 5　歯内感染

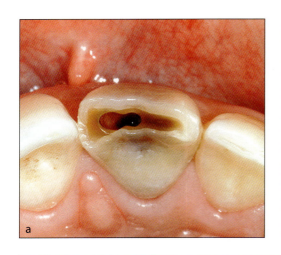
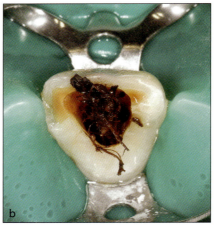
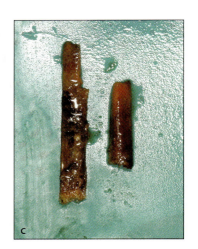
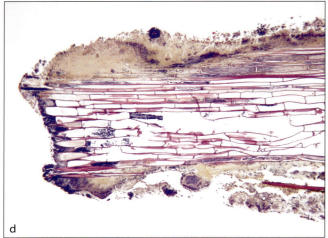
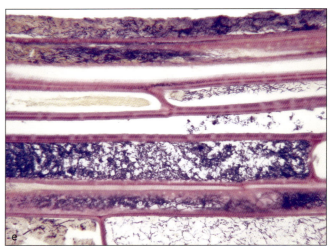

FIG 5-6　根管内異物.（a）16歳の男子の歯髄壊死した上顎中切歯．この歯は数年前より歯冠破折していた．痛みはない．臨床所見では歯髄腔との交通がみられる．残存歯質は著しく変色している．（b）歯内療法が予定された．適切な窩洞外形を形成した後，多量の暗黒色に染色された残渣が歯髄腔に認められた．（c）そのうちの主な2つの破片をホルマリン固定し，組織学的に分析した．（d）これらの破片のうち1つを組織学的に観察すると，典型的な植物細胞で認められるセルロース線維が確認された．この構造物はまさに爪楊枝の断片であり，患者が開いている根管内に入れて食物残渣を取り除こうとするのに使用したものである．厚いバイオフィルムが爪楊枝表面に強固に付着していた（テイラーの改良型ブラウン - ブレン染色，×50）．（e）植物細胞の詳細では同部位にコロニーを形成している細菌の形態がみられる．桿状と線維状の形態をしている（×1000）.

（基準5）．

基準4はこの研究においては評価されなかったが，浮遊している歯内細菌のほとんどは，現在使用されている抗生物質に対して感受性があるにもかかわらず，抗生物質の全身投与で根管の歯内感染を効果的に治療することはできない[46〜48]．根管内感染に対して抗生物質の全身投与が効きにくいのは，主に無血管の壊死部に存在する病原菌まで薬剤が届かないためである．

基準6に関しては，歯内バイオフィルムに対する治療で特定の直接的効果は示されていないが，培養研究では，根管内の細菌量が検知不可能なレベルまで減少させた場合に治療結果がより良好であることが示されている[49〜52]．

バイオフィルムは歯内感染の主な様式であることから，培養の結果が陰性であればバイオフィルムは除去されたか，もしくはかなりの程度まで崩壊したと推察される．また，処置後に生じた疾患で治療した根管にバイオフィルムが頻繁に観察されること[25, 36, 42]は，基準6を満たす可能性がさらに高くなる．

歯内バイオフィルム形成の動態

ほとんどの環境においてバイオフィルムの形成は，固体表面を浸す溶液中に浮遊する細菌細胞が固体の表面にコロニーを形成するところから始まる．組織細菌学的観察では，

歯内バイオフィルムは種々の動態を経て形成されることが示唆されている．

根尖性歯周炎はう蝕の結果として頻繁に生じ，これもまたバイオフィルムによって生じる疾患である．う蝕病変が歯髄に向かって進行するにつれ，その原因であるバイオフィルムも進行する．最終的に，う蝕病変の進行により最後の象牙質壁が破壊されると，歯髄が最初にう蝕バイオフィルムにさらされることになる．そうなると，う蝕下の歯髄は，重篤な炎症および壊死に至る．そして，最終的には感染の最前線は歯髄腔の組織に侵入し，根尖方向にむかって内部へと移動していく．バイオフィルムは通常感染の最前線に存在する．したがって，バイオフィルムは，感染が根尖部の方向へ進行するにつれ，根管壁に沿って徐々に形成されていくと考えるのが妥当である．時間の経過とともにバイオフィルム群落はより確実に形成され，やがて群落の最終局面ともいえる均衡と安定の状態に到達する．

歯内感染における細菌の多様性

細菌培養と分子微生物学的研究により，歯内感染における細菌の多様性が明らかになった．あわせて500種あまりの培養可能な細菌とまだ培養されていないの細菌が，形態の異なる根尖性歯周炎をともなうサンプルから特定された[53]．これらの分類群は通常，一次感染に関与する多くの細菌と，二次・慢性的感染に関与するわずかな細菌との組み合わせとなっている[54]．これまでに感染根管のサンプルから特定された細菌種は比較的多いにもかかわらず，さまざまな研究においてつねに多く認められている細菌は20～30種で，これらが主な病原菌の候補であると考えられる．これらの細菌は*Fusobacterium*，*Porphyromonas*，*Prevotella*，*Treponema*，*Tannerella*，*Parvimonas*，*Pseudoramibacter*，*Actinomyces*，*Streptococcus*，*Enterococcus*に属する．

根尖性歯周病変に細菌は存在するのか？

この疑問は，根尖性歯周炎研究の草分け的研究者にとってはたいへん興味深いものであるが，Kronfeld[55]の観察以降の一般的な見解は，慢性根尖性歯周病変において細菌は感染力と宿主免疫力との狭間で適切なバランスを保ちつつ，通常は根管内に限局している，というものである（**CHAPTER 4**参照）．実際に根尖性歯周炎は，根管内の感染に反応して形成され，通常は歯槽骨や身体の他の部位に感染が波及しないように，効果的な防御機能を構成している．ほとんどの場合，根尖性歯周炎の炎症病変は，微生物による歯根周囲組織への浸潤を防ぐことに成功している．このような状態が長期間維持される場合もあるが，環境によってはその均衡が破れて，炎症を起こした周囲組織に微生物が侵入し，根管外感染に至ることもある．

根管外感染でもっとも多い形態は**急性根尖性膿瘍**で，毒性の強い細菌が根管から大量に出現したことへの反応で引き起こされる根管周囲組織の化膿性炎症が特徴である．しかしながら，根管外感染にはもう1つの形態があり，急性膿瘍とは異なり，明らかな症状が見られないのがその特徴である．具体的には，バイオフィルムという形で根尖孔外根管表面に付着[41, 56]するか，もしくは炎症病変内での凝集性放線菌コロニーの形成[57]によって，根尖周囲組織内に微生物を取りこんだ状態である．これらの根管外微生物については，入念な根管治療にもかかわらず，治療後に発症する根尖性歯周炎の病因の1つとして議論されており[58, 59]，本章でもこのあとに触れる．

根管外感染はおそらく根管内感染による場合とそうでない場合があると考えられる[58]．急性根尖性膿瘍は明らかに根管内感染によるものであり，一度排膿して根管内感染を適切に治療してしまえば根管外感染は収束する．

急性臨床症状をともない根尖孔を超えて細菌が浸潤する状況の詳細を**FIG 5-7**と**FIG 5-8**に示す．これらの患者は典型的な膿瘍の症状（歯周組織の腫脹および強い疼痛）を呈し，急性期に抜歯が行われた．この歯に対し組織学的検査が行われ，歯根に付着していた病理組織には，多形核白血球が優位な炎症性の歯根周囲組織内に大量の微生物の存在が認められた（**FIG 5-7e**，**5-7f**，**5-8e**，**5-8f**）．

独立した根管外感染は，もはや根管内感染に助長されることなく，根管内感染の根絶に成功した後でも感染が持続可能である．独立した根管外感染に関与する主な細菌種としてこれまでに挙げられているのは*Actinomyces*種のうちのいくつかと*Propionibacterium propionicum*で，病理学的には根尖性（もしくは根尖周囲性，根管周囲性）の放線菌症とよばれる実態である[57, 60〜62]．これらの細菌は貪食作用に対して集団で抵抗する凝集性コロニーを形成すると考えられている[63]．しかしながら，独立した根管外バイオフィルムに放線菌が存在することが，治療失敗に至らせる唯一の原因として関与しているかは，これから

CHAPTER 5　歯内感染

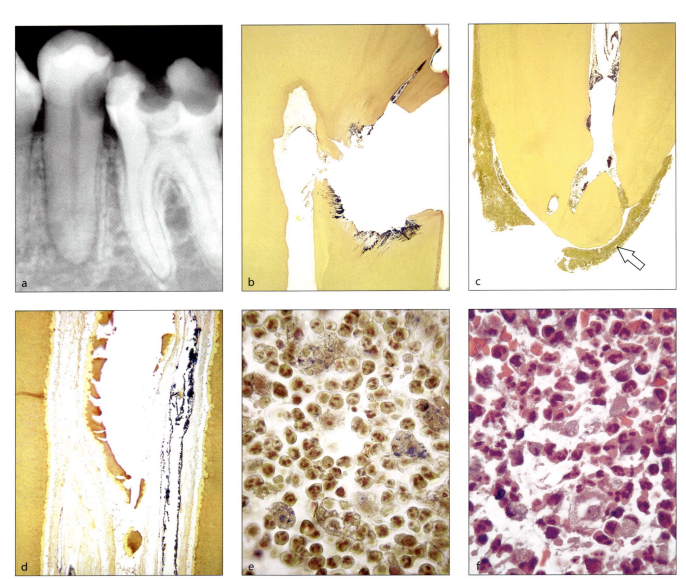

FIG 5-7　根尖孔外への細菌浸潤をともなう急性根尖性膿瘍．下顎左側部の激しい疼痛と腫脹で来院した35歳，男性．臨床診査にて急性症状反応の歯は第二小臼歯で遠心部に大きなう蝕を認める．この歯は温度診に反応を示さず，動揺しており，強い打診痛を認めた．(a) エックス線写真により，遠心髄角部に到達するう蝕と初期の根尖部透過像が認められた．抜歯され，組織学的検査のための切片が作成された．(b) 歯の歯冠側の全体像．う蝕が到達している部分の歯髄腔は部分的に空隙になっている（テイラーの改良型ブラウン‐ブレン染色，×25）．(c) 歯の根尖部．根尖部分枝の全体像．根管内にコロニー形成しているデブリスに注目．病理組織の断片は根に付着したままである（×25）．(d) 歯冠側から根中央部1/3の根管の拡大像（×100）．歯髄組織は破壊されている．血管構造が残存した部位に著しく細菌がコロニー形成している．この写真で，細菌のコロニー形成は血管を通路にして根尖方向に進むことを示している．(e) 写真(c)の矢印で示す根尖部周囲組織の拡大像（×1000）．変性した貪食細胞の細胞質内に細菌の集積が認められる．(f) ヘマトキシリンエオジン染色による写真(c)に近い切片．比較してみると，前の写真で細菌を貪食した細胞構造は，ここではもはや核が認められない壊死細胞として見える．（HE染色，×1000）．

究明されねばならない[28, 64]．

　光学顕微鏡による根尖部放線菌症の診断は，組織切片に放線菌症の典型的な構造，もしくは放線菌が花弁のように放射状に配列した状態（actinomycotic rosettes）が認められた場合のみ可能である[65, 66]．放線菌のコロニーは通常，中心部に多かれ少なかれ濃染部が認められ，細菌フィラメントが織り込まれたり枝分かれしたりしており，こん棒状もしくは細長い形状の周辺フィラメントをともなう細胞外マトリックスによってしっかりと結び付けられている[58, 65, 67]．コロニーは通常，いくつかの多形核白血球の層によって取り囲まれている（**FIG 5-9i**，**5-10g**，**5-10h**）．

　根尖部の放線菌症やサイナストラクトの症例を除き，慢

根尖性歯周病変に細菌は存在するのか　CHAPTER 5

FIG 5-8 根尖孔外への細菌浸潤をともなう急性根尖性膿瘍．(a) 42歳の女性，右頬部の腫脹で来院．患者は持続的な拍動痛のため夜寝られなかったとのことである．さまざまな鎮痛剤を使用したものの，効き目がなかった．(b) 臨床診査の結果，歯冠部がう蝕によって崩壊した上顎第二小臼歯が原因歯であると判明した．患者はいかなる治療も拒否し，抜歯が行われた．抜歯時根尖部には病理組織が付着していた．(c) 主根管を通るように切片が作成された．広範囲に歯根吸収が認められることに注目（テイラーの改良型ブラウン-ブレン染色，×25）．(d) 根尖部根管の詳細．根管内の細菌感染は，根尖部に集積する大量の炎症性細胞に面している（×100）．

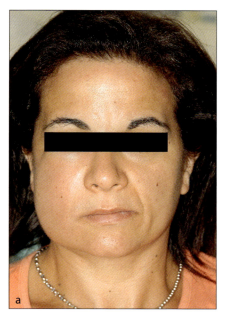
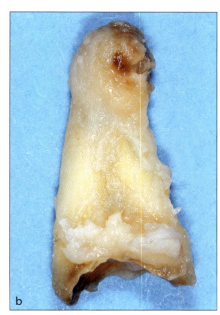
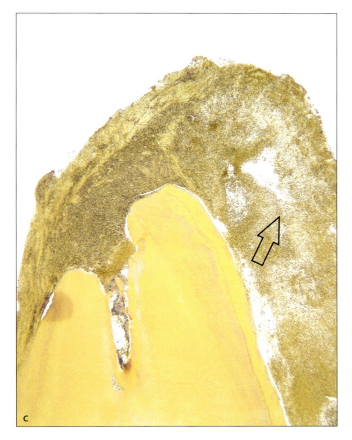
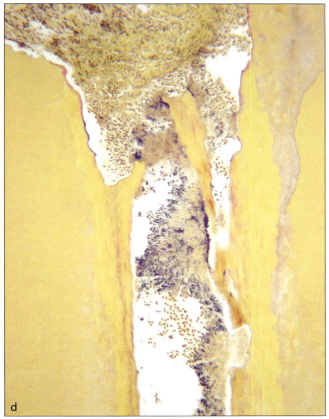

性の根尖性歯周病変が最初の組織侵入から長期間にわたり細菌を擁することができるかどうかについては，議論の余地が残る[68]．培養による分子生物学的方法[69～71]，もしくは，チェッカーボード・ハイブリダイゼーション[72,73]やFISH[74]などの培養によらない分子生物学的方法を用いた研究では，根管治療が奏功しない根尖性歯周炎について根管外に複雑な微生物叢が存在すると報告された．

これらの病変のいくつかでは嫌気性細胞が多く認められたことが報告されている[69, 73, 75]．根尖性歯周病変標本の外科的採取時に細菌の混入をうまく避けられるかどうか

CHAPTER 5 歯内感染

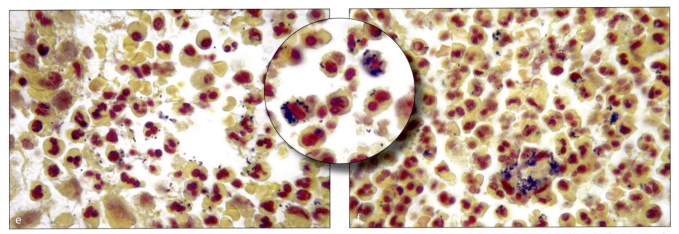

FIG 5-8 続き （e，f）写真（c）の矢印で示した病理組織塊の強拡大像（×1000）．激しく貪食活動を行う多形核白血球によって主に構成されている根尖周囲の病理組織に，細菌の細胞が散在している．多くの好中球の細胞質に細菌が取り込まれているのが，前述の根拠となっている．

考　察：前症例と同様に，根尖部周囲病理組織へ細菌が出て行くことで，炎症反応が生じ，悪化する．この時期の優勢な細胞は多形核白血球であり，典型的な急性炎症であった．

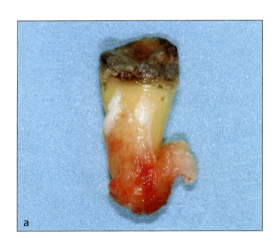

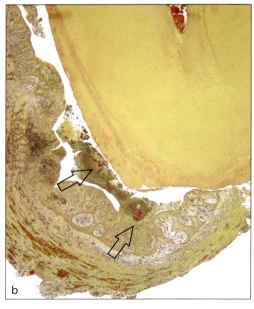

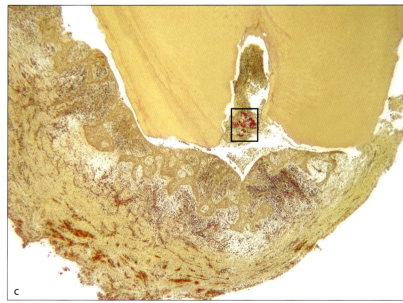

根尖性歯周病変に細菌は存在するのか **CHAPTER 5**

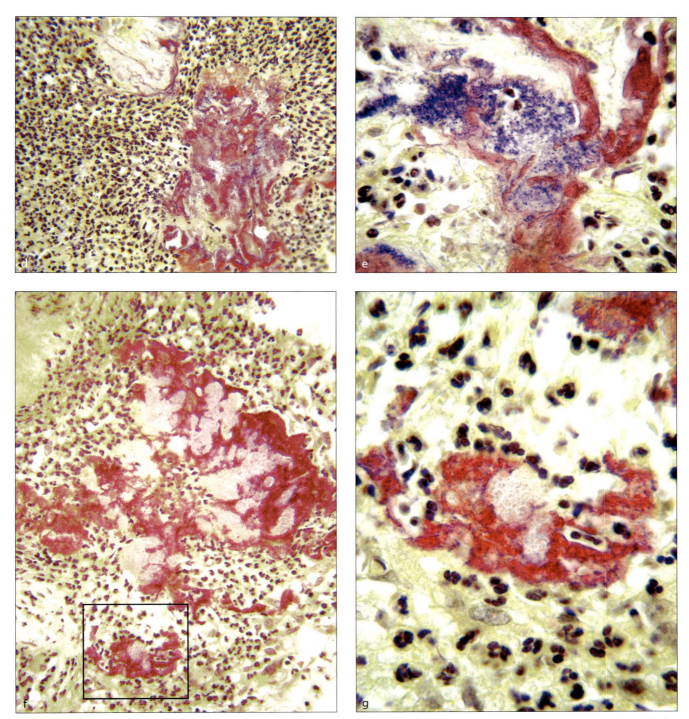

FIG 5-9 根尖孔外の高い抗原性を示す構造体．(a) 54歳の男性，広範囲なう蝕と根尖性周囲炎をともなう下顎第二小臼歯の近心像．症状は認められなかった．(b, c) 50枚の切片から得られた2つの切片．囊胞壁は歯根表面と繋がりがあり，囊胞腔は根管内へと連続しているため，ポケット囊胞と診断できる．根尖部歯根吸収を経て，根尖の構造が著しく形が変わっているのがわかる（テイラーの改良型ブラウン - ブレン染色，×25）．(d) 囊胞内容物．写真(b)の下側の矢印で示された部分の拡大像（×100）．無定形の構造物を認め，そのうちの1つはフクシンによって濃染され，多形核白血球の著しい浸潤により囲まれている．(e) 写真(b)の上側の矢印で示された部分の強拡大像（×1000）．グラム陽性細菌とともに無定形構造物がフクシンによって染色されている．これらの細菌の輪郭は明らかにクリスタルバイオレットによって青く染色されたコロニーの中では区別できるが，反対にフクシンで染色された構造物の中では区別ができないことに注目．(f) 写真(c)の長方形で囲まれた根尖孔部分の拡大像（×400）．急性炎症細胞によって取り囲まれた，フクシンに染色された無定形の構造物．(g) 写真(f)の長方形で囲まれた部分の拡大像（×1000）．これらの構造物に炎症性細胞が引き寄せられていることは，これらが高い抗原性をもつことを示している．

CHAPTER 5 歯内感染

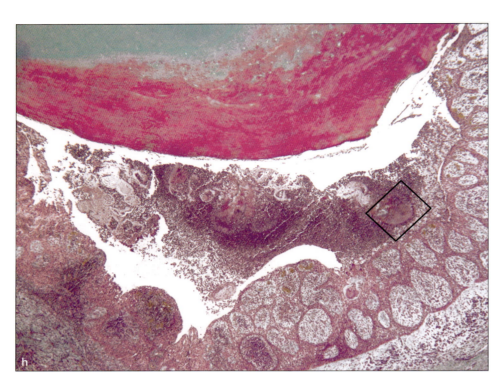

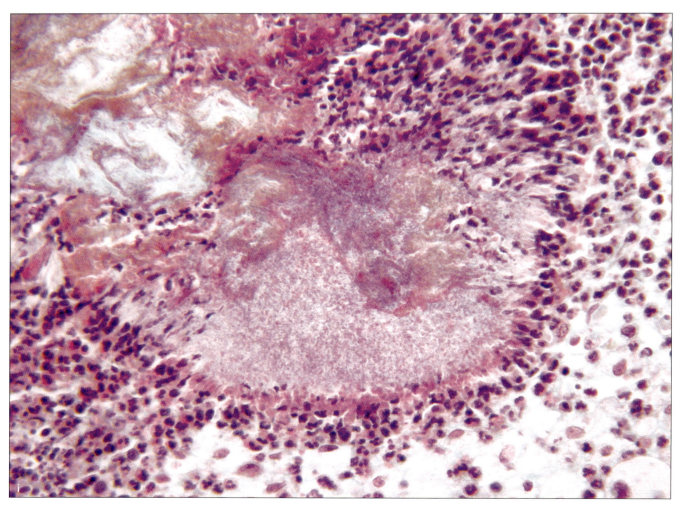

FIG 5-9 続き （h）根尖孔を通らない切片．囊胞腔の詳細（マッソントリクローム，×100）．（i）写真（h）の長方形で囲んだ部分の拡大像（×400）．外面に向かって放射状に広がる非晶質の中心は，柵状に並ぶ好中球の集団によって囲まれている．（Ricucciら[79]から許可を得て修正・転載）

考　察： 1. 囊胞内腔では，典型的な細菌像の判別はできないが，細菌由来の構造物をみることができる．しかし，「放線菌の出現」および多形核白血球の集積は，放線菌のコロニーの存在を示している．2. 病変の他の部位と囊胞内腔では，フクシンによって染色され，著しい炎症反応に取り囲まれた不定形の構造物が観察される．これらの構造は細菌由来であろう．

根尖性歯周病変に細菌は存在するのか　CHAPTER 5

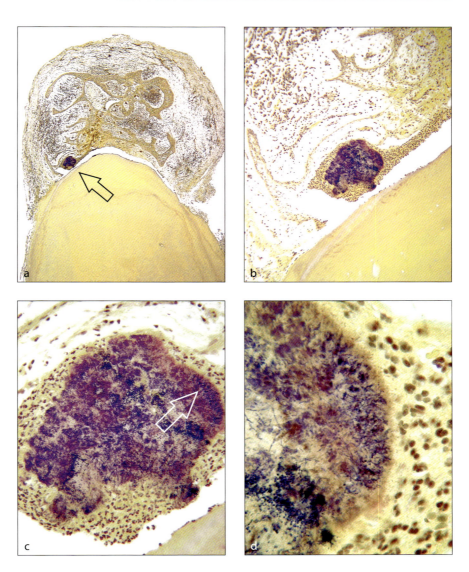

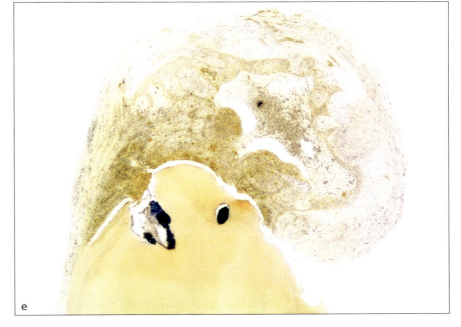

FIG 5-10　放線菌症. 36歳の男性の根尖性歯周炎をともなう上顎第一大臼歯の遠心頬側根である．患者は何度か急性症状があった．(a) 切片は根管を通っていない．病変は上皮によって裏打ちされている（テイラーの改良型ブラウン-ブレン染色，×25）．(b) 写真(a)の矢印で示された部分の拡大像（×100）．歯根付近に著しい細菌の集積を認めるが，細菌は歯根から離れ，炎症性細胞にとり囲まれている．(c) 強拡大像（×400）．コロニーを取り囲む細胞は多形核白血球が優勢である．(d) 写真(c)の矢印が示すバイオフィルムの周囲では細菌が"放線菌"の形態をしており，集積した好中球によって取り囲まれている．典型的な放線菌コロニーである（×1000）．(e) 写真(a)から120枚進んだ部位．切片は，おびただしい数の細菌がコロニー形成している大きな根尖部分枝の根尖孔を通っている．病理組織の中心には空洞の部分が見られ，この切片では上皮の裏打ちにより全体が囲まれている．(×25)．

163

CHAPTER 5 歯内感染

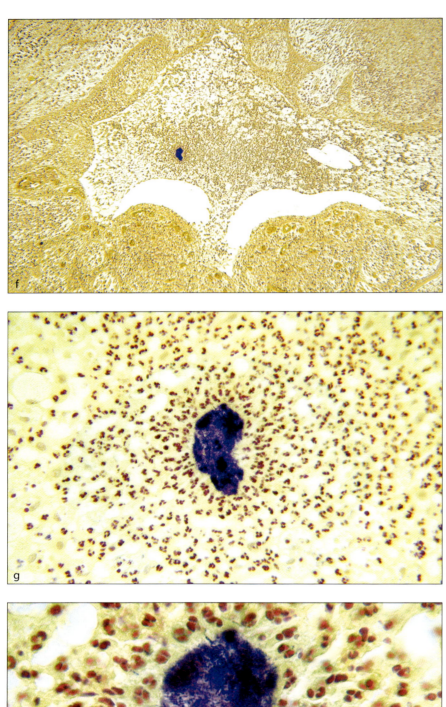

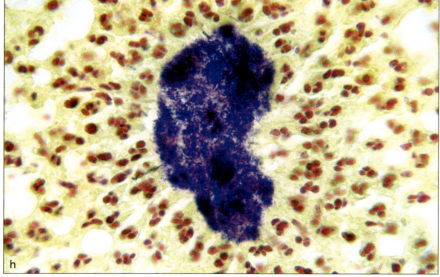

FIG 5-10 続き （f）写真（e）の囊胞腔の詳細．囊胞腔に存在する多量の炎症性細胞群内に，細菌コロニーが認められる（×50）．（g, h）強拡大像（×400，×1000）．コロニーは多形核白血球に囲まれ放射状に存在している．典型的な放線菌症である．（Ricucci, Bergenholtz[80] から許可を得て修正・転載）

という議論は別にして，これらの研究では根管根尖部の細菌学的状態について評価がされていなかった．そのため，根管外感染が根管内感染に依存していたのかどうかを確かめるのは困難となっている．

抜歯後の感染根管の根尖孔外表面に，バイオフィルム様の構造が観察されている．Tronstadら[41]は，治療後に疾患が生じた処置歯のなかに，根尖部の外側表面が連続した滑らかな層で覆われているものがあると報告した．この層は構造が明瞭ではなく，多様な形態の細菌が含まれていた．根管表面の吸収窩やその他の不規則構造部では細胞外マトリックスで繋がれた細菌が認められた．Lomçaliら[76]は走査型電子顕微鏡（SEM）を用いて，無症候性の根尖性歯周病変をともなう歯の表層に高密度のマトリックスが存在し，そのなかに細菌の鎖や層が包み込まれているのを観察した．また，SiqueiraとLopes[77]は未処置歯から得られた同様の検体26例を走査型電子顕微鏡で観察し，根尖部の根管内に限定して細菌が存在するのを確認することができた．細菌の堆積が根尖孔外に認められたのは1例のみであり，それはコーンコブ（トウモロコシの穂軸）状の構造であった．Ricucciら[40]は，根管治療が奏功せず，歯の外側表面に石灰化物を形成している2症例について報告している．そのうちの1症例について，歯根端切除術により切除した根尖を染色し光学顕微鏡で調査したところ，歯根表面は多様な形態の細菌を擁する非晶質層で覆われていた．

文献に記述されている数少ない症例に基づくが，重篤な根管内感染は根管外感染を引き起こすのに重要かつ必要不可欠な条件といえる．そのような重篤な感染は，重度のう蝕により根管が口腔環境へ長期間暴露されたことや，不適切な根管治療，サイナストラクトの結果であると考えられる．

補足として，**FIG 5-11**に，歯根外表面のコロニー形成プロセスのかなり進んだ段階を示す．これは，根管が長期間口腔環境にさらされ続け，サイナストラクトが長きにわたり頬側に存在していた症例である．抜歯時には，根尖部表層に歯周病由来ではない大量の石灰化物で覆われているとわかった（**FIG 5-11b ～ 5-11e**）．組織学的観察では，非晶質のマトリックスに埋まった細菌が根尖孔部を占領し，歯根外表層にもコロニー形成が認められた（**FIG 5-11f ～ 5-11i**）．

歯根根尖周囲の歯石（石灰化物）形成メカニズムの考察

歯石は，石灰化が生じたプラークバイオフィルムで，その形成メカニズムは広く記述されている[78]．柔らかい細菌性プラークは無機塩の沈着により硬化していくが，その過程は通常プラークが形成されてから最初の14日間のうちに開始する．すべてのプラークが必ずしも石灰化するというわけではない．初期のプラークは無機物質が少量しか含まれておらず，その量はプラークが歯石となるにつれ増えていく．石灰化巣は各々が成長し，やがて結合して硬い歯石の塊を形成する．歯石の構造は層状で，石灰化が進むにつれ歯石内に埋め込まれていく薄い膜によって層が隔てられていることが多い．

歯根根尖部の表層に歯石が生じる機序は数多く考えられる．根尖性歯周病変と歯周ポケットの繋がりが根尖部の歯石形成の始まりだと理解する者がいるかもしれないが，**FIG 5-11**の症例ではそのような繋がりは生じていなかった．この症例や他の類似症例で認められた歯石の沈着は，おそらく歯根外表面に存在する根管由来の根管外バイオフィルムの石灰化が原因ではないかと考えられる．唾液は歯肉縁上歯石を石灰化させる源であるが，歯肉溝や歯肉ポケットの血清漏出液も歯肉縁下歯石の形成に必要な無機質を供給する[78]．**FIG 5-11**に示す症例では長期にわたりサイナストラクトが存在しており，これが歯根根尖周囲と外部環境を結びつける経路になっていると考えられる．また，組織液に含まれる無機質の他にも，サイナストラクトを通じて口腔内液の無機質や塩が根尖性歯周病変へ運ばれると，根尖根管表面に存在するプラークバイオフィルムの石灰化が進行することも可能である．しかしながら，根尖部の細菌性バイオフィルムはサイナストラクトが存在しない場合でも石灰化することが可能で，その由来は炎症性滲出物と，骨と歯の両方から溶出した無機質で飽和している歯根根尖周囲組織液であると考えられる．

CHAPTER 5 　歯内感染

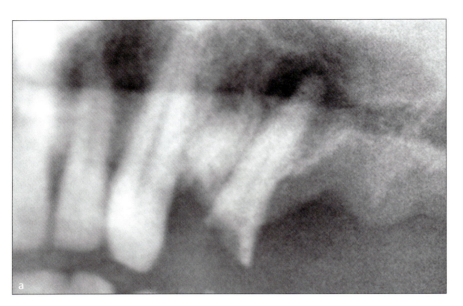

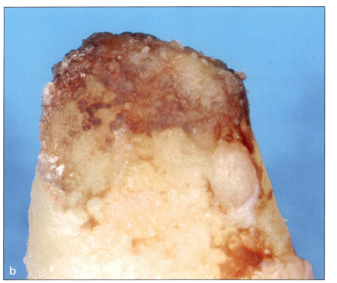

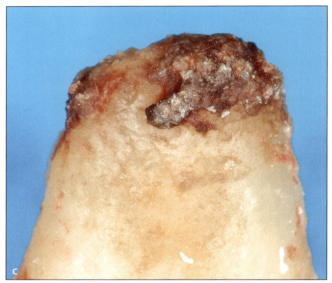

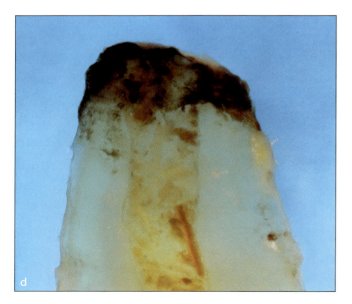

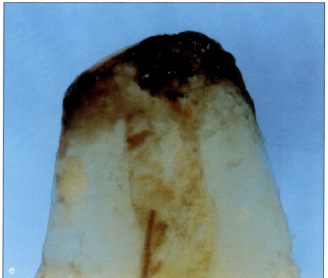

根尖性歯周病変に細菌は存在するのか CHAPTER 5

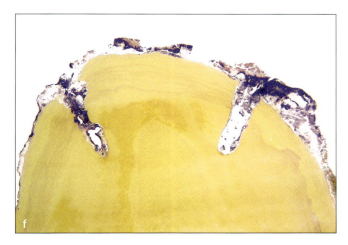
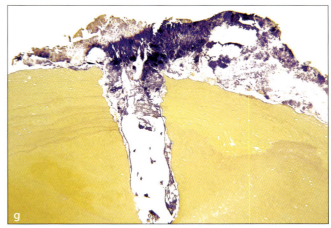
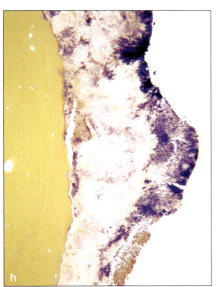
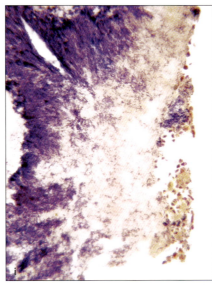
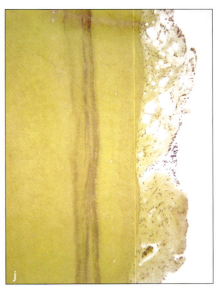

FIG 5-11　根尖孔外の歯石形成． 63歳の男性．長期間存在したう蝕により歯冠部が崩壊し，根管が露出した上顎左側第二小臼歯である．患者は同部位の膿瘍を繰り返していた．抜歯時，頰側の粘膜にサイナストラクトが存在していた．歯はわずかに動揺を認め，歯周組織のプロービングの深さは3〜4mmであった．(a) パノラマエックス線写真において，根尖部に大きなエックス線透過像を認めた．患者はあらゆる治療を拒否したので，抜歯された．抜歯時，歯槽骨内に病理組織が残留しており，別個に病理組織は除去された．(b, c) 抜歯された歯根の根尖側1/3近遠心像．歯石が根尖付近に付着していたが，その一方で，他の根にはこのようなものの形成は認められない．したがって，辺縁性歯周炎の病変から根尖へひろがり蓄積したものではないと考えて良い．(d, e) パラフィンへ埋没するのに先立ち洗浄薬剤で浸漬した根尖の近心観と遠心観である．これにより根尖部の歯根表面に，選択的に歯石が形成されていることが確認できる．主根管が根尖に向かうにつれ，どのように2つに分かれているかに注目．(f) 切片は2つの根尖孔を通っているが，主根管は通っていない．根尖孔の末端部は多量の細菌とともに，無定形の構造物によって満たされている．このような構造は，根尖外側面へと続く（テイラーの改良型ブラウン - ブレン染色，×25）．(g) 写真(f)の右側根尖孔の詳細（×50）．(h) 根管表面に付着するバイオフィルムの詳細．同部位では表層部のほうが細菌の集積量は多い．一方で，深部では細胞外のバイオフィルムマトリックスが広がっているようである（×100）．(i) 写真(h)に近い部位の強拡大（×400）．ここでの細菌の密度は逆の構造になっており，深層ほど密度が高い．そして，深部では，細菌密度はより大きくなっている（×400）．(j) 根表面のさらに歯冠側では歯根膜を認める（×100）．(Ricucci, Bergenholtz[80] から許可を得て修正・転載)

考　察： 長期間サイナストラクトが存在したため，口腔内と根尖部を直接結ぶ経路が存在し，唾液や滲出液が両方向に行き来した．この症例により，歯根の外表面に形成された根尖孔外の感染は，なぜ通常の根管治療が奏功しないかについて明確に示している．

参考文献

1. Siqueira JF Jr. Microbiology of apical periodontitis. In: Ørstavik D, Pitt Ford T (eds). Essential Endodontology, ed 2. Oxford: Blackwell Munksgaard, 2008:135–196.
2. Bergenholtz G. Micro-organisms from necrotic pulp of traumatized teeth. Odontol Revy 1974;25:347–358.
3. Kakehashi S, Stanley HR, Fitzgerald RJ. The effects of surgical exposures of dental pulps in germ-free and conventional laboratory rats. Oral Surg Oral Med Oral Pathol 1965;20:340–349.
4. Möller AJR, Fabricius L, Dahlén G, Öhman AE, Heyden G. Influence on periapical tissues of indigenous oral bacteria and necrotic pulp tissue in monkeys. Scand J Dent Res 1981;89:475–484.
5. Sundqvist G. Bacteriological studies of necrotic dental pulps [Odontological Dissertation no. 7]. Ůmea, Sweden: University of Ůmea, 1976.
6. Saboia-Dantas CJ, Coutrin de Toledo LF, Sampaio-Filho HR, Siqueira JF Jr. Herpesviruses in asymptomatic apical periodontitis lesions: an immunohistochemical approach. Oral Microbiol Immunol 2007;22:320–325.
7. Siqueira JF Jr, Sen BH. Fungi in endodontic infections. Oral Surg Oral Med Oral Pathol Oral Radiol Endod 2004;97:632–641.
8. Slots J, Sabeti M, Simon JH. Herpesviruses in periapical pathosis: an etiopathogenic relationship? Oral Surg Oral Med Oral Pathol Oral Radiol Endod 2003;96:327–331.
9. Vianna ME, Conrads G, Gomes BPFA, Horz HP. Identification and quantification of archaea involved in primary endodontic infections. J Clin Microbiol 2006;44:1274–1282.
10. Molven O, Olsen I, Kerekes K. Scanning electron microscopy of bacteria in the apical part of root canals in permanent teeth with periapical lesions. Endod Dent Traumatol 1991;7:226–229.
11. Nair PNR. Light and electron microscopic studies of root canal flora and periapical lesions. J Endod 1987;13:29–39.
12. Siqueira JF Jr, Rôças IN, Lopes HP. Patterns of microbial colonization in primary root canal infections. Oral Surg Oral Med Oral Pathol Oral Radiol Endod 2002;93:174–178.
13. Dobell C. Antony van Leeuwenhoek and his "little animals". London: Staples Press Limited, 1932.
14. Miller WD. An introduction to the study of the bacterio-pathology of the dental pulp. Dent Cosmos 1894;36:505–528.
15. Fardi A, Kodonas K, Gogos C, Economides N. Top-cited articles in endodontic journals. J Endod 2011;37:1183–1190.
16. Nagaoka S, Miyazaki Y, Liu HJ, et al. Bacterial invasion into dentinal tubules of human vital and nonvital teeth. J Endod 1995;21:70–73.
17. Pashley DH. Dynamics of the pulpo-dentin complex. Crit Rev Oral Biol Med 1996;7:104–133.
18. Ackermans F, Klein JP, Frank RM. Ultrastructural localization of immunoglobulins in carious human dentine. Arch Oral Biol 1981;26:879–886.
19. Okamura K, Maeda M, Nishikawa T, Tsutsui M. Dentinal response against carious invasion: localization of antibodies in odontoblastic body and process. J Dent Res 1980;59:1368–1373.
20. Okamura K, Tsubakimoto K, Uobe K, Nishida K, Tsutsui M. Serum proteins and secretory component in human carious dentin. J Dent Res 1979;58:1127–1123.
21. Wittgow WC, Jr, Sabiston CB Jr. Microorganisms from pulpal chambers of intact teeth with necrotic pulps. J Endod 1975;1:168–171.
22. Love RM, Jenkinson HF. Invasion of dentinal tubules by oral bacteria. Crit Rev Oral Biol Med 2002;13:171–183.
23. Langeland K, Rodrigues H, Dowden W. Periodontal disease, bacteria, and pulpal histopathology. Oral Surg Oral Med Oral Pathol 1974;37:257.
24. Nair PN, Henry S, Cano V, Vera J. Microbial status of apical root canal system of human mandibular first molars with primary apical periodontitis after "one-visit" endodontic treatment. Oral Surg Oral Med Oral Pathol Oral Radiol Endod 2005;99:231–252.
25. Ricucci D, Siqueira JF Jr. Apical actinomycosis as a continuum of intraradicular and extraradicular infection: case report and critical review on its involvement with treatment failure. J Endod 2008;34:1124–1129.
26. Matsuo T, Shirakami T, Ozaki K, et al. An immunohistological study of the localization of bacteria invading root pulpal walls of teeth with periapical lesions. J Endod 2003;29:194–200.
27. Peters LB, Wesselink PR, Buijs JF, van Winkelhoff AJ. Viable bacteria in root dentinal tubules of teeth with apical periodontitis. J Endod 2001;27:76–81.
28. Costerton JW. The Biofilm Primer. Berlin, Heidelberg: Springer-Verlag, 2007.
29. Donlan RM, Costerton JW. Biofilms: survival mechanisms of clinically relevant microorganisms. Clin Microbiol Rev 2002;15:167–193.
30. Costerton JW, Stewart PS, Greenberg EP. Bacterial biofilms: a common cause of persistent infections. Science 1999;284:1318–1322.
31. Socransky SS, Haffajee AD. Dental biofilms: difficult therapeutic targets. Periodontol 2000 2002;28:12–55.
32. Stoodley P, Sauer K, Davies DG, Costerton JW. Biofilms as complex differentiated communities. Annu Rev Microbiol 2002;56:187–209.
33. Flemming HC, Wingender J. The biofilm matrix. Nat Rev Microbiol 2010;8:623–633.
34. Lawrence JR, Korber DR, Hoyle BD, Costerton JW, Caldwell DE. Optical sectioning of microbial biofilms. J Bacteriol 1991;173:6558–6567.
35. Carr GB, Schwartz RS, Schaudinn C, Gorur A, Costerton JW. Ultrastructural examination of failed molar retreatment with secondary apical periodontitis: an examination of endodontic biofilms in an endodontic retreatment failure. J Endod 2009;35:1303–1309.
36. Ricucci D, Siqueira JF Jr, Bate AL, Pitt Ford TR. Histologic investigation of root canal-treated teeth with apical periodontitis: a retrospective study from twenty-four patients. J Endod 2009;35:493–502.
37. Schaudinn C, Carr G, Gorur A, et al. Imaging of endodontic biofilms by combined microscopy (FISH/cLSM - SEM). J Microsc 2009;235:124–127.
38. Ricucci D, Siqueira JF Jr. Fate of the tissue in lateral canals and apical ramifications in response to pathologic conditions and treatment procedures. J Endod 2010;36:1–15.
39. Ferreira FB, Ferreira AL, Gomes BP, Souza-Filho FJ. Resolution of persistent periapical infection by endodontic surgery. Int Endod J 2004;37:61–69.
40. Ricucci D, Martorano M, Bate AL, Pascon EA. Calculus-like deposit on the apical external root surface of teeth with post-treatment apical periodontitis: report of two cases. Int Endod J 2005;38:262–271.
41. Tronstad L, Barnett F, Cervone F. Periapical bacterial plaque in teeth refractory to endodontic treatment. Endod Dent Traumatol 1990;6:73–77.
42. Ricucci D, Siqueira JF Jr. Biofilms and apical periodontitis: study of prevalence and association with clinical and histopathologic findings. J Endod 2010;36:1277–1288.
43. Hall-Stoodley L, Stoodley P. Evolving concepts in biofilm infections. Cell Microbiol 2009;11:1034–1043.
44. Hall-Stoodley L, Costerton JW, Stoodley P. Bacterial biofilms: from the natural environment to infectious diseases. Nat Rev Microbiol 2004;2:95–108.
45. Parsek MR, Singh PK. Bacterial biofilms: an emerging link to disease pathogenesis. Annu Rev Microbiol 2003;57:677–701.
46. Baumgartner JC. Microbiologic aspects of endodontic infections. J Calif Dent Assoc 2004;32:459–468.
47. Gomes BP, Jacinto RC, Montagner F, Sousa EL, Ferraz CC. Analysis of the antimicrobial susceptibility of anaerobic bacteria isolated from endodontic infections in Brazil during a period of nine years. J Endod 2011;37:1058–1062.
48. Khemaleelakul S, Baumgartner JC, Pruksakorn S. Identification of bacteria in acute endodontic infections and their antimicrobial susceptibility. Oral Surg Oral Med Oral Pathol Oral Radiol Endod 2002;94:746–755.
49. Engström B, Hard AF, Segerstad L, Ramström G, Frostell G. Correlation of positive cultures with the prognosis for root canal treatment. Odontol Revy 1964;15:257–270.
50. Sjögren U, Figdor D, Persson S, Sundqvist G. Influence of infection at the time of root filling on the outcome of endodontic treatment of teeth with apical periodontitis. Int Endod J 1997;30:297–306.

51. Sundqvist G, Figdor D, Persson S, Sjögren U. Microbiologic analysis of teeth with failed endodontic treatment and the outcome of conservative re-treatment. Oral Surg Oral Med Oral Pathol Oral Radiol Endod 1998;85:86–93.
52. Waltimo T, Trope M, Haapasalo M, Ørstavik D. Clinical efficacy of treatment procedures in endodontic infection control and one year follow-up of periapical healing. J Endod 2005;31:863–866.
53. Siqueira JF Jr, Rôças IN. Diversity of endodontic microbiota revisited. J Dent Res 2009;88:969–981.
54. Siqueira JF Jr, Rôças IN. Exploiting molecular methods to explore endodontic infections: Part 2 – Redefining the endodontic microbiota. J Endod 2005;31:488–498.
55. Kronfeld R. Histopathology of the Teeth and their Surrounding Structures, ed 2. Philadelphia: Lea & Febiger, 1939.
56. Noiri Y, Ehara A, Kawahara T, Takemura N, Ebisu S. Participation of bacterial biofilms in refractory and chronic periapical periodontitis. J Endod 2002;28:679–683.
57. Happonen RP. Periapical actinomycosis: a follow-up study of 16 surgically treated cases. Endod Dent Traumatol 1986;2:205–209.
58. Siqueira JF Jr. Periapical actinomycosis and infection with Propionibacterium propionicum. Endod Topics 2003;6:78–95.
59. Tronstad L, Sunde PT. The evolving new understanding of endodontic infections. Endod Topics 2003;6:57–77.
60. Byström A, Happonen RP, Sjögren U, Sundqvist G. Healing of periapical lesions of pulpless teeth after endodontic treatment with controlled asepsis. Endod Dent Traumatol 1987;3:58–63.
61. Sjögren U, Happonen RP, Kahnberg KE, Sundqvist G. Survival of Arachnia propionica in periapical tissue. Int Endod J 1988;21:277–282.
62. Sundqvist G, Reuterving CO. Isolation of Actinomyces israelii from periapical lesion. J Endod 1980;6:602–606.
63. Figdor D. Microbial aetiology of endodontic treatment failure and pathogenic properties of selected species [Odontological Dissertation no. 79]. Umea, Sweden: University of Umea, 2002.
64. Siqueira JF Jr, Ricucci D. Periapikale aktinomykose. mikrobiologie, pathogenese und therapie. Endodontie 2008;17:45–57.
65. Nair PNR, Schroeder HE. Periapical actinomycosis. J Endod 1984;10:567–570.
66. Slack JM, Gerencser MA. Actinomyces, Filamentous Bacteria. Biology and Pathogenicity. Minneapolis: Burgess Publishing Company, 1975.
67. Figdor D, Sjögren U, Sorlin S, Sundqvist G, Nair PN. Pathogenicity of Actinomyces israelii and Arachnia propionica: experimental infection in guinea pigs and phagocytosis and intracellular killing by human polymorphonuclear leukocytes in vitro. Oral Microbiol Immunol 1992;7:129–136.
68. Baumgartner JC, Xia T. Antibiotic susceptibility of bacteria associated with endodontic abscesses. J Endod 2003;29:44–47.
69. Sunde PT, Olsen I, Debelian GJ, Tronstad L. Microbiota of periapical lesions refractory to endodontic therapy. J Endod 2002;28:304–310.
70. Tronstad L, Barnett F, Riso K, Slots J. Extraradicular endodontic infections. Endod Dent Traumatol 1987;3:86–90.
71. Wayman BE, Murata SM, Almeida RJ, Fowler CB. A bacteriological and histological evaluation of 58 periapical lesions. J Endod 1992;18:152–155.
72. Gatti JJ, Dobeck JM, Smith C, et al. Bacteria of asymptomatic periradicular endodontic lesions identified by DNA-DNA hybridization. Endod Dent Traumatol 2000;16:197–204.
73. Sunde PT, Tronstad L, Eribe ER, Lind PO, Olsen I. Assessment of periradicular microbiota by DNA-DNA hybridization. Endod Dent Traumatol 2000;16:191–196.
74. Sunde PT, Olsen I, Gobel UB, et al. Fluorescence in situ hybridization (FISH) for direct visualization of bacteria in periapical lesions of asymptomatic root-filled teeth. Microbiology 2003;149:1095–1102.
75. Handal T, Caugant DA, Olsen I, Sunde PT. Bacterial diversity in persistent periapical lesions on root-filled teeth. J Oral Microbiol 2009;1:1946.
76. Lomçali G, Sen BH, Cankaya H. Scanning electron microscopic observations of apical root surfaces of teeth with apical periodontitis. Endod Dent Traumatol 1996;12:70–76.
77. Siqueira JF Jr, Lopes HP. Bacteria on the apical root surfaces of untreated teeth with periradicular lesions: a scanning electron microscopy study. Int Endod J 2001;34:216–220.
78. Newman MG, Takei H, Carranza FA, Klokkevold PR. Carranza's Clinical Periodontology, ed 10. Philadelphia: WB Saunders, 2006.
79. Ricucci D, Pascon EA, Pitt Ford TR, Langeland K. Epithelium and bacteria in periapical lesions. Oral Surg Oral Med Oral Pathol Oral Radiol Endod 2006;101:239–249.
80. Ricucci D, Bergenholtz G. Histologic features of apical periodontitis in human biopsies. Endod Topics 2004;8:68–87.

CHAPTER 6
臨床的歯内療法：治療法

このCHAPTERでは前CHAPTERまでに記述した生物学的原理に基づき，実際の治療法についてその主要な特徴を解説したい．**本書における一貫した哲学をもとに，疾患過程を十分に理解し，この本の生物学的原理に矛盾しなければ，どんな治療法も同等な結果が期待できる．**

歯内疾患を治療する場合，生活歯髄と壊死歯髄症例の区別を明確にする必要がある．生活歯髄症例は非感染の状態である．感染が存在するならば，感染は通常，う蝕または口腔に露出した一部の歯髄だけに限定される．抜髄法は不可逆的に炎症を起こした生活歯髄の治療であり，それ以上の歯髄壊死や感染を予防し，結果として根尖性歯周炎の発生を予防するために行われる．抜髄法は歯髄結合組織全体の除去であり，その後に根管形成と充填が続く．歯髄壊死症例の治療は完全に別ものである．それは，すでに根管に存在する感染を除去し，根尖周囲を治癒に導くような根管状態をつくりだすことに重点が置かれるのである．

無菌的処置

歯内療法のすべてのステップにおいて，無菌的処置を適用することは最優先事項である．無菌的処置とは，外科的な創傷部に微生物の侵入を防ぐため，外科的処置の間にとられる全処置が含まれる．歯内療法の無菌法にはいくつかの重要なステップがある．第1段階は，治療すべき歯の表面，隣在歯および周辺歯肉組織から，プラークバイオフィルムと歯石を除去することである．これはキュレットスケーラーまたは超音波チップを用いて除去でき，この後にブラシまたは研磨剤つきのラバーカップを用いる（**FIG 6-1**）．

無菌的処置の重要な要件は，根管治療中に滅菌器具を使用することである．髄腔および根管内へ用いる器具は，加圧滅菌できる容器に保管すべきである．使用中，根管内へ挿入される器具の特定部分が汚染されないように細心の注意を払わなければならない．そのため，歯科医師は，器具の作用部分を決して指で触れないように心掛ける．使用後，消毒液で満たした特別な容器に器具を入れなくてはならない．

術野の防湿と消毒

根管治療中の無菌状態は，ラバーダム防湿を使用することなしには適切に得ることはできない．実際に，ラバーダム防湿は，微生物学的理由だけではなく，患者を事故から守り，その結果として法医学的に術者を守るためにも，根管治療を行うための「必須条件」である．ラバーダム防湿法は早くも1864年に導入されているが，残念なことにいまだに世界中の多くの歯科医師は歯内療法にこの処置をめったに，またはまったく採用していない[1]．これはたしかに，一般臨床医による歯内療法の失敗率が高いことの原因の1つといえる[2〜6]．

時に，ラバーダムクランプを採用できないというよくある議論は，受け入れ難い言いわけを示している．その歯を防湿できないような場合でも，その原因となる構造の再構築ができる．歯冠にクランプがかからないほど十分な構造が残っていない場合，骨除去の有無にかかわらず局所の歯肉切除術や歯肉弁根尖側移動術などの処置を考慮しなくてはならない．隣接歯がこれらの外科的処置で過剰に損傷されないよう，そして最善の方法を検討するためにも歯周治療専門医に相談することが望ましいだろう．

ラバーダムを配置する際，漏洩部がないことを注意深く確認しなくてはならない．これは，消毒液や洗浄液が口腔内へ入るのを避けるためであり，それらの多くは腐食性で，粘膜に有害となるためである．防湿が不安定な小さな部位は市販製品で封鎖することができる．臨床的に完全な分離が得られた時点で，Moller[7]が推奨するように，ラバーダム，クランプ，および歯を順次30％過酸化水素（H_2O_2）と5％ヨードチンキを用いて擦り込まなくてはならない（**FIG 6-1**）．高濃縮の腐食性過酸化水素などを使用する際には注意が必要である．術野を消毒する別の方法として，低濃度の過酸化水素（たとえば6％）に続いて2.5％NaOCl（次亜塩素酸ナトリウム），ヨウ素化合物または2％クロルヘキシジンを使用することもある[8]．

う蝕と不良補綴物の除去

髄室と根管にアクセスする前に，すべての感染象牙質をう窩から除去しなくてはならない（**FIG 6-1**）．これは髄腔内に新たな細菌が入るのを避けるために重要である．う蝕象牙質の切削後に術野はひどく汚染されるため，水と同時に高速吸引を用いて感染性象牙質片を洗い流さなくてはならない．つぎに，術野をもう一度同様に消毒し，汚染器具を別にして，新たな滅菌器具セットでつぎの処置を行う．

FIG 6-2に，技術的に困難であるため，一般臨床医から歯内療法専門医に紹介された症例を示す．根管に進入する前に，う蝕の除去を軽視したことによる深刻な方法論的なエラーがあったことがみてとれる．下顎第一大臼歯では根管穿孔が疑われた．術野を防湿し，仮封材を除去した時点で，窩洞近心側には，頬側および舌側咬頭の下にう蝕が大量に存在していた（**FIG 6-2a**）．臨床医は感染性残渣が根管内に運ばれるリスクを避けるために，歯冠と髄室をきわめて注意深く洗浄した後のみに，根管の探知，根管長測定，および器具の挿入を進めなければならない．第1段階は，感染性組織の完全除去後に残存咬頭を低く削合することである．これは，つぎのアポイントまでの間に咬頭破折を予防するためである．髄床底の探知から，頬側と近心側の孔を部分的に閉鎖した象牙質の突起がみられ，有機物や細菌が隠れていることが示された（**FIG 6-2b**）．これらの突起を除去し，根管口を開拡し，つぎの治療段階に備えた（**FIG 6-2c**）．

う蝕に加えて，直接的または間接的不良修復物も除去すべきである．とくに，辺縁漏洩の明確な兆候が見られたり，修復後長期間経過しているものが対象となる（**FIG 6-3**）．そのままにすると修復物の辺縁は細菌の蓄積となり，アポイント間の根管の再感染という継続的な脅威にさらされる．

これらの処置中に歯の再構築を考慮することは，理にかなっている．最終的な再構築時に除去されるであろう脆弱なエナメル質および象牙質の歯の構造の一部は，この段階ですでに除去してもよい．これは根管へのアクセスを容易にし，根管の閉塞を軽減させる付加的利点をもつ（**FIG 6-2b**）．たしかに，これらの議論は，歯冠構造の無差別な削合の言いわけをしているわけではない．最終的修復の構成要素になり得ない歯の構造の一部を事前に除去するための簡単な提案である．

歯内療法の準備

この一連の手順は，多くの困難な症例で歯内療法を実現可能にし，治療による合併症を予防し，治療結果の予知性を向上するために必要となる．これらの前処置の特別な目的は，以下のように要約することができる．

・術野の防湿を可能にすること．
・器具類の操作時にストッパーとなるシリコンマーカーによる水平で正確で安定な参照点を確実にすること．斜めまたは不規則な腔壁は絶えず疑いをもって器具操作を行う

歯内療法の準備　**CHAPTER 6**

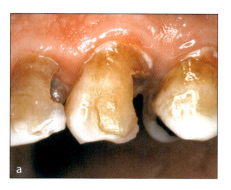
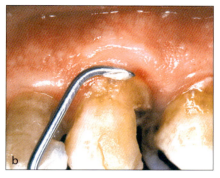
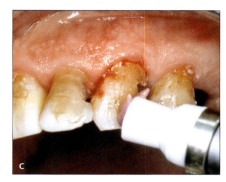
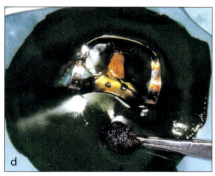
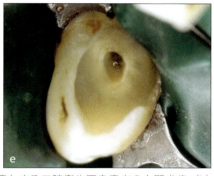
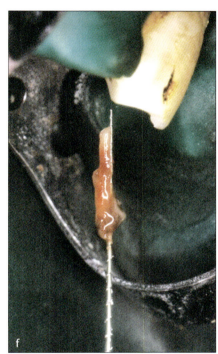

FIG 6-1　根管治療の準備.（a）歯内療法を必要とする口腔衛生不良患者の上顎犬歯.（b）局所麻酔後，歯肉縁上と歯肉縁下のスケーリングを行った.（c）研磨剤付きのラバーカップで細菌性プラークを除去.（d）ラバーダム防湿後，術野（歯，クランプ，およびラバーシート）を30％過酸化水素および5％ヨードチンキで消毒を行った.（e）古い修復材およびう蝕組織を慎重に除去した．う蝕は髄腔を完全に破壊し，歯髄組織は見られなかった．根管口がみえている.（f）赤くてしっかりとした歯髄組織がHファイルで根管から除去されたことから，炎症はあるが生活歯髄であることがわかる.

考　察：この一連の操作では，つねに無菌状態で治療することが重要であることを強調しておきたい．髄腔で壊死デブリスが観察されたにもかかわらず，根管口から奥の歯髄は生存していたのである．目標は感染のない根管環境を維持することである．したがって，この状況は1回の来院で治療を完結させるのに好条件である.

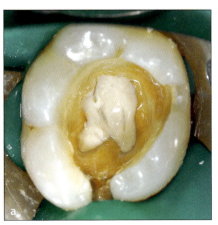
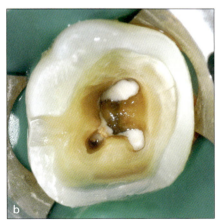
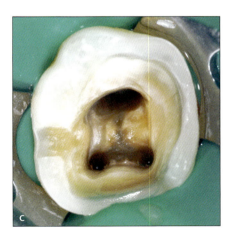

FIG 6-2　髄腔開拡.（a）遠心根管の器具操作時に穿孔が生じたのではないかと歯内療法専門医に紹介された下顎臼歯．近心と咬頭下に残存う蝕を認める.（b）窩洞内う蝕を取り除き，脆弱な咬頭を削除した．近心根管口を部分的に覆っている象牙質突起（天蓋）がまだ存在している.（c）すべての天蓋象牙質が除去された．髄腔開拡の完了である.

CHAPTER 6 臨床的歯内療法：治療法

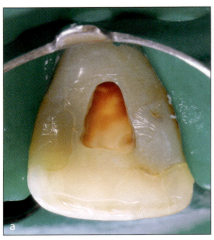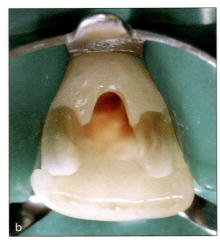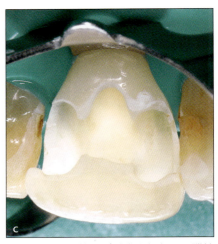

FIG 6-3 アクセスキャビティー．（a）壊死歯髄をともなう上顎中切歯．根管内へのアクセスのため窩洞外形が形成された．両隣接面の修復物の辺縁の漏洩に注目．（b）修復物を除去し，窩洞を形成した．（c）根管治療が終わった後，ウォーキングブリーチを行った．歯冠修復へと移行した．

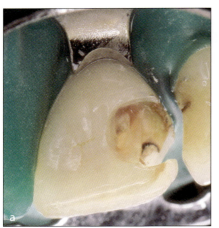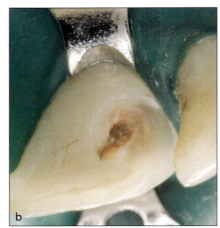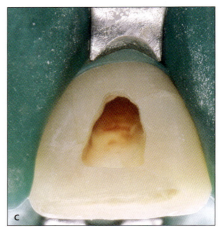

FIG 6-4 アクセスキャビティー．（a）古いコンポジット修復物と壊死歯髄のある上顎中切歯．修復物を除去すると，象牙質う蝕が認められた．（b）窩洞内う蝕を取り除く．遠心隅角部のエナメル質を破折予防のため，除去した．（c）窩洞をコンポジットで修復してから髄腔開拡を通常どおり行った．

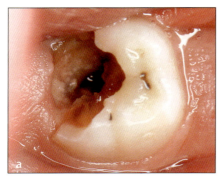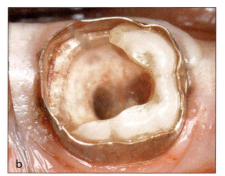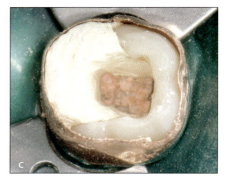

FIG 6-5 髄腔の隔壁形成．（a）重度の歯冠崩壊をともなう6歳の男児の下顎第一大臼歯．遠心には歯肉縁下におよぶう蝕病変が認められる．（b）慎重に電気メスを使用し，エナメル質の遠心縁が露出させた．髄腔の隔離法：う蝕は髄腔全体に及んでいたので，銅リングを調整し，歯の輪郭に適合させた．（c）根管口がふさがることを避けるために熱で軟化させたガッタパーチャを根管口に置き，銅リング内へリン酸亜鉛セメントを充填した．続いてラバーダムで防湿し，髄腔開拡を通常どおり行った．

歯内療法の準備　CHAPTER 6

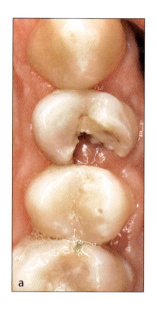
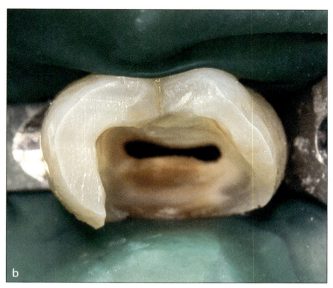

FIG 6-6　アクセスキャビティー．
（a）壊死歯髄と頬側サイナストラクトをともなう上顎第一小臼歯．歯冠は遠心のう蝕により著しく損なわれていた．歯肉組織はう窩内へ増殖し，辺縁を覆っていた．エックス線写真を見ながら慎重にプロービングを行い，隣接歯間骨頂と窩縁の間に十分な空間を認めた．増殖性組織は電気メスによって除去することとした．（b）これにより遠心縁を露出させることができ，その後，歯を防湿して窩洞を洗浄した．アポイント間の破折を予防するために咬頭を削合していることに注目．

ことになる．その場合，根管の閉塞やレッジ（ledge），オーバーインスツルメンテーションなどの事故リスクが高まり，器具の穿通を阻害することになりかねない．
・器具操作中に，防湿クランプに安定性を与えることができ，洗浄液の容器としても役立つように髄室を再建すること．
・安定な隔壁，すなわち4壁のある腔内に仮封材の充填を可能にすること．

前歯については，窩洞を完全に洗浄後，一部欠けた部分には酸性エッチング処理とボンディングを塗布した後にコンポジットレジンで修復することができる（**FIG 6-4**）．臼歯については，罹患組織を除去し，ガッタパーチャで根管口を保護した後，矯正用バンドまたは銅リングを選択することが推奨される．後者は切断できる利点があり，歯冠部の輪郭に合わせることができる．すべてのものは硬質セメント，たとえば，リン酸亜鉛セメントなどで充填される．硬化後，咬合面は効率的に平らにし，つぎに歯をラバーダムで防湿する．髄腔開拡は最終的には通常の手順で形成される（**FIG 6-5**）．

辺縁歯周組織による適切な防湿への妨げ

広範囲な歯冠崩壊のある歯を治療する場合，う窩の辺縁は歯肉縁下にあることが多い．この状況ならば，防湿せずに治療を進めてよいというものではない．歯を防湿できなければ，歯冠修復もうまくいくはずがない．術者は，残っている健康な歯の構造の辺縁を露出させるための治療介入を考慮すべきである．術者は，徹底的な臨床検査を行い，適切な投影法で撮影されたエックス線写真を慎重に評価し，得ることのできる生物学的スペースを決定する必要がある[9]．これは，臨床的歯冠長を得るためにフラップ手術などが不適切な症例もあるためである．たとえば，**FIG 6-6a**に示した症例では，最初に歯肉弁根尖側移動術が必要と思えるかもしれない．慎重な臨床検査により，遠心のマージンを覆う歯肉組織は増殖性の組織であり，それを除去すると，適切な防湿を達成することができた（**FIG 6-6b**）．

残存歯質の辺縁が歯槽骨縁に隣接し，「生物学的幅径」に必要な幅がない場合の症例では歯冠長延長術が必要となる．この手術は粘膜骨膜弁を剥離し，必要な骨の削合を行うことによって，結合組織や歯肉上皮が治癒した後には，必要な生物学的幅径が得られ，歯の辺縁は歯肉溝より縁上に位置することになる．これが**FIG 6-7**で示した状況であり，歯冠長延長術により，抜歯を考慮するような犬歯の歯内療法とその後の歯冠修復を，適切に達成することができた．

15歳の女子の下顎第二大臼歯で複雑な治療を行った症例を**FIG 6-8**に例示する．この歯には大きな歯質欠損があり，仮封材が詰められていた．舌側から見ると遠心舌側咬頭が欠如し，増殖性歯肉組織で占められていた（**FIG 6-8a**）．歯髄反応は陰性を示した．エックス線写真から髄室天蓋がないことが示され，遠心根の根尖に透過像を確認した．また形成過程にある第三大臼歯の歯冠もみられた（**FIG 6-8b**）．

175

CHAPTER 6 臨床的歯内療法：治療法

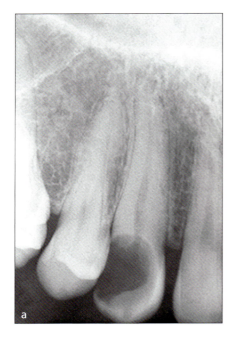
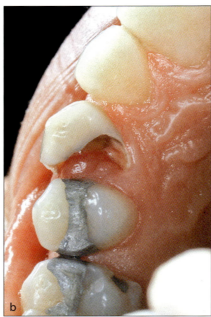
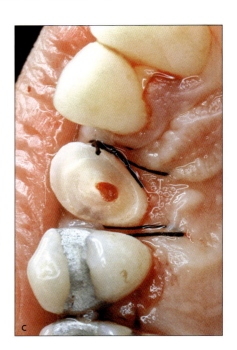
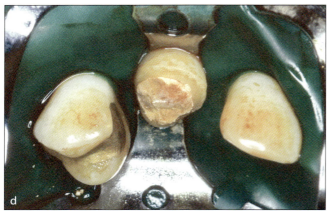

FIG 6-7　歯冠長延長術．（a）う蝕により歯冠が破損した上顎犬歯のエックス線写真．生活歯髄診断では陰性反応を示したが，エックス線写真では根尖性歯周病変はみられなかった．（b）口蓋側では大きな歯冠崩壊が確認され，歯肉組織が窩洞内へ侵入している．（c）う蝕の除去後に歯冠延長術を行った．根管口には生活歯髄組織が存在することに注目．（d）歯周組織の治癒後，歯を防湿して根管治療が行われた．

治療方針として，歯冠長延長術，遠心歯肉組織の除去，および第三大臼歯の抜歯を計画し，その後，歯内療法と歯冠の再建が行われた．10年5か月後に行われた術後経過（**FIG 6-8c**）では，長期にわたって修復物が維持されていることに加えて，正常な根尖および辺縁骨構造が確認された．

髄腔の開拡（access cavity）

最適な髄腔の開拡，形成を達成するパラメータは過去20年にわたりさほど変化していない．ここでは，異なる歯に対する髄腔開拡の技術や種類について述べることが目的ではない．したがって，技術面については，歯内療法に関する手術法を取り扱っている有用な教科書を参照してほしい．ここではいくつかの一般的側面と原則を述べることにする．

髄腔開拡・形成は根管の形態に配慮すべきであり，また，根尖部に対して器具の直線的アプローチを確立することが望ましい．適切な直径のバー，またはダイヤモンド超音波チップを用いて，髄室内に突出している，または根管口を覆っているすべての象牙質を取り除き，歯冠方向に漏斗状になるように開口部をつくる（**FIG 6-9**）．根管口の形成のためにゲイツ・グリッテンドリル（Gates-Glidden burs）

歯内療法の準備 **CHAPTER 6**

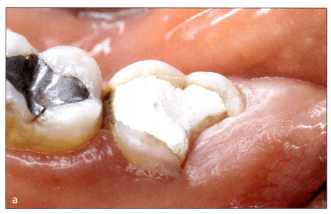
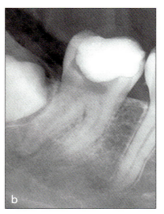
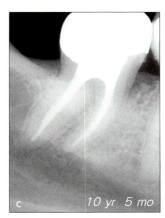

FIG 6-8 第三大臼歯の抜歯と歯冠長延長術．(a)崩壊した遠心舌側咬頭部上まで歯肉組織が増殖している下顎第二大臼歯．(b)エックス線写真では，遠心根の病変と第三大臼歯の歯冠の萌出が認められた．**第三大臼歯の抜歯とともに歯冠長延長術を計画した**．根管治療を行い，歯冠をアマルガムで修復した．(c) 10年5か月後の術後経過では，辺縁および歯根周囲の骨構造は正常である．

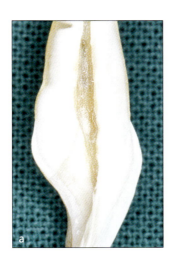
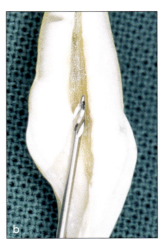
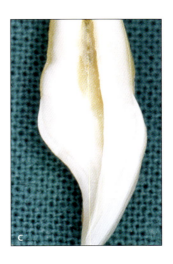

FIG 6-9 髄腔開拡・形成．(a) 髄腔開拡後，歯頸部に一致したところに象牙質の突起が残り，根管への器具挿入を妨げている．(b) ゲイツ・グリッテンドリルを上下に動かしながら口蓋壁に向けて軽度の圧を加え，それを取り除くことができる．(c) 最終的に，髄腔開拡は，直径を根尖方向に徐々に減少させながら漏斗状にする．

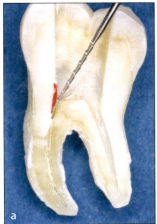
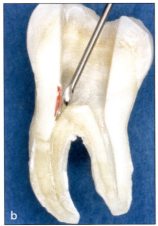
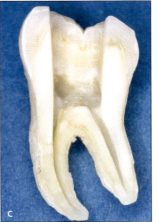
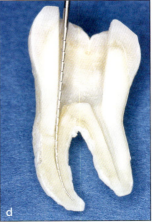

FIG 6-10 根管口の明示とエンド三角の除去．(a) 髄腔開拡後の下顎第一大臼歯．象牙質の突起（赤で強調）は，近心根管口を覆ったままである．このような状態では，近心傾斜がある場合のみ，ファイルを近心根管に挿入することができる．(b) これらの部分は小径のゲイツ・グリッテンドリルで除去することができる．(c) 根管口形成後の最終像．(d) このように直線方向で近心根管にファイルを挿入することができる．

CHAPTER 6 臨床的歯内療法：治療法

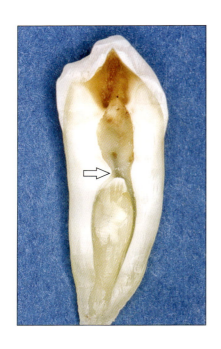

FIG 6-11 **根管口を覆う象牙質突起**．1根で2根管をともなう下顎第一小臼歯．舌側根管口は，象牙質の突起（矢印）でほぼ完全に覆われているように見えることに注目．

を使用することができる（**FIG 6-9b**，**6-10b**）．破損を防止するために，これらのドリルを回転させながら挿入していく．根管口を覆っている象牙質突起はほとんどの歯で生じている可能性がある（**FIG 6-11**）．これらの突起は通常，上顎大臼歯の頬側根と下顎大臼歯の近心根を覆っている．

近心根管に挿入された歯内療法の器具がこれらの突起にどのように影響を受けるかを **FIG 6-10a** に示す．小径のゲイツ・グリッデンドリルは象牙質を除去するために使用でき，咬頭頂の方向に軽い圧を加える（**FIG 6-10b**）．最終的に，近心根管へのアプローチは，歯冠象牙質に干渉されずにストレートになる（**FIG 6-10c**，**6-10d**）．

通常，近心頬側第2根管（MB2），または近心口蓋根管とよばれることが多い上顎大臼歯の第4根管口は，ほぼ全例で象牙質の突起で隠されている．第4根管口は，第一大臼歯の症例ではおよそ50%に存在するため[10]，術者はその存在をつねに注意深く探査しなくてはならない．第4根管口の発見と形成につながる臨床的な手順を **FIG 6-12** に例示する．3つの主根管の根管口を見出し，形成した時点で **FIG 6-12b** ではみられない MB2 根管口を，近心頬側根管と口蓋根管をむすんだ線に沿って探査した．髄床底と近心象牙質壁が交わる部分を探査するために，歯内探針または細いファイルを使用した．根管口を見出した時点で，ファイルを根管に優しく挿入し（**FIG 6-12c**），近心象牙質に対して軽い圧を加え，小さくファイリングしていく．これにより近心象牙質にくぼみができ，根管口が明確になる．つ

ぎに，根管を穿通はしないが，近心壁の削除すべき多くの象牙質の領域にゲイツ・グリッテンドリル No.1 または No.2 を用いて第4根管口の形成を行った（**FIG 6-12d**）．

「忘れられた」第4根管の発見に関しては，**FIG 6-13** に示した上顎第一大臼歯の再治療の症例に記載されている．その根管口は，近心頬側根管口より口蓋根管口の近くで発見された（**FIG 6-13b**，**6-13c**）．

一般原則として，髄腔開拡の形状は天蓋の形状を再現しなければならないが，治療中の再感染源としてはたらく細菌バイオフィルムの残遺物や組織残渣，および治療後の非審美的歯冠変色の原因となる歯内シーラーを留めてしまうアンダーカット部を残さないように，完全に除去しなければならない．髄腔開拡は必要以上に広範囲にせず，また歯質を守るという理由で小さくし過ぎてもいけない．（**FIG 6-14**）．

推奨される治療としては，窩洞外形の定義にしたがい，標準的な予測形状を想定して髄腔開拡，形成を始めるようにする．最初は小さめの穴であけはじめ，髄室に達したら，根管口を穿通する器具が妨害されないように，実際の天蓋の形態に基づいて拡大または修正しながら，髄腔を拡大していく．すなわち，このアクセスの形は便宜形態といえる．

わかりやすい例として，**FIG 6-15** に重度歯周疾患により歯髄炎が発症したと診断された上顎大臼歯の症例を示す（**FIG 6-15a**）．最初に上顎大臼歯の典型的窩洞外形を予測し，髄腔開拡が行われた（**FIG 6-15b**）．天蓋を除去すると，探針は近心頬側根と遠心頬側根には入ったが，口蓋根には入らなかった．注意深く観察すると，口蓋側に隠れた天蓋が見つかり，取り除かれた．これにより最終的な窩洞形態が変わり，珍しい四角形の髄腔が現れた．これにより，術者は口蓋根に付随した第2口蓋根を見つけることができた（**FIG 6-15c**）．MB2 根管も存在した（この症例では5つの根管を示した）（**FIG 6-15c**）．適切に髄腔を開拡形成することにより，存在するすべての根管の治療を成功させ（**FIG 6-15d**，**6-15h**），長期に維持できることがわかる（**FIG 6-15i**，**6-15j**）．

根管の見落としは，持続性症状および／または治療後の根尖性歯周炎の原因となり得る．そのため，髄床底における副根管の探知にはとくに注意を払わなければならない[11]．下顎大臼歯では，つねに象牙質の突起で覆われている2つの近心根管口を繋ぐ溝（**FIG 6-16a**）を，鋭い探針を用いて探索しなくてはならない．これは第3中央近心根管口を探そうとする試みである．中央位置で第3根管の存在が疑われる場合，髄床底と近心髄室壁の移行部が明確になるまで，象牙質の突起を完全に除去することが有効であ

歯内療法の準備 **CHAPTER 6**

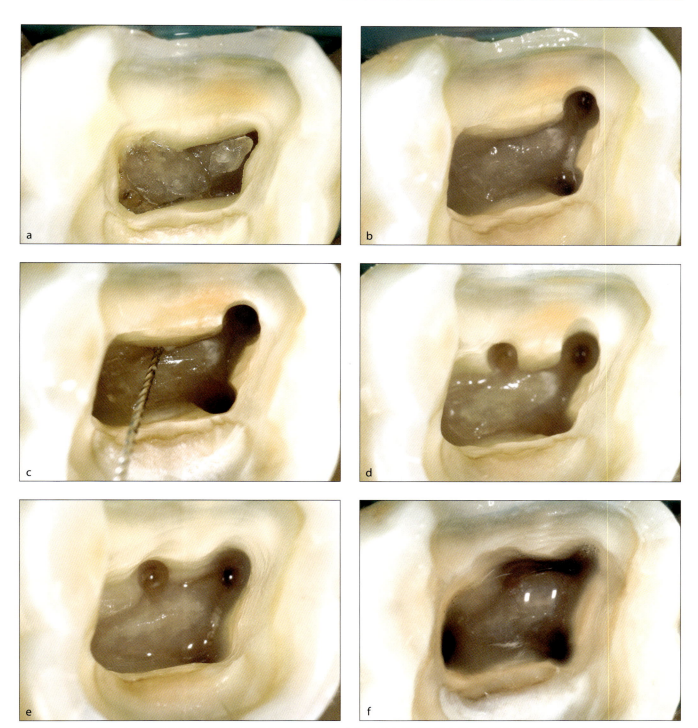

FIG 6-12 上顎第一大臼歯における根管口の探査と明示の順序．(a) う蝕と天蓋の除去後，髄腔のほぼ全容積を占める石灰化が見えた．(b) 歯髄結石除去後，3つの主根管口が現れた．手用ファイルを用いた探査と最初の拡大後，ゲイツ・グリッテンドリル #2 と #3 で形成した．この時点では第4根管の存在は認められなかった．(c) 髄床底と近心壁のなす線を，近心頬側根管口から口蓋根管口の方向に沿って #10 の K- ファイルで探査した．根管と思われる部位でファイルが食い込み，根尖方向に入っていった．第4根管が見つかった．(d) ファイルの上下運動に次いでゲイツ・グリッテンドリル #1 と #2 を用いて，根管口を注意深く拡大した．(e) 近心頬側根管と第4根管の間の象牙質の突起を，超音波ダイヤモンドチップで慎重に除去し，髄床底と近心壁の隅角部を明示することで，隠れた根管口を露わにした．(f) 最終根管形成後の根管口の外観．

CHAPTER 6 臨床的歯内療法：治療法

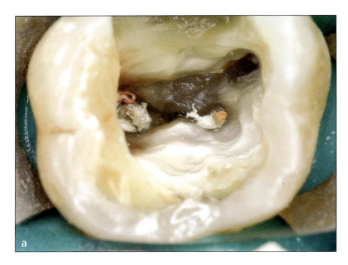

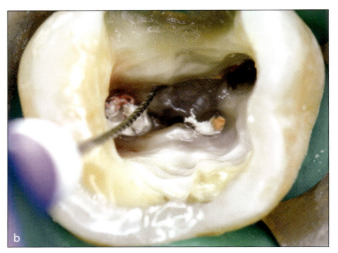

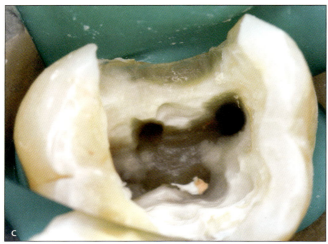

FIG 6-13 第四根管の探査．(a) 上顎第一大臼歯の再治療．髄腔の洗浄後，過去に治療した3つの根管口が見える．(b) 第4根管の探査．近心壁と髄床底の隅角部の近心頬側根と口蓋根を繋ぐ線に沿って探査し，根管とおぼしきところに#10のK-ファイルを穿通することができた．この根管口は近心頬側根管より口蓋根に近接しているように見えることに注目．(c) 近心壁の象牙質の突起が除去され，第4根管が形成された後の髄腔の最終像．根管口を繋いでいた溝が完全に露出している．

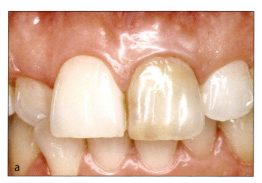
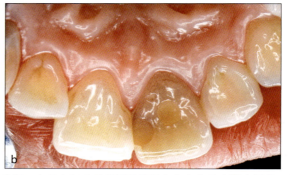
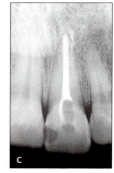

FIG 6-14 歯冠の変色原因．(a) 数年前に歯内療法を行ったことによる歯冠の変色をともなう上顎中切歯．(b) 口蓋側の髄腔開拡が不十分であった．(c) エックス線写真では髄腔に充填材の残存が認められ，これが歯冠変色の原因であった．

180

歯内療法の準備　**CHAPTER 6**

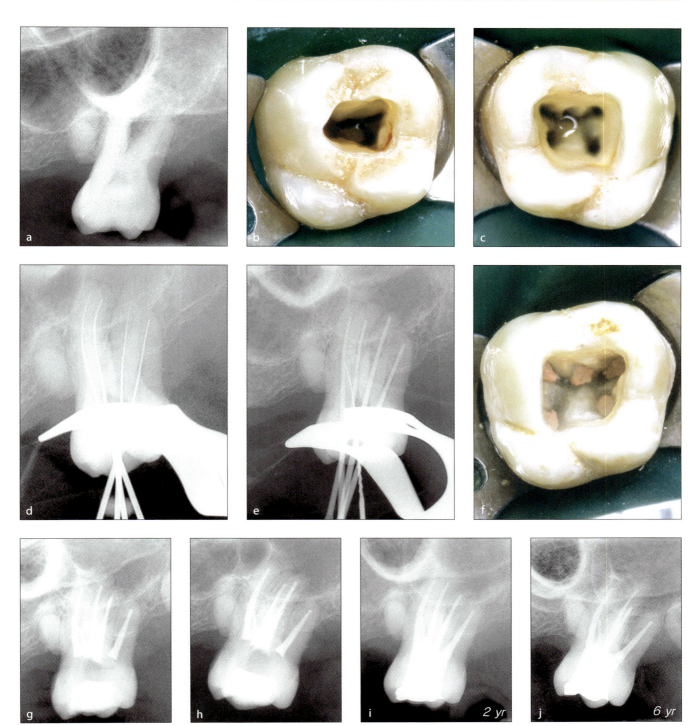

FIG 6-15 多根管歯の治療例.（a）上顎左側第二大臼歯の激しい痛みを訴え来院した58歳の女性．歯冠は臨床的には健常にみえるが歯周疾患が進行しており，5〜6mmの深さのポケットが存在した．生活歯髄診断では過剰な反応を示した．エックス線写真から健全な歯冠形態と辺縁骨の吸収が確認された．近心には残根があった．（b）抜髄を計画した．麻酔と術野の防湿後，典型的な三角形状の髄腔開拡を形成した．（c）天蓋の除去を進めていくと，最終的便宜形態はむしろ四角形状であった．上顎大臼歯としては珍しいこうした髄室で，5つの根管口を見つけることができた．つまり，2つの口蓋根，2つの頬側根，および1つの近心頬側根の第2根管である．（d）4つの主根管で根管長測定を行った．（e）処置を行った根管にガッタパーチャポイントを挿入した．近心頬側根の第2根管に器具を挿入し，中央1/3で近心頬側根管と繋がっていることを確認した．（f）根管は，シーラー付きのガッタパーチャポイントを用いて側方加圧充填法で閉鎖した．髄腔および根管の最終像．（g, h）異なる角度で撮影された術後エックス線写真．（i, j）2年目と6年目の追跡検査のエックス線写真．歯周組織の状態は安定している．

CHAPTER 6　臨床的歯内療法：治療法

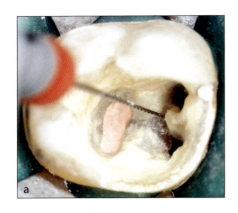
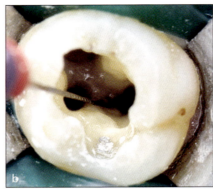

FIG 6-16　副根管の探査. (a) 下顎大臼歯の2つの近心根管を繋ぐ溝にファイルを挿入し，中央部に副根管の存在が明らかにされた．その根管口は象牙質の突起で完全に隠されていた．(b) この上顎大臼歯では，口蓋根管の広い入口近くのきわめて小さな根管口に細いファイルが穿通した．さらに器具を挿入すると，根管は独立しておらず口蓋根管の延長にしか過ぎないことが明らかになった．

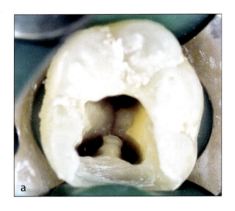
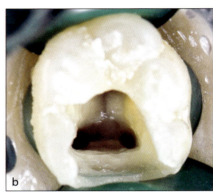

FIG 6-17　イスムスの拡大. (a, b) 下顎大臼歯における近心の象牙質の突起を除去することで，2つの主根管の根管口を繋ぐ溝を直視できる．

る[12, 13]（**FIG 6-17**）．中央根管は，ほかの2つの近心根管とはルートや根尖孔が独立しているか，または，いずれかの根管とさまざまな位置で収束している場合もある[12, 13]．上顎大臼歯においても同様に，歯冠象牙質の構造により，近心頬側根の根管を見つけることが困難となり得る．根管治療用探針や細いファイルを用いて，副根管を探索しなくてはならない．入り口が見つかれば，初めは手用ファイルで根管口を大きくし，それからゲイツ・グリッテンドリル，またはニッケル‐チタン（NiTi）ファイルなどの回転器具で大きくしていく（**FIG 6-12**）．

　術者が可能性のあるバリエーションをつねに念頭において治療していれば，異常な根管形態の存在を予測することができる[11]．これらの形態の1つが，下顎第二大臼歯のいわゆる「C（樋）状根管」である（**FIG 6-18, 6-19**）．根管系は根の外的形態を再現し，凹面が舌側に面した「樋」状である．エックス線写真上で診断することは困難である

が，髄床底を臨床的に観察することで形状を確認することができる．実際に，近心根管口と遠心根管口の位置をむすんだ「樋」状の溝がある．いくつかのバリエーションがあり[14～16]，そのうちの1つは独立した近心舌側根管の存在である．この場合，「樋」は近心頬側根管と遠心根管をつなげ，リボン状の根管が生じている（**FIG 6-18**）．

　下顎大臼歯のほかの特殊な形態として，副遠心舌側根の存在があり，これは遠心舌側部の副根管口につながっている（**FIG 6-20b**）．上顎大臼歯のまれな解剖学的に特殊な形態は2つの口蓋根の存在であり，髄床底における2つの口蓋根管口をもたらしている（**FIG 6-15**）．上記で述べたバリエーションは，正常な解剖学から外れた例のほんの数例にしかすぎないことに留意すべきである．

　最後に，適切な拡大装置の採用は，髄腔開拡，形成中には必須であり，同時に実質的に歯内療法のほかのすべての局面においても不可欠である．

歯内療法の準備 **CHAPTER 6**

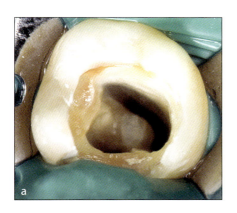
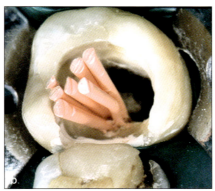
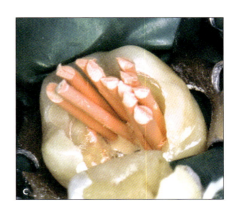
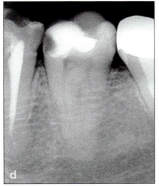
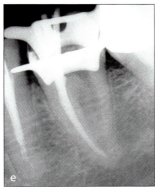
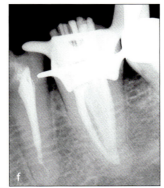
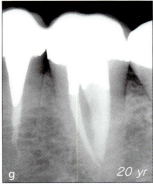

FIG 6-18　C（樋）状根管．（a）下顎左側第二大臼歯の「C（樋）状根管」．最終根管形成後，近心舌側根管と，近心頬側根管と遠心根管をつなぐ「樋状根管」の2つの根管の存在が区別できる．「樋」の凹面は舌側方向にあった．（b）最初に近心舌側根管を充填した．（c）過剰なガッタパーチャポイントを除去し，つぎに樋状根管を充填した．側方加圧充填法は，とくにリボン状根管に適している．（d）術前エックス線写真．大臼歯は単根を示した．（e）近心舌側根管の充填後の確認エックス線写真．（f）樋状根管の閉鎖後に撮影された最終エックス線写真．（g）20年後の術後経過のエックス線写真は正常な歯周状態を示した．

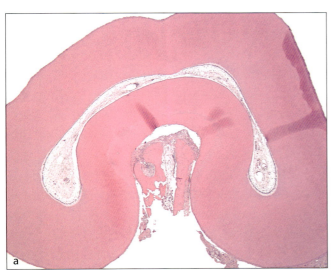
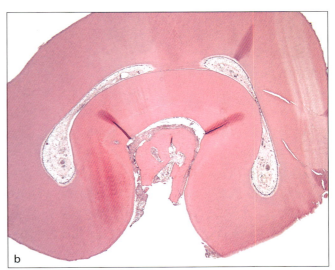

FIG 6-19　C（桶）状根管．樋状根管をもつ下顎第二大臼歯の組織切片横断面．（a）歯根の歯冠側1/3付近でとられた切片．根管の「樋」状は連続的で根の外形を踏襲している（H&E，×25）．（b）写真(a)で示された部位より約0.5mm根尖側でとられた切片．「樋」はその経路の中央で象牙質により途切れている（×25）．このような解剖学的構造では，現在の器具操作法を用いても根管の完全な清掃を成し遂げることが難しいことがわかる．

183

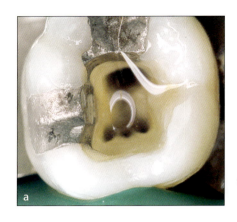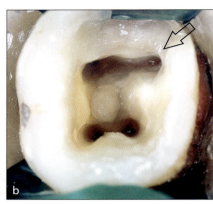

FIG 6-20 （a）3つの近心根管口を示す下顎大臼歯．（b）副遠心舌側根管口（矢印）をもつ下顎大臼歯．

1回，2回または複数回来院の歯内療法

　根管治療が1回または2回の来院で完了できるかどうかは，歯髄と歯根周囲組織の病的状態に依存する．術者の経験や技量などの要素，術中合併症の発生，症状の有無やその他の要素が，来院回数に影響を与えるのは明らかであるが，最終的な決定要素は根管の感染の有無に左右されるだろう．

　生活歯髄の症例では，感染は通常，口腔内に露出された歯髄の歯冠部に制限される．歯冠部歯髄を除去した後の根管口に生活組織がある場合は，石灰化，歯根吸収，および治療時間の制約といった治療の完了を遅らせるような問題がなければ，同一来院で機械的操作と根管の閉鎖を行うことができる．1回の来院治療では終われない症例では，つぎのアポイントまでの間にいれる根管貼薬剤として，水，生理食塩水またはグリセリンと混合した水酸化カルシウムを用いる．

　壊死症例では，ほぼ例外なく根管が感染しており，根尖病変がある場合はなおのことである．この場合，壊死組織の存在が髄室と根管口で観察される．**根尖性歯周炎を有する歯では，細菌は主根管にだけでなく，分枝（根尖また側方）やイスムスの象牙細管を含め，根管系すべてに存在する．**そのため，根管系全体から最大限，細菌を除去することを努力しなければならない．器具や洗浄剤は通常，主根管から離れている領域の細菌に到達できず，**1回の来院での消毒では期待できない．**したがって，これらの領域に拡散することができ，化学・機械的処置で排除できない細菌を死滅させられるように，来院までの間に根管に抗菌剤を入れておく必要がある．不活性剤（水，生食またはグリセリン）もしくは生物学的活性剤（クロルヘキシジン，カンファーパラクロロフェノール）と混合した**水酸化カルシウムペースト**が，充填前の消毒効果を高めるためにアポイント期間にいれておく選択薬剤である．

　器具の介入をした日と同日に根管充填に進む慣例は，壊死歯髄のある症例や症状をともなう症例でさえも，多くの臨床医の間で普及している．化学機械的処置に対しても生存した微生物は，シーラーの抗菌作用によって不活性化されるか，または充填材によって「**包埋（entombed）**」され，栄養源を奪われるといわれている．これは時間節約の観点から有利であり，また術者が，湾曲レベルや不規則性などの根管形態の詳細をきわめて明確に把握している間に，一度に根管充填を行えるという利点が確実にある．

　このような利点はあるものの，治療回数を決定する際には，もっとも重要な歯内療法の長期的予後を考慮しなければならないだろう．最適な結果が得られるかどうかは，治癒に望ましい環境をつくり，健康な状態に回復できる治療法であるかどうかである．歯根周囲の治癒を大きく促す最善の根管環境状態は，細菌が存在しないことであり，ほぼ100%の成功の可能性をもつ生活歯髄の症例で見られるものと同様な状態である．したがって術者は，根管の感染を排除し，治癒に望ましい環境を確立するような予知性のある治療方法を遂行しなければならない．

　1回または複数回の来院で行った根尖性歯周炎をともなう歯の歯内療法の成功率を比較した臨床研究で，十分に比較対照が行われたものはさほど多くない．一部の研究では，根管内薬剤として水酸化カルシウムを用いた治療を2回またはそれ以上の来院で行った場合は，1回の来院で行った場合よりも成功率が10～20%以上も高くなることが示された[17～21]．しかし，ほかの研究では実際にその割合に差がないか[22]，もしくは1回来院の成功率が10%以上高いものさえある[23, 24]．Sathornら[25]は，この問題に関

根管長測定と器具操作　**CHAPTER 6**

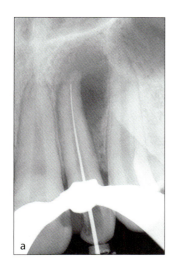
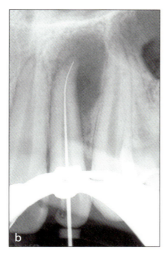
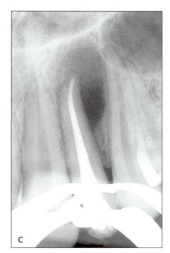
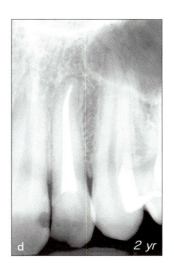
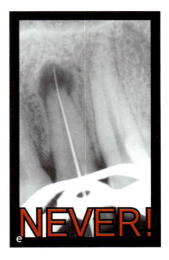

FIG 6-21 根管長の決定．(a) 広範囲に及ぶ根尖性歯周病変をともなう側切歯．作業長の測定．少し短い．根尖は遠心に湾曲している．(b) 作業長修正後のエックス線写真．(c) 根管拡大後，水酸化カルシウムを貼薬し，1週間置いた．その後，根管を充填した．なだらかなテーパーの形成と充填の均一性に注目．(d) 2年後に撮影したエックス線写真では歯根周囲に骨再生がみられた．(e) 歯根周囲のエックス線透過像と根尖吸収を示す側切歯．エックス線写真から，器具が根尖孔をはるかに越えて挿入されていることが明らかである．作業長を再調整することもできる（しなければならない）が，このように器具を押し出すと，術後のフレアアップのリスクが高まる．

して系統的レビューを行おうと，その組み入れ基準に適合する文献を3本のみ選択した[21, 23, 24]．有効なデータは限られていて，ある方法が他の方法よりも優れているという正確な結論は出せなかった．これらのデータは必ずしも同じわけではなく，利用可能なデータは決定的結論を出すには不十分であり，そのようなデータを用いた統計は説得力に欠ける．しかし，症例数の大きな最近の研究[26]から，**アポイント間で水酸化カルシウム剤を用いて2回またはそれ以上の来院で行った治療は，1回の来院で治療された症例と比較し，成功率が有意に高いことが明確に実証された**．これは，感染管理の最善のプロトコルは，複数回の来院アプローチで根管内貼薬を使用することであるという研究と一致する[27, 28]．しかし，2回以上の来院治療を行うと二次感染に罹りやすくなったり[29]，治療歯の寿命が短縮される[30]ので，そうなることはできるだけ回避すべきである．

根管長測定と器具操作

根管長測定の処置中に，根尖孔を越えて根尖周囲組織の中にファイルを進めることは避けるようにする．感染症例の場合はとくにそうである．この目的のため，診断用としてエックス線写真で歯の長さを計測し，可能な限りエックス線写真の歪みをなくし，最初の器具は先端に達しない長さまで根管に挿入する．根管長測定器は，根管の探索と根管長測定における有益な補助器具である．根管長測定器を利用しない場合，**作業長測定に利用する器具は，先端を越える**（**FIG 6-21e**）**のではなく，先端に達しない**（**FIG 6-21a, 6-21b**）**ようにすることが望ましい**．とくに壊死歯髄では，測定用ファイルが根尖を越えると，感染した壊死デブリスが根尖周囲組織の中に入り込み，術後の急発惹起といった望ましくない出来事が起こり得る（**FIG 6-22**）．

185

CHAPTER 6 臨床的歯内療法：治療法

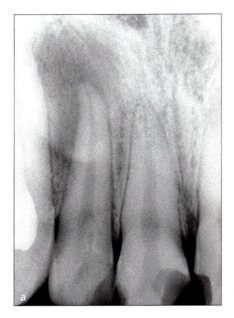
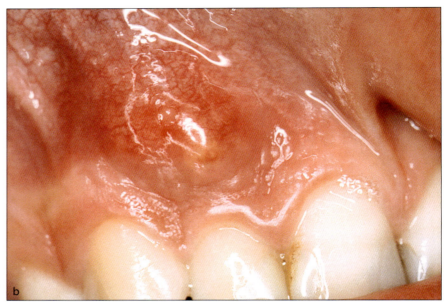
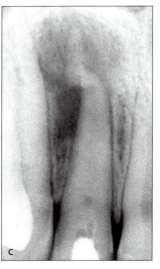
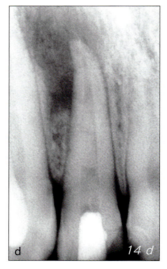

FIG 6-22 作業長の決定の誤り．(a) 壊死歯髄と根尖性歯周病変をともなう上顎側切歯．直接覆髄が行われていた．症状はなかった．エックス線写真では大きな根尖性歯周病変を認めた．作業長測定後，根管拡大を行い，水酸化カルシウムを貼薬した．(b) 24 時間後，疼痛と歯肉腫脹により再来院．(c) エックス線写真から，水酸化カルシウムが意図せず根管を越えて押しだされているのが明らかになった．排膿を促すため腫瘤の切開を行った．(d) 2 週間後，臨床的状態は正常に回復した．歯根周囲組織に水酸化カルシウムの痕跡は認められなかった．
考 察：術後の急性症状は，病変内に不用意に押し込まれた水酸化カルシウムのみが原因とはいえず，刺激性の要因（壊死片や細菌およびその毒性代謝産物）が同時に押しだされたためと考えられる．問題はおそらく，過剰な器具操作につながった作業長測定の誤りに起因すると思われた．

　根管への器具操作と根管充填の理想的な到達点は根尖狭窄部であり[31, 32]，その位置を臨床的に測定することはきわめて困難であるか，または不可能と考えられる．狭窄部はエックス線写真上の根尖からわずかに離れており，その距離は多様である．たとえば，根尖から 0.5 ～ 1.5mm の位置が根管処置の理想的到達点と考えられている．エックス線写真上で根尖に一致した器具は，すでに解剖学的および組織学的観点から見た根尖を越えており，歯周靱帯の中にあるということを強調しておきたい[31]．多くの症例で器具操作が過剰となっているため，この位置での器具操作は望ましいものではない．
　化学機械的形成の目的は，以下のとおりである．

■生活歯髄または壊死した歯髄組織や象牙前質を除去して，洗浄すること．

■感染症例において，細菌とその代謝産物を除去して消毒すること．

■根管充填に適応させるために，根管を円錐状に形成すること．

　適切かつ有効な形成を行うことは困難な作業であり，多大な訓練と経験を必要とする．長年にわたり根管形成には手動器具しか利用できなかったが，手用ファイルの補助，またはそれにとって代わる目的で，市場に機械的装置が多く販売されるようになった．しかし，**これらの初期の代替装置や器具を用いた場合の臨床結果は，推奨されるべきも**

のではないということが報告された[33]. 器具操作のための音波・超音波装置が市場に導入され，根管内で回転する器具ではなく，音波や超音波エネルギーで作動する器具が中心となり，以前の装置よりも安全と思われた．手用器具や初期の機械システムと比較して，これらの装置の優位性が積極的に述べられていた[34]. しかし，**きわめて厳格な方法を用いて行った組織学研究では，根管洗浄の質は，使用された器具の使用法よりもむしろ，根管の解剖学的構造と病態に影響される**ことが示された．洗浄や形成は横断面が円形の真直ぐな根管[35]でしか最適に行えないことが示されたが，このような状況は標準的というよりも，むしろ例外的な条件とさえいえる[36].

最近では，超弾性NiTi合金が採用された回転器具が再び市場に導入されている．超弾性合金の付いた歯内用ファイルを最初に作成する試みが行われたのは1988年にまで遡る[37]. その後，さまざまなテーパーのNiTi器具がさらに開発され，臨床医の間では喜びと期待が高まり，多数の新器具が登場してきた．開発者いわく，これらの器具は単純で，かつ器具の操作時間を大きく短縮するものでなくてはならない．NiTi回転器具はこの10年間で歯科医師や歯内療法専門医の間で広く用いられるようになり，メーカーが（市場の大きさに惹かれて）さらに革新的なデザインを生み出そうと競争を始めるに至っている．

NiTi回転ファイルは，歯内疾患の治療に十分な知識をもち，幅広く研修を受けた専門家が適切に使用した場合はたしかに有益な器具といえる．しかし，これらの器具の大量普及を促しすぎるといくつかの懸念を引き起こす．使用の際の技術的単純さから，科学的で生物学的な基礎を無視してしまいかねない．**解剖学と病理学の正しい知識がなければ，機械的器具を操作しても結果が改善することはない**[38].

これら技術が広く用いられている理由は，洗浄や消毒の実際の有効性よりも根管形成を行う際の迅速性にある．多数のin vitro研究では，NiTi器具は一般的に，根管の湾曲を維持するが[39, 40]，器具を挿入しても多くの根管壁に届かないままであったため，根管の洗浄は不十分であるとされた[41, 42]. 器具の破損，根尖部でのジップ，および作業長の喪失などの処置中の事故も決して稀ではない[43, 39]. さらに，楕円形の根管は器具の使用より円形になりやすく，舌側および頬側に広がった部分が十分に洗浄されないまま細菌が残存し，治療結果が脅かされる場合もある[41, 44〜47]. そのため，NiTi器具の導入は，根管治療に大きな進歩をもたらし，技術的な偏りを減らして良好な根管形状の実現を可能にするとはいえ，**回転器具は基本的に，迅速性を除い**

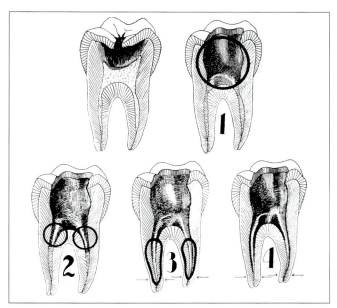

FIG 6-23 1930年に出版されたBaltersの書籍[51]から引用した図．根尖側の拡大形成を行う前に歯冠側2/3を形成するという概念は，根管治療が開始されて以来論文に登場している．

て手用器具をしのぐほどの利点はない．

概して，器具のデザインと金属合金の進化により根管形成は改善されてきたが，根管の消毒において洗浄が十分になったわけではない．洗浄は，化学機械的処置の重要な一貫としての大きな役割を担っている．乾燥根管には決して挿入してはならない．器具操作のすべての段階で，1〜2.5%次亜塩素酸ナトリウム溶液を大量に使用するようにする．

根管に器具の使用が可能で解剖学的構造や石灰化物による障壁がないことを確認したら，器具を挿入して歯冠側と根中央1/3の予防的拡大を開始する．この処置ははじめ「**クラウンダウン**」とよばれていたが，その後「**ステップダウン**」形成とよばれるようになった．「クラウンダウン」という用語は1980年[48]に登場し，その技法が最初に科学的検証をされたのは1984年[49]にまで遡る．根管の歯冠部を最初に形成するという考えは1980年代に強調されていたが，その概念は1928年[50]の米国の文献，そして1930年[51]の欧州の文献においてすでに存在していた（**FIG 6-23**）．

根尖1/3を形成する前に，根管の歯冠側2/3を形成することにはいくつかの利点がある．

■根管歯冠部の湾曲を減らす．
■根尖1/3の器具操作を容易にする．
■拡大された歯冠側根管が洗浄液の貯槽となる．

CHAPTER 6　臨床的歯内療法：治療法

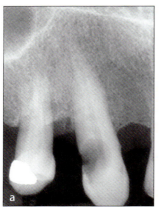 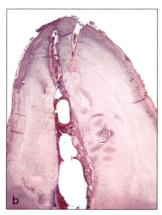 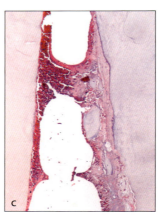 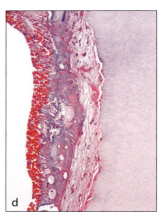

FIG 6-24 根管拡大号数の決定．（a）補綴的理由のため抜歯予定である上顎犬歯．生活歯髄だった．作業長測定後，回転器具を用いて根管を形成した．この径で利用可能な最大チップ径は #35 であった．そのため，根尖部は #35 の器具，テーパー .02 で形成された．5% NaOCl で洗浄した．歯は直ちに抜歯された．（b）根尖 1/3 を通過する垂直切片．根管には歯髄デブリスが詰まっていた（H&E，×25）．（c）根管の詳細（×50）．（d）写真（c）の右根管壁の拡大像（×100）．拡大形成時に壊死した組織が根管壁沿いの健常な歯髄組織に層状に押しつけられている．

考　察： この症例では，根尖部根管のもともとの直径が #35 よりも大きかったため，器具は根尖部で根管壁に触れることさえできなかった．その結果，組織破壊が生じ，根管の根尖側 1/3 には歯髄デブリスが詰まっていた．これは機械的，生物学的観点から受け入れ難いことである．根管拡大をする際は，さまざまな口径の根管に対応するために，それに見合った太い器具を用いなくてはならない．歯髄組織の残遺物は，高濃度の NAOCL でも完全な除去が不可能であることに留意したい．

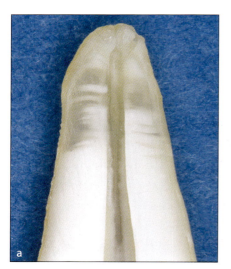 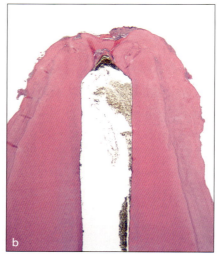

FIG 6-25 アピカルストップ（アピカルシート）の形成．適切に形成された前歯のアピカルストップの例．（a）アピカルストップまたはアピカルカラーは手用ファイルで形成された．根尖分枝に注目．（b）広範囲のう蝕崩壊のため，根管治療 8 年後に抜歯された上顎中切歯．根尖 1/3 はサイズ #70 まで形成されている．アピカルストップが K- ファイルの形状を再現していることに注目．石灰化組織が根尖孔に存在する（H&E，×25）．

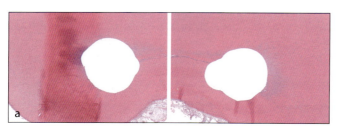 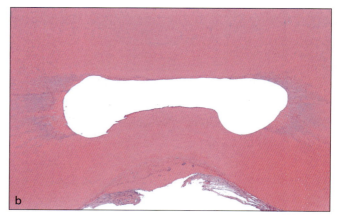

FIG 6-26 根管の断面形態（円形は稀である）．（a）in vivo で根管拡大をした下顎大臼歯．近心根管歯冠側 1/3 の横断面の合成写真（H&E，×25）．（b）歯冠側と根尖側 1/3 の間の移行部．2 つの主根管は広いイスムスで繋がっている．歯髄デブリスは観察されない（×25）．

■ 洗浄針をより深くまで進入させられるようになり，根尖根管の洗浄が改善される．

そして，作業長は通常エックス線写真上の根尖から 0.5 〜 1.5mm 手前で設定され，根尖側の根管を回転または手用の NiTi 器具で形成する．上記で考察したように，器具操作のもっとも重要な要素は，使用器具が NiTi であるということである．NiTi は事故や根管変形に至るリスクを低減し，確実に形成を改善させる．やはり，**器具がエンジン駆動か手動かどうかは問題ではない**．臨床医は自分が十分に訓練を積んだ技術を使用すればよい．

歯内療法において議論すべきもう 1 つの問題は，根管の根尖域をどれくらいまで拡大すべきか，ということである．熱可塑性ガッタパーチャ根管充填法の支持者は，細い根管では #20 という細いファイルで根尖部の形成を止めることを推奨している[52]．また，別の考えの支持者は，根尖の器具操作を上記よりも大きくし，直径を少なくとも #35 ファイルかそれ以上までにすることを推奨している．そうすることで，器具で操作できる根管壁領域を増やし，根管壁に器具が接触しないことで残るバイオフィルムが残存するリスクを減らし，感染象牙質や歯髄残存物をより多く除去しようということである[53]．根尖孔領域の解剖学的観察によると[54]，器具サイズ #20 を用いて，大部分の根管ですべての壁に接触できるという可能性はあり得ない．これは，大部分の歯の解剖学的根管が根尖孔から 1mm のところでより大きくなるためである[55]．**根尖形成の直径を定める合理的な方法としては，作業長に到達した最初の器具によりもある程度の大きめの直径の器具を使用する**ことである．壊死感染歯髄の場合であれば，作業長まで用いる一連の器具の数を増やすべきである．

FIG 6-24 に示した症例は，広い根管における器具操作に際し，最初の根尖部直径よりも大きな径の器具をなぜ用いなければならないか，またいくつかのメーカーから提供された根尖形成用の器具が，時に，この目的にいかに不適切かを示している．

根尖から 0.5 〜 1.5mm 手前でアピカルストップを刻む際にはとくに注意を払い，同じ位置で直径を増やしながら一連の器具で作業するようにする（**FIG 6-25**）．そうすることで根管内の充填材の溢出をとめ，過剰充填のリスクを最小限にすることができる．根管断面が円形であることは稀だが，術者は全断面にあたるように器具を使用することが望ましい（**FIG 6-26b**）．

洗浄液は多量に用い，**作業長手前 3 〜 5mm まで到達することができる細い針**を用いて行うべきである．同時に吸引も行わなければならない．象牙質片で根管が閉鎖されるのを防ぐために，作業長まで細い器具を繰り返し使用する．根管口から形成の終端まで徐々にテーパー状に形つくられると，形成は完了である．

根管清掃の評価

清掃の方法と洗浄液の能力を評価しようと試みた多くの研究は，抜去歯での実験に基づき，走査型電子顕微鏡（SEM）を用いて実施されている．清掃レベルの達成度は，根管壁のさまざまな位置での残渣とスメア層の存在，ならびに根管壁における象牙細管の開通性によって評価される．この方法での限界は，SEM では調べる組織の外面の観察しかできないため，観察されたデブリスの厚みについての目安を示すことは不可能であるということである．細胞の凝集塊の区別も困難である．さらに，試料の脱水の際，軟組織の収縮や硬組織の亀裂線などのアーチファクトを引き起こす．こうした制限があるにもかかわらず，多くの研究者が，長期の処理手順が不要で実施しやすいような方法で，試料分析を比較的短時間で行える方法を好んでいる．

一方，光学顕微鏡による研究は明らかにより複雑であり，実際のところ，この研究法を用いた文献はほんの一握りである．しかも，それらの研究はホルマリンで保存した抜去歯[56]で，サル[35]またはヒト[33]の歯を用いた in vivo 研究である．だが，光学顕微鏡で得られた情報は，SEM で得られた情報と比較し，定性的にも定量的にもかなり高度である．実際に，根管壁に付着しているものや根管腔に遊離しているものなど，いずれの残存軟組織も区別することができる．側枝や分枝に含まれる残存歯髄や組織の炎症反応の分析や，象牙前質と象牙質の区別が可能で，さらに象牙細管とデブリスの中の細菌コロニー形成を確認し定量することも可能である．

症例研究

手動または回転器具による根管処置が生体内で行われ，その後，補綴的理由のために抜歯されて観察が行われた実験例をいくつか示す．これらの標本を用いた症例研究は，集められた症例が異なる器具や処置法，洗浄剤，根管内薬剤および観察期間に関して均一なグループを構成するには不十分であったため，科学的に発表されるには至らなかった．しかしこのような制限にもかかわらず，これらの観察は先行の組織学的研究で得られた結果を反映しているよう

CHAPTER 6 臨床的歯内療法：治療法

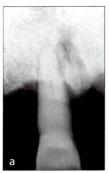 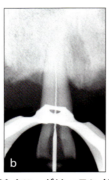 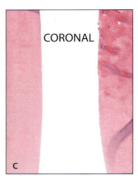 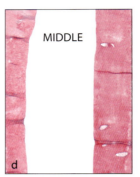 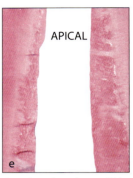

FIG 6-27　手用器具とゲイツ・グリッテンドリルを用いた根管拡大． 実験歯．79 歳の男性．生活歯髄をもつ上顎中切歯で，補綴的理由のため，抜歯予定である．（a）術前のエックス線写真．（b）作業長．歯冠側 2/3 はゲイツ・グリッテンドリルで，根尖 1/3 は手用ファイルで形成した．1％ NaOCl で洗浄．その直後に抜歯した．歯は縦断面を切片にした．（c〜e）歯冠側 1/3，中央部，根尖側 1/3 の外観．根管壁はきれいである（H&E，×25）．

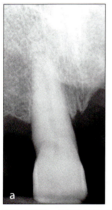 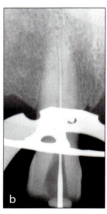 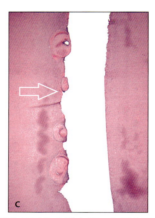 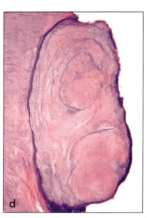 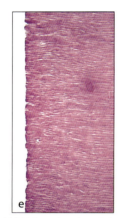

FIG 6-28　NiTi 回転器具による根管拡大． 口腔内の最後の残存歯．生活歯髄診断は陽性であった．治療方針は総義歯であった．（a）術前のエックス線写真．（b）作業長のエックス線写真．（c）歯冠側 1/3 と根尖側 1/3 の間の移行部．根管には歯髄組織残遺物がみられない．右壁は滑らかであるが，左壁は，象牙質壁に歯髄結石が埋め込まれており，不規則であった（H&E，×25）．（d）写真(c)の矢印で示した石灰化の拡大像（×400）で，同心円の層状である．（e）写真(c)の右根管壁の拡大像（×400）．象牙細管は開存している．

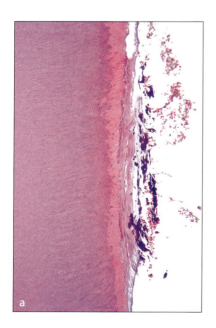 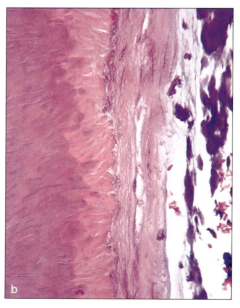

FIG 6-29　拡大不足の根管壁． 上顎小臼歯．回転器具を用いて根管形成を行い 5％ NaOCl で洗浄した．（a）**器具が触れていない根管壁の部分**．左から右へ：象牙質，象牙前質，石灰化をともなう歯髄組織，デブリス（H&E，×100）．（b）高倍率（×630）でわずかに染色された残存象牙芽細胞が認められる．

190

根管形成中のエラー　CHAPTER 6

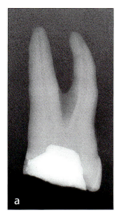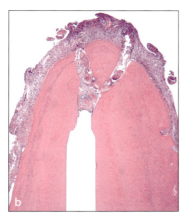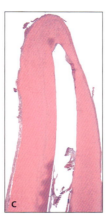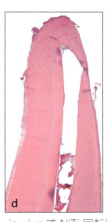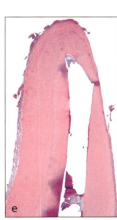

FIG 6-30　NiTi 回転器具を用いた根管拡大. (a)上顎第一小臼歯．歯髄は生きていた．in vivo で NiTi 回転器具で根管形成を行った．根尖部の最後の器具は #35, テーパー .02, 5%NaOCl で洗浄し, 歯は即座に抜歯された．近遠心投影された歯のエックス線写真は, 真直ぐな頬側根管（左）と, わずかに湾曲した口蓋根管を示す．(b) 頬側根管の根尖部．切片はきれいな根管を示し, 根管内には壁に付着したデブリスも, 遊離デブリスもない．根尖形成は正確で, 根管は規則的に形成されている．組織を含む根尖分枝に注目（H&E, ×25）. (c〜e) 一方, 口蓋根管の垂直切片は歯冠側 1/3 に多くのデブリスが認められる．さらに, 根管湾曲に配慮がなされておらず, 外湾側にストリッピングを起こしている（×25）.

考　察： NiTi 回転器具では, 直線的な根管の清掃には最適であるが, 湾曲した根管は同程度には清掃されないようである．超弾性合金器具を用いて本来の根管湾曲を維持できるかどうかは, これらの組織学的切片では確認できなかった．

である[35].

　全体的な所見は以下のとおりであった．
■基本的に円形の広く真直ぐな根管は, 手用または回転器具のいずれを用いても満足のいくように洗浄できる．
■楕円または平らな形状で狭い根管や, さまざまな程度の湾曲を示す狭い根管は, 手動器具または機械的装置のいずれを用いても効果的に洗浄できない．
■歯髄残渣を完全になくした根管を得ることは事実上不可能である．

歯冠側 2/3 で手用器具とゲイツ・グリッテンドリルを用いて効果的に清掃した上顎中切歯の例を **FIG 6-27** に例示する．遊離物や付着歯髄残存物の除去のほかに, 重要な基準は象牙前質の除去である．一部の切片では分枝に歯髄組織が含まれている（**CHAPTER 8** を参照）．同様に, **FIG 6-28** に示した上顎中切歯は, NiTi 器具で形成後に歯髄組織が清掃されたようであった．根管壁は既存の石灰化に関連する凹凸を示す．

　器具操作の結果として, **FIG 6-24** で例示した上顎犬歯の根尖 1/3 の組織学的評価は, 受け入れ難いように思われる．根尖形成に対して最大径として #35 を推奨するシステムにしたがって, 根管へ NiTi 回転ファイルの器具を挿入した．切片から, 根管の入口の直径が使用した器具よりかなり大きいのがわかる．**FIG 6-29** では, 器具操作だけでは下顎小臼歯根管壁のある部位を清掃するには不十分であることも示された．無傷の象牙前質の上に残る象牙芽細胞を含む歯髄結合組織を, 組織切片で観察することができる．

　本来の湾曲を維持できるとうたわれる NiTi 器具の特徴は, **FIG 6-30** に示した組織切片で確認することはできなかった．これは, いくぶん湾曲している上顎第一小臼歯の口蓋根管である．切片では, 器具が外側壁の象牙質を削合し, 穿孔寸前になる傾向にあることを示している．しかし, 下顎大臼歯の近心根管で有効な器具挿入が行われた **FIG 6-26** の症例では, 中央 1/3, および中央 1/3 と根尖 1/3 の間の境界では, 根管は適切に清掃されているようであった．

根管形成中のエラー

　湾曲根管への器具操作は, 術者側に特別な技量が要求される．手用器具では, ステンレス製ファイルの最初の号数のものは, より柔軟性があり, 湾曲にあてやすいものであるが, #25 からは, 事実上, 器具の剛性が増すため, あらかじめプレカーブを付与する必要がある．この解決策がないと, 外側根管壁にさまざまなレベルでつくられる「**レッジ（ledges）**」, または「**ジッピング（zipping）**」, すなわち, 近心方向への根管の移動が生じる．適切にあらかじめ湾曲

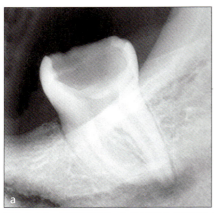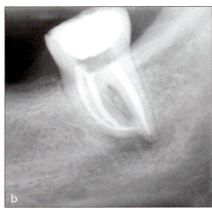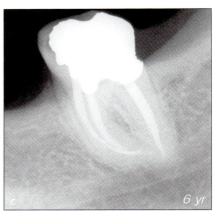

FIG 6-31 手用器具による慎重な根管形成．（a）壊死歯髄と根尖性歯周病変をともなう下顎大臼歯．近心根管は強い湾曲を示している．（b）根管の本来の湾曲が維持された状態での術後エックス線写真．テーパーのついた根管形成と均一な充填に注目．（c）6年後の追跡検査のエックス線写真．歯根周囲骨が完全に治癒している．

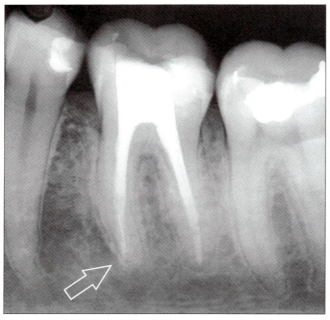

FIG 6-32 下顎大臼歯の遠心根管はうまく処置が行われているようにみえるが，近心根管は明らかに**根管の近心移動（トランスポーテーション）**が生じている（矢印）．

した手用器具を用いて慎重に挿入し，回転運動のかわりに短い前後移動で注意深く動かすことによって，**FIG 6-31**の大臼歯の症例のように顕著な湾曲のある根管でも，本来の根管の解剖学的形態を維持したまま形成することが可能である．

NiTi器具はステンレススチール製の器具よりもはるかに柔軟であるため，これらの器具を使用した処置，とくに湾曲した根管の形成中にエラーが生じるリスクは軽減されている．しかし，稀にではあるが，きわめて柔軟なNiTi回転器具を使用した際にもトランスポーテーションが起こることもある（**FIG 6-30**）．湾曲していることが多く「難しい」とされる根管は，下顎臼歯の近心根管と上顎臼歯の近心頬側根管である．下顎臼歯における近心根管のトランスポーテーション例を**FIG 6-32**に示す．

より重大な技術的問題は根管の穿孔である．これは，髄腔開拡時に髄床底を削合した場合や，または湾曲根管の器具操作中に生じることがあり，石灰化や金属の障害物の除去時，またはレッジを克服しようとした結果生じることもある．術者の目が届くような髄床底または根管の歯冠側部の**穿孔は，Mineral Trioxide Aggregate（MTA：ミネラル三酸化物凝集物）を用いて直ちに修復しなくてはならない**．穿孔が根管内のより深い場合，修復はより困難になる．大部分の場合，穿孔の修復は外科手術でしか行うことができない．穿孔部から多量の根管充填材の押し出しがあった場合，周辺組織に生じる損傷は重大となる可能性がある．この状況を**FIG 6-33**に例示する．この症例は32歳の女性で，小臼歯の根尖あたりの頬側粘膜に腫張が出現したことに気づいた（**FIG 6-33a**）．この膨脹は硬弾性であり，触診でわずかな痛みがあった．第一小臼歯は歯髄の生活歯髄診断に正常に反応した．第二小臼歯は暫間アクリルレジン冠が付いており，垂直および外側打診に敏感であった．患者の報告によると，歯は約6か月前に根管治療を受け，それからポストと暫間アクリル冠で再建されたということであった．偏心投影で撮影されたエックス線写真から根管の穿孔が示され，頬側面に向かって充填材が押し出されていた．その穿孔を前の術者は認識しておらず，穿孔部を根管として治療したようであった（**FIG 6-33b**）．つぎに治療

根管内洗浄　CHAPTER 6

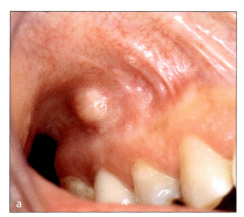
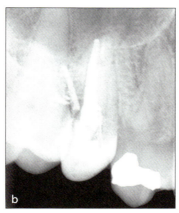
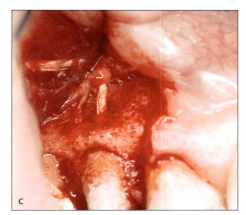

FIG 6-33 根管の穿孔．(a) 上顎小臼歯の頬側に位置する硬い腫脹．(b) 偏心撮影されたエックス線写真．穿孔部を通して根管からはみ出した大量の充填材が歯周組織の中に入っているようである．(c) 骨膜弁を剥離したところ，頬側に骨と根管の穿孔が生じており，充填材が突出していた．

として，粘膜骨膜弁を挙上し，充填材が根管と皮質骨の頬側を穿孔し，粘膜に達するまで深く突出していたことを確認した（**FIG 6-33c**）．この症例では，穿孔部はMTAで修復可能である．

重度の障害がみられる下顎大臼歯の複雑な再治療を歯内療法専門医が行おうとした症例を **FIG 6-34** に示す．近心根管の1つは見つけることができず，それを試みて外側穿孔が生じた（**FIG 6-34a ～ 6-34f**）．また近心舌側根管には既存の感染があり，感染が根絶されていなかったため，結局治療は失敗に終わった（**FIG 6-34h**）．穿孔側の歯周組織の損傷は最小であったが，それは，器具操作が根管内に限局されており，歯周組織には充填材が押し出されていなかったためであった（**FIG 6-34g**）．

根管での器具の破損は，技術的な偶発事故といえ，回転器具の使用が増加したために最近になって頻発するようになっている．以前の考え方と違って，破損器具は失敗の直接的原因ではない[57, 58]．むしろ，除去が不可能な破切器具が根尖側への器具操作を妨げるという理由で失敗の間接的原因といえる．器具破損はできる限り防止しなくてはならないが，とくに湾曲根管で慎重に使用し，使用した器具，とくに細いサイズの器具の頻繁な交換をすべきである．**軸のらせん形状に異常がみられたファイルは直ちに廃棄すべき**である．

しかし，破損が起こった場合，破片の除去に向けてあらゆる努力をしなくてはならない．現在は，マイクロスコープや超音波装置を採用することで作業が非常に容易になっている．一般原則として，破片が歯冠側2/3のレベルに限定される場合には，除去はそれほど困難ではない．術者は明瞭に見ることができ，破片と壁面の間に超音波チップを入れ，象牙質を除去し，破片を取り出すことができる．

FIG 6-35 に，一般臨床医が専門医に紹介した下顎第二大臼歯を例示する．この症例では，近心根管の根尖近くで破損した2つのファイルを除去するように依頼された．破片へのストレートアクセスを得るために，根管口と歯冠側1/3を十分に形成した．その後，マイクロスコープ下で，超音波チップで破片と壁の間に通路を形成し，細い手用ファイルが挿入できるようにした（バイパス形成した）（**FIG 6-35b**）．最後に，超音波振動をあたえて破片を揺らし，根管から破片を除去した（**FIG 6-35c**）．

一方，**重度の湾曲のある根管の根尖部における破損器具の除去は，かなりの需要があるものの，通常不可能**である．一例を **FIG 6-36** 例示する．根尖1/3に顕著な湾曲をともなう上顎第二大臼歯の近心頬側根における第4根管に問題が生じた．NiTi回転器具の使用中，1本のファイルが壊れ，破片が根尖部近くに押し込まれた．破片周囲にバイパス形成を試みたが，除去しようとする試みすべてが無駄であった．この歯は生活歯髄であったため，破片をそのままにして，根管の残りの部分を治療することに決めた．4年7か月後に撮影した術後エックス線写真では，歯根病変の兆候は見られなかった．

根管内洗浄

機械的器具操作のすべての段階で，頻繁に多量の洗浄を行うことが必須である．洗浄の主な目的は以下である．

193

CHAPTER 6　臨床的歯内療法：治療法

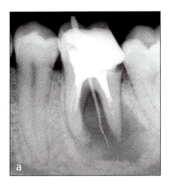
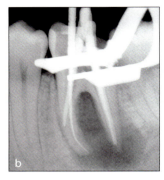
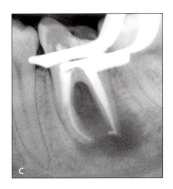
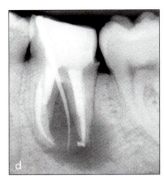

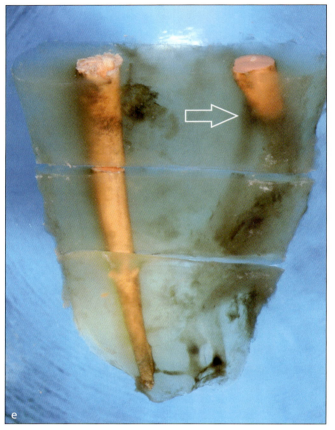

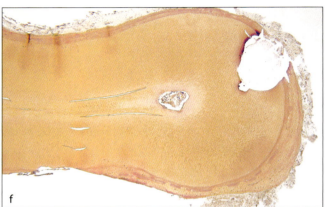

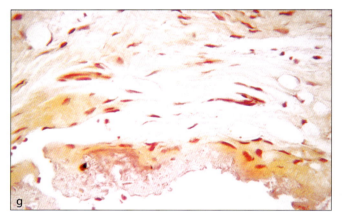

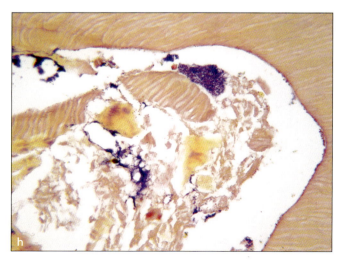

FIG 6-34　根管の穿孔．（a）不適切な歯内療法が行われた下顎大臼歯．歯根周囲に大きなエックス線透過像がみられる．ガッタパーチャを用いた瘻孔造影．（b）近心頰側および遠心根管は，正しい作業長で再治療された．近心舌側根管では，過去に充填された位置でジップが存在していた．根管の穿通操作を試みたが，根の穿孔に繋がった．エックス線写真では，ガッタパーチャポイントの穿孔が確認できた．突出を防ぎながら，穿孔レベルまで近心舌側根管を充填した．（c）根管充填後．充填材の突出はない．最終的な修復に進まず，経過観察することにした．（d）6か月後，サイナストラクトが依然存在したため，抜歯となった．（e）脱石灰化処理後の近心根の根尖半分．歯根を3つに分割した．矢印は，根管の本来の経路から器具操作が逸脱した位置を示す．

FIG 6-34（左）続き （f）器具が歯根表面に達していた地点を示す横断面．未治療根管に注目（テイラーの改良型ブラウン - ブレン染色，×25）．（g）損傷部と歯周組織の間の移行部の拡大像（×400）．炎症を起こしていない結合組織が存在する．（h）未治療根管の拡大像（×400）では，象牙質片と細菌コロニー形成をともなうデブリスがみられる．

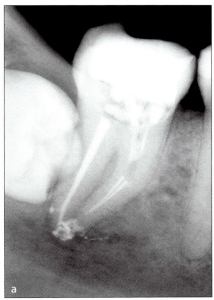
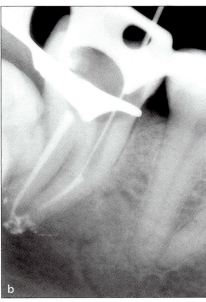
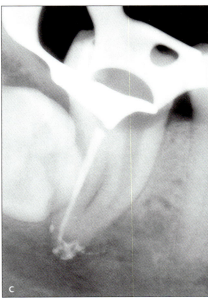

FIG 6-35　破折器具の除去．（a）近心根で破損した 2 つの器具を除去するため，歯内療法専門医に紹介された下顎第二大臼歯．（b，c）根管口と歯冠側 1/3 を適切に形成することで問題を解決した．破折器具から歯冠部へまっすぐなアクセスが形成された．こうすることで，破折器具と象牙質壁の間にファイルを入れ込み，破折器具を揺らすことができた．

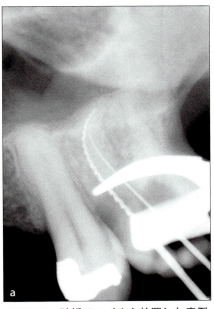
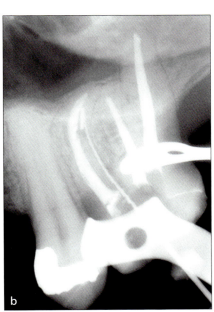
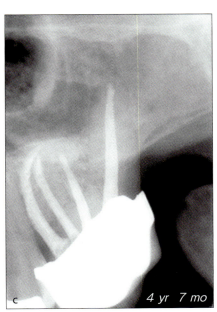

FIG 6-36　破折ファイルを放置した症例．（a）深いう蝕と生活歯髄をともなう上顎第二大臼歯．NiTi 回転器具を用いて近心頬側根管の拡大が完了した後，第 4 根管の作業長（MB2）が決定された．根管は独立しており，90 度近く遠心へ極端に湾曲していた．（b）根管形成中，NiTi ファイルが根尖 1/3 で破損した．破折器具と根管壁の間にある程度手用ファイルを挿入できたが，破片を除去する試みはすべて無駄だった．破折ファイルをそのまま残して根管充填を行った．（c）4 年 7 か月後の術後経過で，歯は無症候であった．エックス線写真では正常な歯根周囲骨構造が示された．

- 微生物の機械的除去と水流による歯髄および象牙質デブリスの除去.
- 化学的消毒.
- 軟組織の溶解.
- 根管穿通（negotiation）と，切削中の器具の潤滑.

文献考察では，その時々で根管洗浄剤として多数の化学溶液が紹介されてきた．すなわち，次亜塩素酸ナトリウム，界面活性剤（陰イオン性，陽イオン性，中性），キレート剤（EDTA），クエン酸，過酸化物（水素，尿素），クロルヘキシジンなどである．これらのいずれもそれ自体では，洗浄液の理想的要件を備えていない．過去の長い間に発表された多数の研究から，**次亜塩素酸ナトリウムは他の物質より優れていることが一般的に明らかになっている**が，この溶液の理想的濃度に関する合意にいまだ達していない．

次亜塩素酸ナトリウム（NaOCl）が，普遍的に歯内療法で選択洗浄剤となっているのは，2つの重要な性質があるためである．

1．抗菌活性が高い．
2．有機物を溶解する能力がある．

NaOClは広域スペクトルの抗菌活性をもち，植物および胞子形成細菌，菌類，原虫，ウイルスを迅速に死滅させる[59, 60]．大部分の口腔細菌は，NaOClとの短時間の接触後に死滅する[61, 62]．高濃度のNaOClは，時間と接触を最適条件にすれば実験室レベルでは有効性が高まることは知られている[63]が，いくつかの研究では，NaOCl溶液の濃度を増加させても，根管内環境では有効性が大きく伸びないことが実証されている[64～66]．臨床試験で，BystromおよびSundqvist[65]は，0.5％と5％のNaOCl溶液で洗浄した感染根管の抗菌効果を評価した．その結果から，これら2溶液の効果には差がないことが示された．0.5％ NaOCl，5％ NaOCl，または5％ NaOCl + EDTAを用いて化学機械的洗浄を行った後，それぞれ60％，50％，および55％で細菌が見つかった[65]．Siqueiraら[66]のex vivo研究では，器具操作と1％，2.5％および5.25％のNaOClの洗浄による根管内細菌数の減少が評価されたが，これらNaOCl溶液間には有意差はなかった．同様に，セルフアジャスティングファイルを用いた場合でも，2.5％と6％のNaOClの間に有意差が観察されなかった[64]．こまめに多量の洗浄剤を交換，使用することが，濃度に関係なくNaOCl溶液の抗菌効果を発揮させる．同様な所見は，BaumgartnerおよびCuenin[67]が，NaOCl溶液の組織溶解能力を評価した際にも観察された．

NaOClが有機残渣を溶解する能力も，文献で十分に知られている[67～69]．生活および壊死組織双方に作用する溶解速度は，存在する有機物と次亜塩素酸の量，濃度，洗浄の頻度および強さ，組織と溶液間の接触面積によって影響を受ける．そのため，根管内を循環させる溶液量が多いことがきわめて重要である[69]．

次亜塩素酸塩ナトリウムは生きている組織に対して刺激性があり，それは濃度に直接比例する．しかし，**使用を根管内に限定し，歯根周囲組織への接触を小範囲かつ短時間に制限すれば，そのような刺激性は問題にならない**．どのような濃度を使用したとしても，根尖孔を越えてNaOClが押し出されるのを防ぐあらゆる努力をしなくてはならない．0.3mm径の洗浄針を作業長の3～5mm手前で止めるべきである．つまり，挿入の深さをシリコーンマーカーでコントロールしなくてはならない．決して洗浄針で根管内を封鎖せず，注入圧力は軽くしなければならない．

NaOClが歯根周囲組織へ押し出されると，急激な疼痛反応を引き起こし，時には激痛と浮腫をともなうこともある．腫脹は時間の経過とともに唇や瞼にまで及ぶこともある．さらに血腫と罹患軟組織の壊死が起こることもある．こうした事故の緊急処置は，鎮痛剤や抗炎症剤を投与し，最初の数時間は冷湿布を当てることである．反応の重症度により，感染を防ぐために抗生物質の処方が必要なこともある．

FIG 6-37に記載した症例は，上顎大臼歯の治療中に多量のNaOClが押し出された結果を示したものである．30歳の女性は，上顎第一大臼歯の歯内療法中に生じた問題を治療してほしいと来院した．患者の報告によると，根管充填とコンポジットレジンによる歯冠修復後に歯の痛みが持続していたという．そのため再度歯科医師を訪れたところ，彼は根管の1つを再治療しようとしたようである．処置中に激痛が走り，激しく燃えるような痛みを感じたので治療中断を希望した．翌日痛みは依然として残り，鎮痛剤はほとんど効かず，睡眠も妨害された．皮膚は紫色になった．1週間後，臨床症状がまだ強かったため，歯科医師はコルチコステロイドを処方したが，患者によれば効果はなかったようである．したがって，約20日後，患者は別の専門医に診察してもらうことを決断した．検査時，右側の腫張のため顔面が非対称であった（**FIG 6-37a**）．頬の双手触診から，腫張のあるほうに硬弾性の腫瘤の存在を認めた．触診にも痛みがあった．検査時，上顎第一大臼歯の咬合面には小さな髄腔開拡があり，おそらく，近心頬側根管へアクセスするために形成されたと思われる（**FIG 6-37b**）．エックス線写真上では，遠心頬側根管と口蓋根管は充填されて

根管内洗浄　CHAPTER 6

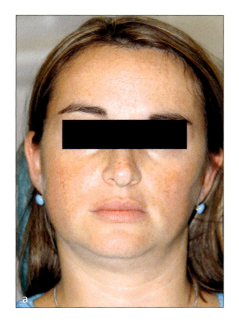
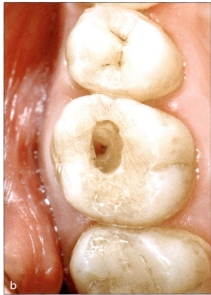
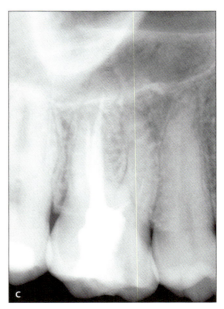
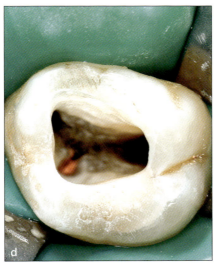
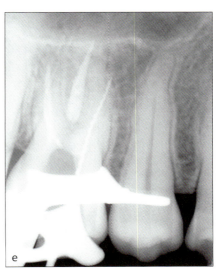

FIG 6-37 根管治療時の偶発症（NaOClの溢出）. 来院20日前に一般臨床医による上顎右側第一大臼歯の治療中に押し出された次亜塩素酸ナトリウムによる続発症. （a）右側にある浮腫のため, 顔面が非対称である. （b）咬合面に不十分な髄腔拡大の形跡がみられる. （c）エックス線写真から, 近心頬側根管が未治療で, 歯根近心面にエックス線透過像が存在することが明らかである. （d）ラバーダム防湿と髄腔拡大の修正. （e）近心頬側根管に器具を挿入したところ穿孔が判明した. この穿孔部から次亜塩素酸ナトリウムが押しだされたようだ.

いるように見えるが, 近心頬側根管は空洞であった. 近心頬側根の近心側面にエックス線透過像が確認できた（**FIG 6-37c**）. 適切な髄腔開拡を行った後（**FIG 6-37d**）, 近心頬側根管に慎重に器具を挿入したところ, 根管中央と根尖1/3の間の移行部で根の近心面に穿孔の存在が明らかになった（**FIG 6-37e**）. この事故を前の術者は見過ごしたまま治療を継続し, 周辺組織に大量のNaOClを無意識に注入した. この症例は法的責任が問われたということをつけ加えておきたい.

スメア層の除去

スメア層は有機物と無機物からなるデブリス層で, 象牙質を根管治療器具で切削した後に根管壁上に必ず形成される. 象牙質切削中に生じる石灰化コラーゲン粒子に加えて, スメア層は歯髄残渣と細菌細胞も含有している[70]. 器具を挿入した根管壁上を覆っているスメア層は約1〜2μmの厚さであり, 一部の領域では象牙細管内に40μmの深さまで入り込んだプラグとして観察することもできる（**スメアプラグ**）[71].

スメア層を除去すべきか否かについてのコンセンサスはない. これは, この問題に関して一貫した臨床結果がないためであるが, 除去の利点を支持する論理的理由がいくつかある.

■ スメア層の除去は, 象牙細管内への抗菌剤の浸透・拡散性を高めるために望ましい[72]. これらの効果は, スメ

197

CHAPTER 6 　臨床的歯内療法：治療法

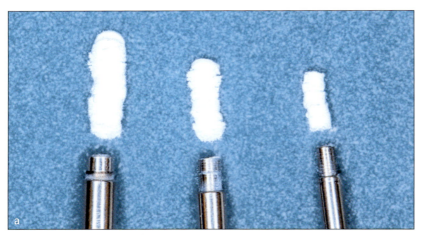
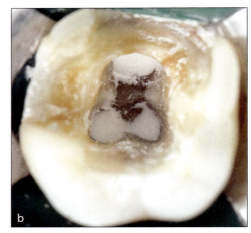

FIG 6-38 　根管浸出液のブロック．(a) 根管形成後に根管を乾燥することが不可能な症例では，異なるサイズのキャリアで水酸化カルシウムを粉末として根管に填入すればよい．(b) その他すべての症例では，水酸化カルシウムを生食液と混合してスラリー状として填入する．過剰な水は太いペーパーポイントの末端で除去しながら，根管口まで密に填入した時点で貼薬を完了する．

ア層の物理的存在により損なわれたり，または遅延したりする．スメア層という障壁は除去したほうがよい．
- スメア層除去は根管象牙質壁に充填材をなじませ，密封能力を高める[73〜75]．
- スメア層を除去することで，残留細菌への潜在的栄養源を取り除くことになる[76, 77]．
- スメア層は残留細菌を匿い，潜在的な持続的感染源となる[70, 77]．

化学機械的形成後，根管内に貼薬する場合（感染根管），または根管充填を行う場合（非感染根管），5〜10mlの17% EDTA（または他の脱灰剤）を入れた後，5〜10mlのNaOClで最後に洗い流すことでスメア層は除去される．臨床医は，**これらの溶液が根管の根尖部に達していること，また少なくとも1〜3分そこに留まっていることを確認しなくてはならない**．

根管内貼薬

感染症例は，前に述べたように，理想的には2回の来院で治療すべきである．これは，感染した根管には，化学機械的処置後にも残存生菌が検出されるためである[19, 65, 78〜86]．残存細菌は，十分な空間と栄養素の利用が可能性であれば増殖を再開することができ，明らかな臨床結果として現れる[87]．そのため，根管内貼薬の目的は，化学機械的処置下でも生き残った細菌を取り除くことで，根管消毒効果を高めることである[88]．

本書で示した感染症例の多くは，貼薬剤として化学的に純粋な**水酸化カルシウム**を用いて治療した．水酸化カルシウムは強力なアルカリ物質（pH=12.5）であり，水と接触するとカルシウムイオンと水酸基イオンに解離する．その高いpHは，接触する組織を大きく腐食させ，表層壊死を起こす．しかし，その溶解性と拡散性が低いために効果は接触部に限られており，また同時に，組織代謝によって産生された二酸化炭素と反応した結果として炭酸カルシウムに変換される．根管の消毒能力を向上させるために，他の薬剤と一緒に用いることを推奨している著者らもいる[84, 89, 90]．

水酸化カルシウムを生食液または蒸留水と混合し，クリーム状の堅さの混合物とし，低速で回転させたレンツロで根管に入れることができる．根管を適切にペーストで充填したあと，混和物をわずかに濃縮させ，同時に過剰な水を除去する目的で，大きなペーパーポイントの平らな末端を利用して根管口に軽い圧を加える．代替法として，とくに広い根管で，拡大形成後に完全な乾燥根管に至らない場合には，いろいろな直径のキャリアーを用いて粉末状水酸化カルシウムを直接根管に充填してもよい（**FIG 6-38a**）．少量の粉末を根管口から中に押し込み，完全に根管が満たされるまで適切な径のプラガーで詰める（**FIG 6-38b**）．いずれの場合にも，根尖孔を越えて物質を押し出さないように注意しなくてはならない．

根管貼薬が完了したら，口腔内細菌による根管の汚染を防止するために，髄腔を密封することに特別な注意を払わなくてはならない．酸化亜鉛ユージノールセメント，とくにその強化型セメントは，この目的にもっとも適している．

198

根管内貼薬 **CHAPTER 6**

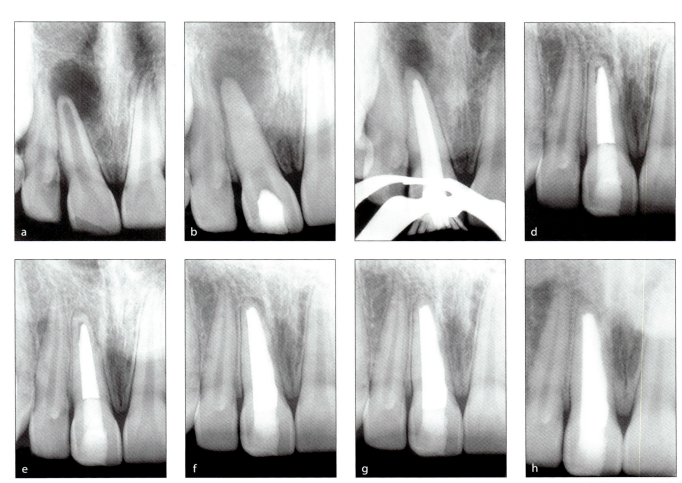

FIG 6-39 歯内療法の成功基準．(a) 3年前に外傷により破折した10歳の女子の上顎右側中切歯．その周囲に広範囲に及ぶ根尖性歯周病変が認められる．根管は反対側の同名歯の根管よりも太かった．(b) 化学的に純粋な水酸化カルシウム粉末で充填後，根管は消失したように見えた．(c) 根管充填後のエックス線写真．根管は水酸化カルシウム貼薬の40日後に充填した．エックス線透過像が著しく縮小したように見えることに注目．(d) 8か月後の術後経過．エックス線透過像はさらに縮小したが，根尖部の充填材先端に空隙が出現した．(e) 4年後の追跡エックス線写真．根尖のエックス線透過像は同じ大きさのまま残っており，根尖部の空隙は大きくなっていた．(f) 再治療後に撮影されたエックス線写真．(g) 2年4か月後の術後経過．エックス線透過像は消失し，根尖周囲の歯槽硬線が途切れなく再構築されている．(h) 14年後の術後エックス線写真．歯根周囲の骨構造は正常のままである．(Ricucci, Langeland[137] から許可を得て転載)

考 察： 4年後には病変が著しく縮小し，臨床症状をともなわないため，Bender および Seltzer[116] の基準にしたがえば，この症例は成功と分類すべきである．しかし，**より厳格な Strindberg[99] の基準にしたがってこの症例は失敗と分類され，再治療が計画**された．それによりエックス線透過像が完全に消失し，エックス線写真上の歯根膜腔も正常となった．

また臼歯では，まず根管口の上に最初の材料を詰め，つぎに咬合面まで硬い材料で2層目を詰める二重仮封を行うことが推奨されている．

次回の来院時，根管からの水酸化カルシウムの除去は，多量の NaOCl 洗浄剤を用い根管治療用器具で根管を注意深く再修正しながら行う．薬剤を完全に除去できるかどうかは，根管壁の滑らかさにかかっていることは明白である．in vitro 研究から，水酸化カルシウムと他の薬剤の残存が根管の一部の領域に生じることが示されているが[91, 92]，EDTA を使用すると，残遺物の量は減少する[93]．凸凹部から薬剤残存物を除去するために，**受動的超音波洗浄**は，注射器の簡単な洗浄より有効であることが示されている[94]．臨床で水酸化カルシウムすべてが壁から完全に除去されているかどうかを検証することは不可能である．根管腔に残った水酸化カルシウム残留物が臨床結果にあたえる問題は明らかにされていないが，この薬剤を用いた治療の成功率が高いことを考えると，大して重要なことではないようだ．

しかし，水酸化カルシウムを用いた治療は絶対確実というわけではない．これは **FIG 6-39** に示した症例で生じた状況である．10歳の女子が，上顎前部の腫脹と疼痛を訴

えて来院した．検査時，上顎右側中切歯は，約3年前に生じた外傷のためエナメル質と象牙質が破折していた．エックス線写真から，反対側と比較して，根が短く広く，また広範囲な根尖病変が見られた．明らかに根尖は閉鎖していた（**FIG 6-39a**）．根管治療を計画し，化学機械的処置後，適切な径の充填器を用いて濃縮した化学的に純粋な水酸化カルシウムで根管を充填した．薬剤充填直後に撮影したエックス線写真では，水酸化カルシウムが象牙質と同様なエックス線透過像をもつことから，根管は「消失した」ようにみえる（**FIG 6-39b**）．症状はなくなり，40日後，歯を再度開拡し，水酸化カルシウムを手用器具と多量のNaOCl洗浄剤で除去した．それから根管を側方加圧充填法にてガッタパーチャとシーラーで充填した．注意すべき重要なことは，投薬のわずか40日後，エックス線透過像は明らかに減少したように見えたことである（**FIG 6-39c**）．8か月後に行った最初の追跡検査で，歯は無症候性であった．エックス線写真では，病変の大きさはさらに減少したが，充填材の根尖側の根管に空隙が認められた（**FIG 6-39d**）．4年後，根尖のエックス線透過像は変化しないが，根管の隙間は増加していた（**FIG 6-39e**）．国際的に認められたパラメータによると，**観察後4年で完全に治癒しない病変は，元の大きさと比べて，たとえ大きさが減少して無症候性のままであったとしても，失敗と考えなくてはならない**[95]．

この症例における根尖性歯周病変の不完全な治癒に対するもっとも妥当な説明は，治療により初めは根管にいる微生物の数をかなり減少させたが，完全な除去には至らなかった，ということである．水酸化カルシウムは，象牙細管，分枝部，または凸凹部の内部の細菌に到達して死滅させるほど十分なレベルまで下層の根管腔のpHを増加させなかったと思われる．死腔が残ったことで，残存細菌は根尖性歯周病変を増大させ，維持するために十分な増殖の場所と栄養源を得た．そこで，再根管治療を計画した．ガッタパーチャ充填を除去し，根管の再拡大形成を行い，1週間，水酸化カルシウムで根管貼薬を行った．次回来院時に細心の注意を払って根管内の薬剤を完全に除去した後に根管充填を行った（**FIG 6-39f**）．2年4か月後，病変は完全に治癒し，根尖周囲に連続的歯槽硬線を見ることができた（**FIG 6-39g**）．14年後に行った術後検査でも，同じ正常なエックス線写真像が観察された（**FIG 6-39h**）．

根管の乾燥

次亜塩素酸ナトリウムによる最後の洗浄後，根管深くに挿入した細いニードルで高速吸引して根管を乾燥した後に滅菌ペーパーポイントを入れる．**根管内に空気を吹き込んではならない！**

根管の乾燥は最終的に，ペーパーポイントを作業長の1mm手前で1分間置いて吸収する．それでもポイントが乾燥しない場合，根管を水酸化カルシウムで再度充填し，1週間以上後で患者に再度来院してもらうように計画する．

最終的にペーパーポイントで根管の乾燥が確認できたら，根尖病変の有無にかかわらず，その来院時に根管充填に取りかかる．病変が治るには時間が必要である．そのため，根管に細菌がいない状態が保たれていること（非感染の生活歯髄症例），もしくは，組織が治癒するレベルにまで感染が適切にコントロールされていること（感染した壊死症例）を期待して，この処置（根管充填）に移行することになる．

根管充填

根管を充填するために提案されている多くの技術と材料がある．ガッタパーチャは依然として使用される主要な材料であるが，これを代替材料に置き換えようとする試みもある．ガッタパーチャの熱可塑性を利用した充填法は臨床医の間でますます広まっているが，もっとも教育され世界中で使用されているのは**側方加圧充填法**である[96]．ある技術が他の技術より著しく良好であるという結果を実証する決定的な研究はない．本書で示す大部分の症例は，側方加圧充填法を用いて充填した．この技術の1つの長所は，ほとんどの熱可塑性法の弱点である根管充填時の根尖制御（根尖からの押し出し防止）を良好にすることである．**FIG 6-40**）．

側方加圧充填の目的は，最小量のシーラーとガッタパーチャポイントで固形充填コアを得ることである．スプレッダーで加圧することにより，ガッタパーチャポイントがわずかに変形し，根管内で圧縮され，シーラーが占める領域が最小となる（**FIG 6-41**, **6-42**）．すべてのシーラーは刺激性を有し，吸収されてなくなってしまう可能性があるが[97]，ガッタパーチャと根管壁の間およびポイント間の隙間を埋めるために必須である．

メインポイントは，作業長まで挿入された最終ファイルの直径とおなじ規格化されたものを用いるが，形成された根尖部根管に適合するものを選べば，「**タグバック**」とよばれる離脱抵抗の触感が得られる．メインポイントが作業長まで入るが適切な「タグバック」がない場合,「タグバック」が感じられるまで，つぎの大きなサイズのガッタパー

根管充填 **CHAPTER 6**

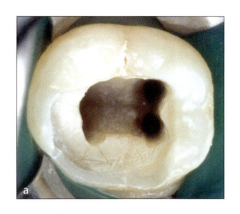
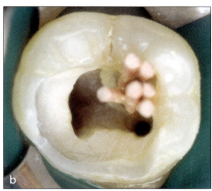
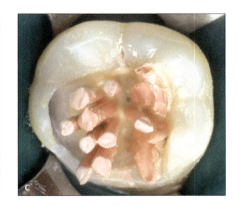
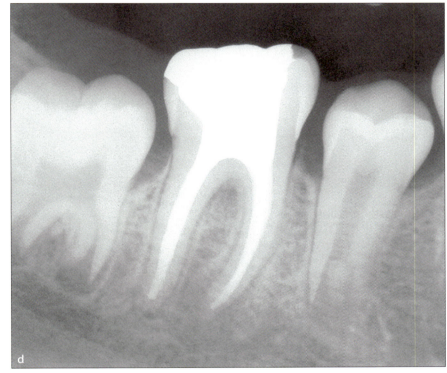

FIG 6-40 側方加圧充填法．10歳の女子の下顎第一大臼歯における根管充填の手順．(a) 根管拡大終了時の髄腔像．(b) 最初に閉鎖された根管は近心舌側根であった．(c) 加圧充填後の近心頬側根と遠心根管．エックス線写真が充填の質を確認するために撮影された．(d) 歯冠修復直後に撮影されたエックス線写真．アピカルストップと充填密度の双方とも理想的な根管充填に見えた．

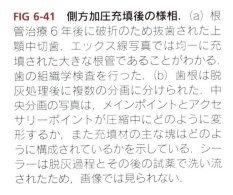
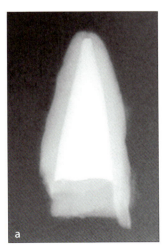
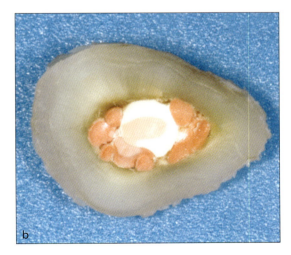

FIG 6-41 側方加圧充填後の様相．(a) 根管治療6年後に破折のため抜歯された上顎中切歯．エックス線写真では均一に充填された大きな根管であることがわかる．歯の組織学検査を行った．(b) 歯根は脱灰処理後に複数の分画に分けられた．中央分画の写真は，メインポイントとアクセサリーポイントが圧縮中にどのように変形するか，また充填材の主な塊はどのように構成されているかを示している．シーラーは脱灰過程とその後の試薬で洗い流されたため，画像では見られない．

201

CHAPTER 6 臨床的歯内療法：治療法

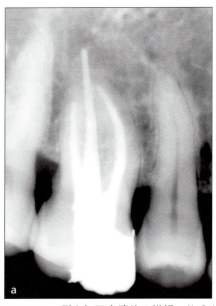 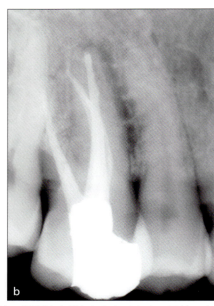 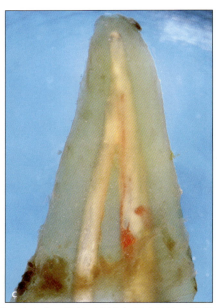

FIG 6-42 側方加圧充填後の様相. 約3年前に根管治療が行われた68歳の男性の上顎第一大臼歯. 根管は側方加圧充填法で閉鎖された. 歯は症状をともなっており, 歯肉腫脹が頬側に確認された. プロービング検査から, 根分岐部病変と10mmを超える深さの口蓋側ポケットが明らかになった. 口蓋根の縦破折の診断で抜歯となった. (a) 正放射投影法で撮影された診断用エックス線写真から, 歯内療法の質の高さと同時に口蓋側根尖周囲のわずかな異常像が示された. (b) 極端な偏心投影で撮影されたエックス線写真. 口蓋根の近心面に沿った歯根膜腔の肥厚は顕著であった. (c) 脱灰後の頬側根の近心面観. 第4根管（MB2）が根尖部で近心頬側と合体していた. 充填は両根管とも高密度にして均一であった. アピカルストップの位置や形に注目.

チャポイントを試すか, または刃を用いて先端を0.5mmほど切断する.

「規格化ポイント」とはいえ, 製作会社による誤差があるため, メインポイントを選択する基準は, 作業長にポイントを挿入したときに感じる「タグバック」と, 正しく到達しているかどうかのエックス線写真上での確認である. メインポイントの最終長は, ピンセットでそれを鋏み込むことで, 咬合面と一致したところに目印をつけなくてはならない. すべてのガッタパーチャポイントは, 根管に挿入する前にNaOClに浸漬させて汚染を除去しなくてはならない.

練和したシーラーをメインポイントと根管壁上に塗布し, 作業長までポイントをいれてセメンティングする. 作業長から約2mmアンダーまで入る「フィンガースプレッダー（根管充填器）」を用い, 側方加圧充填法としてアクセサリーポイントを追加挿入するための空間をつくる. フィンガースプレッダー挿入とアクセサリーポイント挿入の操作は, フィンガースプレッダーが根管の根尖1/3より深く進入できなくなるまで繰り返す. 確認のエックス線写真を撮影する. この写真が作業長までの均一な根管充填を示した場合, 温めた金属器具で過剰なガッタパーチャを根管口のところで切断し, 充填物を常温の充填器で垂直的に圧縮する. **髄腔に残っているシーラーは歯冠変色を惹起する**ことから, これを防止するためにアルコールで髄室を洗浄する. 根管充填が均一でない場合, 側方加圧充填を追加するか, または必要であれば, すべての充填材を除去し, 充填処置をやり直す.

生物学的観点から, 根管充填は根管を物理的に封鎖すること以外に治療目的はないといえる. つまり根管充填は, 治療前に細菌のない環境（非感染性の有髄歯）ではその進入を防ぐためであり, 化学機械的処置や根管内薬剤を用いても生き抜いた残存細菌に（感染壊死症例）, 増殖する空間を与えないためである.

治療時生活歯髄で長期間術後経過を追った症例を **FIG 6-43 ～ 6-45** に示す. これらは下顎大臼歯2本と上顎犬歯1本で, 根管の適切な充填と適切な歯冠修復が行われており, 良好な長期結果につながっている.

治療結果の長期的評価

すべての根管治療歯は, 定期的な臨床およびエックス線写真での追跡検査を受けなくてはならない. とくに, 完全

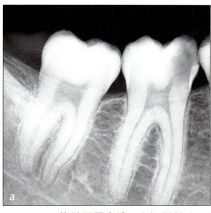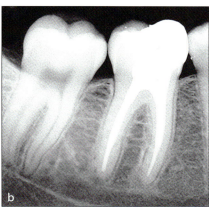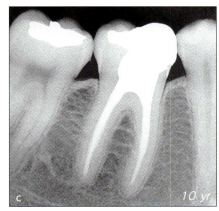

FIG 6-43 抜髄即日充填．（a）髄腔まで進行した近心側う蝕を有する16歳の女子の下顎第一大臼歯．咀嚼痛と冷水痛およびわずかな間欠的自発痛があった．不可逆性歯髄炎の診断が下され，抜髄が予定された．（b）1回の来院で根管治療を終了した．アマルガムの歯冠修復直後に撮影されたエックス線写真．エックス線写真上では，根管充填は根尖から約1.5mmアンダーの位置に止まっていることに注目．（c）10年後の術後経過では，正常な歯根周囲骨構造が見られる．

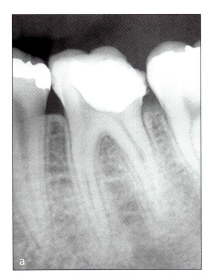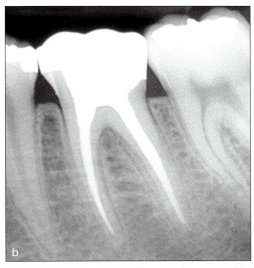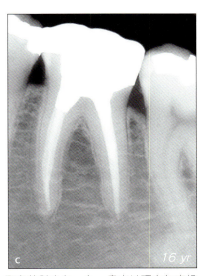

FIG 6-44 抜髄即日充填．（a）14歳の男子の生活歯であった下顎第一大臼歯．1週間前に，緊急抜髄を行った．患者は現在無症候である．（b）根管治療を1回の来院で行い，歯冠修復を行った．（c）16年後の術後経過．歯根周囲構造は正常範囲内である．

な治癒に至るまでに数か月から数年かかることもある根尖性歯周病変を有する症例で必要である．望ましい結果は疾患がないことである．そのため，その歯の治療時に正常な歯周状態がある場合（生活歯髄の場合など）は，同じ歯周状態が追跡エックス線写真で観察されなければならない．すでに根尖性歯周炎のある症例では，最適な結果は疾患の消失であり，正常な歯周状態の回復である．エックス線写真上の状態に加えて，成功の基準は，疼痛，腫脹，サイナストラクトなどの疾患の兆候や症状がないことである．

欧州歯内療法学会のガイドライン[95]によると，**最初の追跡検査は1年後に行わなくてはならない．最初の病変が単に縮小した場合，その症例は「疑わしい」と分類され，さらに4年間の追跡を行う**．エックス線透過像がこの長い期間の後にまだ残存すれば，症例は臨床兆候や症状がなくても失敗と分類され，他の治療法を検討する．1年後の最初の追跡を行う重要性は，Ørstavik[98]が行った研究によって裏づけられている．この研究では，歯内治療を行った599根を4年間毎年追跡した．そして，治療前に病変を

CHAPTER 6 臨床的歯内療法:治療法

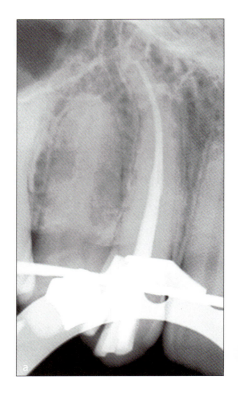
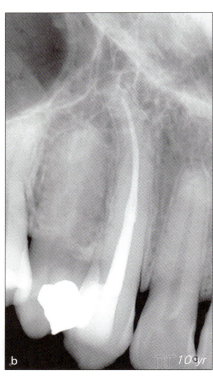

FIG 6-45 抜髄即日充填．(a) う蝕による露髄があった上顎犬歯．根管治療は1回来院で終了した．根の遠心湾曲に注目．(b) 10年後の術後エックス線写真．臨床的およびエックス線写真的成功例といえる．

示さなかった症例における根尖性歯周炎の「急発リスク」，ならびに治療時にエックス線透過像を示した症例における「治癒リスク」を分析した．**「急発」または「治癒」の発生ピークは1年後**であった．臨床的に解釈すると，最初に病変のない症例が最終的に根尖性歯周炎を発症する場合，大部分の症例では，1年後にはすでにそのようになっている．同様に，根尖性歯周病変が治療後に最終的に治癒する場合，エックス線写真上で骨形成の兆候は1年後に見られる．しかし，完全な治癒過程には4年以上かかることもある．

究極的にいえば，歯内療法の原則は，根尖性歯周炎の予防または治療といえる．したがって，もっとも明確で厳格な成功の基準は，疾患を示す臨床およびエックス線所見がないことである．「適切な臨床機能」や「歯の生存」が成功の基準と考える人がいるが，エックス線写真上の病変がない場合のみに受け入れられる．これは，根尖性歯周炎の歯であっても，疼痛症状をまったくともなわず機能が正常な場合もあるためである．しかし，疾患があれば治療されるべきである．同様に，根管治療後の「停止」病変という概念は，受け入れられないように思われる．**根尖性歯周炎をともなう歯の歯内療法の主な目的は，既存病変の改善であり，その安定ではない．**

FIG 6-39e は，術前（**FIG 6-39a**）と比べてエックス線透過像の大きさが著明に減少した症例の4年後の追跡エックス線写真である．この症例は無症状であり，「歯の生存」という基準にしたがえば成功と分類されるかもしれない．しかし，この症例は失敗と考えられ，その後の再治療によりエックス線透過像が完全消失している（**FIG 6-39g, 6-39h**）．たとえエックス線透過像が存在しても「歯が生存していれば成功」という概念は，歯根内または歯根外の細菌感染の持続が根尖性歯周炎の回復を妨げているという事実がある以上，支持されることはない．そのため，病変が治療歯に存在する場合は，無症状であっても感染がまだ根管内にあるということである．これは治療の失敗を意味し，介入（再治療や手術）が必要となる．

根管治療の結果の分類として推奨されるのは，Strindbergの基準[99]をわずかに修正したものである．

成功
1. 追跡検査時に兆候または症状がみられない．
2. 連続した歯槽硬線の回復，および歯根周囲全体に正常に見える歯根膜腔をともなった病変の完全な回復．

疑わしい
1. 追跡検査時に兆候または症状がみられない．
2. 最初のエックス線写真上の病変は大きさが著明に減少

しているが，正常な歯周状態が4年を経ても未だに確立されていない．
3. 歯根膜腔が過剰充填材の周辺で広がっている．

失敗または不成功
1. 追跡検査時に兆候または症状がみられる．
2. 根尖部骨病変が出現している．
3. 最初のエックス線写真上の病変が同じ大きさのままであるか，もしくは大きくなっている．
4. 最初のエックス線写真上の病変は大きさが減少しているが，4年を経た後でも完全治癒には至っていない．

歯内療法に想定される成功率とはどれくらいか？

1956年のStrindbergの研究[99]以降，多数の研究が発表され，歯内療法の成功率が評価されてきた．横断的研究による重要な報告のほとんどは，多数の根管治療の定期的経過追跡から得られており，術前状態や治療手技などの特定の要素との相関性を見いだそうとしている．結果は研究によって異なるが，その理由はさまざまだ．たとえば以下のことを考えてみよう．物質の構成（歯の種類，対象数，症例選択），特定の治療に関連する変数（術者，使用した技術，細菌培養，最終修復の種類），そして方法（研究デザイン，再現率，エックス線写真上の解釈，観察期間，分析法，評価基準）[100]．一般的に医療従事者（歯科医師を含む）は，治療法を裏づける確かな証拠を常に探し求めているため，これだけさまざまな要素があると臨床医は混乱する[101]．

過去80年間で発表された60件の横断的研究のほとんどは，妥当性や適切性において基準を満たしていない．きわめて厳格な統計基準を用いた最近の文献レビューでは，容認できる証拠レベルにある研究はわずか11件に過ぎない[102]．これらの研究では，一般的に歯内療法の全体的成功率は80～96%の間で変動することが示されている．歯内療法を開始した際に，生活歯髄が存在していたか，もしくは，根尖性歯周炎をともなう壊死歯髄症例であったかどうかで，成功率は常に異なるという点で研究間の一致がある．Sjögrenら[20]は，**生活歯髄における治療の成功率は96%**であるが，**壊死歯髄と根尖性歯周炎病変をともなう歯では成功率は86%まで下がる**ことを報告した．この差は根管内の感染の根絶が臨床的に困難であることを物語っている．特筆すべきは，**根尖性歯周炎をともなう歯の再治療症例では成功率が62%にまで落ちる**ことである．

「トロント研究」[100]は，最初にエックス線透過像が存在していなかった歯の成功率は92%であるが，透過像があった症例では成功率は74%まで落ちることを報告した．注目すべきは，この試験で採用した厳格な臨床的/エックス線写真的評価基準によると，全体的な成功率は81%であったことだ．多くの先行研究がそうであったように，病変は減少したが完全には消失していない歯を成功と分類するような寛大なパラメータが適用された場合，成功率はおそらく92%になる．さらに，成功例として無症候性や「機能正常」の歯を含めると，その割合は97%まで上がることになる．

しかし，報告されたデータについては，きわめて慎重に解釈しなくてはならない．これらの研究は，歯科大学において専門医によって治療が直接に行われたか，またその監督指導の下で行われた症例を基にしている．ほとんどの歯内療法が一般臨床医によって行われたような大集団で疫学研究を実施すれば，状況は一変する．これらの研究で，歯内療法の頻度が計算され，その質が評価され，根尖性歯周炎の有無が記録される．そうした研究から，**一般臨床医が歯内治療した歯の30～65%は治療基準を満たしておらず，治療後に根尖性歯周病変が認められた**という驚くべき事実が判明した[4～6, 103～110]．

病変の大きさは重要か？

治療結果の観点から，病変が大きくなるほど，成功確率は低くなることは知られている[26, 111～113]．それでも，大きな病変をともなう歯の，非外科的療法の成功率は高く，治療の第一選択となる（成功率約70～80%）．**「病変が嚢胞であり，嚢胞は通常歯内療法で治癒しない」という理由で大きな病変の成功率を憶測で低いという人もいるが，この主張には多くの理由により科学的根拠はない**．第一に，すべてではないがほとんどの大きな病変は嚢胞化している．第二に，嚢胞が非外科的歯内療法後に治癒しないという証拠はない．最後に，これらの症例の成功率が低い理由として，大きな病変のある歯では感染は複雑に根管系に伝播し，治癒につながる環境をつくり出すところまで，根管を適切に消毒することが困難である可能性がある．

病変の大きさや形状のみでは，歯根周囲の組織学的状態を区別するには不十分である．そう強く主張しておきたいのは，多くの臨床医が未だに，エックス線写真で境界線が明瞭で顕著な大きさの病変を嚢胞の特徴ととらえ，誤って

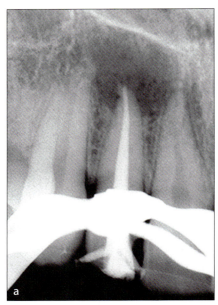 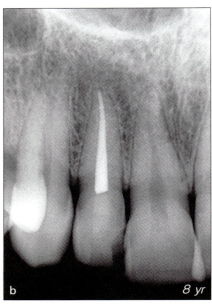 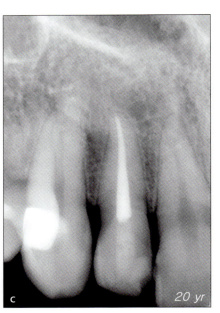

FIG 6-46 感染根管治療．(a) 幅15mmの大きな根尖性歯周病変をともなう27歳の女性の側切歯．水酸化カルシウム貼薬から2週間後の根管充填．(b) 8年後の術後経過．歯槽硬線が連続している病変の完全な治癒．(c) 20年後の術後エックス線写真．歯根周囲は安定した状態であった．

診断する傾向にあるためである．この推論は，囊胞病変は通常の治療だけでは治癒しないので外科的に治療しなければならないという想定に続くことが多い．根尖性歯周病変の組織学的性状がエックス線写真上でいかに診断できないかについてはすでに強調している（**CHAPTER 4** を参照）．大きさやエックス線写真上の特徴に関係なく，これらの症例で行うべき最初の治療は非外科的歯内療法であり，その後の定期的な追跡調査である．いい換えると，歯内由来の病変であるという診断が確定したなら，歯内療法により根管の感染除去をまずすべきである．

FIG 6-46 と **6-47** に提示した症例の病変はきわめて大きいが，非外科的歯内療法を行った後，術後経過では適切に治癒しているように見える．**FIG 6-48** と **6-49** でも，同様の治癒結果が丸形の輪郭と肥厚した縁のある病変でも観察されている．

まちがった診断と不適切な治療方針が重大な臨床結果につながった症例を **FIG 6-50** に示す．上顎右側側切歯に長期に及ぶ問題を抱えた28歳の女性である．約10年前，この歯にひどい疼痛症状が起り，根管は「排膿させる」ために開放され，数か月もこの状態のまま放置された．その後，根管を治療したが，治療の終了直後に頬側にサイナストラクトが現れた．それ以来，歯の再治療のためにいくつか試みがなされたが，何の改善も得られなかった．最近になり，パノラマエックス線写真を撮り，第二小臼歯の根尖から中切歯の根尖まで広がったエックス線透過像が見つかった（**FIG 6-50a**）．このエックス線写真のみに基づき，歯科医師は囊胞と診断し「病変を除去する」ために手術を行う必要があると見なし，側切歯に歯根端切除術を適応した．除去された組織塊の組織学的検査は行われなかった．2か月後まだ症状があり，頬側にサイナストラクトの再発が見られたため，その歯科医師のもとに再来院した．この時点で，歯科医師は，炎症性病変とは異なる病変である可能性を考慮してコンピュータ断層撮影を依頼した．そこで，病変が右上顎をほぼ破壊し約22×15mmの大きさであることが判明した（**FIG 6-50b**, **6-50c**）．この時点で歯科医師はその症例を歯内療法専門医に紹介することを決めた．この医師は，根尖周囲を異なる角度で撮影した2枚のエックス線写真をもとに診察を行い，サイナストラクトをガッタパーチャで突き止めて検査を終了した（**FIG 6-50d**, **6-50e**）．病変は2本の小臼歯，犬歯，側切歯および中切歯の根尖を侵しているように見えた．瘻孔撮影では，ガッタパーチャポイントは遠心方向に向かい，犬歯と第一小臼歯の根尖間に達している．2本の小臼歯の根尖間に，エックス線透過性の異なる分離領域が明確に認められた（**FIG 6-50e**）．側切歯の根尖は「切除されている」ようにみえるが，逆根管充填はみられなかった（**FIG 6-50d**）．中切歯と犬歯は熱や電気感受性試験（EPT）に反応したが，う蝕がないにもかかわらず，2本の小臼歯は反応せず歯髄壊死が疑われた．

治療結果の長期的評価 **CHAPTER 6**

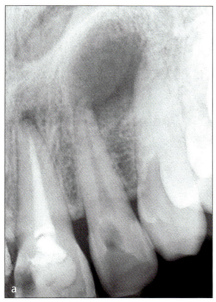
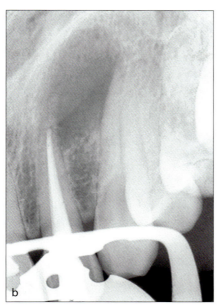
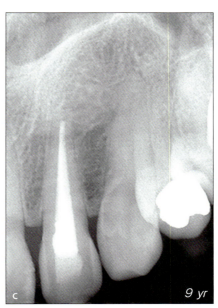

FIG 6-47 感染根管治療．（a）上顎側切歯の歯髄壊死に関連した大きな根尖性歯周病変．（b）水酸化カルシウムを2週間貼薬した後に根管充填された．（c）9年後のエックス線写真では，エックス線透過性領域が新生骨によって完全に埋められていた．

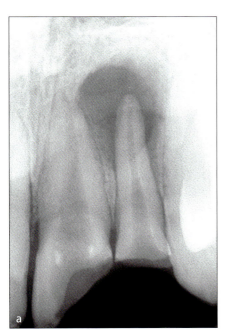
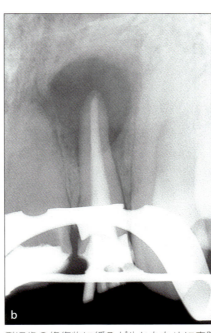
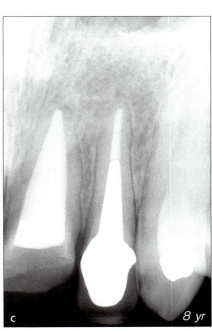

FIG 6-48 感染根管治療．（a）左側中切歯と側切歯の修復物に緩みが生じたために来院した26歳の男性．それらを除去すると，髄腔と根管にう蝕組織がみられた．2本の歯のエックス線写真では，根管内に充填材がみられなかった．側切歯の根尖周辺に皮質骨化縁（corticated margins）をもつ広域のエックス線透過像が存在した．（b）歯内療法完了後．Ca(OH)$_2$を2週間貼薬後，側方加圧充填とシーラーで上顎左側側切歯の根管を充填した．（c）8年後の術後経過．根尖周囲周辺の歯槽硬線は連続しており，完全に治癒している．

考　察：化学機械的器具操作を慎重に行った後に水酸化カルシウム貼薬を行うと，微生物の活性（bioburden）が大きく減少し，歯根周囲が治癒に至るレベルにまで低下する．適切な根管閉鎖と歯冠修復によって予後は安定する．それにより時間経過とともに歯根周囲の骨病変部に目覚ましい再生が生じ，その状態が持続することになる．明瞭な皮質骨化縁をともなう円形病変は，囊胞病変を示すものとしてよくまちがわれる特徴であるが，治癒の障害にはならない．

207

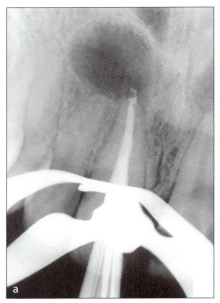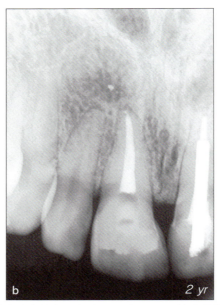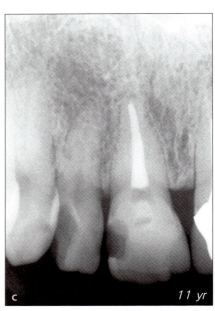

FIG 6-49 感染根管治療．(a) 明瞭な骨硬化縁をともなう広域の円形エックス線透過像．中切歯の根管は2週間水酸化カルシウムを貼薬した後に充填した．(b) 2年後に撮影された術後エックス線写真．(c) 11年後に撮影されたエックス線写真では，以前の疾患の兆候はみられなかった（Linら[138]から許可を得て転載）．

　この所見が得られた理由は，囊胞を除去した臨床医が行った介入の記述から推測することができる．実際には皮質骨に2つの開口部をつくり，1つは近心でもう1つは遠心であった．後者は小臼歯の根尖で直接みられ，2本の歯の神経血管束は切られている可能性が高い．病理学像の唯一の原因として，側切歯の根管の感染が認められたので，側切歯の再根管治療を治療方針とし，さらに感染性合併症を避けるために，2本の小臼歯の歯内治療も予定した．

　ラバーダム防湿と適切な髄腔の形成の後，以前の歯根端切除を考慮して，根管内にある物質を手動器具で除去し，作業長を慎重に決めた．それから根管を歯冠側2/3はゲイツ・グリッテンドリルを用いて，また根尖1/3は手用器具を用いて拡大し，1％次亜塩素酸ナトリウムで十分に洗浄を行い，水酸化カルシウムを充填した．酸化亜鉛ユージノールセメントで窩洞を密閉した．2週間後，根管にアクセスし，水酸化カルシウムを除去してから，再根管拡大と洗浄し，再貼薬した．完全に症状が消失するまでこの操作を数回繰り返した．実に26日後にサイナストラクトが消失し，投薬から合計63日後に特製のガッタパーチャポイント，およびシーラーを用いて側方加圧法で根管を充填した（**FIG 6-50f**）．歯を複合レジンで修復した．

　同時に2本の小臼歯も治療した．1年後，エックス線写真では病変の中心に向かって驚くべき骨再生が示された（**FIG 6-50g**）．2年後，骨再生はほぼ完了した（**FIG 6-50h**）．4年後の術後経過では，以前のエックス線透過像の痕跡もないことが確認された（**FIG 6-50i**）．

　この症例の病態像への2つの異なったアプローチ（治療）について詳細に記述したが，根尖性歯周病変の発生とその持続に関する生物学的・微生物学的背景を無視することが，いかに全体の診断ミスと不適切な治療オプションにつながるかについての明確な根拠となったのではないだろうか．

　第一に，注意深い診査がなされなかった．病態像の原因は側切歯の根管感染であることは最初から明白であった．実は，根尖部のエックス線写真は，根管充填材と根管壁の間の空隙の存在を示していた．歯が病変の病因に本当に関与しているかどうかを決める生活歯髄診断を行っていない可能性がある．2本の小臼歯は当初生存していたと容易に想像できる．第二に，誤診の蔓延である．病変の大きさは囊胞病変と同義にはできない．どんな場合でも，たとえ囊胞と認めても，囊胞は治癒しないので最初に外科的に治療すべきであるという仮定はまちがっている．

　最初の外科的介入により状況は悪化したが，病態の正しい病因論を理解したことが，正しい診断と適切な（非侵襲的）治療の実施を可能とし，目覚ましい回復につながった（**FIG 6-50f**～**6-50i**）．

治療結果の長期的評価 **CHAPTER 6**

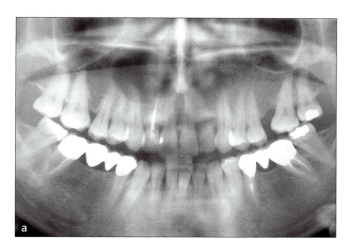
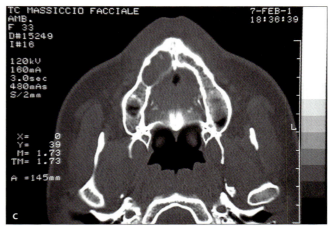
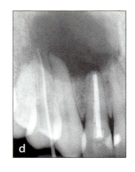
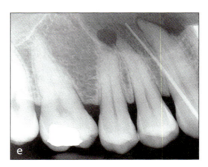

FIG 6-50 誤診と過誤治療．(a) 大きな溶骨性病変が明らかになった28歳の女性のパノラマエックス線写真．これに基づき，一般歯科医は「嚢胞を除去するため」に外科的介入が必要と考えた．(b) 予想外に，術後2か月で腫脹が再発したのでCTスキャンを依頼した．右上顎の病変は22.1×15.4mmの大きさであることが示された．(c) 他の断層面は口蓋皮質骨の喪失を示した．(d, e) 歯科医師は患者を歯内療法専門医に紹介した．来院時，頬側サイナストラクトが存在した．ガッタパーチャポイントをサイナストラクトに挿入し，異なる投影法によりエックス線写真を撮影した．側切歯の根尖は「切除された」ように見えたが，逆充填はなかった．中切歯と犬歯は生活歯髄診断に正常に反応したが，う蝕のない2本の小臼歯は反応しなかった．その理由は，病変への外科的アプローチからわかるが，骨削合により実際に両小臼歯の根尖部で神経血管束が破壊されたことによる．(f) 治療方針には，2本の壊死小臼歯の根管治療とともに側切歯の標準的な再治療を含めた．切歯の根管に再アクセスして根管拡大を行い，臨床症状が完全に消えるまで水酸化カルシウムの根管内貼薬を繰り返した．その後，根管を充填した．(g) 1年後に撮影したエックス線写真．病変の中心に向かって大量の新骨形成を観察することができた．(h) 2年後の術後経過．骨損失の治癒がほぼ完了した．(i) 4年後に歯根周囲の溶骨性病変の完全な治癒を観察することができた．

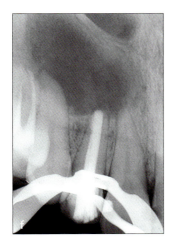
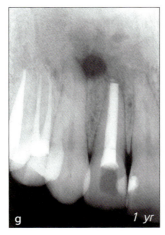
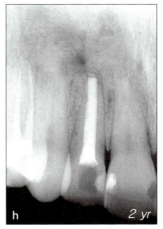
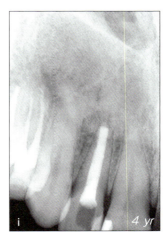

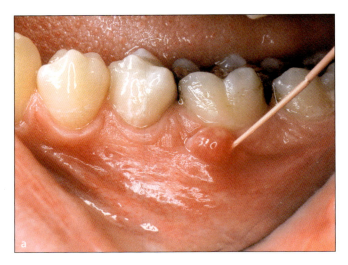
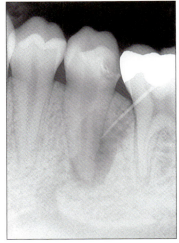
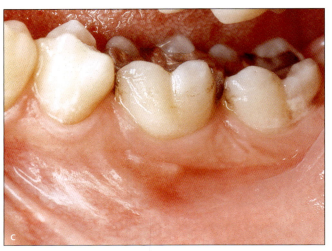
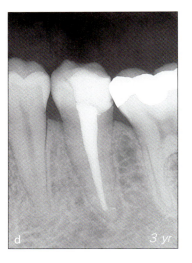

FIG 6-51 サイナストラクト．(a) 歯髄壊死をともなう下顎第二小臼歯．頬側にサイナストラクトが存在した．サイナストラクトにガッタパーチャポイントを挿入した．ポイントの向きは遠近心方向であることに注目．サイナストラクトの出口は第一大臼歯に近いようにみえたが，ポイントは第二小臼歯を指していた．(b)「瘻孔撮影」は，ポイントが下顎左側第二小臼歯の根尖性歯周病変の中に向かっていることを示していた．(c) 根管拡大後，水酸化カルシウムを2週間貼薬してから根管充填を行った直後のエックス線写真．(d) 3年後の術後経過．エックス線透過像は消失している．
注 記：サイナストラクトの消失はたしかに良好な予後因子であるが，根管充填は，他の臨床パラメータ（臭気または持続的滲出がないなど）で感染がないことが示された場合のみ計画すべきである．

化膿をともなう根尖性歯周炎

　根尖性歯周炎は通常は歯根の根尖領域近辺に限定される．しかし，膿瘍型は膿を形成しながら周囲に広がり組織を破壊する．このような状態は急性で，腫張，激痛，および触診や打診に敏感であるのが特徴的である．しかし，臨床症状をともなわず生じることもあり，その場合は急性過程の慢性化が起こったか，腫張や疼痛を生じるまで重症化せずに慢性病変が増悪したためである．写真は「化膿をともなう根尖性歯周炎」（慢性根尖膿瘍）として臨床的に知られる状態で，主な特徴はサイナストラクトの存在である．
　サイナストラクトは，口腔粘膜や皮膚などの組織膜を通して膿瘍腔から外部環境へ膿を通過させる経路と定義することができる．根尖の解剖学的位置や，組織と周辺の解剖学的構造からの抵抗により，歯根を覆っている粘膜に沿ってわずかに移動した後にサイナストラクトが開く場合もある（FIG 6-51 〜 6-53）．
　サイナストラクト形成は歯根膜に沿って進み，歯肉溝の中へ生じることもあり，歯周病変と似た像を呈する．さほど頻繁ではないが，長い距離を走行した後で顔面や頸部の皮膚上に開くこともある（FIG 6-54, 6-55）．口腔内と皮膚のほかに，サイナストラクトは上顎洞に排出され，歯性上顎洞炎の原因となることもある[114]（FIG 6-56）．サイナストラクトの壁は炎症性組織によって層状に覆われ，きわめて稀に粘膜から生じた上皮細胞の増殖が観察される[115, 116]．
　診断法としては，**ガッタパーチャポイントをサイナストラクトに挿入し，エックス線写真を撮影することが非常に有効**である．このアプローチは「**瘻孔撮影（fistulography）**」として知られ，炎症性病変の出現部位を明確にするために役立つ（FIG 6-51a, 6-51b）．
　治療の観点からは，サイナストラクトがあるからといって，病理学的に重度であることを示す臨床的兆候として，

化膿をともなう根尖性歯周炎　**CHAPTER 6**

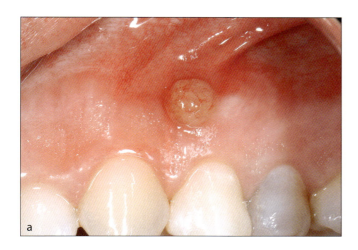
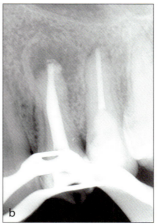
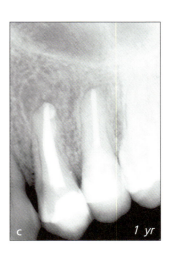
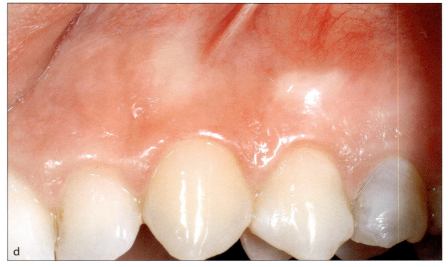

FIG 6-52 サイナストラクト．(a) 犬歯と第一小臼歯の間の頬側歯肉に大きく成長したサイナストラクト．小臼歯は生活歯髄診断に反応しなかった．(b) エックス線写真は，第一小臼歯が関与する根尖性歯周病変を示しており，第二小臼歯の歯内治療は済んでいた．根管拡大と2週間の根管内貼薬後，サイナストラクトは治癒し，根管を充填した．(c) 術後1年で撮影された術後エックス線写真．歯根周囲の溶骨性病変部には新たな骨梁（海綿骨）が詰まっており，根尖の歯根膜腔のわずかな肥厚のみが残存していた．(d) 1年後の歯肉の臨床的外観．病変の痕跡は認められない．

あるいは治療に対して抵抗性が増していると見なしてはならない．実際に治療は他のすべてのタイプの根尖性歯周炎に対して行われる治療，すなわち，非外科的歯内療法と同じである．サイナストラクト自体には特別な治療を必要としないため，行われた治療の有効性を評価する有益な臨床マーカーであるといえる．実際のところ，根管充填はサイナストラクトが完全に治癒してからのみ行うことができる（**FIG 6-51c**）．治療が適切に行われれば，その後の臨床およびエックス線写真上の追跡調査では根尖性歯周病変の消失が認められる（**FIG 6-51d，6-52c**）．

歯内由来のサイナストラクトは，顔面や頸部の皮膚上にも開くことはあるが，口腔内ほど頻繁に生じるわけではない[117〜121]．そのような場合，患者は通常，歯科医師ではなく医師にかかる傾向があり，とくに（ほとんどの場合）歯科症状が明らかでない場合はそうである[119]．診断は遅れる場合が多く，複数回の外科切開や生検を行ったり，長期の抗生物質治療療法を行ったりした後で初めて判明する．これらはすべて，最終的にサイナストラクトの再発に繋がる不要で効果のない治療法である[121]．そのため，皮膚サイナストラクトが顔面や頸部領域にある際は常に，鑑別診断として歯性由来の感染症の可能性を考慮しなければならない[118]．

不必要な外科治療後に診断がどのように下されたか，という2例を**FIG 6-54**と**6-55**に示す．最初の症例は51歳の女性で，数人の医師に相談し，最終的に外科切開の手術を受けた．サイナストラクトはすぐに再発し，数回のアポイント後になって初めて正しい診断を行うことができる歯科医師を見つけた．2番目の症例は下顎縁の皮膚サイナストラクトの外科的除去を受けた9歳の男子である．2週間後にサイナストラクトが再発した（**FIG 6-55a**）．歯原性で

CHAPTER 6　臨床的歯内療法：治療法

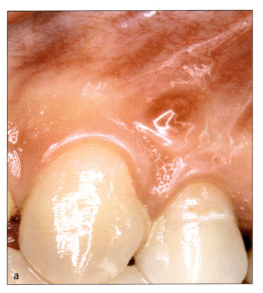
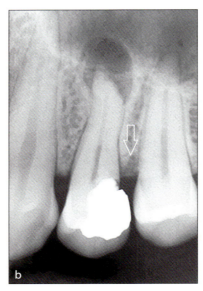
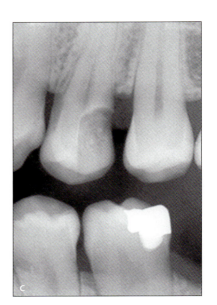
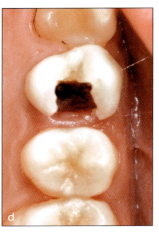
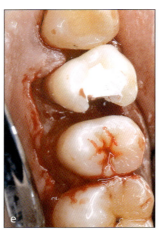
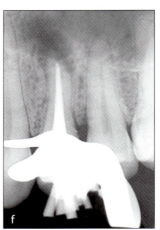
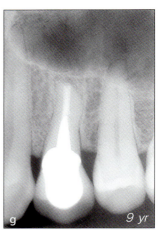

FIG 6-53　サイナストラクト．（a）犬歯と第一小臼歯の間に頬側サイナストラクトを有する 26 歳の女性．生活歯髄診断では犬歯と第二小臼歯がともに正常な反応を示した．咬合面遠心側にアマルガム修復が施されている第一小臼歯は反応せず，打診に敏感であった．（b）エックス線写真は，明瞭な縁を有する広域の根尖性歯周病変を示した．第一小臼歯の修復は歯髄に隣接しており，遠心部は不適合に見えた．窩洞辺縁は骨に近接していた（矢印）．（c）この歯を保存できるかどうかは，歯内の問題のみならず，歯冠の遠心面を修復できるかどうかに厳密に依存するように思われた．そのため，治療方針を確定する前に，窩洞辺縁の位置を確かめるために，古い修復物を除去した．咬翼エックス線写真を撮ったところ，実際には窩洞辺縁と骨頂間の距離が写真（b）のイメージより大きいことが明らかとなったが，やはり歯間部のわずかな骨除去の必要性を認め，歯冠延長術が適応された．（d）修復材の除去後の咬合面観．（e）フラップを開け，骨削合が行われた．（f）根管拡大し，水酸化カルシウムを貼薬して 24 日後，根管充填した．（g）9 年後の術後経過．以前のエックス線透過像の痕跡はみられない．

FIG 6-54（右）　外歯瘻（不必要な外科処置）．（a）顎へ開いた外歯瘻のために一般歯科医から紹介された 51 歳の女性患者．患者の報告によると，一般外科部門で外科的「切除」をしたものの，数日で再発するなど，長い診察歴があった．最終的に患者は一般歯科医師の診察を受けた．歯科医師は歯性由来の疾患であることを認識し，パノラマエックス線写真とコンピュータ断層撮影（CT）を依頼し，患者を歯内治療専門医に紹介した．（b）サイナストラクトの出口に血塊が見られた．（c）CT では，下顎左側側切歯の歯根周辺に広範囲のエックス線透過性領域が axial 断面像に示された．（d）口腔内エックス線写真でも，歯根周囲にエックス線透過像と骨欠損が確認された．（e）2 本の切歯で歯内療法を計画した．根管拡大終了時，水酸化カルシウムで根管を充填した．同時に歯周治療を行った．（f）根管拡大から 7 日後，サイナストラクトの出口は閉じられ，排膿は消えた．周辺皮膚に一部浮腫が残存した．（g）28 日間の水酸化カルシウム貼薬後，瘻孔の以前の「外科切開」による瘢痕は残ったものの，サイナストラクトは完全に治癒したようであった．周辺の皮膚は正常であった．

212

化膿をともなう根尖性歯周炎　CHAPTER 6

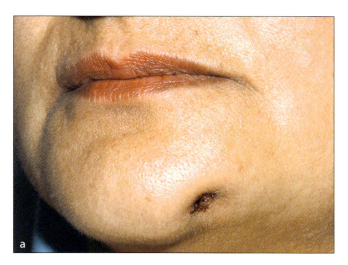
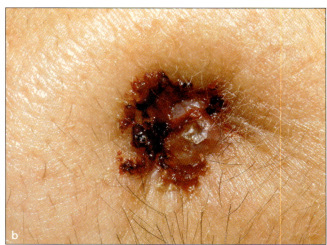
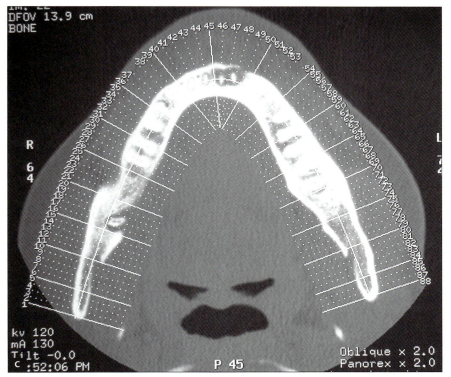
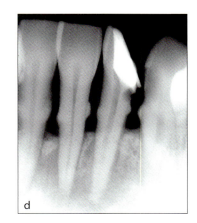
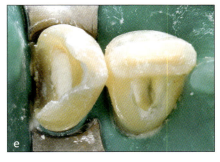
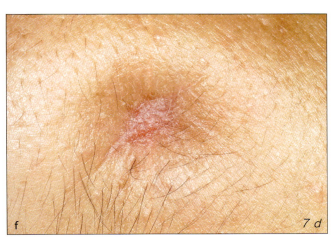
7 d
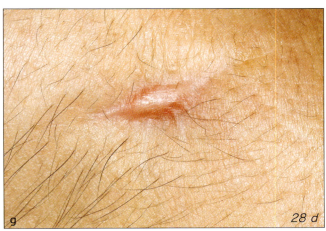
28 d

213

CHAPTER 6　臨床的歯内療法：治療法

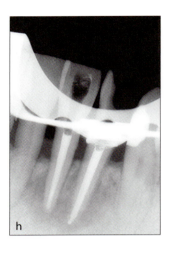
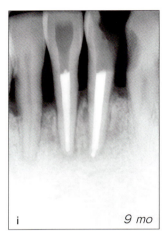

FIG 6-54 続き　（h）この時点で，ガッタパーチャとシーラーの側方加圧法で根管を充填した．（i）9か月後に撮影されたエックス線写真では骨再生がほぼ完了している．

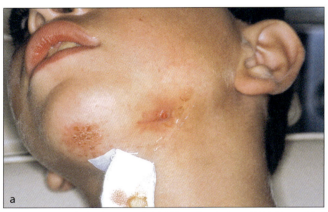
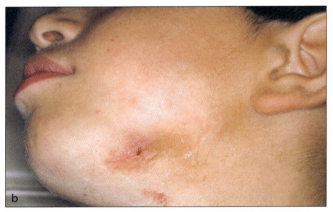

FIG 6-55　外歯瘻（不必要な外科処置）．（a）一般外科で「皮膚瘻孔の除去」を受けた後，歯科医の診察を受けるため来院した9歳の男子．2週間後に瘻孔が再発し，外科医はようやく患者を歯科医師に紹介することを決めた．切開による瘢痕に注目．（b）口腔検査では，下顎第一大臼歯がう蝕により完全に破壊され，歯髄は壊死し，修復不可能であることが明らかになった．抜歯後，サイナストラクトは数日で治癒した．

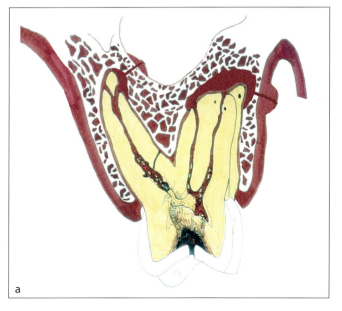
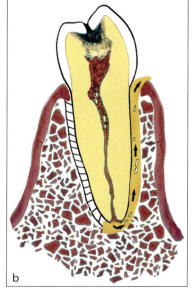

FIG 6-56　サイナストラクトの経路および出口として考えられるもの．（a）上顎大臼歯領域では，炎症過程が頬側根または口蓋側根の根尖に及ぶかどうかによって，サイナストラクトが頬側粘膜や口蓋粘膜または上顎洞底に開くかが決まるであろう．（b）瘻孔は，歯根膜と歯肉溝をとおって口腔内へ生じることもある．

214

あることが確認され，その原因が除去されるとサイナストラクトは直ちに治癒した（**FIG 6-55b**）．早期診断により，外科切開で生じる永久的瘢痕を確実に予防することができる．

吸収および石灰化と関連する技術的な合併症

吸収および石灰化は歯髄炎症の続発症として起こることもあり，適切な歯内治療を行ううえで重大な障害となり得る．

内部吸収は根管のさまざまなレベルで起こり，またその程度もまちまちである．吸収が中央または根尖 1/3 で生じる場合，吸収窩の組織やデブリスの除去はもっぱら洗浄液に頼ることになる．NaOClは組織溶解に有効であるため，これらの症例では選択すべき洗浄剤となる．超音波を使うとNaOCl溶液を溶解領域へ導くことができるので，洗浄力が向上する．また，吸収領域に水酸化カルシウムペーストを詰めることで，有機デブリスを洗浄しやすくなる．これは水酸化カルシウムの有機物溶解作用によるものであり[122～126]，**水酸化カルシウムで前処理された軟組織は，NaOClを単独で使用する場合よりも溶解が早く進む**[123]．水酸化カルシウムペーストは，つぎの来院時に多量のNaOClとファイルを用いて洗浄，除去する．根管充填は垂直加圧（Schilder）法や熱充填などの熱可塑性技法を用いて行う．

内部吸収が根の歯冠側 1/3 に，または直視可能な部位にある場合，治療はより簡単と思われる．これらの症例で，吸収領域を郭清するためにドリルを使用することもあるが，根の穿孔を避けるために細心の注意を払わなくてはならない．このアプローチは **FIG 6-57** の症例で実証されている．写真は壊死歯髄と根尖性歯周炎をともなう下顎第一大臼歯である．大量の石灰化のほかに広域の吸収が髄室に見られたが，効果的に郭清・洗浄し，充填が行なわれた．歯内療法の最終結果に問題はみられない．

根尖外部吸収の治療については，過剰な器具操作により予後が不良となるため，注意深く作業長を決めることが重要である．**FIG 6-58** は適切な作業長が規定された症例である．長期の追跡調査では，根尖孔構造のリモデリングにともない病変が治癒したことが明らかになった．

石灰化が根管口を閉鎖し，その位置を確認することが困難になることがある．このような症例では術者はかなりの技術と経験を要求され，拡大鏡の下で治療を行う．**FIG 6-59** では，下顎第一大臼歯の遠心根管の歯冠側半分を占める石灰化の除去を示す．作業はロングネックの小さなラウンドバーを用いて，根管の位置をエックス線写真で確認しながら行った．**FIG 6-60** では，根管の歯冠側 1/3 が大量の石灰化で占められていた上顎切歯の治療について記載されている．

再治療

前に考察したように，歯内療法はつねに成功するとは限らず，術前の根尖性歯周病変が治療に応答しない場合や（**持続性疾患 persistent disease**），治療後に新病変が出現する場合（**緊急性疾患 emergent disease**）がある．治癒後に病変が再び現れることさえあり（**再発性疾患 recurrent disease**），遅延性の失敗の範疇も存在する．これら3種の病変をあわせて**治療後根尖性歯周炎**（posttreatment apical periodontitis）とよぶ．**持続性根尖性歯周炎**は通常，感染が持続したことにより生じたもので，治療の効果もむなしく生き残り，増殖した細菌が，疾患を維持させているといえる．**緊急性根尖性歯周炎**は通常，治療中（無菌状態が破られたため）または治療後（歯冠漏洩のため）根管に入り込んだ細菌による二次感染によって生じる（**CHAPTER 9** を参照）．持続性または緊急性の術後疾患は，歯内療法の質が低い歯ではかなり頻繁に生じるが，技術的に高い基準で処置が行われた歯ではほとんど認められない．**再発性根尖性歯周炎**は歯内療法の**遅延性失敗**の大多数を占め，その原因は治療終了から長い期間を経て生じる問題，たとえば，歯冠漏洩や歯根破折による二次感染と関連しているといわれている[127]．しかし，治療から数年間も根管で生き抜いた残存細菌が，環境変化によって増殖，再活性化することによって歯周炎が再発する場合もある[128]．

治療の失敗の主な原因は感染の持続である．したがって，基本的な治療目的は，依然として化学機械的処置，根管内貼薬，根管充填による歯内感染の抑制である．総じて，再治療は最初の治療と比較して技術的に困難である場合が多い．これは，以前の器具操作によりレッジ（ledges），穿孔，破損器具が生じており，それらすべてが根管経路の再穿通確認操作に重大な障害となるためである．さらに，根管充填に使用されるシーラーやペーストは，硬く除去が困難である．最後に，歯の修復のためにどんな処置を施すかがとくに重要である．根管治療歯には歯根内ポスト，全部歯冠補綴修復，あるいはブリッジの支台装置などの複雑な補綴修復物と一体化されていることが多い．そのような場合，根管へ歯冠側からアプローチしようとすれば，補綴修復物を外すことにつながり，臨床的にも経済的にも好ましくな

CHAPTER 6　臨床的歯内療法：治療法

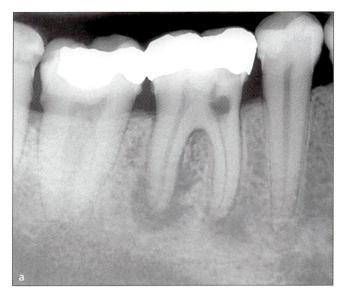
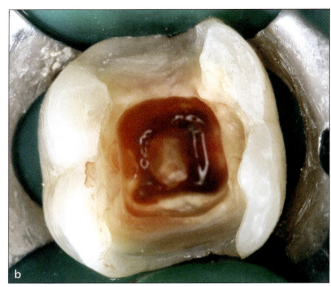
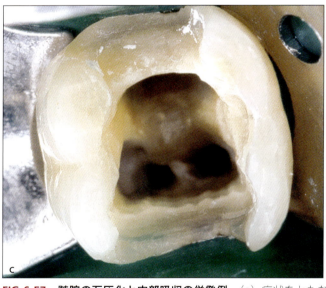
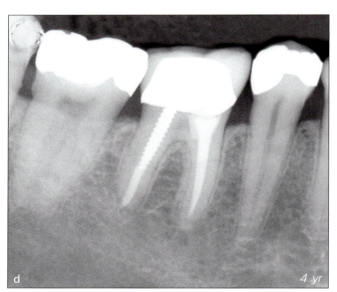

FIG 6-57　髄腔の石灰化と内部吸収の併発例．（a）症状をともなう大規模なアマルガム修復された下顎第一大臼歯．両歯根に根尖性歯周病変が存在し，歯髄壊死であった．髄腔には石灰化がみられ，髄腔近心に内部吸収を示す円形のエックス線透過像を確認した．（b）まずラバーダム防湿を行った．修復材やう蝕組織，髄腔天蓋を除去した後，溶解した出血性の組織に囲まれた大きな石灰化物を認めた．（c）根管拡大終了時の髄腔像．すべての組織を洗い流すと，近心頬側咬頭の下に吸収領域が明示された．根管充填後，吸収領域をコンポジットで充填した．（d）4年後の術後経過．根尖性歯周病変は治癒している．

再治療　CHAPTER 6

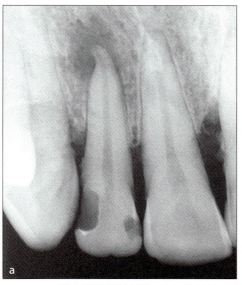
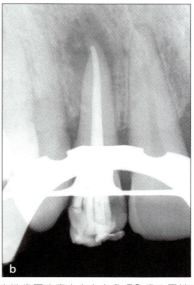
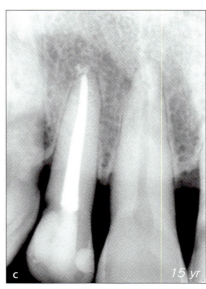

FIG 6-58 根尖部外部吸収例．(a) 歯髄壊死と根尖性歯周病変をともなう58歳の男性の側切歯．根尖に外部根吸収を認める．(b) 2週間の水酸化カルシウム貼薬後に根管を充填した．アピカルストップが形成され，根尖狭窄部が破壊されないように，いかに配慮されているかに注目．(c) 15年後に撮影された術後エックス線写真では，病変は完全に治癒しており，根尖構造のリモデリングが起こっていることがわかる．

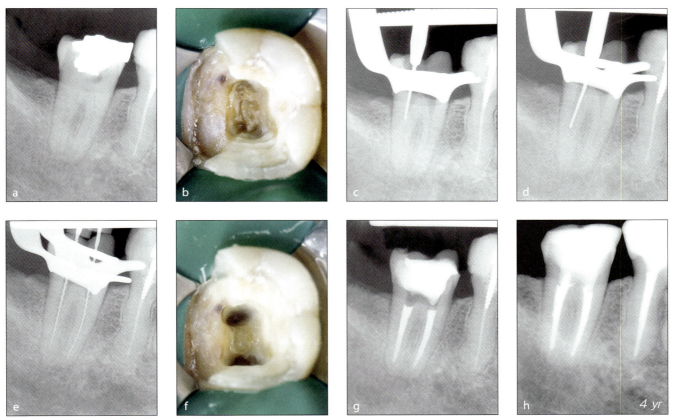

FIG 6-59 根管口の石灰化例．(a) アマルガム修復物の辺縁漏洩と臨床症状をともなう下顎第二大臼歯．エックス線写真は，髄腔と根管に及ぶ広範囲な石灰化を示す．(b) ラバーダム防湿後，修復材，う蝕組織および天蓋を除去した．根管口は石灰化組織で閉鎖されているように見えた．(c, d) ロングネックのラウンドバーで石灰化組織を除去し，根管口が見つかるまで根尖方向に慎重に操作した．(e) 根管を穿通させ，作業長を測定した．(f) 根管拡大終了時の髄腔面観．(g) 術直後のエックス線写真．(h) 術後4年後のエックス線写真．歯周構造は正常と思われる．

CHAPTER 6 臨床的歯内療法:治療法

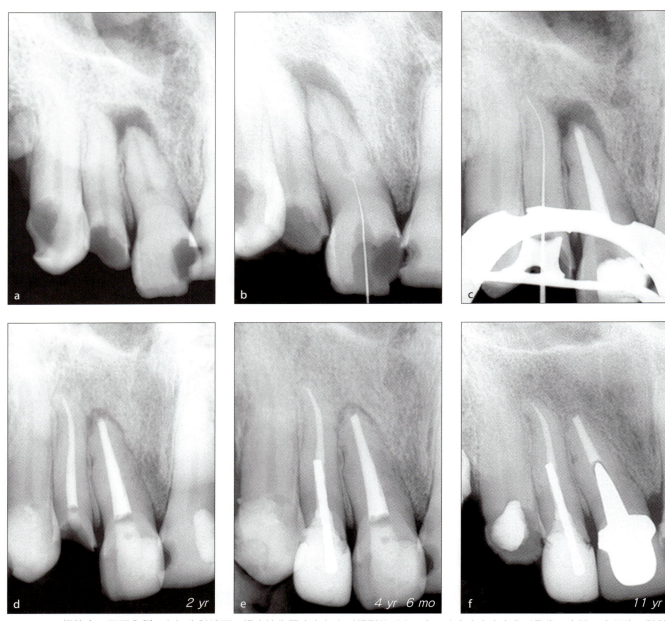

FIG 6-60 根管内の石灰化例. (a) 歯髄壊死，根尖性歯周病変および頬側サイナストラクトをともなう47歳の女性の中切歯．髄腔と根管の歯冠側1/3が完全に石灰化していることに注目．(b) ラウンドバーで石灰化組織に穴を開けた後に根管に到達した．方向性の確認のため，この段階ではラバーダムを使用しなかった．ファイル挿入後，根管入口の開存性をエックス線写真で確認した．(c) 根管を器具操作し，サイナストラクトが消失するまで水酸化カルシウムを貼薬した．2週間後に充填．(d) 2年後の追跡．病変は著明に縮小したが，エックス線透過像は依然残っていた．(e) 4年6か月後，状況はさらに改善し，根尖歯根膜腔の肥大のみが残っていた．(f) 11年後の術経過．この時点で，歯根周囲状態は完全に正常となった．

い．再治療を必要とするような治療後根尖性歯周炎をともなう根管治療歯に遭遇した場合，臨床医は，非外科的再介入と外科的（または根尖側からの）アプローチのどちらを選択するかを決めるため，症例を慎重に評価しなければならない．患者は，それぞれのアプローチについて技術面の

こと，臨床的意味合い，予想される結果について専門的説明を受けた後，治療方針決定のプロセスに参加する．

FIG 6-61 に示すように，以前行った根管充填の除去や根管の再治療は特別に難しいことではない．この症例は，状態が著しく悪化した下顎第二大臼歯で，エックス線写真で

再治療 CHAPTER 6

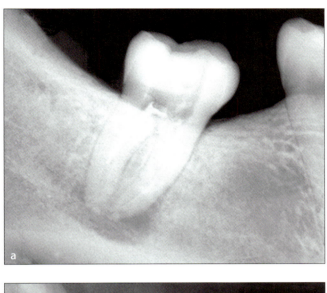
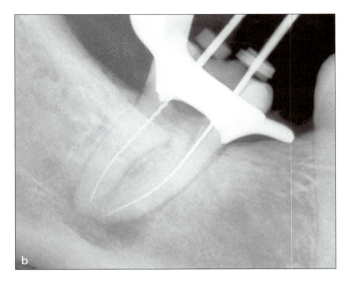
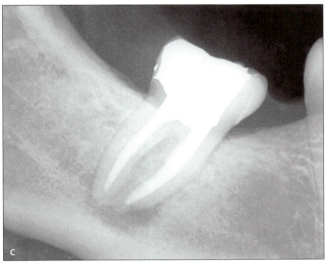
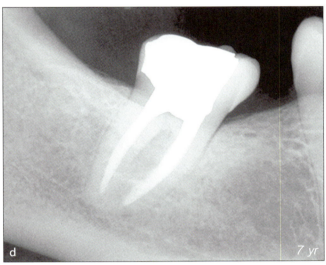

FIG 6-61 再治療. (a) 下顎右側第二大臼歯に由来する激痛と腫脹のため来院した 29 歳の女性. 主治医から処方された抗生物質を服用していた. 彼女によれば, 数年前からその歯は失活していた. エックス線写真で, 歯内療法が不適切であることと, 大きな根尖性歯周病変があることが判明した. 抗生物質による治療をさらに 1 週間続けた. (b) 1 週間後, 歯の症状が消えたため, 歯内療法を開始した. ラバーダム防湿後, 修復材を除去して髄腔を開拡し, 作業長を測定した. (c) 水酸化カルシウムを 3 週間貼薬した後に根管を充填し, 歯冠を修復した. (d) 7 年後に撮影したエックス線写真では, 歯根周囲が完全に治癒している.

は根管の歯冠側 2/3 にわずかなガッタパーチャポイントと根尖に大きなエックス線透過像が認められる (**FIG 6-61a**). 充填材除去後に, 器具操作, 貼薬, 根管充填および適切な歯冠修復を行ったところ, 根尖性歯周病変は完全な治癒に至った (**FIG 6-61d**).

根管にアクセスする場合, 歯冠の一部を穿孔するよりも補綴物をすべて除去するほうがつねに望ましい. これにより修復物下の歯の構造や状態を検査し, う蝕組織と思われるものを除去し, 残存補綴物による影響を受けずに根管にアクセスすることが可能となる. このような治療経過が **FIG 6-62** に示されている. 咀嚼痛をともなう上顎第二小臼歯の症例である. 根管は形成不足と思われ, わずかなエックス線透過像が認められた. 補綴歯冠の除去により, う蝕組織の除去および適切な方法による根管治療が可能となった. その後の追跡調査では, 症状の消失と正常な根尖周囲の回復が観察される (**FIG 6-62d**).

CHAPTER 6　臨床的歯内療法：治療法

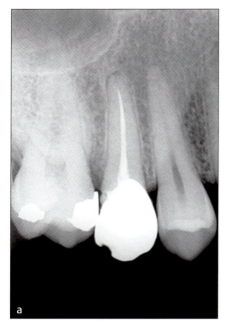
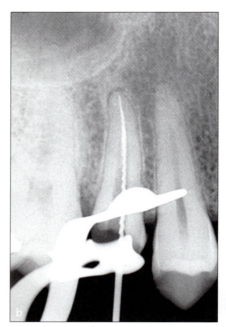
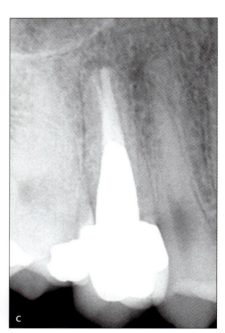
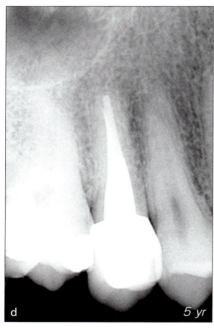

FIG 6-62　再治療．（a）咬合痛があることから「上顎小臼歯のクラウンの検査」を希望した 31 歳の男性．エックス線写真では，遠心面の二次う蝕と根尖部歯根膜腔の拡大が示された．根管拡大は不十分で充填は短すぎた．（b）根管の再治療を勧めた．クラウン，う蝕象牙質とともに既存の根管充填材を除去し，作業長を確定した．根管を拡大し，水酸化カルシウムを貼薬した．（c）1 週間後，根管を充填した．歯は鋳造ポストと陶材焼付鋳造冠で修復した．シーラーが注入された根尖分枝に注目．(d) 5 年後に撮影されたエックス線写真．根尖部歯根膜腔は正常である．

　歯冠補綴の除去は **FIG 6-63** のような場合でも好ましい．症例は，両歯根の根尖にエックス線透過像を有する下顎第一大臼歯である（**FIG 6-63a**）．歯冠と支台築造物修復を除去したことで，う蝕組織が永続的に存在していたことが明らかになった（**FIG 6-63b**）．髄室を細部に至るまで丁寧に形成し（**FIG 6-63c**），根管を適切に再調査したことで（**FIG 6-63d**），再治療法による長期間の成功が保障された（**FIG 6-63e**）．

　FIG 6-64 は，歯冠漏洩により引き起こされたと思われる治療後疾患症例である．患者が症状を訴えた時点で撮影された下顎大臼歯のエックス線写真では，根管拡大は不十分なものの，根尖性歯周病変は見られなかった（**FIG 6-64a**）．1 年後に撮影されたエックス線写真ではエックス線像の明確な変化がみられ，近心根にも歯根間にもエックス線透過像が出現していた（**FIG 6-64b**）．再治療（**FIG 6-64c**）により，正常な歯根周囲の状態が再構築された（**FIG 6-64d**）．

再治療　CHAPTER 6

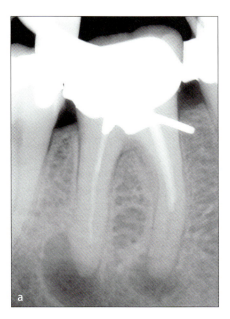
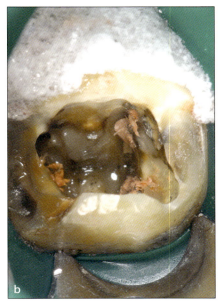
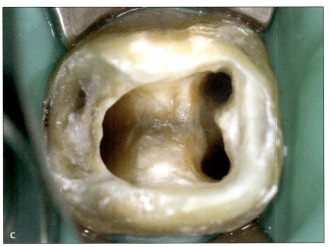
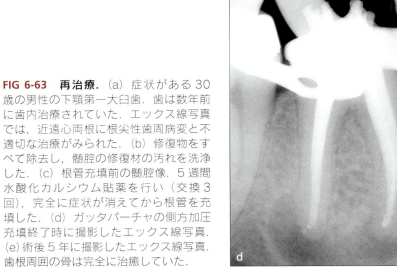
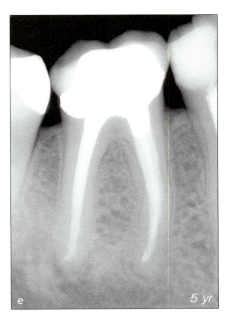

FIG 6-63　再治療．（a）症状がある30歳の男性の下顎第一大臼歯．歯は数年前に歯内治療されていた．エックス線写真では，近遠心両根に根尖性歯周病変と不適切な治療がみられた．（b）修復物をすべて除去し，髄腔の修復材の汚れを洗浄した．（c）根管充填前の髄腔像．5週間水酸化カルシウム貼薬を行い（交換3回），完全に症状が消えてから根管を充填した．（d）ガッタパーチャの側方加圧充填終了時に撮影したエックス線写真．（e）術後5年に撮影したエックス線写真．歯根周囲の骨は完全に治癒していた．

221

CHAPTER 6 臨床的歯内療法：治療法

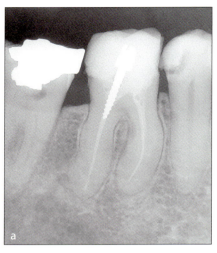
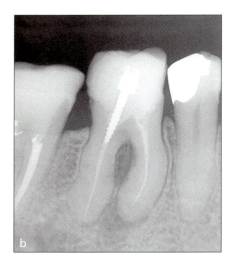
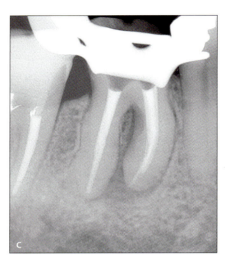
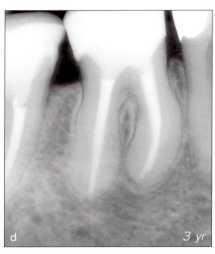

FIG 6-64　再治療．（a）約 2 年前に根管治療を行った下顎第一大臼歯の圧痛を主訴として来院した 60 歳の女性．歯は垂直的打診に敏感であった．エックス線写真は不適切な歯内治療を示していたが，歯根周囲にエックス線透過像を認めなかった．治療は何も行わず歯の管理を続けることとした．（b）1 年後の再来院時．患者によれば，歯はしばらくの間は快適であったが，最近になって圧痛が強くなったとのことであった．エックス線写真で調べたところ，近心根に明らかな根尖性歯周病変と根分岐部にエックス線透過像を認めた．（c）歯内療法を再度行うこととした．歯冠修復物と遠心根のポストを除去した．しばらく水酸化カルシウムを貼薬した後，根管を充填した．（d）3 年後，症状はなく，エックス線透過像も消失したことを確認した．

歯内治療の緊急性

　歯内由来の緊急疾患は，外傷とともに歯科医院でもっともよくみられるもので，「**症候性歯髄炎**（symptomatic pulpitis）」や，膿瘍をはじめとした「**症候性根尖性歯周炎**（symptomatic apical periodontitis）」が原因であることが多い．症候性歯髄炎にともなう疼痛は通常重度であり，暴発的または自発的（病気の進行段階に応じて）で，熱によって激化することも多い（とくに後期）．痛みが拡散しすぎて患者が患歯を特定できず，時には上下顎の区別さえできないこともある．これらの症例をともなう患歯は，視診と一般的な臨床検査により確認することができる．膿瘍などの急性根尖性歯周炎にともなう疼痛は，徐々に局所化し，患者は通常患歯を正確に指すことができるようになる．

　症候性歯髄炎の緊急治療は，麻酔後のう蝕組織の除去，臼歯の歯冠歯髄の除去（歯髄切断），単根歯では根管歯髄組織の部分的除去からなる．時間に余裕があれば，歯根周囲に疼痛（咀嚼痛や打診痛）がないという条件で，根管治療を 1 回の診療で行うこともできる．

症例研究

　下顎大臼歯における応急治療の一般例を **FIG 6-65** に例示する．右下顎領域の激痛を訴えて来院した 54 歳の男性で，

歯内治療の緊急性 **CHAPTER 6**

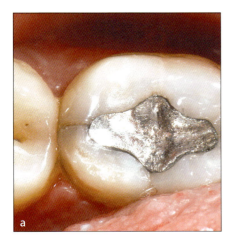
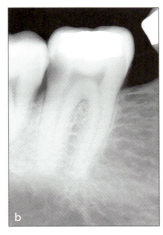
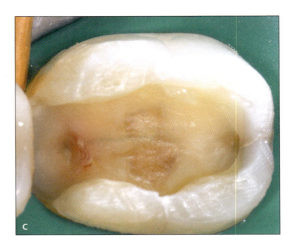
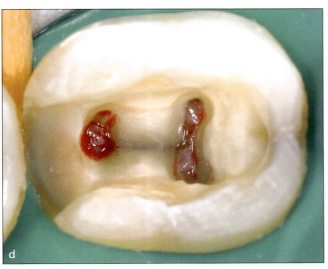
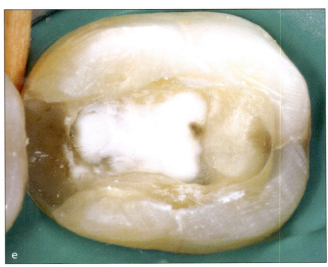

FIG 6-65 応急的歯髄切断.（a）下顎右側の自発性激痛で来院した54歳の男性. 口腔内検査では, 下顎右側第二大臼歯の咬合面にアマルガム修復物と, 遠心辺縁隆線部に明らかな亀裂線があることが判明した.（b）エックス線写真では, 歯髄に迫る広域な遠心う蝕が認められた.（c）麻酔とラバーダム防湿を行った後, 既存のアマルガム修復物とう蝕組織を除去した. 亀裂線は全窩底を連続して走っており, 近心辺縁隆線にもかかっていた. 遠心で露髄が観察された.（d）緊急治療として, 天蓋を除去し, 歯髄を根管口で切断した.（e）創傷面に水酸化カルシウムを貼薬した.

視診ではう蝕病変は見つからなかった. 良好な状態のアマルガム充填が第二大臼歯咬合面に見られたが, エックス線写真では歯髄近くに大きな遠心う蝕が認められた（**FIG 6-65b**）. 応急歯髄切断を行った. 局所麻酔と術野の防湿を行った後, 咬合面の修復物と遠心のう蝕組織の除去を完了した. この時点で, 近心辺縁からはじまり全窩底におよぶ亀裂線と, 遠心部では歯髄組織の露出が観察できた（**FIG 6-65c**）. つぎの段階は, 高速ダイヤモンドバーを用いて天蓋およびすべての冠部歯髄組織を除去することである（**FIG 6-65d**）. 歯髄切断部位を滅菌綿球に塗布した化学的に純粋な水酸化カルシウムで覆った（**FIG 6-65e**）. 髄腔を仮封して, 次回来院時の根管拡大を予定した.

急性根尖膿瘍は通常, 打診や加圧で激痛が誘発され, より進行した段階では口腔内および／または口腔外で軟組織の腫張を示すこともある. しかし, 症状がそれほどひどくないか, あるいは, 緩和されている症例もあり, とくに, 化膿性滲出液が骨膜を通過して皮下や粘膜下に達した場合がそうである. 歯内感染がその主な原因であるため, 治療では, 疼痛を起こしている組織圧を軽減するために化膿性滲出液を排出させるとともに, 感染の除去を行うことが最重要となる.

FIG 6-66に示す症例がその実例である. 緊急の疼痛症

CHAPTER 6 臨床的歯内療法：治療法

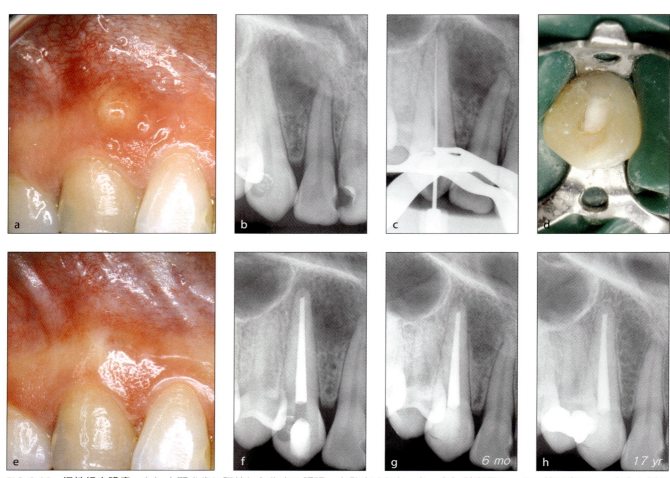

FIG 6-66 慢性根尖膿瘍． (a) 上顎犬歯に隣接した歯肉の腫張．自発痛はなかった．(b) 診断用エックス線写真では，犬歯と側切歯の歯根の間に広域のエックス線透過像がみられた．犬歯には歯髄に近接したコンポジットレジン修復物を認めた．生活歯髄診断では，犬歯は陰性反応を示したが，側切歯は正常であった．(c) 側切歯の関与を除外し，犬歯の歯内治療を行うこととした．作業長測定時のエックス線写真．(d) 根管拡大終了後に，根管に水酸化カルシウムを貼薬した．(e) 1 週間後，腫張は完全に治癒した．(f) 根管にリエントリーし，水酸化カルシウムを洗浄，除去した．臨床的に感染の兆候がなかったため，充填した．病変が側方へ拡大していることを考慮すると，1 つ以上の分枝が高い確率でありそうだが，分枝には充填材が注入されなかったことに注目．(g) 6 か月後，エックス線写真では，エックス線透過像が縮小し，骨形成の明確な兆候が認められた．歯槽骨が根尖方向にいかに形成されているかに注目．(h) 17 年後に撮影されたエックス線写真．正常な歯根周囲構造を示している．

状をともなわない犬歯の歯髄壊死に起因する頬側腫張がみられ，これに対し行われた治療は根管の拡大と抗生物質の投与であった．腫張は迅速に回復し（**FIG 6-66e**），1 週間で歯内治療を完了した（**FIG 6-66f**）．

粘膜下の**波動性の化膿貯留物**には切開と排膿処置を推奨する．**FIG 6-67** に示す症例では，頬側の大量の化膿性貯留物を排膿した後，根管洗浄と形成を行った．排膿は歯肉溝に沿って小切開を入れて行った．

時間外の緊急来院，時間的制約，患歯の動揺度が大きい場合，極端に痛む，開口障害をともなうなど，根管の器具操作が不可能な場合がある．粘膜下貯留物に波動性があれ

ば，切開だけでも行い排膿することが推奨される．**FIG 6-68** に，激痛症状と高熱（39℃）をともない，全身の健康が悪化して広範な口蓋膿瘍を有する症例を報告する．この 27 歳の男性は，1 週間前に症状が始まり，睡眠を妨げるまでに悪化したと述べている．患者は自発的に抗生物質による治療を開始した．きわめて可動性で，少し触れても痛んだ．原因歯である側切歯の歯内治療は困難であった．応急治療として切開と貯留物の排膿を行ったところ（**FIG 6-68c**）症状の急速な緩和となった．抗生物質治療を継続し，排膿を継続させるために温めた生食液で口を洗浄することを推奨した．数週間後，歯が無症候性になったところで，根管治

歯内治療の緊急性 **CHAPTER 6**

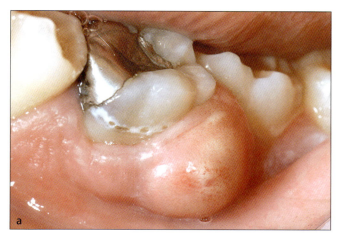
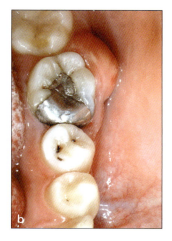
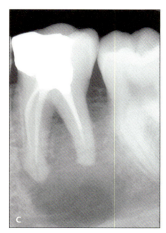
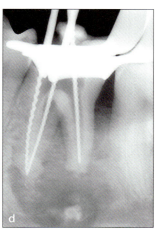
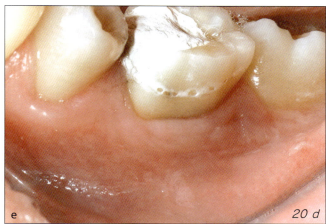
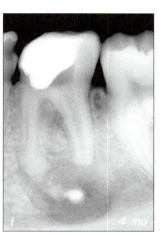

FIG 6-67　歯肉膿瘍．（a）下顎第一大臼歯に限局した重度の歯肉腫脹と疼痛を訴えた17歳の女性．約2年前に根管治療が行われていた．（b）咬合面観．（c）エックス線写真は不適切な歯内治療を示している．歯根周囲に広域なエックス線透過像を認めた．病変が根分岐部と遠心歯槽骨にどれくらい波及しているかに注目．（d）再治療が行われた．歯肉溝切開をいれて排膿を行った．ラバーダム防湿，修復材の除去を行い，根管を拡大後，水酸化カルシウムを貼薬した．20日後，症状が完全に消えてから再治療を行い，作業長を再度確認した．水酸化カルシウムが病変の中に偶発的に押し出されたことに注目．（e）根管拡大と貼薬を行った最初の来院から20日後の歯肉面観．（f）貼薬4か月後に撮影されたエックス線写真．根尖のエックス線透過像の縮小が認められる．遠心歯槽骨の再生に注目．根管に今や充填できる状態である．

療を完了した（**FIG 6-68f**）．長期の術後経過では，大きなエックス線透過像は治癒している（**FIG 6-68g**）．

　切開と排膿を行った後でも可及的早期に根管からの補助的排膿を行うようにする．また，膿瘍の初期段階では，根管からの排膿が症状緩和のもっとも重要な（かつ，時に唯一の）方法である．歯が治療可能であれば，術野を防湿したあと，できる限り振動の少ない高速ドリルで髄腔開拡を行う．髄室天蓋を穿孔した時点で，膿は自然に出始めることが多く（**FIG 6-69b**）即座に緩和となる．この時点でNaOClによる慎重な洗浄と高速吸引が奨励される．

　排膿を継続し，疼痛を予防しようとして，膿瘍のある歯を排膿のために開放したままにしてはならないことをとくに指摘したい．このような場合，患者を予備の椅子に座らせ，時間をおきながら排膿経過を確認する．根管からの流出が止まったら，多量のNaOClで根管を洗浄吸引し排膿停止を確認した後，水酸化カルシウムペーストを挿入し，暫間充填材で髄腔を密封する．**口腔環境に根管を開けたままにしておくと，歯内腔に新たな細菌類や真菌類が入り込み，予後がさらに悪化するリスクが高まる．**

　フレアアップは，それまで無症状の壊死根管への器具を挿入した後に生じる．根管拡大後に生じるさまざま程度の疼痛発生は症例の20〜40%と報告されているが[129]，腫脹と激痛をともなうフレアアップは症例の5%以下で観察されている[130, 131, 132]．この不運が発生する主な

225

CHAPTER 6 臨床的歯内療法：治療法

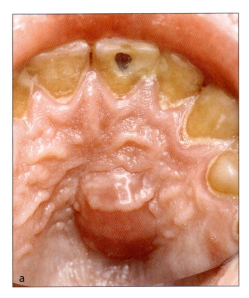
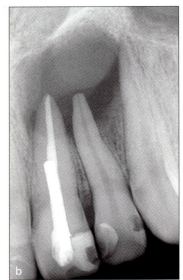
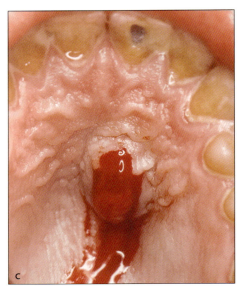
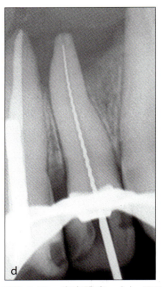
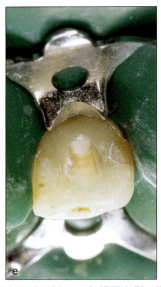
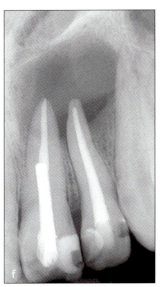
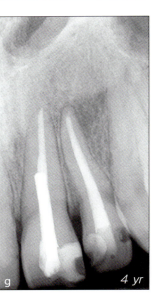

FIG 6-68　歯肉膿瘍．（a）目のあたりまで波及した顔面左側の腫脹と激痛のため来院した27歳の男性．口腔内検査では，口蓋側に弾力のある大きな腫脹を認めた．（b）エックス線写真では，中切歯と側切歯の歯根周囲に大きなエックス線透過像がみられた．側切歯は寒冷診に陰性反応を示し，動揺しており，打診に敏感であった．（c）切開と化膿性腫瘤物の排膿による緊急治療を行うことを決めた．麻酔は，少量の麻酔液を直接粘膜の厚い部分（膿瘍腔内ではない）に注入して行った．no.12のメスで，口蓋粘膜を全層切開し，血液の混じる膿を速やかに排出させた．疼痛は即座に緩和した．さらなる排膿を促すために，高張液での含嗽と，抗生物質投与を継続した．（d）1週間後，症状は消失し歯内治療を行った．ラバーダム防湿と作業長測定．（e）根管拡大終了時，根管に水酸化カルシウムを貼薬した．（f）2週間後，根管を充填．（g）術後4年のエックス線写真では，病変の目覚ましい治癒を認めた．

原因は，根尖孔を通して細菌やその代謝産物を歯周組織へ押し出したことである[133]．通常，作業長の計算ミスの結果としてのオーバーインスツルメンテーション，または拡大形成中の注意不足のために起こる．

　根管拡大とその後の貼薬の後に，無症候性の根尖性歯周病変が臨床的に悪化した症例をFIG 6-22に記載する．壊死歯髄と歯根周囲に大きなエックス線透過像を認める上顎側切歯である（**FIG 6-22a**）．作業長を確定後，根管拡大を行い，生理的食塩水と混ぜた水酸化カルシウムペーストで処置した．24時間後，患者は頬側腫脹と疼痛で再来院した（**FIG 6-22b**）．この時点で撮影されたエックス線写真では，歯根周囲組織に大量の水酸化カルシウムの存在が認められ，

歯根未完成歯の治療　CHAPTER 6

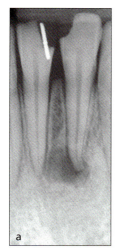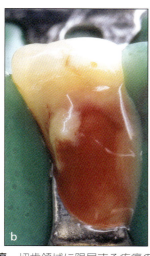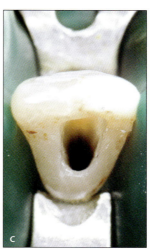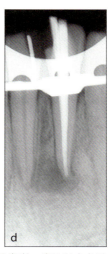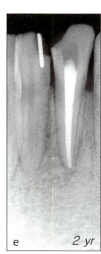

FIG 6-69　急性根尖膿瘍．切歯領域に限局する疼痛の緩和治療を求めて来院した20歳の患者．痛みはあらゆる鎮痛剤も効かないほどであった．下顎左側切歯の口腔内検査では，コンポジットレジン修復物が認められた．下顎左側側切歯は動揺があり，打診に敏感で，寒冷診に反応しなかったが，中切歯は正常に反応した．粘膜下に波動性の腫瘤はなかった．(a) エックス線写真では，側切歯周辺に根尖性歯周病変が存在し，隣在歯根まで及んでいることが明らかになった．(b) 根管を通して排膿させることに決めた．防湿後，高速ダイヤモンドバーで髄腔開拡を形成した．髄腔の穿孔が確認できた時点で自然に排膿しはじめ，疼痛は速やかに軽減した．排膿が止まった時点で根管に水酸化カルシウムを貼薬し，髄腔を仮封した．(c) 1週間後，症状はない．作業長を測定し，根管拡大を行った．根管拡大終了時の髄腔像．水酸化カルシウム剤を貼薬した．(d) 2週間後，根管をガッタパーチャで側方加圧充填した．(e) 術後2年．正常な歯根周囲状態が再構築されている．

意図せず根管を越えて周囲を圧迫していた（**FIG 6-22c**）．この悪化は，作業長の測定・維持の技術ミスによりに根尖狭窄部を損傷し，歯根周囲組織への水酸化カルシウムと細菌代謝物の漏洩をもたらしたことに起因することは明白である．

全身性疾患のない健常な患者が疼痛と腫脹をともなう急性根尖膿瘍を生じた場合，抗生物質の全身投与は行わない[134]．排膿を切開で行うか，または根管を通して行われるすべての処置において抗生物質による治療は不必要なだけではなく禁忌でもある．**抗生物質の全身投与は，全身の問題や，発熱，不快感，およびリンパ節腫脹などの全身性病変をともなうような重度の蜂巣炎を発症した根尖性膿瘍の場合にのみ妥当と考えられる**[94]．同様に，壊死歯髄をともなう歯の根管拡大後，術後の悪化を単に予防する目的で抗生物質を無差別に投与することは不適切と考えられる．例外として，**医学的障害を有する患者の抗生物質による予防は当然考慮され，日常の歯内治療においても，菌血症を引き起こす可能性がある処置においても実施されなければならない**[8]．

最後に，歯内疾患の急発と似た病態があることについて述べたい．**FIG 6-70**は歯肉腫張をともなう末梢巨細胞肉芽腫（または巨細胞エプーリス）の症例であるが，簡単な診査で歯内疾患と誤った診断をした．より注意深く腫脹の性状の診査をし，また，根尖1/3に生活歯髄が残っていたことから，歯内由来ではないことがわかった．そして，顕微鏡による組織検査を行い，増殖性の病変であることが明らかになった．

歯根未完成歯の治療

歯根形成がまだ完了していない時期では，う蝕と外傷は歯髄の完全成長を脅かす．露髄部から侵入する細菌により歯髄壊死が生じ，象牙質壁が薄いまま歯根形成が停止する．その薄さはわずかな咀嚼圧でさえ破折してしまうほどである．

このような状況では，できるだけ早期に残存歯髄を保存するように努めることが大切である．これにより，象牙質の添加，すなわち歯根形成が期待できる．文献では，生活歯髄と壊死歯髄では，明確な治療法の区別がある．生活歯髄では，歯根の生理学的発生を目的として，その治療はアペクソジェネシス（apexogenesis）と定義され，また壊死歯髄の治療はアペキシフィケーション（apexification）とよばれている．アペキシフィケーションは「**歯髄壊死で**

CHAPTER 6　臨床的歯内療法：治療法

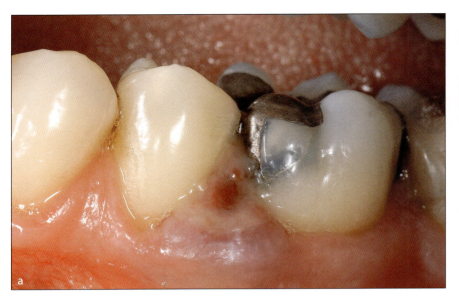

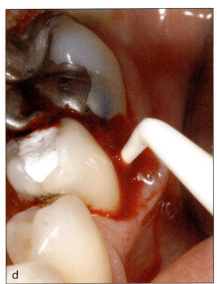

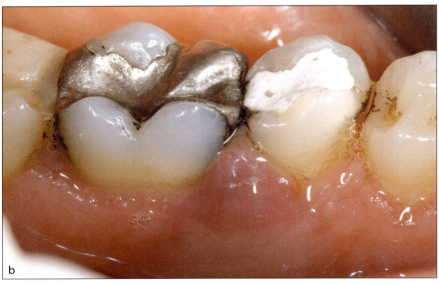

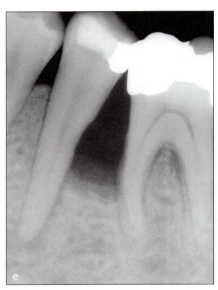

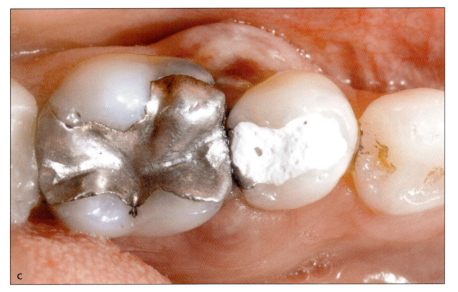

FIG 6-70 末梢巨細胞肉芽腫（巨細胞エプーリス）．「治療が奏功しない膿瘍」のため，歯内療法専門医に紹介された31歳の男性．患者の報告によると，前の歯科医師は根尖膿瘍の診断を下し，麻酔なしで下顎左側第二小臼歯の根管治療を開始した．しかし，ドリルで痛みがあったため，麻酔が直後に必要となった．根管内に貼薬し，この患者をこちらに紹介してきた．診察時，下顎第二小臼歯と第一大臼歯の間の歯肉に腫張を認め，歯肉乳頭の頂点に潰瘍を確認した（b, c）舌側まで拡大した腫張．第二小臼歯には咬合面に暫間充填材があった．歯はわずかに動揺していたが，打診に敏感ではなかった．(d) プロービング検査では，遠心に10mmを超えるポケットがあり，顕著な出血が見られた．(e) エックス線写真では，小臼歯と大臼歯の間に重度の骨欠損

歯根未完成歯の治療 **CHAPTER 6**

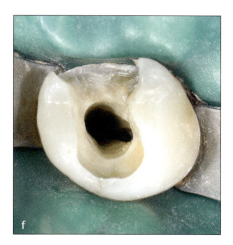
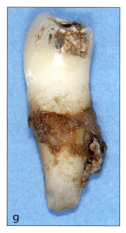
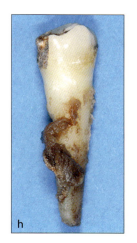
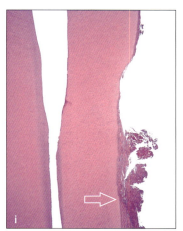
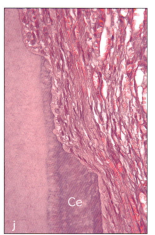
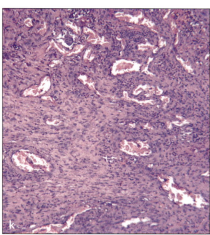
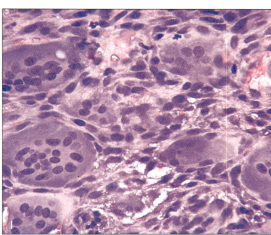
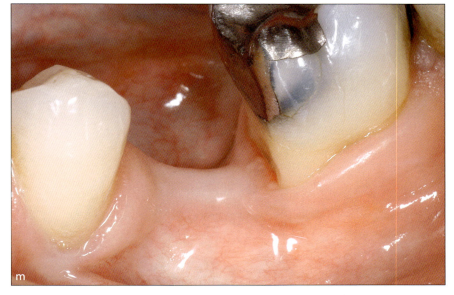

を認めたが，他の骨のレベルは正常に見えた．骨が欠損した小臼歯の遠心面で歯根吸収が進行していることは明らかであり，根尖遠心面で歯根膜腔は拡大していた．(f) 根管を覗くことによって診査は完了した．麻酔なしで，ラバーダム防湿，暫間充填材の除去を行った．根管の探査から，根尖部に生活歯髄組織の存在が明らかになった．(g, h) 歯内由来の病因が除外され，歯肉組織から生じた原発性組織増殖（primary expansive process）という診断を下した．治療方針は，第二小臼歯の抜歯と同時に組織塊の切除を行い，組織学的検査を行うことであった．抜歯された歯の遠心および舌側面観．(i) 歯根の中央1/3の全体像（×25）．(j) 写真(i)の矢印で示された歯根吸収底部の拡大像（×400）．セメント質（Ce）は根尖側のみで認められた（H&E）．(k) 切除組織，低倍率（×25）では多くの新生血管が見られた．(l) 高倍率（×1000）では数十個の核を含む巨細胞が多数観察された．組織学的診断は，「巨細胞エプーリス」としても知られる「末梢巨細胞肉芽腫」であった．増殖性の良性腫瘍で，外科切除後に再発する傾向にある．(m) 6か月後の術後経過では再発はみられなかった．

CHAPTER 6 臨床的歯内療法：治療法

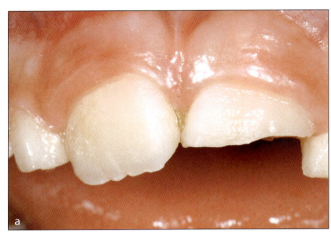
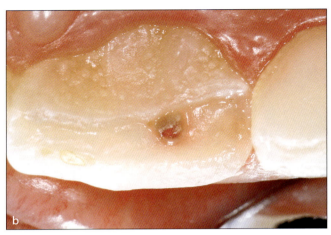
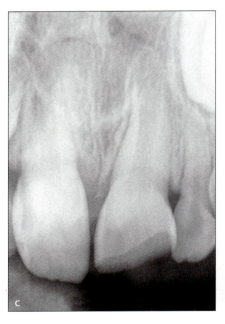
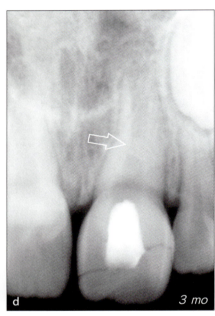
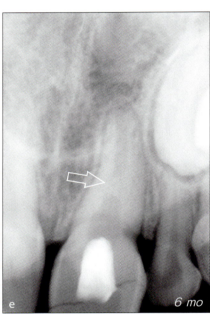
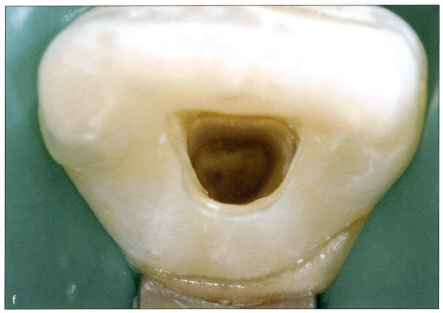
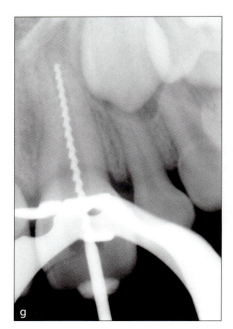

歯根未完成歯の治療　CHAPTER 6

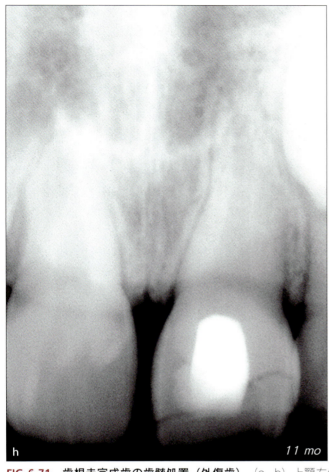
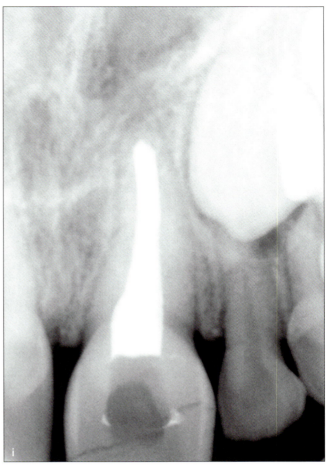

FIG 6-71 歯根未完成歯の歯髄処置（外傷歯）．(a, b) 上顎左側中切歯の外傷による破折から48時間後に来院した7歳の女子．遠心に露髄を認めた．表層の壊死組織に注目．(c) エックス線写真では，歯根は形成途中であり，根尖孔は大きく開いており，象牙質壁は薄いことがわかる．根管口をわずかに超えた髄腔部での断髄を行い，歯髄創傷面に水酸化カルシウムを貼薬した．歯冠の破折片を再接着してから，髄腔を仮封した．(d) 3か月後に撮影されたエックス線写真では，歯根発育は良好であり，歯髄切断部（矢印）には石灰化組織が形成されていた．(e) 6か月後のエックス線写真では，歯根形成はさらに進行していたが，根管は歯髄切断部（矢印）の石灰化で閉塞されつつあった．(f) 石灰化障害物を除去することを決めた．暫間充填材を除去すると，根管口の下に石灰化ブリッジを認めた．(g) 歯髄をエックス線写真上の根尖の約2mm手前まで除去し，根管を水酸化カルシウムで充填した．(h) 5か月後（治療開始から11か月後），エックス線写真では歯根が完全に形成されていた．(i) 根管に再度アクセスし，アピカルシートを修正してから，ガッタパーチャとシーラーで根管を充填した．充填材を押し出さないように根尖部を封鎖するために，アピカル「ストップ」と「カラー」がどのように形成されているかに注目．

かつ根尖が開いている根管において，石灰化バリアを誘導する手技，または**歯根未完成歯の根尖形成を誘導する手技**」として歯内用語集で定義されている[135]．

　しかし，アペクソジェネシスとアペキシフィケーションの中間的状況があるため，両者の明確な区別はつかないといいたい．また，歯髄が生活歯髄診断に応答せず歯根周囲にエックス線透過像が観察できるような状況でさえ，根尖1/3にはさまざまな位置に生活歯髄組織が存在することもある．したがって，ここではより一般的な定義である「根尖形成誘導治療」という定義を使用したい．生活歯髄組織がより多く存在するほど，より根尖形成が良好であることを心にとめておきたい．

症例研究

　生活歯髄をともなう歯で推奨される処置は，損傷組織の量に応じた覆髄法または歯髄切断法である[136]．この治療を頻繁に必要とする歯は，児童では破折した永久切歯である．**FIG 6-71**に示した症例は，7歳の女子の上顎中切歯の治療例である．この若い患者は自転車から転落した直後に

231

折れた歯をもって，かかりつけ医を訪れたが，そこから紹介され来院した．48時間経過していたが，上顎左側中切歯にはエナメル質・象牙質破折が生じ，遠心髄角部に壊死組織やプラークバイオフィルムで覆われた露髄が認められた（FIG 6-71a，6-71b）．エックス線写真から，歯根は未完成で，根尖1/3にきわめて薄い象牙質壁があることが示された（FIG 6-71c）．断髄を行い，創面を化学的に純粋な水酸化カルシウム薬で被覆した．歯の破折片を再接着した後，髄腔を酸化亜鉛ユージノールセメントで密閉した．3か月後に撮影された比較エックス線写真（FIG 6-71d）では，新たな象牙質沈着により根管壁が厚くなっていた．同時に，歯髄切断面で石灰化組織の形成が観察された．さらに90日後に症例を再評価することを決めた．合計6か月後，エックス線写真では根形成はさらに進行していたが，断髄面下の石灰化形成により歯髄腔が閉鎖されつつあることが明らかになった（FIG 6-71e）．この閉鎖により，根形成が完成した時点で根管治療を妨げたり阻害したりするリスクが高まると考えられた．そこで，歯冠側1/3の石灰化組織を除去し，根尖から約2mmで歯髄切断を行うことを決めた（FIG 6-71f，6-71g）．根管を水酸化カルシウムで充填し，暫間治療を終了した．5か月後（治療開始から11か月後），明らかに正常な形で歯根が完成した（FIG 6-71h）．そこで根管を再開拡し，ガッタパーチャとシーラーを用いて側方加圧で最終根管充填をした（FIG 6-71i）．

FIG 6-72は重度の歯髄疾患の症例である．8歳の女児が左大臼歯部の疼痛のため，両親とともに歯科診療所を訪れた．下顎左側第一大臼歯のエックス線写真では，歯の遠心に暫間充填物の名残とともに，歯髄に隣接したう蝕病変がみられる．歯根は完成しておらず，根尖性歯周炎が存在した（FIG 6-72a）．生活歯髄診断に陰性反応を示し，歯は打診に敏感であった．麻酔と術野の防湿の後，う蝕組織を除去し，髄腔開拡を行った．髄室の壊死組織を洗浄後，根管内へ1回に1～1.5mmずつ根尖方向へ手用ファイルを慎重に進めた．ファイルは1/4回転しては引き抜き，除去された組織を慎重に検査した．**弾力のある歯髄組織が観察された時点で器具の前進を停止すれば，壊死組織から生活組織への境界が見つかったことになる**．そこで，この位置まで根管拡大し（FIG 6-72b），乾燥させ，水酸化カルシウムを貼薬した（FIG 6-72c）．6か月後の追跡エックス線写真では，エックス線透過像が消失し根尖の形成がみられた（FIG 6-72d）．つぎに，根管を再度開拡し，根尖までの作業長を測定した後，根管拡大と充填を行った（FIG 6-72e）．6年後の経過観察では，歯根周囲の正常像が認められた（FIG 6-72f）．

治療が成功した重度症例をFIG 6-73に示す．上顎右側側切歯の頬側粘膜にサイナストラクトが出現したため，11歳の男子が両親に連れられて来院した．歯冠は無傷に見え，最近の外傷の報告はなかった．視診では口蓋面に異常なエナメル質構造を認め，色素沈着した深い溝が生じていた．生活歯髄診断では陰性であり壊死歯髄を示していた．エックス線写真検査では，歯髄腔は広く，根尖孔は開き，歯根の発育が停止していたほか，歯根の全周に沿って歯槽硬線が喪失しており，広範囲な骨透過像が見られた（FIG 6-73a）．根尖形成を誘導するための治療を行うことを決めた．歯を防湿して髄腔開拡を形成すると，壊死歯髄組織の存在が確認された．根尖方向に適切な大きさのファイルを慎重に進めた（FIG 6-73b）．生活組織はみられなかった．歯根先端から安全な位置を保ちながら手動で根管拡大を行い，大きなファイルを用いて全体的に根管周囲を優しく処置した．多量のNaOClで洗浄を行い，最後は根管を暫間的に水酸化カルシウムで充填した．治療から3日後にサイナストラクトは消失した．3か月後に撮影した比較エックス線写真では，歯根全周で歯槽硬線像の再現をともなう顕著な骨再生が認められた．根尖付近に小さなエックス線透過像と新たな象牙質添加を示唆する兆候がみられた（FIG 6-73c）．9か月間にわたり合計で5回，根管内貼薬を繰り返し，その間，歯は無症候性のままであった．9か月後のエックス線写真では根尖の形成がみられた．しかし，根尖部のエックス線透過像は依然として残存し，根尖部の歯槽硬線はみられず，透過像の周囲には反応性の骨硬化像がみられた（FIG 6-73e）．根管を再度開拡し，再根管拡大を行い，ガッタパーチャとシーラーを用いて側方加圧法で充填した（FIG 6-73f）．1年目の術後経過では，歯根周囲組織が正常に戻ったことが確認された（FIG 6-73g）．4年後以降の状態も安定していた（FIG 6-73h）．

歯根未完成歯の治療　**CHAPTER 6**

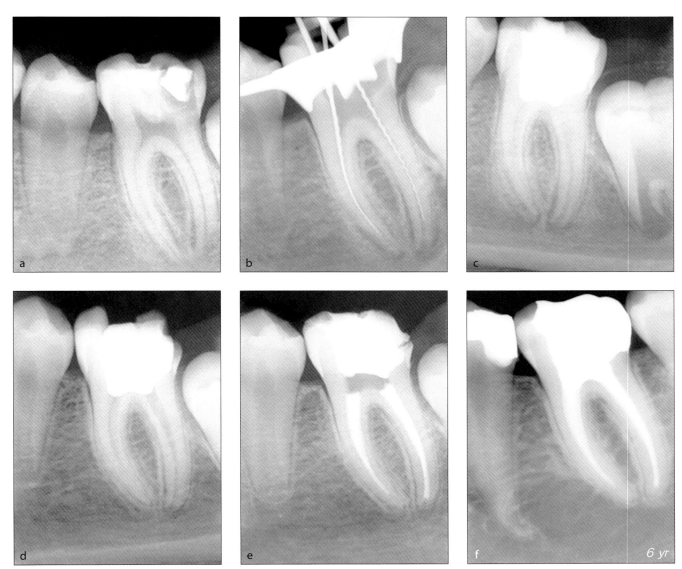

FIG 6-72　歯根未完成歯の歯髄処置（重度う蝕）．（a）歯髄近くまでう蝕が進行した 8 歳の女子の下顎左側第一大臼歯．歯根はわずかに未完成である．自発痛があり，生活歯髄診断は陰性であった．（b）段階的に器具を進めながら歯髄除去を行うことで，根管内で壊死組織と生活組織の間の移行部を見つけ，根尖手前まで器具を挿入した．（c）創傷被覆材（水酸化カルシウム）を貼布し，強化型酸化亜鉛ユージノールセメントで髄腔を充填した．（d）6 か月後，良好な歯根発育が達成され，根尖のエックス線透過像は消失した．（e）その後，根管にリエントリーし，根管拡大後に充填した．（f）術後 6 年．歯根周囲構造は正常であった．
考　察： この症例は，「アペクソジェネシス」または「アペキシフィケーション」と表現される臨床治療の区分けをすることがいかに困難かを示している．刺激物（細菌やその毒素）を取り除き，かつ根尖付近に生き残った生活歯髄組織を保存することにより，歯根形成を完成させることができ，その後の歯内治療が可能となる．

233

CHAPTER 6 臨床的歯内療法：治療法

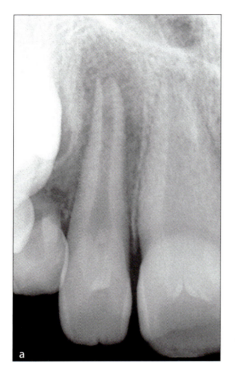
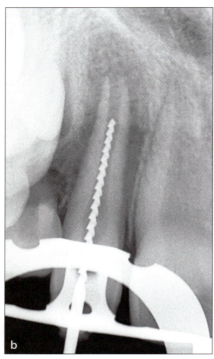
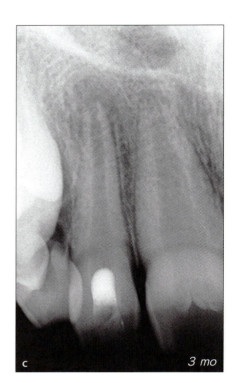
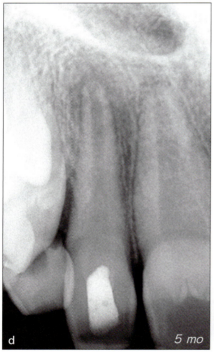
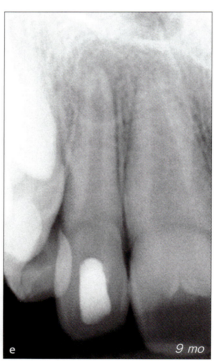

FIG 6-73 歯根未完成歯の歯髄処置（歯内歯）．（a）歯髄壊死と歯根周囲に広域なエックス線透過像をともなう11歳の男子の側切歯．歯根全周で歯槽硬線が見られず，根尖孔は広く開いており，根尖の発育が不完全であることに注目．（b）髄腔の開拡後，作業長を決め，多量の1％次亜塩素酸ナトリウムで洗浄しながら根管拡大を行った．その後，根管を水酸化カルシウムで充填した．（c）術後3か月．歯根全周で明らかな骨再生を認め，根尖付近の根管壁には新たな象牙質が添加しつつある兆候が見られた．根尖部のエックス線透過像は依然としてうっすらと残っている．根管を再拡大し，新しい水酸化カルシウムを貼布した．（d）5か月後に撮影したエックス線写真．根管を再度拡大し，水酸化カルシウムを新しくした．（e）9か月後に撮影したエックス線写真．根尖部の発育は良好と判断された．

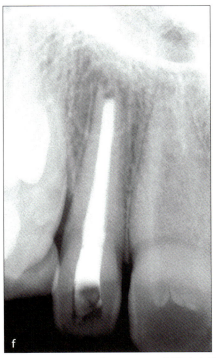 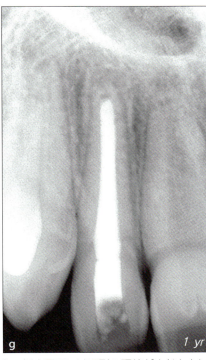 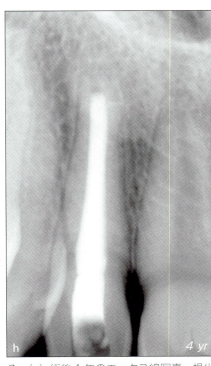

（f）ガッタパーチャとシーラーで根管を充填した．根尖周辺には円形の硬線がまだ存在している．（g）術後1年のエックス線写真．根尖部のエックス線透過像と硬線が消失した．（h）術後4年のエックス線写真．歯根周囲の状態は正常である．

参考文献

1. Andreana G, Andreana S. La diga di gomma: da oltre 100 anni al servizio dell'odontoiatra. In tema di Odontoiatria e Cultura 1992;9:21–26.
2. Buckley M, Spångberg LS. The prevalence and technical quality of endodontic treatment in an American subpopulation. Oral Surg Oral Med Oral Pathol Oral Radiol Endod 1995;79:92–100.
3. Ödesjö B, Helldén L, Salonen L, Langeland K. Prevalence of previous endodontic treatment, technical standard and occurrence of periapical lesions in a randomly selected adult, general population. Endod Dent Traumatol 1990;6:265–272.
4. Siqueira JF Jr, Rôças IN, Alves FR, Campos LC. Periradicular status related to the quality of coronal restorations and root canal fillings in a Brazilian population. Oral Surg Oral Med Oral Pathol Oral Radiol Endod 2005;100:369–374.
5. Tavares PB, Bonte E, Boukpessi T, Siqueira JF Jr, Lasfargues JJ. Prevalence of apical periodontitis in root canal-treated teeth from an urban French population: influence of the quality of root canal fillings and coronal restorations. J Endod 2009;35:810–813.
6. Weiger R, Hitzler S, Hermle G, Löst C. Periapical status, quality of root canal fillings and estimated endodontic treatment needs in an urban German population. Endod Dent Traumatol 1997;13:69–74.
7. Möller AJR. Microbial examination of root canals and periapical tissues of human teeth. Odontol Tidskr 1966; 74(Suppl):1–380.
8. Siqueira JF Jr. Treatment of endodontic infections. London: Quintessence Publishing, 2011.
9. Ricucci D, Grosso A. The compromised tooth: conservative treatment or extraction? Endod Topics 2006;13:108–122.
10. Ricucci D. Il quarto canale nel primo molare superiore. Riv Ital Stomatol 1991;6:365–372.
11. Ricucci D. Ungewöhnliche Wurzelkanalanatomie – Diagnostik und Therapie. Endodontie 1997;4:281–294.
12. Fabra-Campos H. Unusual root anatomy of mandibular first molars. J Endod 1985;11:568–572.
13. Ricucci D. Three independent canals in the mesial root of a mandibular first molar. Endod Dent Traumatol 1997;13:47–49.
14. Fan B, Cheung GS, Fan M, Gutmann JL, Bian Z. C-shaped canal system in mandibular second molars: Part I – Anatomical features. J Endod 2004;30:899–903.
15. Fan B, Cheung GS, Fan M, Gutmann JL, Fan W. C-shaped canal system in mandibular second molars: Part II – Radiographic features. J Endod 2004;30: 904–908.
16. Ricucci D, Pascon EA, Langeland K. Long-term follow-up on C-shaped mandibular molars. J Endod 1996;22:185–187.
17. Friedman S, Löst C, Zarrabian M, Trope M. Evaluation of success and failure after endodontic therapy using a glass ionomer cement sealer. J Endod 1995;21:384–390.
18. Molander A, Warfvinge J, Reit C, Kvist T. Clinical and radiographic evaluation of one- and two-visit endodontic treatment of asymptomatic necrotic teeth with apical periodontitis: a randomized clinical trial. J Endod 2007;33:1145–1148.
19. Sjögren U, Figdor D, Persson S, Sundqvist G. Influence of infection at the time of root filling on the outcome of endodontic treatment of teeth with apical periodontitis. Int Endod J 1997;30:297–306.

20. Sjögren U, Hagglund B, Sundqvist G, Wing K. Factors affecting the long-term results of endodontic treatment. J Endod 1990;16:498–504.
21. Trope M, Delano EO, Ørstavik D. Endodontic treatment of teeth with apical periodontitis: single vs. multivisit treatment. J Endod 1999;25:345–350.
22. Penesis VA, Fitzgerald PI, Fayad MI, et al. Outcome of one-visit and two-visit endodontic treatment of necrotic teeth with apical periodontitis: a randomized controlled trial with one-year evaluation. J Endod 2008;34:251–257.
23. Peters LB, Wesselink PR. Periapical healing of endodontically treated teeth in one and two visits obturated in the presence or absence of detectable microorganisms. Int Endod J 2002;35:660–667.
24. Weiger R, Rosendahl R, Löst C. Influence of calcium hydroxide intracanal dressings on the prognosis of teeth with endodontically induced periapical lesions. Int Endod J 2000;33:219–226.
25. Sathorn C, Parashos P, Messer HH. Effectiveness of single- versus multiple-visit endodontic treatment of teeth with apical periodontitis: a systematic review and meta-analysis. Int Endod J 2005;38:347–355.
26. Ricucci D, Russo J, Rutberg M, Burleson JA, Spångberg LS. A prospective cohort study of endodontic treatments of 1,369 root canals: results after 5 years. Oral Surg Oral Med Oral Pathol Oral Radiol Endod 2011;112:825–842.
27. Sjögren U. Success and Failure in Endodontics [Odontological Dissertation no. 60]. Ůmea, Sweden: University of Ůmea, 1996.
28. Vera J, Siqueira JF Jr, Ricucci D, et al. One- versus two-visit endodontic treatment of teeth with apical periodontitis: a histobacteriologic study. J Endod 2012;38:1040–1052.
29. Siren EK, Haapasalo MP, Ranta K, Salmi P, Kerosuo EN. Microbiological findings and clinical treatment procedures in endodontic cases selected for microbiological investigation. Int Endod J 1997;30:91–95.
30. Cheung GS. Survival of first-time nonsurgical root canal treatment performed in a dental teaching hospital. Oral Surg Oral Med Oral Pathol Oral Radiol Endod 2002;93:596–604.
31. Ricucci D. Apical limit of root canal instrumentation and obturation, part 1. Literature review. Int Endod J 1998;31:384–393.
32. Ricucci D, Langeland K. Apical limit of root canal instrumentation and obturation, part 2. A histological study. Int Endod J 1998;31:394–409.
33. Turek T, Langeland K. A light microscopic study of the efficacy of the telescopic and the Giromatic preparation of root canals. J Endod 1982;8:437–443.
34. Giangrego E. Changing concepts in endodontic therapy. J Am Dent Assoc 1985;110:470–480.
35. Langeland K, Liao K, Pascon EA. Work-saving devices in endodontics: efficacy of sonic and ultrasonic techniques. J Endod 1985;11:499–510.
36. Hess W. Zur anatomie der wurzelkanale des menschlichen gebisse mit berücksichtigung der feineren verzweigungen am foramen apicale. Zürich: Schweizerische Monatsschrift, 1917.
37. Walia HM, Brantley WA, Gerstein H. An initial investigation of the bending and torsional properties of Nitinol root canal files. J Endod 1988;14:346–351.
38. Spångberg L. The wonderful world of rotary root canal preparation. Oral Surg Oral Med Oral Pathol Oral Radiol Endod 2001;92:479.
39. Hülsmann M, Herbst U, Schäfers F. Comparative study of root-canal preparation using Lightspeed and Quantec SC rotary NiTi instruments. Int Endod J 2003;36:748–756.
40. Paqué F, Musch U, Hülsmann M. Comparison of root canal preparation using RaCe and ProTaper rotary Ni-Ti instruments. Int Endod J 2005;38:8–16.
41. Paqué F, Balmer M, Attin T, Peters OA. Preparation of oval-shaped root canals in mandibular molars using nickel-titanium rotary instruments: a micro-computed tomography study. J Endod 2010;36:703–707.
42. Peters OA, Schönenberger K, Laib A. Effects of four Ni-Ti preparation techniques on root canal geometry assessed by micro computed tomography. Int Endod J 2001;34:221–230.

43. Cheung GSP. Instrument fracture: mechanisms, removal of fragments, and clinical outcomes. Endod Topics 2007;16:1–26.
44. Alves FR, Almeida BM, Neves MA, et al. Disinfecting oval-shaped root canals: effectiveness of different supplementary approaches. J Endod 2011;37:496–501.
45. De-Deus G, Barino B, Zamolyi RQ, et al. Suboptimal debridement quality produced by the single-file F2 ProTaper technique in oval-shaped canals. J Endod 2010;36:1897–1900.
46. Siqueira JF Jr, Alves FR, Almeida BM, Machado de Oliveira JC, Rôças IN. Ability of chemomechanical preparation with either rotary instruments or self-adjusting file to disinfect oval-shaped root canals. J Endod 2010;36:1860–1865.
47. Taha NA, Ozawa T, Messer HH. Comparison of three techniques for preparing oval-shaped root canals. J Endod 2010;36:532–535.
48. Marshall FJ, Pappin J. A crown-down pressureless preparation root canal enlargement technique: technique manual. Portland, Oregon: Oregon Health Sciences University, 1980.
49. Morgan LF, Montgomery S. An evaluation of the crown-down pressureless technique. J Endod 1984;10:491–498.
50. Hall EM. Pulpless Tooth Problems and a Manual on Root-Canal Technique. Detroit: Detroit Dental Manufacturing Company, 1928.
51. Balters W. Aus der praxis der konservierenden zahnheilkunde. Berlin: Verlag Hermann Meusser, 1930.
52. Castellucci A. Endodonzia. Bologna: Ediz. Martina, 1996.
53. Wu MK, Wesselink PR. Efficacy of three techniques in cleaning the apical portion of curved root canals. Oral Surg Oral Med Oral Pathol Oral Radiol Endod 1995;79:492–496.
54. Kuttler Y. Microscopic investigation of root apexes. J Am Dent Assoc 1955; 50:544–552.
55. Wu MK, R'Oris A, Barkis D, Wesselink PR. Prevalence and extent of long oval canals in the apical third. Oral Surg Oral Med Oral Pathol Oral Radiol Endod 2000;89:739–743.
56. Siqueira JF Jr, Araujo MC, Garcia PF, Fraga RC, Dantas CJ. Histological evaluation of the effectiveness of five instrumentation techniques for cleaning the apical third of root canals. J Endod 1997;23:499–502.
57. Lin LM, Rosenberg PA, Lin J. Do procedural errors cause endodontic treatment failure? J Am Dent Assoc 2005;136:187–193;quiz 231.
58. Siqueira JF Jr. Aetiology of root canal treatment failure: why well-treated teeth can fail. Int Endod J 2001;34:1–10.
59. Dychdala GR. Chlorine and chlorine compounds. In: Block SS (ed). Disinfection, Sterilization, and Preservation, ed 4. Philadelphia: Lea & Febiger, 1991:133–150.
60. Rutala WA, Weber DJ. Uses of inorganic hypochlorite (bleach) in health-care facilities. Clin Microbiol Rev 1997;10:597–610.
61. Ohara P, Torabinejad M, Kettering JD. Antibacterial effects of various endodontic irrigants on selected anaerobic bacteria. Endod Dent Traumatol 1993;9:95–100.
62. Vianna ME, Gomes BP, Berber VB, et al. In vitro evaluation of the antimicrobial activity of chlorhexidine and sodium hypochlorite. Oral Surg Oral Med Oral Pathol Oral Radiol Endod 2004;97:79–84.
63. Siqueira JF Jr, Batista MM, Fraga RC, de Uzeda M. Antibacterial effects of endodontic irrigants on black-pigmented gram-negative anaerobes and facultative bacteria. J Endod 1998;24:414–416.
64. Alves FR, Almeida BM, Neves MA, Rôças IN, Siqueira JF Jr. Time-dependent antibacterial effects of the self-adjusting file used with two sodium hypochlorite concentrations. J Endod 2011;37:1451¬–1455.
65. Byström A, Sundqvist G. The antibacterial action of sodium hypochlorite and EDTA in 60 cases of endodontic therapy. Int Endod J 1985;18:35–40.
66. Siqueira JF Jr, Rôças IN, Favieri A, Lima KC. Chemomechanical reduction of the bacterial population in the root canal after instrumentation and irrigation with 1%, 2.5%, and 5.25% sodium hypochlorite. J Endod 2000;26:331–334.
67. Baumgartner JC, Cuenin PR. Efficacy of several concentrations of sodium hypochlorite for root canal irrigation. J Endod 1992;18:605–612.
68. Grossman LI, Meinam BW. Solution of pulp tissue by chemical agent. J Am Dent Assoc 1941;28:223–225.

69. Moorer WR, Wesselink PR. Factors promoting the tissue dissolving capability of sodium hypochlorite. Int Endod J 1982;15:187–196.
70. Torabinejad M, Handysides R, Khademi AA, Bakland LK. Clinical implications of the smear layer in endodontics: a review. Oral Surg Oral Med Oral Pathol Oral Radiol Endod 2002;94:658–666.
71. Mader CL, Baumgartner JC, Peters DD. Scanning electron microscopic investigation of the smeared layer on root canal walls. J Endod 1984;10:477–483.
72. Ørstavik D, Haapasalo M. Disinfection by endodontic irrigants and dressings of experimentally infected dentinal tubules. Endod Dent Traumatol 1990;6:142–149.
73. Behrend GD, Cutler CW, Gutmann JL. An in-vitro study of smear layer removal and microbial leakage along root-canal fillings. Int Endod J 1996;29:99–107.
74. Saunders WP, Saunders EM. The effect of smear layer upon the coronal leakage of gutta-percha fillings and a glass ionomer sealer. Int Endod J 1992;25:245–249.
75. Shahravan A, Haghdoost AA, Adl A, Rahimi H, Shadifar F. Effect of smear layer on sealing ability of canal obturation: a systematic review and meta-analysis. J Endod 2007;33:96–105.
76. Brännström M. Smear layer: pathological and treatment considerations. Oper Dent Suppl 1984;3:35–42.
77. Pashley DH. Smear layer: physiological considerations. Oper Dent Suppl 1984;3:13–29.
78. Kvist T, Molander A, Dahlén G, Reit C. Microbiological evaluation of one- and two-visit endodontic treatment of teeth with apical periodontitis: a randomized, clinical trial. J Endod 2004;30:572–576.
79. McGurkin-Smith R, Trope M, Caplan D, Sigurdsson A. Reduction of intracanal bacteria using GT rotary instrumentation, 5.25% NaOCl, EDTA, and Ca(OH)2. J Endod 2005;31:359–363.
80. Paquette L, Legner M, Fillery ED, Friedman S. Antibacterial efficacy of chlorhexidine gluconate intracanal medication in vivo. J Endod 2007;33:788–795.
81. Shuping GB, Ørstavik D, Sigurdsson A, Trope M. Reduction of intracanal bacteria using nickel-titanium rotary instrumentation and various medications. J Endod 2000;26:751–755.
82. Siqueira JF Jr, Guimarães-Pinto T, Rôcas IN. Effects of chemomechanical preparation with 2.5% sodium hypochlorite and intracanal medication with calcium hydroxide on cultivable bacteria in infected root canals. J Endod 2007;33:800–805.
83. Siqueira JF Jr, Magalhães KM, Rôcas IN. Bacterial reduction in infected root canals treated with 2.5% NaOCl as an irrigant and calcium hydroxide/camphorated paramonochlorophenol paste as an intracanal dressing. J Endod 2007;33:667–672.
84. Siqueira JF Jr, Paiva SS, Rôcas IN. Reduction in the cultivable bacterial populations in infected root canals by a chlorhexidine-based antimicrobial protocol. J Endod 2007;33:541–547.
85. Siqueira JF Jr, Rôcas IN, Paiva SS, et al. Bacteriologic investigation of the effects of sodium hypochlorite and chlorhexidine during the endodontic treatment of teeth with apical periodontitis. Oral Surg Oral Med Oral Pathol Oral Radiol Endod 2007;104:122–130.
86. Sjögren U, Figdor D, Spångberg L, Sundqvist G. The antimicrobial effect of calcium hydroxide as a short-term intracanal dressing. Int Endod J 1991;24:119–125.
87. Byström A, Sundqvist G. Bacteriologic evaluation of the effect of 0.5 percent sodium hypochlorite in endodontic therapy. Oral Surg Oral Med Oral Pathol 1983;55:307–312.
88. Siqueira JF Jr. Strategies to treat infected root canals. J Calif Dent Assoc 2001;29:825–837.
89. Siqueira JF Jr, Lopes HP. Mechanisms of antimicrobial activity of calcium hydroxide: a critical review. Int Endod J 1999;32:361–369.
90. Siren EK, Haapasalo MP, Waltimo TM, Ørstavik D. In vitro antibacterial effect of calcium hydroxide combined with chlorhexidine or iodine potassium iodide on Enterococcus faecalis. Eur J Oral Sci 2004;112:326–331.
91. Lambrianidis T, Kosti E, Boutsioukis C, Mazinis M. Removal efficacy of various calcium hydroxide/chlorhexidine medicaments from the root canal. Int Endod J 2006;39:55–61.
92. Lambrianidis T, Margelos J, Beltes P. Removal efficiency of calcium hydroxide dressing from the root canal. J Endod 1999;25:85–88.
93. Margelos J, Eliades G, Verdelis C, Palaghias G. Interaction of calcium hydroxide with zinc oxide-eugenol type sealers: a potential clinical problem. J Endod 1997;23:43–48.
94. van der Sluis LW, Wu MK, Wesselink PR. The evaluation of removal of calcium hydroxide paste from an artificial standardized groove in the apical root canal using different irrigation methodologies. Int Endod J 2007;40:52–57.
95. Quality guidelines for endodontic treatment: consensus report of the European Society of Endodontology. Int Endod J 2006;39:921–930.
96. Cailleteau JG, Mullaney TP. Prevalence of teaching apical patency and various instrumentation and obturation techniques in United States dental schools. J Endod 1997;23:394–396.
97. Langeland K. Root canal sealants and pastes. Dent Clin North Am 1974;18:309–327.
98. Ørstavik D. Time-course and risk analyses of the development and healing of chronic apical periodontitis in man. Int Endod J 1996;29:150–155.
99. Strindberg LZ. The dependence of the results of pulp therapy on certain factors. Acta Odontol Scand 1956;14(suppl 21):1–175.
100. Friedman S, Abitbol S, Lawrence HP. Treatment outcome in endodontics: the Toronto Study. Phase 1: initial treatment. J Endod 2003;29:787–793.
101. Sackett D, Richardson W, Rosenberg W, Haynes R. Evidence-based medicine: how to practice and teach EBM. London: Churchill Livingstone, 1997.
102. Friedman S. Prognosis of initial endodontic therapy. Endod Topics 2002;2:59–88.
103. De Moor RJ, Hommez GM, De Boever JG, Delme KI, Martens GE. Periapical health related to the quality of root canal treatment in a Belgian population. Int Endod J 2000;33:113–120.
104. Georgopoulou MK, Spanaki-Voreadi AP, Pantazis N, Kontakiotis EG, Morfis AS. Periapical status and quality of root canal fillings and coronal restorations in a Greek population. Quintessence Int 2008;39:e85–92.
105. Kirkevang LL, Vaeth M, Hørsted-Bindslev P, Wenzel A. Longitudinal study of periapical and endodontic status in a Danish population. Int Endod J 2006;39:100–107.
106. Ray HA, Trope M. Periapical status of endodontically treated teeth in relation to the technical quality of the root filling and the coronal restoration. Int Endod J 1995;28:12–18.
107. Segura-Egea JJ, Jimenez-Pinzon A, Poyato-Ferrera M, Velasco-Ortega E, Rios-Santos JV. Periapical status and quality of root fillings and coronal restorations in an adult Spanish population. Int Endod J 2004;37:525–530.
108. Stassen IG, Hommez GM, De Bruyn H, De Moor RJ. The relation between apical periodontitis and root-filled teeth in patients with periodontal treatment need. Int Endod J 2006;39:299–308.
109. Sunay H, Tanalp J, Dikbas I, Bayirli G. Cross-sectional evaluation of the periapical status and quality of root canal treatment in a selected population of urban Turkish adults. Int Endod J 2007;40:139–145.
110. Tronstad L, Asbjørnsen K, Døving L, Pedersen I, Eriksen HM. Influence of coronal restorations on the periapical health of endodontically treated teeth. Endod Dent Traumatol 2000;16:218–221.
111. Engström B, Hard AF, Segerstad L, Ramström G, Frostell G. Correlation of positive cultures with the prognosis for root canal treatment. Odontol Revy 1964;15:257–270.
112. Matsumoto T, Nagai T, Ida K, et al. Factors affecting successful prognosis of root canal treatment. J Endod 1987;13:239–242.
113. Sundqvist G, Figdor D, Persson S, Sjögren U. Microbiologic analysis of teeth with failed endodontic treatment and the outcome of conservative re-treatment. Oral Surg Oral Med Oral Pathol Oral Radiol Endod 1998;85:86–93.
114. Bergenholtz G, Hørsted-Bindslev P, Reit C. Textbook of endodontology. Oxford: Blackwell Munksgaard, 2004.
115. Baumgartner JC, Picket AB, Muller JT. Microscopic examination of oral sinus tracts and their associated periapical lesions. J Endod 1984;10:146–152.

116. Bender IB, Seltzer S. The oral fistula: its diagnosis and treatment. Oral Surg Oral Med Oral Pathol 1961;14:1367–1376.
117. al-Kandari AM, al-Quoud OA, Ben-Naji A, Gnanasekhar JD. Cutaneous sinus tracts of dental origin to the chin and cheek: case reports. Quintessence Int 1993;24:729–733.
118. Calişkan MK, Sen BH, Ozinel MA. Treatment of extraoral sinus tracts from traumatized teeth with apical periodontitis. Endod Dent Traumatol 1995;11:115–120.
119. Johnson BR, Remeikis NA, Van Cura JE. Diagnosis and treatment of cutaneous facial sinus tracts of dental origin. J Am Dent Assoc 1999;130:832–836.
120. Mardones F, Oroz J, Munoz C, Alfaro C, Soto R. Cutaneous facial sinus tract of dental origin. Pediatr Dermatol 2010;27:410–411.
121. Mittal N, Gupta P. Management of extra oral sinus cases: a clinical dilemma. J Endod 2004;30:541–547.
122. Andersen M, Lund A, Andreasen JO, Andreasen FM. In vitro solubility of human pulp tissue in calcium hydroxide and sodium hypochlorite. Endod Dent Traumatol 1992;8:104–108.
123. Hasselgren G, Olsson B, Cvek M. Effects of calcium hydroxide and sodium hypochlorite on the dissolution of necrotic porcine muscle tissue. J Endod 1988;14:125–127.
124. Wadachi R, Araki K, Suda H. Effect of calcium hydroxide on the dissolution of soft tissue on the root canal wall. J Endod 1998;24:326–330.
125. Yang SF, Rivera EM, Baumgardner KR, Walton RE, Stanford C. Anaerobic tissue-dissolving abilities of calcium hydroxide and sodium hypochlorite. J Endod 1995;21:613–616.
126. Zehnder M, Grawehr M, Hasselgren G, Waltimo T. Tissue-dissolution capacity and dentin-disinfecting potential of calcium hydroxide mixed with irrigating solutions. Oral Surg Oral Med Oral Pathol Oral Radiol Endod 2003;96:608–613.
127. Ricucci D, Siqueira JF Jr. Recurrent apical periodontitis and late endodontic treatment failure related to coronal leakage: a case report. J Endod 2011;37:1171–1175.
128. Vieira AR, Siqueira JF Jr, Ricucci D, Lopes WS. Dentinal tubule infection as the cause of recurrent disease and late endodontic treatment failure: a case report. J Endod 2012;38:250–254.
129. Genet JM, Wesselink PR, Thoden van Velzen SK. The incidence of preoperative and postoperative pain in endodontic therapy. Int Endod J 1986;19:221–229.
130. Siqueira JF Jr, Rôças IN, Favieri A, et al. Incidence of postoperative pain after intracanal procedures based on an antimicrobial strategy. J Endod 2002;28:457–460.
131. Trope M. Flare-up rate of single-visit endodontics. Int Endod J 1991;24:24–26.
132. Walton R, Fouad A. Endodontic interappointment flare-ups: a prospective study of incidence and related factors. J Endod 1992;18:172–177.
133. Siqueira JF Jr. Microbial causes of endodontic flare-ups. Int Endod J 2003;36:453–463.
134. Siqueira JF Jr. Microbiology of apical periodontitis. In: Ørstavik D, Pitt Ford T (eds). Essential Endodontology, ed 2. Oxford: Blackwell Munksgaard, 2008:135–196.
135. American Association of Endodontists. Glossary of Endodontic Terms. Chicago: American Association of Endodontists, 2012.
136. Cvek M. A clinical report on partial pulpotomy and capping with calcium hydroxide in permanent incisors with complicated crown fracture. J Endod 1978;4:232–237.
137. Ricucci D, Langeland K. Incomplete calcium hydroxide removal from the root canal: a case report. Int Endod J 1997;30:418–421.
138. Lin LM, Ricucci D, Lin J, Rosenberg PA. Nonsurgical root canal therapy of large cyst-like inflammatory periapical lesions and inflammatory apical cysts. J Endod 2009;35:607–615.

CHAPTER 7
歯内療法後の歯根周囲組織の治癒

　CHAPTER 4 と CHAPTER 5 で述べたように，根尖性歯周炎は根管の感染により引き起こされる疾患である．つまり，治療方針は，根管内の感染予防，もしくは根管内に確立してしまった感染源の除去，とすべきである．

　不可逆性歯髄炎（歯髄は生きている状態）に対する歯内療法は，予防的な治療法として必要不可欠なものとみなすことができる．このようなケースでは通常，歯冠側の小範囲の歯髄が壊死や感染を起こしているのに対し，歯根部の歯髄や象牙質，周囲の根管壁は感染していない（CHAPTER 2 参照）[1]．治療の目的は，歯髄組織を除去し，根管のスペースを閉鎖することにより，根管深部への感染拡大を防ぐ[1]ことである．一方，歯髄が壊死して感染しているケースや，根尖性歯周炎の病変を有する処置歯は，根管内に感染がすでに確立している．よって治療方針は感染源である細菌の除去をゴールとすべきである[2]．

　臨床では感染性（歯髄壊死や処置歯）と非感染性（生活歯髄）のどちらの治療でも，根管充填材だけでなく，器具や抗菌薬を用いた洗浄，感染の除去（感染性の場合），根管形成が行われる．これらの術式が積み重なった影響は，必然的に歯根周囲組織の損傷に繋がる．いうまでもないが，病変による損傷に加え，治療結果に悪影響を及ぼすような侵襲を加えないようにしなくてはならない．

　根管治療の際には生物学的な原理原則を考慮する必要がある．残念ながら治療に関する議論の対象は器具操作と根管充填のテクニックばかりであった．Spångberg[1]は，臨床術式の機械的観点は，歯内療法の成功のための真の基礎となる生物学的考察よりも，根管充填後のエックス線写真の美しさを好むようになっている，と述べている．実験室で用いる器具や治療法については数多く研究され，発表されている．しかしながら，それらが治療結果に与える影響を客観的に評価した科学的な文献はほとんどない．この CHAPTER では，歯内療法に対する根尖部周囲組織の反応と，生物学的な理論に基づく治療後の根尖部歯周組織の治癒過程を解説する．

CHAPTER 7　歯内療法後の歯根周囲組織の治癒

治癒の基礎

治癒は，**再生**と**修復**に分けることができる．再生は失われた組織や損傷した組織を完全な回復に導くのに対し，修復は元の構造の部分的な回復を意味する[3]．身体のほぼすべての部位における治癒は，止血，炎症反応，増殖，組織のリモデリング，そして回復という段階が重なり合い，高度に統合されている[4]．

歯内療法後の治癒の過程における，創傷表面の「止血」の役割は非常に明白である．この場合の創傷表面は，生活歯髄組織の最根尖側の位置もしくは歯根膜である．外科の場合，病変を掻把した後の空洞が血液で満たされ，完全に凝固し，治癒のつぎの過程へと誘導する．止血は傷ができるとすぐに始まり，この段階での特徴は，血管収縮とフィブリン塊形成となる．フィブリン塊や周辺の損傷した組織からは，炎症性サイトカインやTGF-β，PDGF，FGF，EGFなどの成長因子が放出される[5]．これらのケミカルメディエーターはその後，治癒の過程で重要な役割を担うこととなる．

治癒の過程でつぎに起きることは「炎症」である．出血がコントロールされると，すぐに多形核白血球や単球などの炎症性細胞が損傷部位のマクロファージに向かい遊走する．単球は，治癒の過程で重要な役割を担うマクロファージを誘導する．治癒過程の初期ではマクロファージは，他の炎症性細胞を活性化させる炎症性サイトカインを放出する．マクロファージは損傷部位の残留細菌やその破片，アポトーシスした組織，炎症性細胞（多形核白血球を含む）などを貪食する．炎症はつぎの増殖の段階への道筋をつける．

「増殖」の段階は，結合組織細胞の増殖と遊走によって特徴づけられるが，主に線維芽細胞が上皮細胞とともに結合組織の治癒の重要な事象を巧みに編成し，コラーゲンや他の結合組織の構成成分である細胞外マトリックス，アンギオテンシンの産生を行い，引き続き肉芽組織の形成を行う．

つぎに，創傷治癒は最終的なリモデリングの段階に入る．これはいくつかの局所的または全身的な要素に影響を受けるが，損傷を受けた組織が再生や修復が生じるまで数か月から数年までかかるだろう．この段階になり，前段階で増殖した血管の密度が正常なレベルまで明らかに減少する．

歯根周囲組織の治癒

概要

非外科的歯内療法後の根尖性歯周炎の治癒過程は，基本的には上記と同じ一般的な過程をたどる．しかしながら，いくつかの重要な違いがあり，それは，上皮を形成した肉芽腫や囊胞など，異常な上皮の増殖を含む慢性炎症性の病的な組織が，健康な組織に置き換わらなければならないことである．組織治癒が生じる前に慢性炎症を改善する必要性は，なぜ歯根端切除や抜歯後の治癒が非外科的歯内療法の治癒より早いかを説明するのに役立つ．非外科的治療後の治癒を遅らせる他の要因は，刺激を誘発する根管充填材と，疾患を引き起こすほどではないが，治癒を遅らせるには十分な量の残留細菌である[6〜8]．

非外科的治療で歯内感染が効果的にコントロールされると，歯根周囲組織の炎症は徐々に鎮静し，治癒が始まる．続いて，根尖病変で免疫担当細胞から放出された成長因子やメタロプロテアーゼなどの炎症性メディエーターの量もかなり減少する．骨吸収に関与したメディエーターの分泌も減少し，サイトカインネットワークも，炎症誘発性や破壊性から抗炎症性や増殖性に変化する．根尖病変周囲では前骨芽細胞が骨芽細胞に分化・誘導され，これらが活性化することで，骨吸収以上に骨形成され，新生骨が沈着する．骨芽細胞を分化，増殖を誘導することで治癒に関与する主な成長因子やサイトカインの例として，TGF-β，BMP，IGF，PDGFがあり，これらは，骨吸収により露出した骨基質，または間質細胞，マクロファージ，骨芽細胞，線維芽細胞から分泌される．

根尖性歯周炎は，周囲から中心に向かい治癒が進行する．歯根周囲の骨の治癒反応は，ほとんどが骨内膜由来である．新生骨が増えてくると，骨小柱は病変壁から根尖に向けて伸びる．皮質骨が疾患の影響を受けた場合は，骨膜も治癒に関与する．骨膜内の前骨芽細胞は，成長因子やサイトカインにより骨芽細胞へと分化，増殖し，骨を新生する．

病変が囊胞の場合，歯根周囲組織が構造を回復するためには，囊胞腔を裏打ちしている上皮を取り除かなくてはならない．病変の炎症が徐々に治まるにつれ，囊胞を裏打ちしている上皮細胞は，成長因子やサイトカインを奪われるため，アポトーシスへと向かう．Linら[9]によると，非外科的歯内療法後の根尖部囊胞は以下のような過程で完全に消失する可能性がある．

■ 根尖部の囊胞の消失と骨再生は同時に進行する．新生骨が囊胞腔周囲から中心に向かってつくられてくると，囊胞腔を裏打ちしている上皮はアポトーシスへと向かう可能性があり，囊胞は縮小してくる．

■ 根尖部の囊胞が縮小している間，メタロプロテアーゼにより基底膜が分解されるのと同時に，囊胞腔を裏打ちしている上皮のアポトーシスが起こり，その結果，部分的に上皮が分断され，線維性結合組織の増殖と囊胞腔基底膜内への侵入が起こり，さらなる修復のための足場となる．

また，囊胞形成の免疫論が正しいとすれば，細胞傷害性Tリンパ球とNK細胞は炎症が起きている間，異常な動きをする上皮細胞を攻撃する可能性がある[10]．炎症が消退すれば，上皮細胞はもはや増殖するように誘導されないため，残りの上皮細胞は消失し，囊胞も縮小する．この理論によれば，囊胞を裏打ちしていた上皮は最終的には完全に消失するか，治癒後の歯根膜に上皮残遺として残る．

さまざまな組織が影響を受けるが，最後に治癒するのはおそらく歯根膜であろう．歯根周囲組織の治癒が生じている間，障害を受けた部位に近接した歯根膜から炎症により変性・消失した歯根膜やセメント質に向けて，細胞が増殖して移動する．新生セメント質は通常，セメント質が失われて象牙質が露出した根面を覆う．新生セメント芽細胞の増殖と分化は，歯根吸収したセメント質や象牙質基質から成長因子が放出されることによって起こる可能性がある．最終段階では，完治に至るまで，線維芽細胞とメタロプロテアーゼの作用により歯根膜コラーゲン線維の再構築が行われる必要がある．

非外科的歯内療法後の治癒機序を明らかにした研究が存在しないため，あくまでも仮説であることを強調しなければならない．しかしながら，抜歯後や歯根端切除後の修復の観察や動物実験，根尖病変治癒後に歯根破折や補綴計画など他の理由で抜歯された歯の断面の観察などをとおして，基礎的な情報は得られている．このCHAPTERで提示する症例と考察はほとんどが抜歯された歯の観察に基づくものである．

抜髄や器具操作，根管充填に対する組織反応

本書の至るところで議論されているが，生活歯髄と壊死歯髄は明確に区別する必要がある．**CHAPTER 2**で述べたとおり，ひとたびう蝕が歯髄に広がって不可逆性の炎症を引き起こすと，感染は歯冠側歯髄に限局的に起きる．歯髄の他の部位は感染していない．この組織学的および細菌学的状態は，「生活歯の根管治療」という名の臨床的アプローチが必要である．これは，「無菌状態を保つ」という原則，すなわち，組織に細菌感染を起こさないことである．生活歯髄に対する治療は，歯髄の一部もしくは全部を保存することを目的とした覆髄・断髄といった保守的な手法（それぞれは**CHAPTER 3**を参照），および，歯冠部と歯根の生活歯髄を取り除き，歯髄壊死や感染ひいては根尖性歯周炎へと進展することを防ぐことを目的とした抜髄といった手法がある．

不可逆性歯髄炎に対して速やかに治療が行われない場合，歯髄壊死，感染が必ず起き，最終的には歯根部歯髄へと拡大し，その後，根尖性歯周炎の病変が生じる．組織学的・細菌学的状態が異なれば，違う臨床的アプローチを必要とする．つまり，根管内から細菌を除去することである．

機械的な術式に対する歯根部周囲組織の反応は，生活歯髄でも壊死歯髄でもそれほど変わらない．壊死歯髄組織を除去した後，根尖付近にできる歯髄の創面は生きていることがほとんどである．これは，根尖方向への壊死の進行の影響をまだ受けていない歯髄組織か[11,12]，感染の進行に反応した肉芽組織，もしくは根尖部根管内で増殖した歯周組織の可能性がある．歯髄壊死を生じた歯の根管腔や根管象牙質は通常は感染している．そのため，歯髄壊死した歯の根管治療では，歯髄腔と根管象牙質からの完全な感染除去が重要な要素となる．根管治療は，根管内に認める壊死した組織と感染した組織を物理的に除去し，バイオフィルムが付着した根管象牙質を除去し，機械的なデブライドメント（debridement：郭清）を逃れた菌を殺菌するために抗菌薬を用いる．無菌的操作は新たな細菌感染を防ぐために非常に重要である一方，感染除去が根尖性歯周炎のある歯の基本原則となる．感染根管からすべての菌を除去するのは容易ではなく，おそらく現在用いることができる方法では不可能であろう．それゆえ，感染根管の治療は，非感染性の生活歯髄の治療を成功に導くために必要とされるものとは異なる，特別な努力と方法が必要になる[2]．

文献レビュー

抜髄後の歯根周囲組織の反応については，前世紀初頭より研究が行われてきた．Davis[13]は，歯内療法を成功させるには，歯根周囲組織を慎重に治療する必要があるとはじ

めて示唆した．彼の結論は組織学的な観察に基づいたものではなかったが，その後，歯内療法後，さまざまな期間において，抜歯された歯や歯根周囲組織と歯根根尖部の生検に基づいた組織学的な研究が数多く行われ，その説が正しいことが確認された．**これらの研究の多くは，生活歯髄の治療において，全部抜髄（total pulp removal）よりも部分的抜髄（partial pulpectomy）のほうが好ましいとしている**（訳者註：日本では total pulp removal, partial pulpectomy の両方を抜髄と表現するが，ここでは根管内からすべての歯髄を除去することを全部抜髄〔total pulp removal〕，根尖部に数 mm のわずかな歯髄の断端を残すことを部分的抜髄〔partial pulpectomy〕としている）．

歯髄の創傷治癒についての組織学的研究は Hatton[14] と Blayney[15] によりはじめて行われたが，症例も少なく診断，術式，観察期間，結果についてのデータも不十分であった．その後，Nygaard-Østby[16] が 20 歯のヒトの歯を対象に臨床的・組織病理学的な研究を行った．H ファイルの刃を鈍にしたものを用い，全部抜髄と部分的抜髄が行われた．根尖からの距離はエックス線写真で計測した．観察期間は 1 か月から数年であった．症例数や診断，薬剤，根管充填材といったパラメーターが調整されていないという欠点があるが，根尖と根管口部の歯髄組織を残し，生きている状態を維持することが，生活歯髄の治療の成功を左右すると彼は言った．治療前に歯髄が生きているケースでは，臨床的に歯髄に問題がない場合だけでなく，急性や慢性の歯髄炎でも部分的抜髄のほうが予後良好のようである．多くの症例では，適切な治療により残された歯髄の活性が保存され，その結果，根尖部の歯根膜や根管根尖部の線維性結合組織は正常に保たれる．

Laws[17] は正常な歯 8 本に部分的抜髄を行い（エックス線写真上で根尖から 2 mm の部位），生理食塩水で洗浄し，プロピレングリコールで練った水酸化カルシウムを充填した．19～126 日後に組織学的評価を行い，治療した 8 本のうち 7 本が成功したとした．

Nyborg と Tullin[18] は生活歯髄を有する 17 本の歯に抜髄を行った後，組織学的所見を報告した．これらの歯のうち 15 本は，エックス線写真上で切断面が根尖から 1.5～6 mm の間に位置するように抜髄を行った．コントロールできていない因子があるが，15 本中 10 本が組織学的に成功であったと報告した．

Engström と Spångberg[19] は 12 対の左右同名歯の組み合わせで部分抜髄を行い，そのうち半分の根管は生食で練った水酸化カルシウムを充填し，他の根管は Nygaard-Østby の手法に準じてクロロパーチャとガッタパーチャを用いて根管充填を行った．4～29 週後，歯は抜歯された．23 本の抜髄のうち 12 本は成功で 4 本はほぼ成功したと分類した．そして，歯髄が 1～2 mm の長さで残っていると最適な結果が「得られるようだ」と結論づけた．

Seltzer と Bender のグループから一連の文献が報告されている[20～22]．う蝕，歯周病のないサルとヒトの歯が用いられた．髄腔内に滅菌した綿球を置き開腔部はアマルガムで封鎖するという手技で実験が行われた．さまざまな観察期間で生検を実施し，ヒトの歯では歯根周囲組織を含む根尖部の生検が行われた．最初に器具操作や洗浄をせずに，歯髄の摘出のみを行った際の歯根周囲組織の反応が観察された[22]．組織学的分析から，歯髄は完全には除去されておらず，根尖部にさまざまな量で残っていることが明らかになった．1 週間後，切断面周囲では急性の炎症が認められ，少し離れた部位は軽度の炎症をともなっていた．これはサルとヒトの両方の歯で観察された．1 か月後に異なった反応が観察された．症例の半数には急性炎症が残り，ほかの半数は慢性炎症が存在し，時に慢性炎症をともなう骨様象牙質が認められた．急性炎症のある歯の根尖周囲には肉芽腫が形成された．根管内には壊死組織が認められた．長い観察期間後の組織学的観察では矛盾した結果が得られた．3 か月後も慢性炎症が持続し，一部の症例では上皮の増殖をともなう肉芽腫が認められた．歯根吸収もたびたび認められた．いくつかの症例では歯髄切断面の壊死を認めた．ヒトの歯では 6 か月後にサイナストラクトが出現した．1 年後，ヒトの 2 つの標本のうち 1 つは歯髄切断面と歯根周囲組織に炎症を認めなかったが，もう 1 つの標本では歯根周囲に化膿した大きな肉芽腫を認めた．

この研究に続いて，同じ研究グループは，根尖孔を超えるものも含め，あらゆる根管長で器具操作を行って調査した[20]．器具操作後の最初の観察期間では，象牙質壁に象牙質の削片を認め，歯髄切断面は象牙質の削片が詰め込まれた状態であった．最初の 2 週間は多形核白血球の集積が明らかであった．根尖孔付近の歯根周囲組織には浮腫と出血の兆候を認めた．骨梁では破骨細胞が活性化し，根尖の吸収が観察された．ある症例では，マラッセの上皮残遺の増殖が認められた．以前の調査と同様に，歯根周囲組織の炎症反応は時間の経過とともにはっきりとしてくる．著者は，器具操作を根管内に留めた場合，炎症反応は中等度であったと結論づけている．

一連の文献の最後の報告で[21]，著者らは根管内で器具操作を行い，同じ位置で根管充填した場合の歯髄と歯根周

囲組織の反応と意図的に根尖を超えて器具操作をした場合の歯髄と歯根周囲組織の反応を比較した．そして，生活歯髄を摘出した後の器具操作が歯根周囲組織に及ばないほうが，損傷が少ないと結論づけた．歯髄切断面が根管内にあるほうが反応は少なかった．これらの観察結果はNygaard-Østby[16]やKetterl[23]と一致していた．根管充填については，根管充填材が根管内に留まっているときがもっとも好ましい状態であった．根管充填材を根尖から押し出してしまうと，長い間炎症が持続する．また，最初はアンダーに根管充填した症例でものちに，しばらくすると，歯根吸収により根管充填材が根尖より出てしまっている症例も観察された．

SeltzerとBenderのグループにより行われた一連の研究結果は慎重に解釈する必要がある．いくつかの方法論的な欠点が明らかに存在する．その主な問題は，実験に用いた歯を生検する直前に，根管内の細菌が存在しないことを確認する細菌検査を行っていないことである．ヘマトキシリン・エオジン染色は行われていたが，組織細菌学的方法が行われていなかった．実際に，多くの実験症例，とくに根管が長時間空洞のままの場合，細菌漏洩が起き，その後，根管内に感染が生じたようである．髄室に綿球を残し，その上にアマルガムを詰めてアクセスキャビティ（開拡された髄室）を封鎖するだけでは不十分である．組織は継続的な刺激因子がなければ炎症が持続したり増悪したりすることはないため，時間とともに炎症が明らかになったり増悪した場合は，その理由として2次感染が考えられる．また，生活歯であった歯が臨床的にサイナストラクトを形成し，組織学レベルでは化膿をともなう根尖性歯周炎の病変を形成している場合，2次的な歯内感染のみが原因として考えられる．著者らが2次感染の可能性を認めたのは，アマルガムが外れ，上皮の増殖をともなう肉芽形成を認めた1症例だけであった[20]．実際，いくつかの症例で辺縁漏洩と根管への感染が生じているとすれば，著者らが説明できなかった矛盾する結果を理論的に説明することができる．つまり，中期から長期に観察した症例で，組織学的に完全に治癒した症例とともに，重篤な炎症をともなう症例があったということである．同様に，2次感染が他の症例でも起きている可能性があり，長期間の炎症が，押し出された根管充填材によるものと結論づけるのは難しい．したがって，実験後，短期間の観察（実験後数週間まで）で得られた結果は現実的だといえるかもしれないのに対し，中・長期間の観察後に被験歯から得られた結果は，信頼できないものと考えておくべきである．

著者らに炎症持続の原因が感染であるという認識が不足していたために，まちがった結論を導くこととなった．たとえば，彼らは歯髄の摘出によって生じた持続性の慢性炎症は，上皮細胞の増殖を促し，「その際に，歯内療法前に歯根周囲組織に炎症がなかったにもかかわらず，歯根嚢胞が形成される場合もある．このように歯根嚢胞を形成する可能性があることは，抜髄の失敗例について説明できるかもしれない」と主張した[22]．また，治療により壊死した歯髄組織残渣は，根尖部組織の炎症を持続させ，「本来は有機質であり，もし除去しなければ引き続き炎症を惹起する可能性のある」象牙質様組織も同様である，とも述べている[22]．その後，感染がなければこのようなことは起きないことが明らかになった．

Hørsted[24]は，健全な歯髄を有するヒトの25本の切歯および犬歯を対象に研究を行った．一部の歯には部分的抜髄，残りの歯は全部抜髄を行い，既知の材料で根尖よりオーバーに根管充填を行った．これらの症例について，2か月〜2年8か月半の観察期間で，臨床的・エックス線的に経過を追った．根尖部と周囲組織の生検を行った14症例について組織学的に分析したところ，器具操作や根管充填が根管内に留まっているものはエックス線写真上で悪化を認めず，残存する歯髄に穏やかな炎症反応のみが観察されたという結論だった．一方で，根尖よりオーバーに根管充填を行った症例では，臨床症状やエックス線的変化のほか組織学的に重度の炎症反応が出現した．

この研究ではサルやイヌを対象とした一連の研究も行われていたが，結果はヒトでの研究と基本的に似ていた．Hollandらは[25, 26]，水酸化カルシウムを根尖孔外に押し出した際，歯根周囲組織の重度の破壊を観察した．再度開孔し，水酸化カルシウムを根管内に留めて根管充填した場合の反応は，押し出した場合よりよかった．Hollandらのほかの研究では[27]，根尖部根管内に感染象牙質片を押し込んだ際の歯根周囲の破壊的反応について述べている．そして，歯髄壊死症例で象牙質片を押し込まないように忠告した．

Benattiら[28]はイヌを対象に，根尖孔を拡大する影響について研究を行った．134本の歯を観察したところ，根尖孔をかなり拡大すると，根管内への結合組織の増殖と根尖部根管のセメント質形成が引き起こされることが示された．

最近では，ヒトの生活歯髄を有する歯への器具操作の影響について調査した組織学的研究はRicucciとLangelandによるものだけである[11]．この研究では，彼らは**器具操**

CHAPTER 7 　歯内療法後の歯根周囲組織の治癒

作が根尖孔狭窄部に近接した部位まで行われた場合に，もっとも良好な組織学的状態が得られることを観察した．

研究成果

以下の項で，著者の1人（Domenico Ricucci）が行った研究をとおして，エックス線写真上の根尖からさまざまな距離で行った器具操作に対する，歯根周囲組織の組織学的反応を詳細に示すことにしよう．これらの実験症例は，1980年初頭にヒトを対象に行われた組織学的研究で，歯周病や矯正治療，補綴治療上の理由で抜歯の適応となった歯を歯根周囲組織とともに根尖部の生検を行っており，患者の同意を得た後に行っている．

治癒の初期段階

歯髄が根尖狭窄部，あるいはわずかに歯冠側で切断された直後の反応は歯髄切断面の壊死であり，これは残存歯髄のあらゆる部位で見られる．すべての外科的創傷と同じように多形核白血球の集積が見られ，数日から数週で慢性的な浸潤に置き換わる[3]．壊死は器具による切削や，洗浄剤の化学的な刺激や貼薬剤の影響が蓄積した結果起きる．

症例研究

FIG 7-1に化学的・機械的根管形成を行い，水酸化カルシウムを1週間貼薬した際の歯根周囲組織の反応についての組織学的な状態を示す．これは，18歳の男性のう蝕のない上顎第一大臼歯の頬側根であり，矯正的理由で抜歯された．エックス線写真上の根尖より1.5mm短い位置を作業長として#40のKファイルまでインスツルメンテーションが行われている．すべてのインスツルメンテーションを行う際，十分な量の1%次亜塩素酸ナトリウム溶液で洗浄を行った．組織切片では根尖拡大をした歯髄切断面から1mmの深さで壊死領域があることが確認できる（FIG 7-1d, 7-1e）．根尖狭窄部では生活組織への移行部が確認でき，わずかに慢性炎症性細胞が散在している（FIG 7-1f, 7-1g）．根尖孔のすぐ外には炎症のない健康な結合組織が観察できる（FIG 7-1h）．多形核白血球を認めないことは，急性の損傷が消失し，修復の過程が始まっていることを示している．

FIG 7-2は，抜髄と水酸化カルシウムの貼薬から82日後の組織学的状態を示している．またこの症例では，根尖狭窄部よりも歯冠側寄りで抜髄が行われていることが組織学的検査からわかる（FIG 7-2a, 7-2b）．切断面は明瞭で比較的きれいであり，根尖拡大部に象牙質の切削片の蓄積もみられない（FIG 7-2b）．歯髄の損傷部直下には，わずかな壊死細胞層とわずかな慢性炎症性細胞の散在を認め（FIG 7-2d），その一方，残髄部は炎症をともなわない結合組織で構成されている（FIG 7-2c）．

この症例は理想的な歯髄の創傷治癒の過程がもう少し進んだものである．組織の健康が維持され，治療の過程が進むかどうかは次の段階，すなわち根管充填にかかっている．根管充填材はまず歯髄の切断面に機械的障害を与えないよう位置づけられ，つぎに永久的な充填材として，さらなる外部の脅威（主に口腔内細菌の漏洩）から組織を守らなくてはならない．根管充填は永久的に埋め込まれて機能するため，使われる材料は基本的な生物学的要求を満たすものである必要がある[1]．

それゆえ，抜髄の手技は顕微鏡手術で生活歯髄組織を取り除くレベルのものであると認識しなくてはならない．つまり，最適な結果を得るためには，無菌処置と外科手技において高いレベルが求められる．

FIG 7-1　作業長をわずかにアンダーにした場合の根尖部組織．（a）18歳の男性，う蝕のない上顎第一小臼歯．矯正治療のため抜歯予定である．抜髄後に根管形成を行い，1%次亜塩素酸ナトリウムで洗浄した後に，水酸化カルシウムを貼薬した．作業長はエックス線写真上の根尖から1.5 mm短く設定した．根管上部の拡大後，根尖側1/3を#40 Kファイルで根管拡大を行い，引き続きステップバック法を行った．開口部を酸化亜鉛ユージノールセメント（ZOE）で封鎖した．（b, c）1週間後　次亜塩素酸ナトリウムで水酸化カルシウムを洗浄し，根管形成の修正を行った．根管を空洞のままにして髄腔に滅菌綿球を置き，ZOEセメントで封鎖した．続いて生検を行なった．（d）口蓋根の根尖部．歯根周囲の結合組織が歯根に付着している．主根管の根尖孔を通る切片．根尖孔は根尖のかなり手前で斜めに走行していることに注目．作業長がさらに歯冠側に設定されていることにも注目．右側の根管壁に段差が見えるが，これは同じ作業長で一連の根管拡大が行われたことによりできたものである（H&E，×25）．（e）残存歯髄断端の詳細．根尖狭窄部まで壊死し，そこから生活組織へと移行している（×50）．（f）写真(e)の矢印で示した壊死部と生活組織の移行部の強拡大像（×400）．壊死部の根尖方向には生きた結合組織が認められ，慢性炎症性細胞がわずかに散在している．（g）写真(f)の比較的正常な部位の高倍率拡大像（×1000）．（h）写真(d)の矢印で示した根尖孔のわずかに外の高倍率拡大像（×1000）．線維芽細胞と結合組織線維．炎症は見られない．

歯根周囲組織の治癒 **CHAPTER 7**

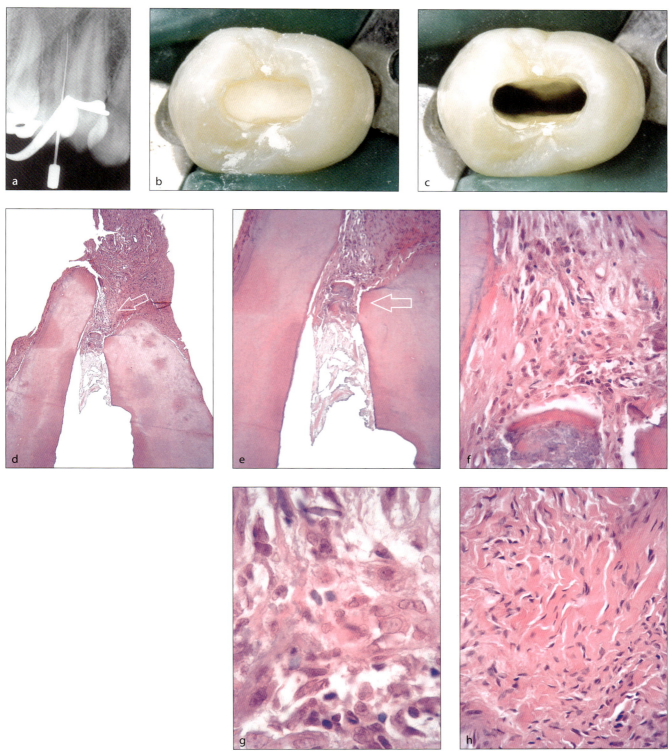

考　察：歯髄断面の壊死している部分は，使用した機械的器具操作と化学物質の積み重なった影響によるものである．根尖から壊死部にかけての生きている組織には炎症性細胞がほとんどなく，歯根周囲結合組織は正常であり，壊死組織自体が明らかな刺激因子とならないことを示している．浸出液と細菌が密に押し込まれても治癒過程は何事もなく進み，結合組織の増殖とセメント質の堆積が起きるだろう．

CHAPTER 7　歯内療法後の歯根周囲組織の治癒

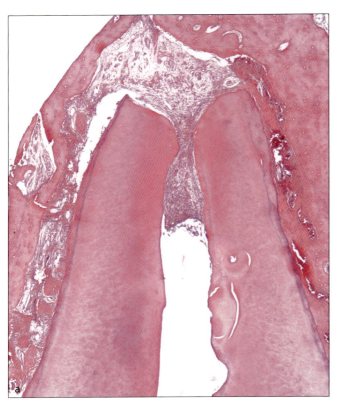

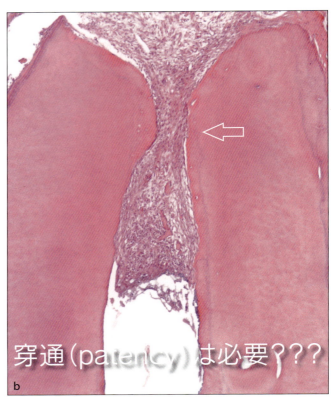

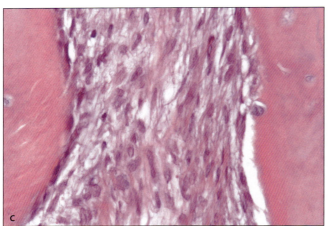

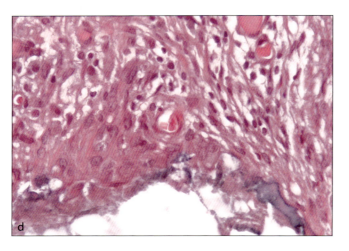

FIG 7-2　作業長をわずかにアンダーにした場合の根尖部組織.
生活歯髄の治療. 作業長はエックス線写真上の根尖から1.5mm短く設定され, 最後の根尖部拡大に用いられた器具は#55 Kファイルであった. 根管洗浄は1%次亜塩素酸ナトリウムで行った. 根管拡大後, 水酸化カルシウムを貼薬した. 生検標本は82日後に作製された. (a, b) 主根管と根尖孔を通過する切片である. 根尖狭窄部よりも歯冠側に歯髄断端が見られる. 根尖孔が漏斗状に開いていることに注目. 外科的に切断した表面は非常に明瞭で残存歯髄は生きている (H&E, ×16, ×50). (c) 写真(b)の矢印で示してある部位の強拡大像 (×400). 完全に正常な生活歯髄組織で炎症性細胞はみられない. (d) 写真(b)の切断面の強拡大像 (×400). 狭い帯状の壊死組織に続き, わずかな慢性炎症性細胞が浸潤している生きた組織を認める.

考　察：設定された作業長での慎重な器具操作により生活歯髄断端が保護された. 機械的な器具操作と次亜塩素酸ナトリウムによる洗浄, 水酸化カルシウムの貼薬による残存組織への悪影響は最小限に抑えられていた. 最適な治癒のもととなるのは, その後の根管充填の際に根管充填材を他の組織に押し込まずにその表面に留めることである.

歯根周囲組織の治癒　CHAPTER 7

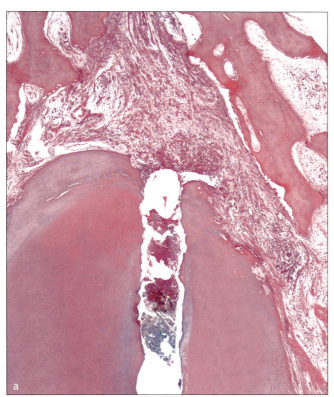
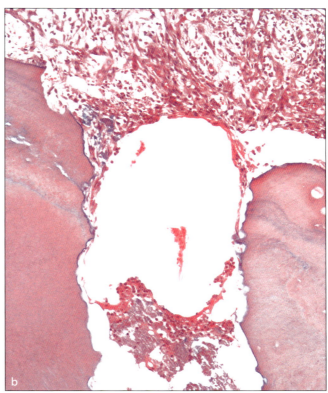

FIG 7-3 作業長が根尖孔を超えた場合の根尖部組織．生活歯髄の治療．作業長はエックス線写真上の根尖部に設定され，#55 Kファイルまで根尖部の形成が行われた．水酸化カルシウムの貼薬が行われた．生検の切片は2週間後に作製された．（a）根尖孔を通過する切片．器具操作の設定部がはっきりわかる．根管根尖部に多量のデブリスを認める．根尖孔外の歯根表面の吸収に注目（H&E，×25）．（b）根尖孔部の拡大像（×100）器具操作はわずかに根尖孔を超えて行われていた．歯根周囲組織に中等度の慢性炎症性細胞の集積が見られる．

　FIG 7-3の症例は，エックス線写真上の根尖部で行った器具操作に対する短期間での反応を示している．前の症例との主な違いは，根尖の歯髄が破壊されており，歯周結合組織の増殖とセメント質の形成により治癒が生じることである．歯根周囲組織に象牙質削片の押し出しは認めないが，根尖部根管に多量の削片を認め，これは治療中の洗浄が不十分であったことを示す．

　化学的・機械的な手技の成功のキーポイントは，作業長の近くまで安全に届く細い径の洗浄針を用いて頻繁かつ十分に洗浄をすることと，細いファイルで頻繁にリキャプチュレーションすることである．**リキャピチュレーション（recapitulation）**とは，細い器具を作業長まで頻繁に到達させることにより，象牙質削片で根尖部根管が詰まるのを防ぐことである．根尖部根管に象牙質片や有機物を詰め込んでしまえば必然的に作業長は短くなる．残念ながらよくみかけるこの技術的エラーの結果を**FIG 7-4**に例示する．

歯髄の壊死や感染をともなう歯でこのエラーが生じると，いかに悲惨な結果になるかはよく理解されている．

　FIG 7-5に示す症例は，上顎側切歯に根管拡大後，根管充填を行った短期間での反応を示している．生活歯で症状はなかった．組織切片では，根尖部根管に壊死組織が詰め込まれているのが明らかである．根尖孔外直近に限局した中等度の炎症反応が観察された．近接する歯根膜と歯根周囲の骨梁は正常であった．（**FIG 7-5a, 7-5b**）これらの症例では根管内のデブライドメントが不十分であったにもかかわらず，切削片や根管充填材が歯根膜中に押し出されていないことに注目することが重要である．中等度の組織学的反応が観察されるということは，**器具操作や根管充填材が根管内に留まっていれば，歯根周囲組織は望ましい反応をする**ことを示している．もし，適切な根管の封鎖によりその領域での細菌の定着が阻止されたなら，炎症反応は一時的なものとなる．

CHAPTER 7　歯内療法後の歯根周囲組織の治癒

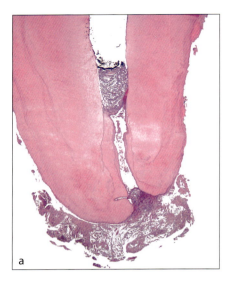
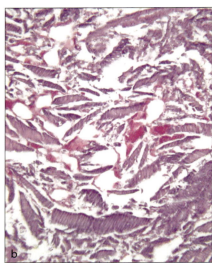

FIG 7-4　削片の押し込み．（a）下顎第二大臼歯の遠心根．歯内療法の3年後に生検切片が作製された．拡大された根管の先には多量の象牙質削片が詰め込まれており，作業長が短くなっているという明らかな技術的問題がある（H&E，×25）．（b）デブリス中央部の強拡大像（×400）．象牙細管の存在から象牙質削片とわかる．

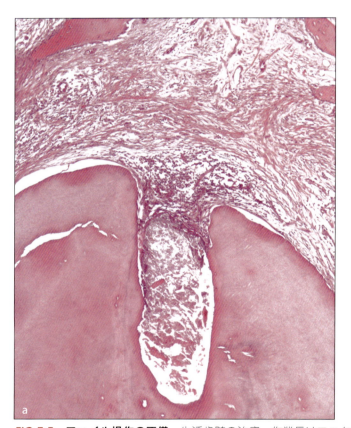
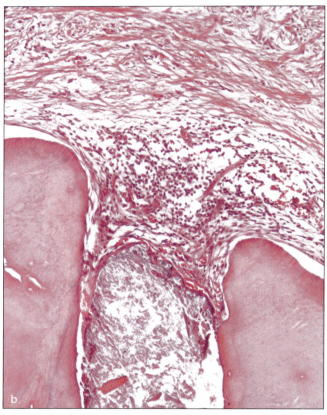

FIG 7-5　ファイル操作の不備．生活歯髄の治療．作業長はエックス線写真上の根尖より1.5mm短く設定された．根管拡大が行われ1週間の水酸化カルシウムの貼薬後に根管充填が行われた．生検切片は18日後に作製された．（a）根尖孔を通過する切片で根尖部に壊死組織残渣が詰め込まれている（H&E，×50）．（b）根尖孔部の詳細．象牙質削片の根尖側のみ，わずかな集積した慢性炎症細胞に囲まれている．根尖孔外側は，炎症のない歯根周囲結合組織である（×100）．

歯根周囲組織の治癒　CHAPTER 7

器具を根尖孔外に到達させるような治療術式における短期的な歯根周囲組織の反応はきわめて強い．FIG 7-6 の症例は，生活歯であった上顎中切歯の根管治療後に，根管充填材をわずかに根尖孔外へと押し出した場合の組織学的反応を示している．作業長はエックス線写真上の根尖までと設定し，同時に，根管は Schilder テクニックを用いて垂直加圧でガッタパーチャを充填した．術後のエックス線写真では，根管充填材が少し押し出されているのが確認できる．観察期間中症状はなく，50 日後に撮影したエックス線写真では歯根膜腔のわずかな拡大が見られた．わずかに押し出された材料は，根尖から少し離れた位置にある．この時点で生検が行われ，その後の顕微鏡による実験では，臨床症状やエックス線写真から予想したよりも組織学的反応はさらに重度であることが明らかとなった．まず初めに，エックス線写真上で確認できないにもかかわらず，根管充填材は泡状の領域となって存在し，根尖に近接していた（FIG 7-6c, 7-6d）．その周囲には骨吸収をともなう慢性の炎症性病変が形成されていた（FIG 7-6d, 7-6-g）．根尖に近接しているか，もしくは根尖から少し離れた位置の根管充填材の塊もかなりの量の急性・慢性炎症性細胞で囲まれていた（FIG 7-6e, 7-6g）．歯根表面に吸収が見られた（FIG 7-6h）．

歯髄壊死や根尖性歯周炎の存在下では，多くの場合，創傷は根管根尖部に残存する歯髄結合組織内か肉芽組織内に位置している．これは，根尖性歯周炎は通常，歯髄断面が壊死して感染する前に生じるためである [12, 29, 30]．主根管から感染性細菌を除去もしくは大幅に減少させると，歯根周囲組織の治癒機転の活性化にとって好ましい状態となる．

根管治療から 5 か月後の治癒過程における根尖性歯周炎の組織学的状態を FIG 7-7 に示す．これは，大きな根尖病変を有し，外部吸収を起こしている上顎側切歯である．根管治療と貼薬後に根管充填が行われている．5 か月後の臨床的状態は正常で，エックス線写真上でも透過性の大幅な改善が認められている．この症例の組織学的研究では，根尖周囲の炎症をともなわない線維性結合組織によって，歯根周囲が正常な状態へと修復されていることが示されている（FIG 7-7a, 7-7b）．炎症反応が見られないことが，歯根周囲への歯内感染の影響が止められているか，大幅に減少されていることを証明している．創面が根尖孔をわずかに超え，近接する歯根膜に位置していることはきわめて興味深い．前の症例と比較して根管充填材と組織の接触面がかなり小さい．根管充填材の露出面が少なく，時間がかなり経過しているため（加えて，時間の経過とともに刺激が減少するため），根管充填材のすぐそばに中等度までの炎症性細胞の集積を認めるだけである（FIG 7-7c）．

根尖性周囲炎が治癒過程にある他の症例を FIG 7-8 に示す．これは膿瘍を認めた上顎第一小臼歯である．急性期の治療後，根管形成し，3 週間の貼薬後に根管充填された．6 か月後，顕著な骨再生が認められた．組織像では歯根周囲骨の近くに線維性結合組織があり，歯根側は主に泡沫細胞からなる炎症性組織が特徴的である（FIG 7-8a, 7-8b）．組織細菌学的な結果はとくに興味深いものであった．細菌染色では，根尖部には微生物を認めなかったが，歯冠側寄りの象牙細管内にはかなりの深さまで細菌が侵入していた（FIG 7-8c, 7-8d）．この所見は，根管のアクセスが難しい部位はたとえ貼薬したとしても，無菌化を図ることは難しいことを強調している．この症例の臨床的評価は迅速な骨再生が特徴的であるが，根管内の一部に細菌が残存していることで，組織学的な完治は予測できない．

治癒のつぎの段階

根管治療後に細菌の残存や再感染がなければ，初期は主に炎症反応が起き（数週〜数か月），その後，歯根周囲組織の炎症が緩やかに消退し，正常な骨梁構造の修復と正常な歯根膜の回復が続いて起きる．

歯内療法後の組織学的な治癒の様相は，1940 年代初頭の Kronfeld [31] による基礎的な研究で明白に示されている．当時の素晴らしい組織像から，歯根表面の吸収部位はセメント質形成による修復と改造が起きていることを著者は観察した．根尖部根管では，細胞成分より線維が多い炎症をともなわない線維性結合組織を観察することができるかもしれない（FIG 7-9b）．これは，歯髄組織の残りか，根尖部根管内に増殖した歯周結合組織だろう．セメント質の形成が歯根外表面から根尖孔まで認められ，根尖孔の内腔をさまざまな程度で狭めている．時間の経過とともに根尖部根管がほぼ完全に閉塞するまで，セメント質が層状に蓄積した可能性がある（FIG 7-9a）．根尖部根管の結合組織は吸収されて薄くなっている．根尖を覆っている歯周組織に炎症は見られない（FIG 7-9）．これらの観察は後の研究で確認された [18, 19, 32]．

いくつかの研究では，根尖孔外に器具を押し出しても抜髄後の封鎖が適切に行われれば，歯根周囲組織の修復が起きる可能性を示唆している [28, 33]．根管形成後の根尖部の創傷治癒は，創面に細菌が存在しなければ，高い再生力を持つようである [1]．動物実験では，抜髄後に歯根周囲結合組織が根管内で増殖する可能性を示唆している [25, 26]．

249

CHAPTER 7 歯内療法後の歯根周囲組織の治癒

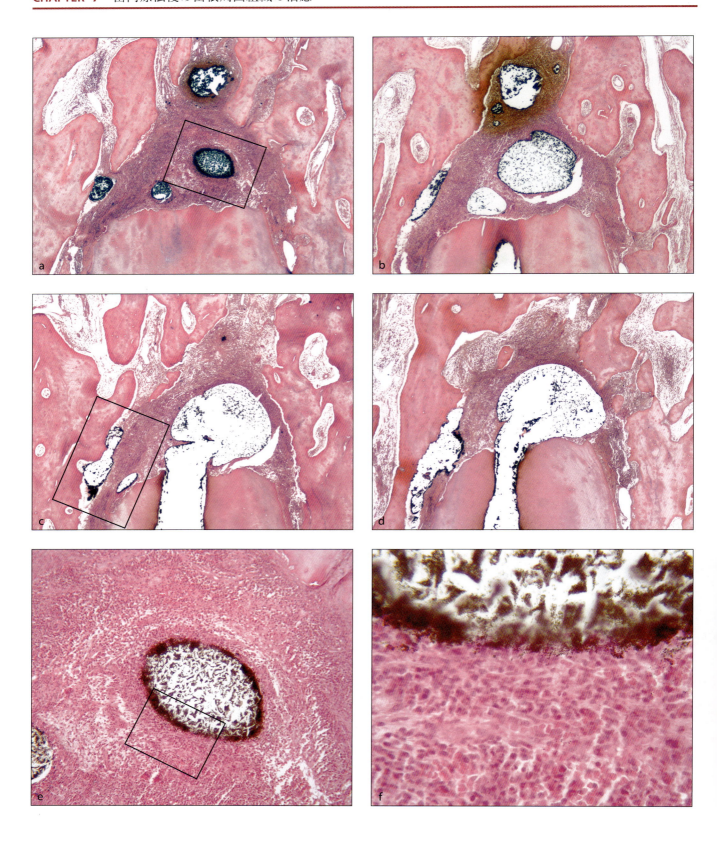

250

歯根周囲組織の治癒　CHAPTER 7

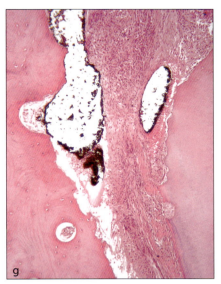
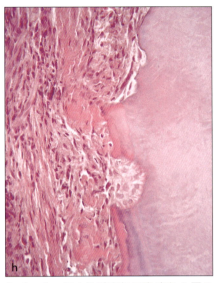

FIG 7-6　オーバーフィリング後の組織応答．生活歯髄の治療．根管形成と加熱軟化ガッタパーチャによる垂直加圧充填を1回の来院で行った．生検切片は50日後に作製された．(a) 主根管を通らない切片．エックス線写真上では確認できない，別の根管充填材の塊が歯根周囲組織の中に確認できる（H&E，×25）．(b) 主根管を通過するが，根尖孔は通過していない切片（×25）．(c, d) 根管と根尖孔を含む切片．歯根周囲への根管充填材の押し出しが明らかである（×25）．(e) 写真(a)の四角で囲まれた部位の拡大像（×50）．押し出された根管充填材の周囲では重度の炎症反応が起きている．(f) 写真(e)の四角で囲まれた部位の拡大像（×400）．炎症部位は急性と慢性の炎症性細胞からなる．(g) 写真(c)の四角で囲まれた部位の拡大像（×50）．歯根膜は押し出された材料の塊で占められ，炎症性組織で囲まれている．歯根表面に小窩が見られる．(h) 写真(g)の歯根表面の拡大像（×400）．小窩は象牙質に形成されている．セメント質の一部が失われている．
考　察：根管充填から50日後において，シーラーの中等度の押し出しは，組織学的に歯根周囲組織の損傷を引き起こしている．

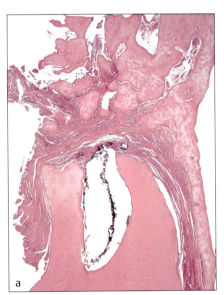
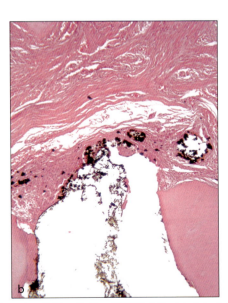
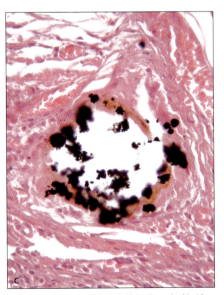

FIG 7-7　オーバーフィリング後の組織応答．壊死歯髄の治療．根管形成後メタクレシルアセテートを2週間貼薬した．加熱ガッタパーチャ法で根管充填した．5か月後に生検切片が作製された．観察期間中は無症状であった．(a) 根尖孔を通過する切片．根管充填材はわずかに根尖孔を超え，押し出されている（H&E，×25）．(b) 根尖孔の詳細．押し出された根管充填材の近くにのみ軽度の炎症反応が起きている（×100）．(c) 押し出された根管充填材(bの右側)の拡大像（×400）．周囲組織は炎症性細胞が散在し，充血している．

CHAPTER 7　歯内療法後の歯根周囲組織の治癒

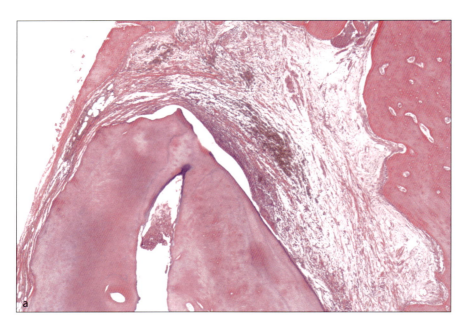

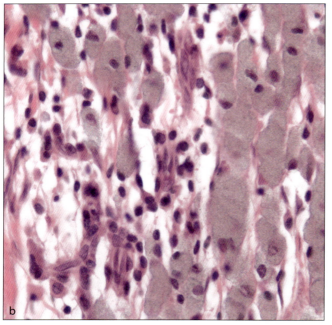

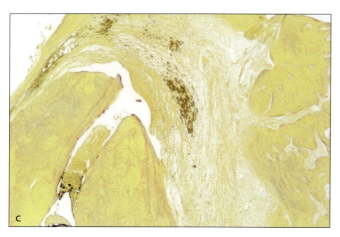

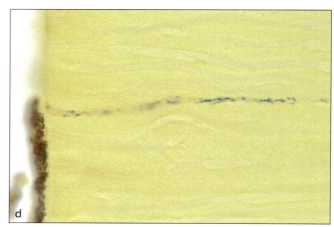

FIG 7-8 根尖性歯周炎（膿瘍）の治癒過程．壊死歯髄と根尖性歯周炎の治療．根管拡大後，水酸化カルシウムを 3 週間貼薬，根管充填が行われた．6 か月後に生検切片が作成され，その間は無症状であった．エックス線写真において透過性がかなり減少し，病変は治癒していた．(a)歯根周囲組織が付着した根尖部．連続切片は頬舌的にスライスされている．根尖孔を通過しない切片．根尖と歯根周囲組織と骨を含む全体像．根管根尖部に存在する軟組織に注目．薄い頬側皮質骨が左側に見られる（H&E, ×25）．(b) 根尖孔外に近接した組織の拡大像（×400）．慢性炎症性組織は細胞質に非晶質を含む多数の細胞と区別できる．これらは，強い貪食活性を示すマクロファージである．これらは一般的に泡沫細胞とよばれる．(c) 根尖孔を通過する切片（テイラーの改良型ブラウン - ブレン染色法，×25）．(d) 歯冠側の右側根管壁の強拡大像（写真(c)には写っていない部位）（×1000）．いくつかの象牙細管にかなり深く侵入した細菌が認められるが，慢性炎症が起きている根管根尖部には見られない．

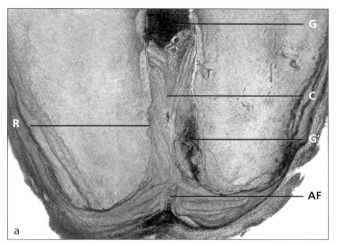
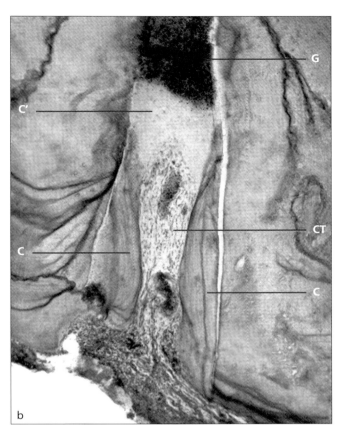

FIG 7-9 (a) 根尖部におけるセメント質の沈着が進行した状態. 抜歯の8年前に歯髄と根管充填が行われている. **G**：ガッタパーチャ，**C**：根管根尖部のセメント質，**R**：根管壁の吸収，**G'**：セメント質に完全に取り込まれたガッタパーチャ片，**AF**：根尖孔.（b）抜歯と根管充填から数年後の根管根尖部にセメント質が沈着した状態. **G**：ガッタパーチャ，**C**：根尖部根管壁を覆うセメント質，**C'**：セメント質様組織（未石灰化の新生セメント質）がガッタパーチャの根尖側に沈着している. **CT**：根管内の結合組織（Kronfeld[31] から許可を得て掲載）.

Benattiら[28] はイヌの実験で，太いファイルを根尖孔外に突出させて歯根周囲組織に重度の損傷を与え，その後根尖より手前で根管充填した. そして，根尖部根管に細胞と血管の密度が低い歯周結合組織の著しい増殖を観察した. 同時に根管壁へのセメント質形成も認められたが，根管内への歯槽骨の増殖さえも観察される場合があった. ヒトと動物では科学的なつながりが少ないので，似たような動物実験結果をヒトに当てはめることはできないこと強調する必要がある. イヌの歯とヒトの歯では解剖学的にかなりの違いがあり，結合組織の増殖を得るためだけに不必要な組織破壊を起こすことに，科学的根拠はない.

一般的な組織学的基準では，炎症がない場合に治癒という[31,34]. しかしながら，その後に行われた研究は，この件について混乱を招いてしまっている. たとえば，臨床的に治癒していると分類された多くの歯の根尖孔に近接した歯根周囲組織に炎症が認められていたため，臨床的治癒と組織学的治癒が必ずしも一致するわけではないと述べられていた[35〜37]. これらの発表によりエックス線像が正常な症例でさえ，根管治療後は根尖部の炎症は常に起きるものだという概念を植え付けてしまった. たとえば，Wuら[8] は「根管治療後に完全な治癒に至る可能性がある一方で，**根尖の治癒の遅れや炎症の持続は，時に観察される**」と述べ，まったく同じ概念を提唱した. また彼らは，抜歯直後の周囲組織に炎症の兆候が残らないことを十分な根拠として，根尖性歯周炎を消失させるもっともシンプルな方法は抜歯である，という逆説も述べた[6].

Brynolf[36] により行われた印象的な検死解剖の研究は，この概念を定着させるのに重要な役割を担ってきた. ゆえに調査結果をより詳細に報告する価値がある. 142人の遺体の320本の上顎前歯の根尖病変を対象に，エックス線的および組織学的に調査した. それぞれの歯には，ショートコーンを用いた正方投影と二等分法，ショートコーンの代わりに直径20mmの照射筒を用いた正方投影で3枚の撮影が行われた. フラップ弁を剥離し，6mmまたは8mmのトレフィンバーを用い，根尖と歯根周囲組織の生検が行われた. 320本の歯の1/3強にしか歯内療法は行われていなかった（n = 119）. これらのほとんどにエックス線写真上の変化がないもかかわらず，そのうちの93%の歯

根周囲組織にさまざまな程度の炎症が認められた．

これらのデータはどのような対象を用いて研究を行っているかを考慮に入れて慎重に解釈されなくてはならない．実際のところ，歯内療法に関する臨床情報があったのはわずかな症例しかない．

Barthel ら[35]は遺体を用いた研究で，歯内治療済みの歯の30％以上で，エックス線透過像が認められないのに，組織学的に炎症の兆候がみられることを報告した．しかしながら，この研究は組織学的な方法論に重大な欠陥がある．

サンプル数は少ないが，同様の遺体を用いた研究で，Green ら[38]は Brynolf の研究とは異なる結果となった．この研究では29本の根管治療済みの歯を対象とした．上顎と下顎を一塊で外し，エックス線撮影を行った．それぞれの標本の歯根周囲をエックス線撮影し，歯根周囲のエックス線透過像の有無を評価した．組織学的検査も行われた．この研究の欠点は，根尖孔周囲6μmまたは根尖孔を通る組織切片がほとんどないこと，ヘマトキシリン・エオジン染色のみを行ったこと，である．しかし，正常なエックス線像を呈する19本の歯のうち歯根周囲に何らかの炎症が認められたのは5本のみであった．多くの歯（74％）は炎症反応を呈していなかった．これらの結果はBrynolfの研究結果とは対照的である．この違いは，Brynolfの研究ではスカンジナビアの歯科医師の間で広まっているクロロパーチャが使われたことによると著者らは述べている．事実，クロロホルムの揮発により，根管充填材の収縮が起きて刺激物が漏洩し，長期的に弱い反応が持続する．加えて，Brynolf の研究では，著しい根尖孔を超える根管充填が存在した症例は43％であったのに対し，Green らの研究では19例中2例（11％）のみであったと記録されている[38]．文献では，エックス線写真は治療の失敗については信頼できる指標となるが，歯根周囲組織の状態を必ずしも予測できるわけではない，と結論づけている．

治療後の歯に高い頻度で根尖性歯周炎があることに注目したこれらの研究結果より，数名の著者は，臨床的・エックス線的所見をともなわないが，歯根膜に炎症が残ることの意味はまだ明らかになっていないと述べている．また，細菌感染がない状態でどのくらいの期間炎症が続くものなのかについても未だ明らかにされていないと述べている[2]．

歯内療法後の歯根周囲組織の組織学的治癒形態はRicucci ら[39]による最近の in vivo での研究で明らかにされた．この研究で著者たちは根管治療後のヒトの歯を臨床的・エックス線的に長期間観察したのちに調査を行った．エックス線写真上で歯根周囲の骨破壊や臨床症状をともなわない77本の歯が，歯根破折や再発したう蝕が原因で抜歯された．すべての歯について，治療前の歯髄の状態や，術前術後とその後のエックス線写真，根管形成と根管充填，使用した貼薬剤や材料などの臨床情報が完全にそろっていた．症例選択も厳格な基準を設けていた．歯は質の高い治療が施されていた．3人の評価者がそれぞれ盲検下にてエックス線写真の評価を行った．盲検化は歯冠部を覆うことで，コロナルリーケージ（歯冠側からの漏洩）をもたらしうる要因の有無について，研究者が情報を得られないようにした．歯根の全周にわたり歯槽硬線の連続性が保たれている場合のみ「歯根周囲組織が正常である」と評価された．3人の研究者すべてが正常であると評価したものという厳密な基準を加えた．全員の評価が一致しない症例は，コンセンサスを得ようとはせずに，躊躇なく除外された．77例中のうち，臨床的な兆候や症状をともなわず，歯根周囲組織がエックス線写真で正常であった51症例が採用された．患者1人につき1本の歯，複根歯は1本の歯根のみを対象とした．患者は18歳から69歳（平均42歳）で男性21名，女性30名であった．観察期間は2年から22年4か月（平均10年3か月）であった．

歯内療法開始時，27本の歯は不可逆性歯髄炎，10本の歯は根尖性歯周炎をともなわない歯髄壊死，12本の歯はエックス線写真で根尖性歯周炎が認められた歯髄壊死，2本の歯は根管充填の既往があり，そのうちの1本は根尖性歯周炎と診断された．多くは小臼歯（28本）で，大臼歯は6本，前歯は11本で，犬歯は6本であった．

組織学的な見地から以下について評価した．
■残存生活歯髄の切断面に詰まった削片の存在
■根尖部根管内の壊死組織の存在
■主根管根尖部や側枝，根尖分枝に含まれる生活組織の状態
■根尖孔付近に付着したすべての歯周組織断片の組織学的状態
■根尖部根管内のセメント質形成の存在
■細菌の存在

次いで，歯内療法後の根尖の治癒の組織学的特徴を説明するために，この研究で得られたいくつかの成功例を報告する．

根尖部歯髄の切断面の組織学的状態

主たるデータは，根尖部と分枝（ramificaiton）に存在

する結合組織の組織学的状態に関するものである．臨床的かつ組織学的に歯内療法が成功した場合，組織は，ほとんど炎症はなく，削片や多少歯冠側方向に広がった帯状の壊死組織と共存する場合もある．その例を FIG 7-10 から FIG 7-14 に示す．FIG 7-10 の症例は，ほとんど石灰化がみられない根尖部根管内の線維性結合組織が特徴的な，根尖治癒の象徴ともいえる像を示している．結合組織は線維状の帯が存在し，根尖孔部では炎症性細胞は認められないが（FIG 7-10f 〜 7-10h），その一方で歯冠側寄りでは慢性の炎症性細胞がわずかに認められる（FIG 7-10i）．根管充填材と組織が接する部位では，狭い帯状の壊死組織が認められる（FIG 7-10i）．

治療後 9 年で抜歯となった下顎小臼歯で，根尖孔に炎症をともなわない結合組織を認めた例を FIG 7-11 と FIG 7-12 に示す．この組織の歯冠側では，歯髄断面（FIG 7-11e 〜 FIG 7-11g）と壊死組織（FIG 7-12b 〜 7-12d）に面する根尖部根管の重要な部位に，象牙質の削片が詰まっている．

根尖孔が 1 つではなく，複数に分岐している複雑な解剖学的構造を認める歯においても，その不規則なスペースに結合組織が陥入していることが認められる．FIG 7-13 は抜髄された歯で，その切片切断面は主根管の 2 つの大きな分枝に合わせてある（FIG 7-13e, 7-13f）．根管充填材と接している組織はすべて炎症を認めない（FIG 7-13g 〜 7-13i, 7-13l）．根管充填材と接している限られた部位に壊死組織を認め，その下には線維芽細胞と線維のみがみられ，炎症はない（FIG 7-13j, 7-13k）．2 つの大きな根尖の分枝の中の組織にも炎症は認められなかった．石灰化物の沈着により，これら分枝した根管が狭くなっていることに注目すべきである（FIG 7-13e, 7-13f）．

同様に，治療後 13 年で抜歯した上顎中切歯の根尖に認められる結合組織にも炎症は認めなかった．その組織は，線維芽細胞と線維と血管で占められていた．これらの分枝した根管内は細胞性セメント質の沈着により狭窄していた（FIG 7-14e 〜 7-14g）．

FIG 7-15 は根尖孔を超える根管充填に対する組織の反応を示している．これは歯髄壊死した根尖部に吸収がある下顎第二小臼歯で，シーラーがわずかに露出している．2 年後と 5 年後のエックス線写真では，歯根周囲の状態が正常であることが明らかである（Fg7-15a, 7-15b）．非常に大きな歯頸部う蝕のため，抜歯された．その後の組織学的検査では，根尖部の組織はシーラーの塊を取り囲んでいるが，炎症反応はないことが明らかになった（FIG 7-15f, 7-15g）．**細菌感染がなければ，シーラーは生物学的に結合組織に許容される**と思われる．

歯根表面に付着している歯根膜の断片から組織学的状態を知ることができる．治癒している症例では，これらの断片は根尖部組織と同様に炎症を認めない（FIG 7-16d, 7-16e）．

エックス線的に正常と思われる歯根周囲組織でも，根尖の結合組織に中等度あるいは重度の炎症を認めることがある．このような症例では，炎症性細胞は通常，根尖部の残存組織だけに存在し，歯根周囲組織は巻き込まれていないことに注目すべきである[39]．FIG 7-17 と 7-18 にこれらが見られる症例を示す．FIG 7-17 は根尖性歯周炎の病変をともなう歯髄壊死を生じていた中切歯で，治療から 6 年 8 か月後に歯根破折により抜歯されたが，歯根周囲組織はまったく正常であった．組織切片では根尖部に軽度から中等度の炎症をともなう生活結合組織が認められた（FIG 7-17e, 7-17f）．炎症は根尖孔の位置では消失しており，コラーゲン線維が細胞成分より優位である（FIG 7-17e）．改良型ブラウン - ブレン染色法で染色した歯根中央 1/3 の横断切片では，十分に大きな根管形成にもかかわらず細菌を除去できず，根管象牙質の中深く（FIG 7-17g 〜 7-17j）に細菌が存在することがわかる（FIG 7-17g）．中等度の炎症が観察されたが，これは残留細菌の産生物がゆっくりと慢性的に漏出しているためと考えるのが合理的である．観察された細菌は正常に染色されていることから，ほとんどが生存しているようである．

この症例やほかの同様の症例で，細菌が根管内に残っていても歯根周囲組織に届かないようであればエックス線像は正常であるが，組織学的には必ずしも正常像であるとは限らないことが確認されている．

FIG 7-18 には，8 年 8 か月前に行われた根管治療時には生活歯髄であった上顎小臼歯を示している．鋳造ポストコアがセメント合着され，アクリルレジンのテンポラリークラウンが装着された．その後，この歯は最終補綴されなかった．ポストは何度か外れ，抜歯前には歯根の遠心にう蝕を認めた（FIG 7-18a）．顕微鏡検査では根尖部に象牙質削片の圧入が認められた（FIG 7-18b, 7-18c）．多量のセメント質様組織が形成されているため，根尖部に残存した組織は，薄い束になるまで減少していた（FIG 7-18b, 7-18c）．アピカルストップに近接している部位に多形核白血球の高度の集積がみられた（FIG 7-18d, 7-18e）．急性炎症は根尖方向に向けて軽度になり，根尖孔部の健常な結合組織で消失している（FIG 7-18d）．

ガッタパーチャに近接した「ポストスペース（ポスト形成

CHAPTER 7　歯内療法後の歯根周囲組織の治癒

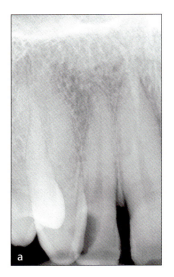
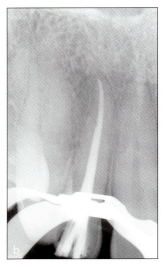
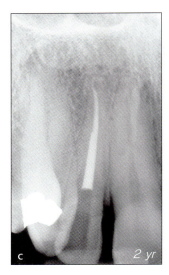
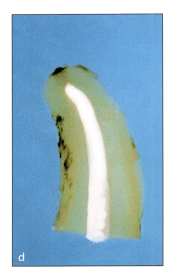
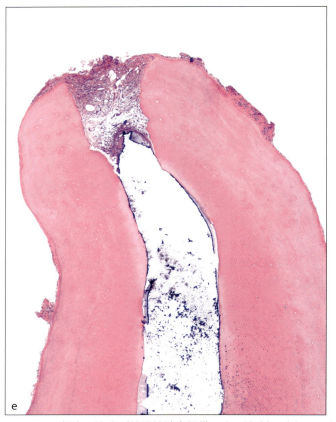
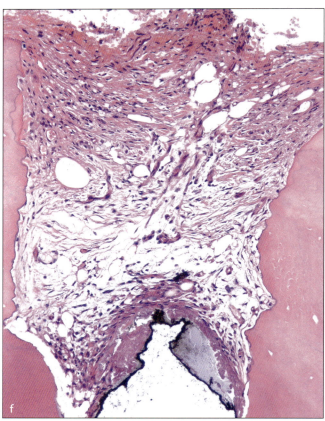

FIG 7-10　根尖の治癒（線維性結合組織による治癒）．（a）51歳の女性．遠心のう蝕の進行により歯髄壊死した上顎側切歯．歯根周囲のエックス線透過像を認めない．（b）歯内療法が行われ，1週間の水酸化カルシウム貼薬後に根管充填が行われ，コンポジットレジンで修復された．（c）2年後に歯の動揺を主訴に来院した．診査の結果，歯冠から歯根に斜めに破折が生じていた．エックス線において歯根周囲は正常であった．抜歯が行われた．（d）パラフィンに漬ける前の透明になった歯．根尖部のカーブを残した器具操作が行われていることに注目．（e）根尖孔を通過する切片．全体像から根管の湾曲と根管充填の位置を確認できる．根管の根尖部に生活組織が存在する．セメント質の形成はみられない（H&E，×25）．（f）最根尖部の詳細．根管充填材の根尖側にわずかな慢性炎症性細胞の浸潤をともなう生きた結合組織がみられる（×100）．（g）写真(f)での根尖孔左側の拡大像（×400）．結合組織像は正常である．わずかな慢性炎症性細胞が散在している．（h）写真(f)での根尖孔右側の拡大像（×400）．炎症のない結合組織．（i）根管充填材と根尖部組織の境界の強拡大像（×400）．シーラーは薄い帯状の壊死組織と混ざっている．壊死組織は層状の結合組織に囲まれている．（Ricucci ら[39]から許可を得て掲載）

歯根周囲組織の治癒 **CHAPTER 7**

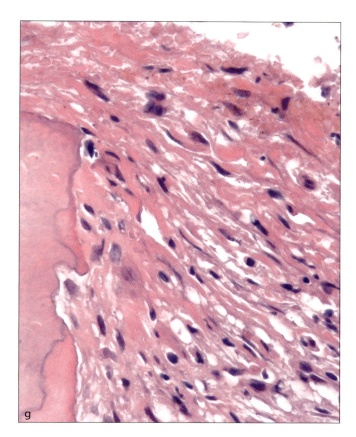

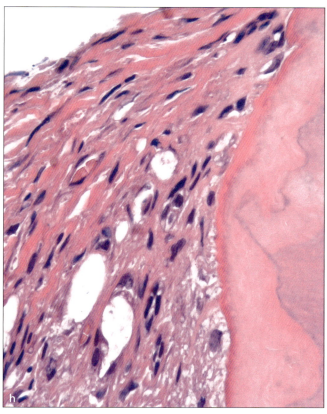

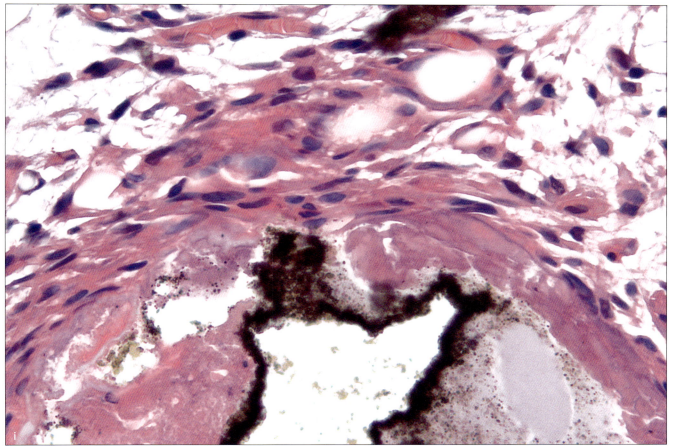

257

CHAPTER 7 歯内療法後の歯根周囲組織の治癒

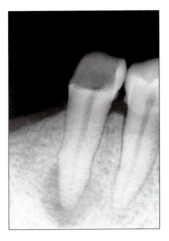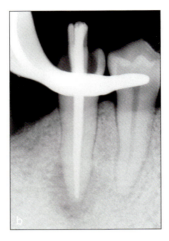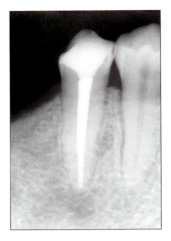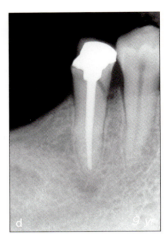
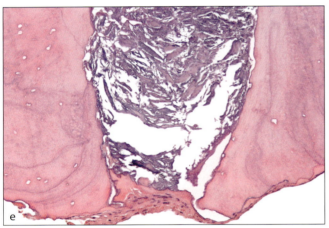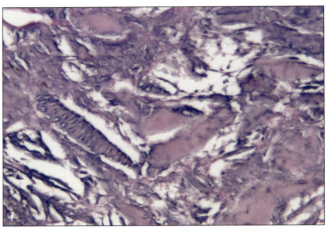
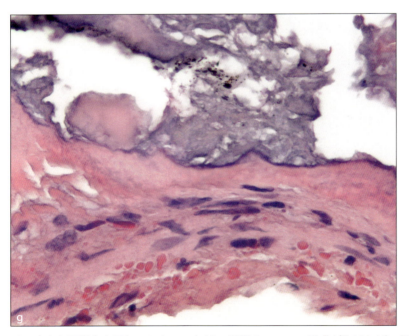

FIG 7-11 感染のない切削片の非為害性．（a）39歳の女性．歯髄壊死と歯根周囲の病変がある下顎第二小臼歯．患者は繰り返し膿瘍を形成したと訴えた．（b）歯内療法が行われ，水酸化カルシウムを1週間貼薬後，根管充填を行った．エックス線写真上の根尖より1mm短い位置で根管充填を行った．（c）2年後．エックス線写真において歯根周囲の骨の完全な治癒を認める．（d）9年後，斜めに破折したことにより症状があらわれた．エックス線写真において，破折は骨レベルに達しているが，歯根周囲は正常であった．患者はあらゆる治療を拒否したため，抜歯された．（e）根尖孔を通過する切片．象牙質の削片が根尖方向に詰め込まれており，根尖部の結合組織との境界を明瞭にしている（H&E，×100）．（f）デブリス塊中心部の拡大（400倍）．象牙質削片を認める．（g）根尖孔の象牙質削片と結合組織の移行部の拡大像（×400）．結合組織には炎症性細胞は認められない（Ricucci, Bergenholtz[41]から許可を得て修正）．

考　察：抜歯した歯根に付着している歯根周囲組織や根管根尖部のデブリスに近接する組織は，炎症のない線維芽細胞と結合組織線維が特徴的であり，完全な正常像を呈していた．これは，**細菌のコロニー形成がなければ，根管拡大により生じた有機物と無機物の削片は，歯根周囲組織にとって為害性がないことを実証している．**

歯根周囲組織の治癒　CHAPTER 7

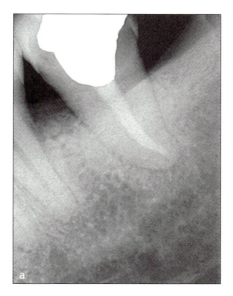
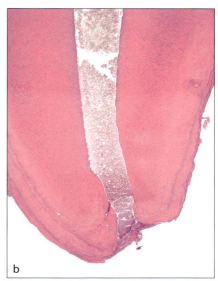
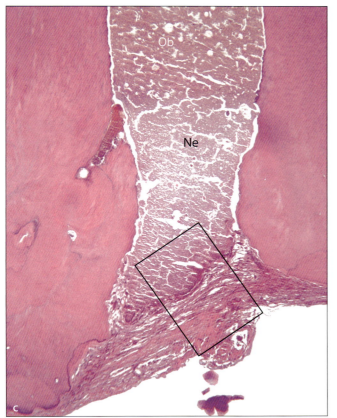
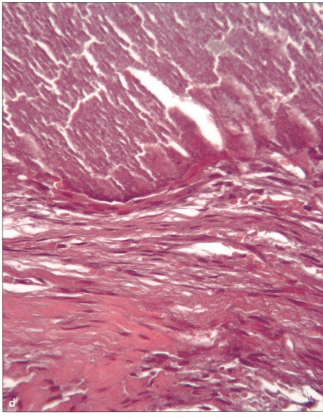

FIG 7-12　感染のない壊死組織の非為害性．（a）42歳の男性．15年前に歯髄壊死のため，歯内療法が行われた下顎第二大臼歯．舌側の根に沿って骨まで拡大したう蝕の再発により抜歯された．根管充填は根尖から1.5mm短く，エックス線写真上で歯根周囲の状態が正常であることに注目．（b）根管を通過する切片．根尖孔は斜めになっている（H&E，×25）．（c）根尖孔部の詳細．上から下に向けて，根管充填材（**Ob**），壊死部（**Ne**），狭窄部を超えてすぐの部位の生きた結合組織．左側にある壊死組織を含む根尖の分枝の入り口に注目（×100）．（d）写真（c）の四角で示す部位の強拡大像（×400）．炎症のない壊死部と生活結合組織の移行部．

CHAPTER 7 歯内療法後の歯根周囲組織の治癒

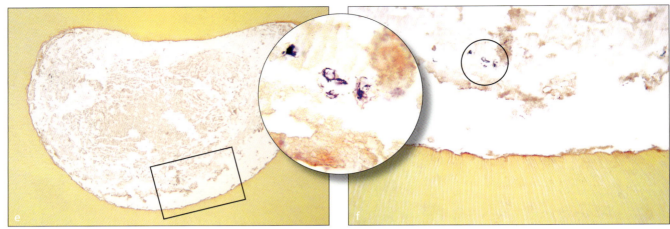

FIG 7-12（続き）　(e) 歯根中央部 1/3 での横断切片．根管は腎臓の形をしている（テイラーの改良型ブラウン - ブレン染色法，× 100）．(f) 写真 (e) の四角の部位で示す根管壁部の強拡大像（×400，挿入部は ×1000）．根管内に根管充填と混じった状態で細菌が存在する．（Ricucci ら [39] から許可を得て掲載）

考　察：1. 根尖部と根尖の分枝に壊死組織があるにもかかわらず，根尖孔部の歯周結合組織は組織学的にまったく正常であった．これは，**細菌感染がなければ，壊死組織は炎症反応を引き起こさない**ことを示している．もし細菌がこの部位に到達した場合，この失活組織は簡単に感染することも事実である．

2. 歯冠部う蝕組織からの細菌漏洩は中央 1/3 まで達していたが，この時点では根尖部と歯根周囲組織に影響を及ぼすことはできなかった．この症例から適切な根管充填は，細菌漏洩を長期間阻止できることを確認できる．

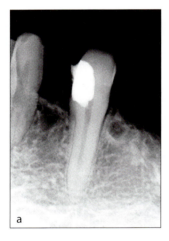 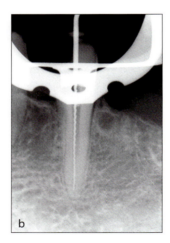 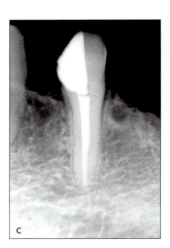 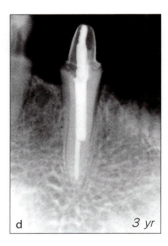

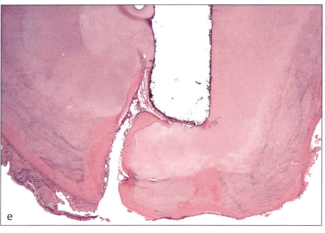 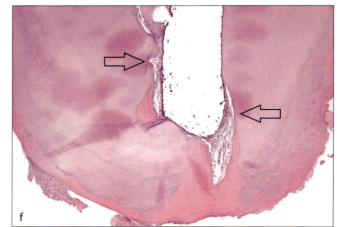

260

歯根周囲組織の治癒 **CHAPTER 7**

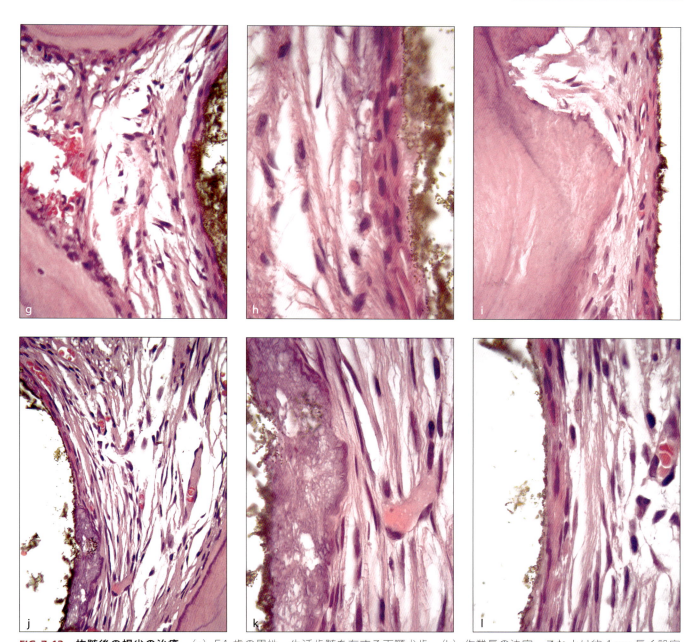

FIG 7-13 抜髄後の根尖の治癒．(a) 51歳の男性，生活歯髄を有する下顎犬歯．(b) 作業長の決定．これより約1mm長く設定された．(c) 根管充填直後にエックス線写真を撮影した．(d) 3年後のエックス線写真．歯根周囲の状態は正常である．その後，患者は中切歯と犬歯を除くすべての下顎の歯を失った．総義歯作製のまえに抜歯が予定された．(e) 根管を通過する切片．根管充填材から歯根膜へと続く根尖部分枝の全体像が見える．歯根表面から根尖分枝部の入り口にかけてその内腔を狭めながら，新生セメント質が形成されている．抜歯時に軟組織が裂けたため，歯根膜に近接している分枝の一部が空洞に見える．(H&E，×25) (f) 約50枚目の切片で大きな径の2つ目の分枝がみられ，大量のセメント質で囲まれていた．分枝内の軟組織に注目．軟組織は根管充填材の側方にも存在する．(g) 写真(e)の分枝入り口の組織の強拡大像（×400）．炎症のない結合組織が根管充填材に直接接触している．(h) 接触部の強拡大像（×1000）．創面は歯髄線維芽細胞と結合組織線維が特徴的である．炎症性細胞を認めない．(i) 写真(f)の左側の矢印で示された根管充填材の側方の組織の拡大像（×400）．正常像を示す線維性結合組織．(j) 写真(f)の右側の矢印で示された分枝入り口の組織の拡大像（×400）．根管充填材と接している底の部位に狭い壊死組織の帯がみられる．創面の残りの部分は，炎症のない線維芽細胞と線維からなる．(k) 写真(j)の壊死領域の強拡大像（×1000）．完全に正常な結合組織と接している．(l) 写真(j)の壊死領域のもっとも歯冠側の治癒面の強拡大像（×1000）．歯髄創面組織は正常な組織像を示す（Ricucciら[39]からの許可を得て掲載）．

261

CHAPTER 7　歯内療法後の歯根周囲組織の治癒

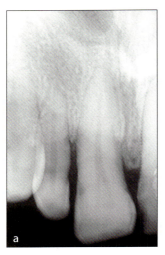
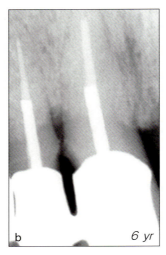
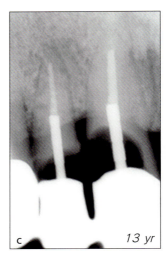
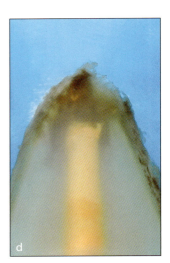
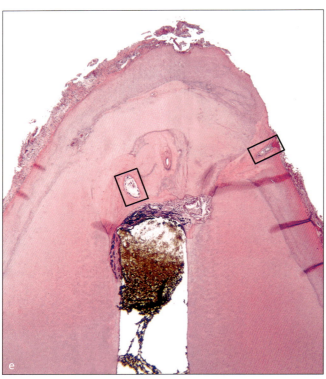
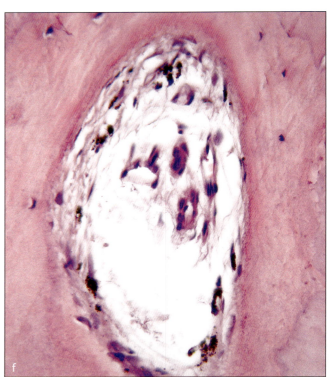
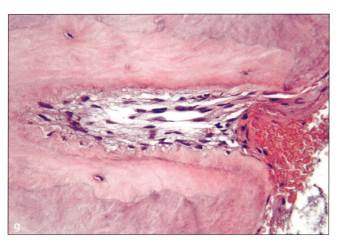

FIG 7-14　抜髄後の根尖の治癒．（a）生活歯髄を有する上顎中切歯，複雑な補綴に先立ち抜髄を予定している．（b）6 年後．歯根周囲の状態は正常である．エックス線写真上の根尖部から 2mm 短い部位で根管充填されている．（c）13 年後のエックス線写真において，大きなう蝕による崩壊を認める．歯根周囲の状態は安定している．（d）透明になった根尖部の状態．（e）根管は 1 つの根尖孔ではなく，いくつかの根尖部分枝が認められる（H&E，×25）．（f）写真（e）の左側の四角で示す部位の拡大像（×400）．正常な特徴を示す結合組織（g）写真（e）の右側の四角で示す部位の拡大像（×400）．線維芽細胞と結合組織．炎症を認めない．根尖孔の赤血球の集積は抜歯時の出血に起因する．（Ricucci ら[39] から許可を得て掲載）

歯根周囲組織の治癒 **CHAPTER 7**

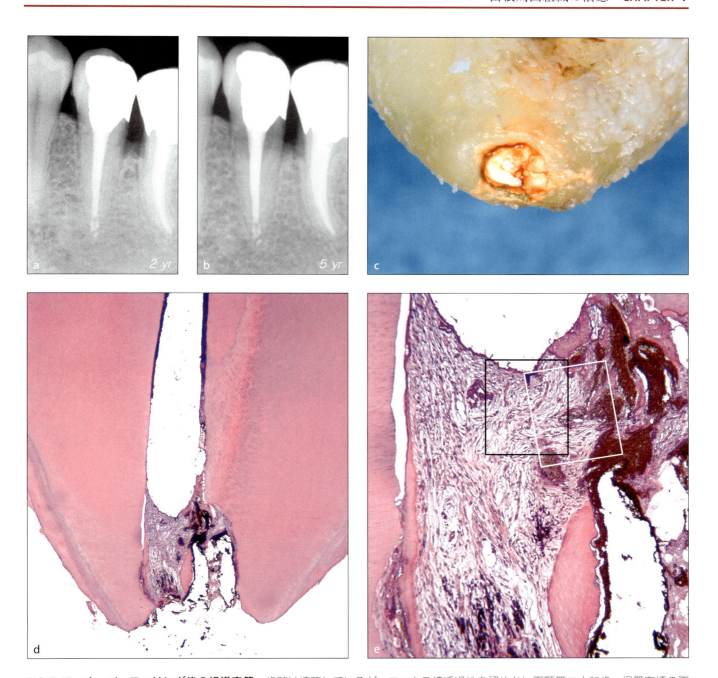

FIG 7-15　オーバーフィリング後の組織応答．歯髄は壊死しているが，エックス線透過性を認めない下顎第二小臼歯．根管充填の際にわずかに歯根周囲組織にシーラーが押し出された．（a）2年後のエックス線写真では，材料の押し出しがあるにもかかわらず，根尖部は正常で無症状であった．（b）5年後のエックス線写真．歯根周囲の状態は安定している．押し出された材料は一部吸収されてきている．しかしその後，大きな歯頸部う蝕が生じた．もはや修復不可能であり，抜歯が行われた．（c）抜歯直後の根尖部の写真．根管充填材は根尖孔から突出していた．（d）根管を通過する切片．全体像から，根尖孔は吸収しており，生活組織とシーラーの塊が存在していた（H&E，×25）．（e）根尖孔の詳細．軟組織の中にシーラーの塊と，新しく形成された石灰化組織がみられる（×100）．

CHAPTER 7 歯内療法後の歯根周囲組織の治癒

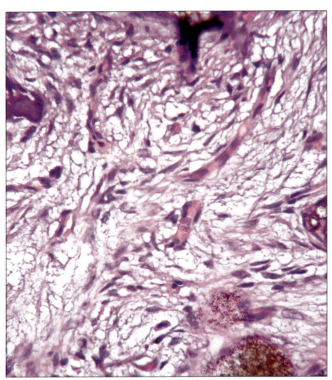
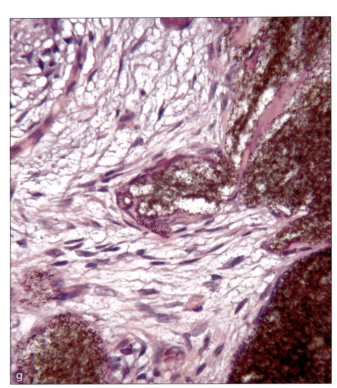

FIG 7-15（続き） (f) 写真(e)の左側の四角で示す部位の拡大像（×400）．歯髄創面の下に炎症のない多数の血管をともなう結合組織が存在する．(g) 写真(e)の右側の四角で示す部位の拡大像（×400）．シーラーの塊を囲んでいる結合組織には炎症の兆候がみられない．(Ricucciら[39]から許可を得て掲載)

考 察： シーラーは結合組織にうまく許容されているようであり，臨床的に5年後も不活性である．

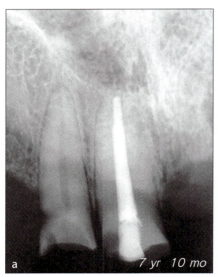
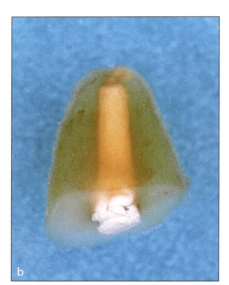
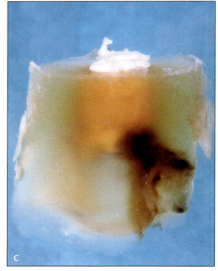

FIG 7-16 適切な根管充填後の根尖部治癒像． (a) 68歳の女性，7年10か月前に歯髄壊死により根管治療が行われている上顎中切歯．治療時にはエックス線透過像を認めず，歯根周囲の状態も正常であった．重度の咬耗に加え，遠心に破壊的なう蝕があることに注目．患者は他の歯をすべて失っており，総義歯治療のため，この2本の切歯の抜歯が計画された．(b) 歯は処理前に3つに分けられた．キシレンで透明になった根尖部分．(c) 透明になった歯冠側部分．う蝕が根管充填材に直接接するまで進んでいるのが明らかである．

歯根周囲組織の治癒 **CHAPTER 7**

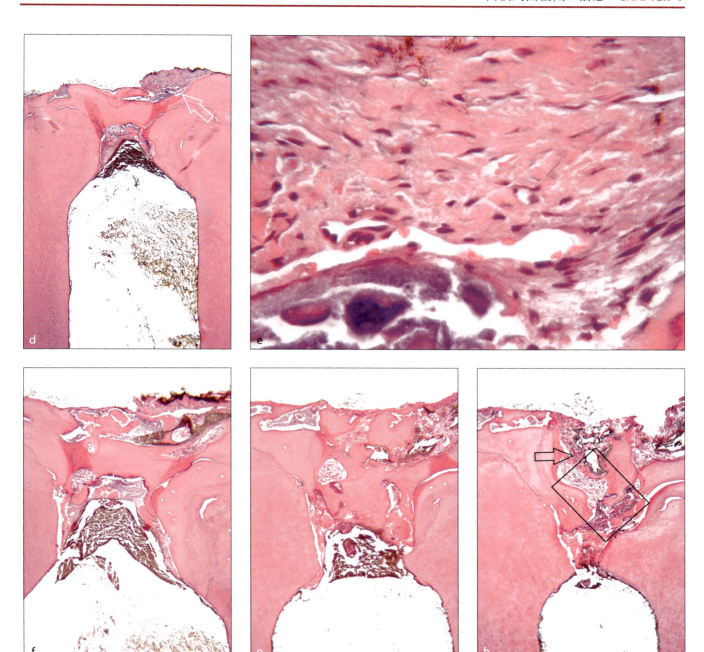

FIG 7-16（続き）　(d) 根尖部根管のほぼ中央を通過する切片．根管拡大と根管充塡が根尖部の正しい位置で行われている．最後の根尖部根管形成に使用したファイルは #80K ファイルであった．形成された根管がファイルの形態になっていることに注目．根管壁を太く拡大したにもかかわらず，歯髄創面は小さい．根尖孔にセメント質が形成されている（H&E，×50）．(e) 写真 (d) の矢印で示された部位の拡大像（×400）．根尖部の石灰化層を超えた部位に正常な線維性結合組織と境界が明瞭な少量の壊死組織の塊がある．(f〜h) 根尖孔部の連続切片．40枚ごとの切片である．石灰化組織は不規則で，生きたあるいは壊死組織を含む小窩をともなうことに注目．この石灰化組織は，ある切片では根尖孔を封鎖しているようだが，他の切片では不完全である（×100）．

CHAPTER 7 歯内療法後の歯根周囲組織の治癒

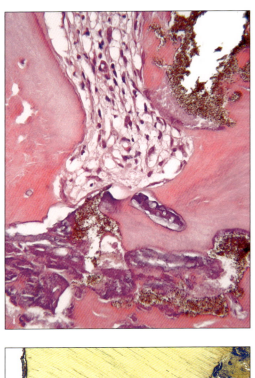
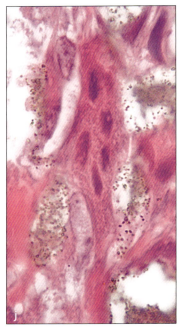
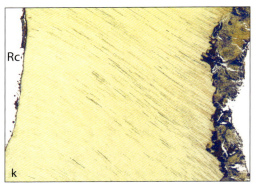
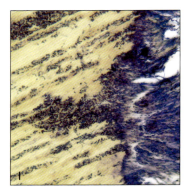
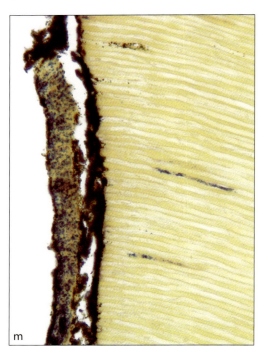
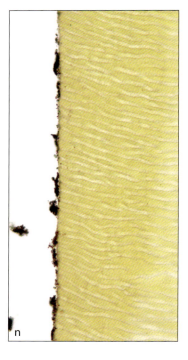

FIG 7-16（続き） (i) 写真(h)の四角で示す部位の拡大像（×400）．正常な結合組織に接する壊死組織．(j) 写真(h)の矢印で示された部位の強拡大像（×1000）．シーラーの粒子が散乱している領域の多形核細胞．(k) 歯冠側のう蝕．左側は根管（Rc）．う窩の表面は厚いバイオフィルムで覆われている．その下の象牙細管は象牙質壁全体に細菌がコロニー形成している（テイラーの改良型ブラウン-ブレン染色法，×50）．(l) う蝕表面の強拡大像（×400）．(m) 写真(k)の根管壁の詳細．象牙細管を通って細菌が根管内に到達している．バイオフィルムが根管壁に形成されている（×400）．(n) 根尖孔から2mmの根管壁の拡大像（×400）．根管壁に細菌性バイオフィルムはなく，根管充填材の残渣がみられ，象牙細管は保たれている（Ricucciら[39]から許可を得て掲載）．

考　察：根尖の治癒は石灰化の過程を経て進むが，8年後ではまだ不規則である．しかしながら，炎症のない結合組織の存在は重要な所見である．根管充填材の歯冠側に存在する多量の細菌は，この過程を妨げていない．この症例から，**適切な根管充填は，口腔内細菌の侵入を長期間防ぐ**ことが確認できる．

歯根周囲組織の治癒 **CHAPTER 7**

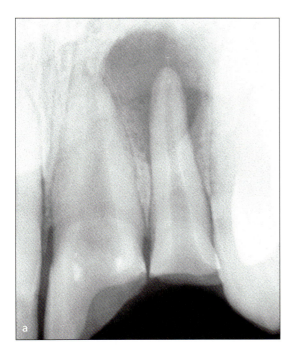
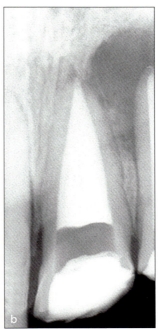
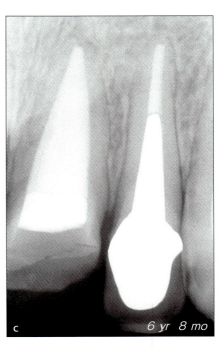
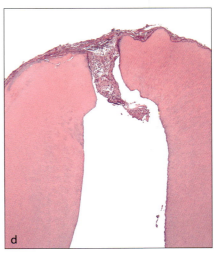

FIG 7-17 エックス線写真的治癒と組織学的治癒の不一致．（a）22歳の男性，歯髄壊死した上顎中切歯．側切歯に中切歯まで拡大した大きな病変がみられる．根管が太いことに注目．髄腔の根管口にう蝕が存在する．（b）根管形成し，2週間の水酸化カルシウムの貼薬後に根管充填が行われた．歯冠側の根管は大きく形成された．作業長での最後のファイルは#90 Kファイルであった．コンポジットレジンで歯冠修復された．（c）6年8か月後に歯冠修復部の動揺を主訴に患者が来院した．診査により，口蓋側に歯槽骨まで達する斜めの破折を認めた．エックス線写真において歯根周囲は正常であった．根管充填直後と比べて根尖部の根管充填材が短くなっていることに注目．歯は抜歯された．（d）切片は縦断された．この切片では根管形成により根尖の1mm手前にアピカルストップが形成されているのがわかる．根尖部に生きた組織が存在する（H&E，×25）．

された場所）」に細菌が群落を形成していることが炎症の原因であることが細菌染色により明らかとなった（**FIG 7-18f**，**7-18g**）．細菌のほとんどは歯冠側からの漏洩によってもたらされたものであり，適切な歯冠修復が行われずに繰り返したポストの脱離やう蝕が原因である．

研究に用いた歯のほとんどが修復の不備や欠如があったことが，臨床的に明らかであるにもかかわらず，根尖性歯周炎の兆候が認められた症例はわずかで，しかも，エックス線写真上で根尖部の炎症が観察された歯は少なかった．**歯冠側からの漏洩により歯内療法の失敗が頻繁に生じるという広く知れわたった意見を否定**するRicucciら[40]やRicucciとBergenholtz[41]が行った研究結果を裏づけている．この問題については**CHAPTER 9**でさらに詳細に議論する．

267

CHAPTER 7 　歯内療法後の歯根周囲組織の治癒

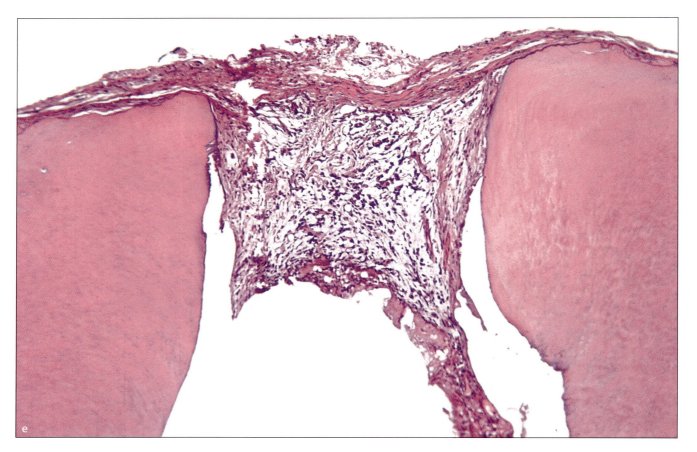

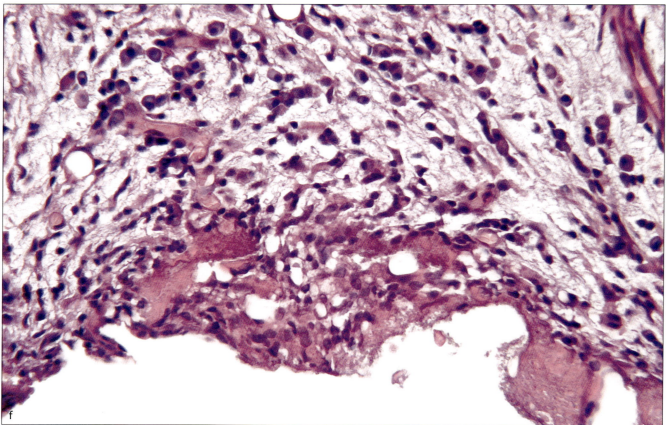

歯根周囲組織の治癒 **CHAPTER 7**

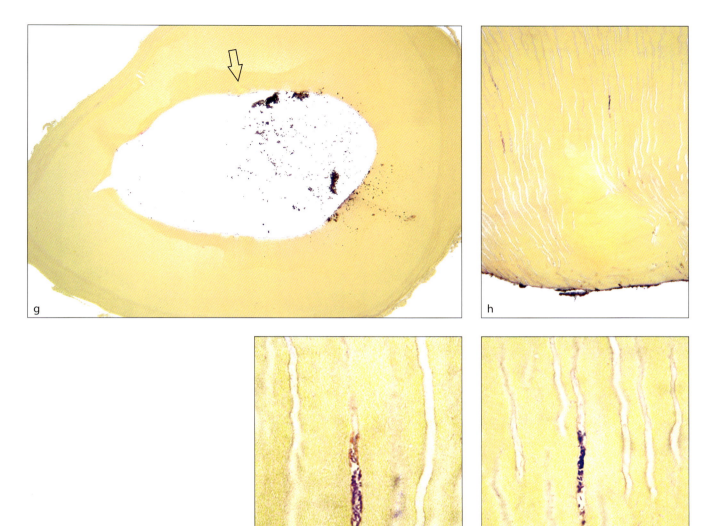

FIG 7-17（続き） （e）写真(d)の切片から約80枚目の切片でほぼ根尖孔中央を通過している．軟組織と象牙質の間の隙間は収縮によるアーチファクトである．根尖部の組織は結合組織により外部との境界が明瞭になっている（×100）．（f）根管充填材と組織の境界部の拡大像（×400）．壊死組織がわずかに存在する．下層の組織には，形質細胞を主とする中等度の慢性炎症性細胞の浸潤が見られる．（g）歯根中央部1/3の横断切片．全体像から根管形成の範囲が確認できる（テイラーの改良型ブラウン-ブレン染色法，×25）．（h）写真（g）の矢印で示された象牙壁の拡大像（×400）．根管内腔から少し離れた象牙細管内に細菌が確認できる．（i, j）細菌コロニーが存在する象牙細管の強拡大像（×1000）．（Ricucciら[39]から許可を得て掲載）

考　察：長期間の観察にもかかわらず，根尖孔におけるセメント質形成は起きなかった．**根尖部に残っている組織に慢性炎症があるにもかかわらず，エックス線写真像は正常**であった．根尖孔部の炎症性結合組織が既存の物か歯根膜から増殖したものかの区別はできない（本文のディスカッションを参照）．

CHAPTER 7 歯内療法後の歯根周囲組織の治癒

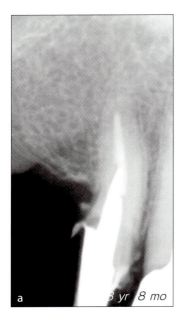
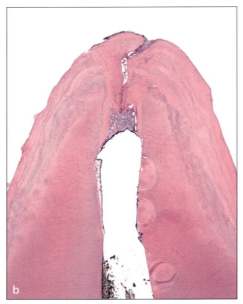
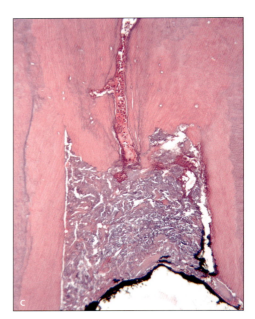
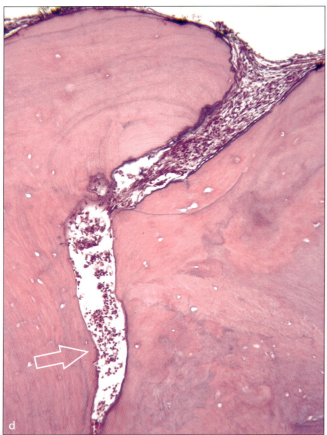
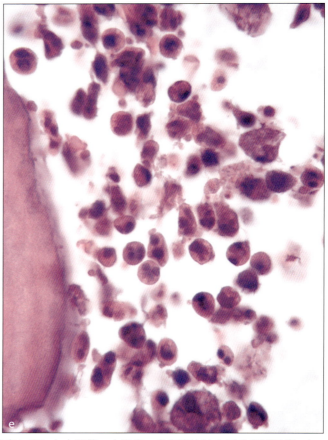

FIG 7-18　不適切な根管充填と歯冠漏洩．(a) 治療前に生活歯髄を有していた上顎第一小臼歯．歯内療法は1回の来院で行った．鋳造ポストとコアを作製し，アクリルのテンポラリークラウンを装着した．患者は最終補綴のメタルセラミッククラウンを望まなかった．8年8か月後，う蝕の再発と歯周病が認められた．補綴治療計画のため，歯は抜歯された．根尖周囲組織は正常であることに注目．(b) 器具の到達部位が確認できる．全体像より術式の作業長がわかる．象牙質削片が根尖部に圧入されている（H&E，×25）．(c) 写真(b)の根管の形成限界の詳細．デブリスが根管に圧入されている．根尖側には，石灰化の過程で狭くなり，炎症性組織を含んだ本来の根管が続いているのが確認できる（×100）．(d) 写真(b)の根尖部根管の詳細（×100）．(e) 写真(d)の矢印で示した根管の強拡大像（×1000）．この部位で多形核白血球の集積が観察される．

FIG 7-18（続き） (f) 根管根尖部（テイラーの改良型ブラウン-ブレン染色法，×25）．(g) 写真(f)の矢印で示された根管壁の強拡大像（×1000）．デブリスと細菌がコロニー形成した象牙質削片を含む不規則な根管壁．(Ricucci ら[39] から許可を得て掲載)

考　察： デブリスのそばの根尖組織に重度の炎症があることは，壊死組織の為害性を示唆するかもしれない．しかしながらこれは，他の症例で観察された，壊死組織やデブリスと直接に接している組織に炎症が見られなかったことと矛盾する．重度の炎症はポストのスペースの細菌コロニーによるとするのが，もっとも説明がつく．う蝕の再発と不適合な歯冠修復のため，根管内に細菌が侵入した．

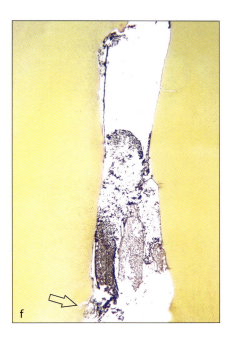
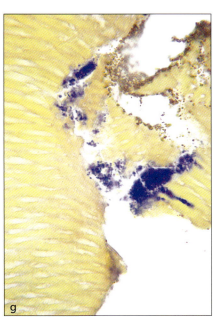

根管充填材と炎症の持続は関連づけることはできるか？

　シーラーは化学的組成の違いはあるが，それらが歯根周囲組織と触れた際の組織反応が似ている可能性について言及することは，価値がある．たとえば，炎症をともなわない結合組織の組織像が特徴的な **FIG 7-13** の症例は，水酸化カルシウム系のシーラーを使っているが，ハイドロキシアパタイトと酸化亜鉛ユージノール系のシーラーを使っている **FIG 7-11** や **7-14** とは区別をできない．同様に **FIG 7-19** に示す従来型の粉と液を混ぜるタイプの酸化亜鉛ユージノール系のシーラーを用いた症例の組織学的様相と，**FIG 7-20** に示したペースト同士を混ぜるタイプの酸化亜鉛ユージノール系のシーラーを用いた症例の組織学的様相は完全に同じような状態である．

　一方で，同じシーラーを用いたが，異なる組織学的状態が観察される症例もある．たとえば，ペースト同士を混ぜるタイプの酸化亜鉛ユージノール系のシーラーを用いた **FIG 7-20** の犬歯と **FIG 7-17** の切歯がその例である．しかし，前者では根尖組織に炎症を認めないが，後者では中等度の炎症を認める．後者では歯冠側寄りの象牙細管に細菌を認めることから，好ましくない状態は細菌感染によってもたらされたことが明らかである．

　さらに，**FIG 7-18** で重度の炎症が観察され，**FIG 7-13** では炎症がみられないという顕著な組織像の違いを認める．どちらも水酸化カルシウムベースのセメントが使われていた．最初の症例の炎症は，もっとも歯冠側に存在する細菌が原因であることは明らかで（**FIG 7-18f，7-18g**），おそらく修復物からの漏洩によるであろう．

　これらの長期的な観察から，シーラーの多くはそれぞれ化学的な違いはあるものの，比較的不活性なので，シーラーそのものが炎症を持続させることはないと結論づけられる．長期間の炎症は通常，化学的因子よりも微生物学的な因子に起因する．**エックス線透過性を示さない軽度の炎症は，歯冠修復物の欠陥や欠如により根管内に漏洩した細菌の生成物による軽度の刺激によって生じた可能性**がある．われわれの研究結果は，生活歯であっても，エックス線像は正常であるが根尖組織の炎症を有する，というシナリオを証明しており，これは歯冠側の細菌漏洩が根尖部の炎症を生じさせる原因になる可能性を示唆している．

　Brynolf ら[36] の過去の研究や，より最近の Barthel ら[35] や Green ら[38] の研究では，エックス線像が正常な症例で組織学的に炎症を認める頻度が高い原因は，歯冠側からの漏洩であるかもしれないと報告している．この点について，これら 3 つの研究では調査は行われていない．しかしながら，これらの歯の治療前の状態は不明なうえ，彼らの研

CHAPTER 7　歯内療法後の歯根周囲組織の治癒

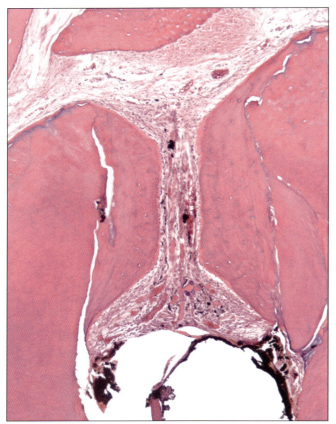

FIG 7-19　**根尖部の治癒形態．**歯髄壊死と根尖性歯周炎の治療．根管拡大が行われ，水酸化カルシウムの貼薬後に根管充填された．3年後の経過観察ではエックス線写真において治癒していた．生検で採取された標本では，根尖を通過する切片で根尖部根管に歯根膜へ繋がる結合組織が確認できる．歯根膜は正常な組織像を示す．歯冠側では根管充填材と残存組織の接触面が確認できる．ここでは多数の石灰化物と，いくらかのシーラーの小片（黒）が認められ，これらは創面から移動している．石灰化組織は根尖部根管を狭窄させているが，完全には閉鎖していない（H&E，×100）．

の見解では，**根管治療後しばらくしてからの炎症は，歯根周囲組織への「細菌の影響」を反映していることが多いため，常態ととらえることはできない．**歯内療法後の組織学的な正常像は，石灰化組織の沈着の有無にかかわらず，炎症のない根尖部結合組織と，炎症のない歯根周囲組織が特徴である．

残存した根尖部組織内の壊死組織とデブリス

根尖部の歯髄断端には壊死した領域が広がっている場合が多いが，これは器具操作の機械的刺激や使われた材料の化学的刺激が合わさったものである．**FIG 7-10**で示す上顎側切歯でこの状態を見ることができる．この歯は治療後2年で抜歯されている．この歯はもともと歯髄は壊死していたが，歯根周囲のエックス線透過像を認めなかった．エックス線写真上の根尖から1.5mm手前で根管充填されていた．組織切片では根管充填材と組織の接触部の直下に限局した範囲の壊死を認めた（**FIG 7-10e**，**7-10f**，**7-10i**）．

壊死領域には象牙質削片からの有機質と無機質のデブリスが入り混じっている．これらは細菌漏洩をともなわない正常像を示す結合組織に詰めこまれているようにみえる．細菌感染をともなわない壊死組織や象牙質削片に為害性がないことは，**FIG 7-11**と**7-12**の症例報告にて確認された．最初の症例は，歯髄壊死と大きな根尖性歯周炎の病変を有する39歳の女性の第二小臼歯である．歯は治療され，2年後の検査で病変は完全に治癒していた．9年後に歯根周囲の状態は良好であったが，歯根破折のため抜歯された．根尖部は主に象牙質削片からなるデブリスの塊で占められていた．根尖孔部は線維芽細胞と線維からなる炎症のない結合組織で占められていた（**FIG 7-11e〜7-11g**）．

2番目の症例は，15年前に治療された単根の下顎第二大臼歯で，根尖部の組織学的状態を示す（**FIG 7-12a**）．壊死は分枝がある最根尖部で観察され，その周囲を組織学的にまったく正常な結合組織が取り囲んでいた（**FIG 7-12c**，**7-12d**）．

壊死組織や象牙質削片と接している炎症をともなわない結合組織の組織学的な状態から，壊死組織や象牙質削片が歯根周囲組織に為害性があるとは考えにくい．感染が存在しない限り，壊死組織と象牙質削片が，その後の根尖部結合組織の炎症の持続の原因とはならず，根尖性歯周炎の病変を維持させることもない．この見解は，これまでに得られた組織学的・臨床的所見とも一致している[42〜44]．

究では組織細菌学的手法も用いられていないため，根管治療後に根管内にエックス線写真で検出されるほどではないが，根尖孔外に隣接した小範囲の組織に炎症を持続させるには十分な量の細菌が残されていた可能性を否定できない．

エックス線写真で正常像を示していても組織学的に炎症を示す症例が多数報告されたことで，数人の著者らは，エックス線写真上では治癒している症例でも，炎症が残存しているのが「常態」であると考えるようになった．われわれ

歯根周囲組織の治癒 **CHAPTER 7**

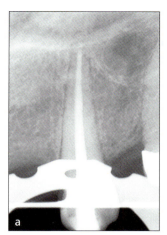
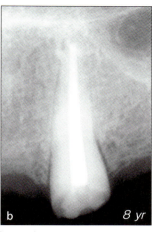

FIG 7-20 根尖部の治癒形態.（a）48歳の女性の歯髄壊死した上顎犬歯．激しい疼痛があった．根管拡大が行われ，水酸化カルシウムを1週間貼薬した後に，根管充填された．歯冠はコンポジットレジンで修復された．（b）患者は8年後，修復物の脱離で再来院した．う蝕の再発があり，患者は抜歯を選択した．（c）根管中央を通過する切片．石灰化組織を認め，この切片では根尖孔を封鎖しているようにみえる（H&E, ×50）．（d）100枚後の切片で生活組織が陥入しているため，石灰化組織は不完全であることが明らかになった．結合組織が根尖で根管充填材の根尖側を取り囲み，石灰化組織に閉じ込められた結合組織へと続いている（×100）．（e）この組織には炎症性細胞が認められない．（Ricucciら[39]から許可を得て掲載）

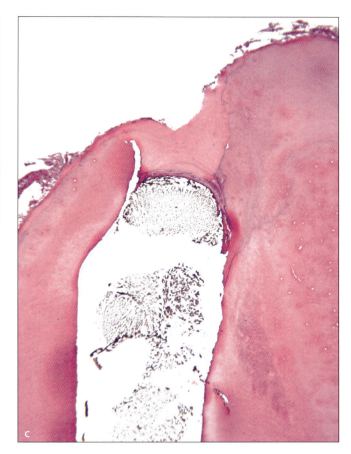

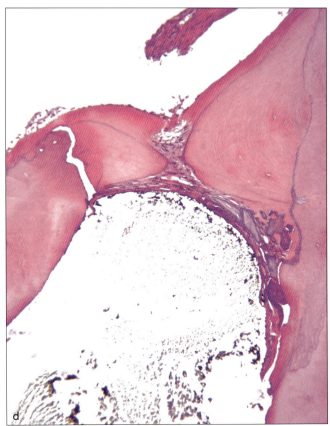
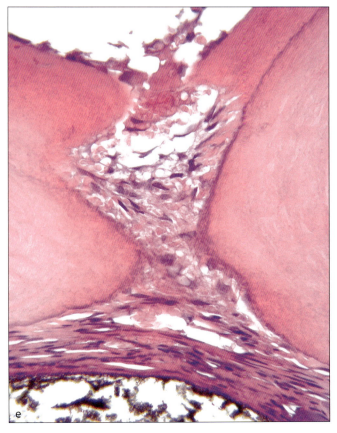

273

CHAPTER 7 歯内療法後の歯根周囲組織の治癒

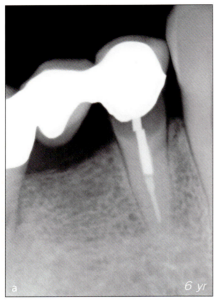 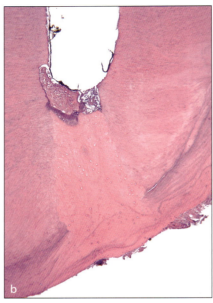 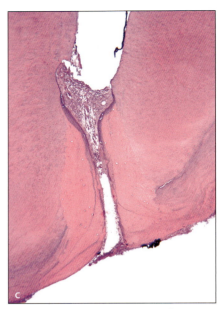

FIG 7-21 根尖部の治癒形態．（a）生活歯髄であった下顎第一小臼歯，6年前に歯内療法と既成ポストを用いて修復し，ブリッジの支台となっていた．患者はブリッジの動揺を訴えて来院した．エックス線から非常に大きなう蝕とポストの破折が明らかとなった．歯は抜歯された．（b）この切片では根尖孔は完全に新生セメント質で塞がれている．しかし，石灰化組織塊の歯冠側に軟組織が存在することは，軟組織に供給する血管のための根尖の開口部が必ず存在することを示す（H&E，×50）．（c）実際に，約70枚後の切片で開口部が確認された．根尖孔は，セメント質の沈着により同心円状に狭窄していた（×50）．（Ricucciら[39]から許可を得て掲載）

セメント質形成

歯内療法後の治癒の過程で一般的に観察されるのは，根尖孔部での**セメント質形成**である．この現象は治療時に生活歯である症例でもっとも頻繁に観察される．Ricucciら[39]の研究では，治療時に生活歯であった27本中24本にセメント質の顕著な形成が観察されたが，失活歯では22本中8本にしか認めなかった．この現象がまったく認められなかった症例は3例のみであった（生活歯1例，失活歯3例）（**FIG 7-10，7-17**）．

新生セメント質の形成は，歯根表面から根管内へ向けて根尖部根管内腔を狭めながら，同心円状に増殖していく傾向がある（**FIG 7-9，7-19〜7-22**）．この組織は細胞性セメント質で歯根表面のセメント質と連続していることが多く，歯根表面も肥厚させる（**FIG 7-21b，7-21c，7-22a**）．いくつかの縦断切片の所見から，**セメント質による根尖部根管の完全な封鎖が得られていると考えるものもいるが，ヒトでは珍しい**．実際，細心の注意を払って作成した連続切片ではただの閉塞だったとわかる．実際のところ，より中心を通る切片では，ほとんどの場合，歯根膜からつながる血管をともなう薄い束にまで細くなった根尖部の結合組織が認められる（**FIG 7-19，7-20c〜7-20e，7-21b，7-21c，7-22a，7-22b**）．

硬組織の沈着による根尖孔の封鎖は，文献では生物学的閉鎖と定義されている．過去にはこのタイプの修復を歯内療法による理想的な到達点としていた著者もいた[45,46]．ヒトや実験動物を対象に，異なる根管充塡材を用いた歯内療法後に，根尖孔の生物学的閉鎖を得られたと推察している研究が数多く発表されている[25,47〜49]．残念ながら，このような観察ではほとんどの症例で連続切片法が適用されていないため，組織学的方法論として不完全である．さらに，歯内療法に対する歯根周囲組織の反応の研究にイヌの歯が用いられることが多いが，根尖側1/3の解剖学的形態がヒトとはかなり違っている．

ある特定の環境下では，根尖部根管にセメント質様組織が無秩序に蓄積し，壊死組織や線維組織を含む根管内外の接続部を取り込んだ大量の石灰化組織が形成される（**FIG 7-16d〜7-16j，7-24d，7-24e**）．主根尖孔は存在せずその

歯根周囲組織の治癒　CHAPTER 7

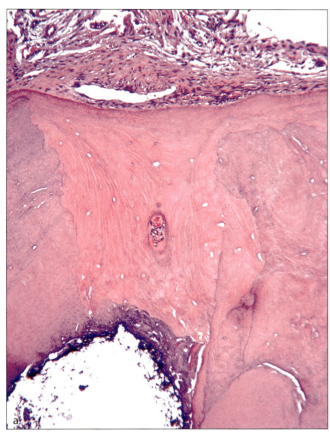 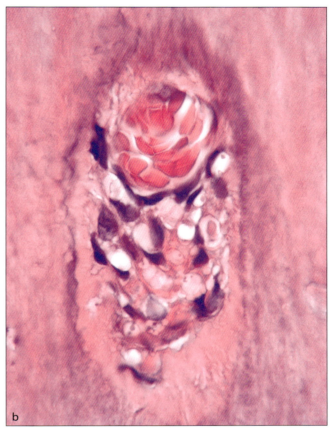

FIG 7-22 根尖部の治癒形態．8年3か月前に治療され，破折のために抜歯された歯の根管．治療時は生活歯髄であり，抜歯時のエックス線写真では歯根周囲組織は正常であった．（a）根管中央を通過する切片．根尖孔はその中央に軟組織があるセメント質の塊で塞がれている．歯根に付着している歯周組織には炎症を認めない（H&E，×100）．（b）写真（a）のセメント質の中の軟組織の強拡大像（×1000）．赤血球を含む血管と炎症のない線維性結合組織．

考　察：血管構造と軟組織が存在していることから，根尖孔の石灰化過程は不完全であることが明らかである．連続切片は新生石灰化組織内の軟組織の全体像を明らかにする．

代わりに分枝がある症例でも，新生セメント質の形成による同様の内腔の狭窄がみられることがある（**FIG 7-13e**，**7-13f**，**7-14e** ～ **7-14g**）．

歯内療法後の治癒として頻度の少ない組織学的所見

　数症例で，根尖孔やそのわずか外に非晶質の塊が認められ，それらが炎症のない結合組織に包埋されていた．象牙質削片の存在によりそれらの由来が追跡できる．実際は，それらは器具操作時に偶発的に根尖孔外に押し出された根管充填材であった（**FIG 7-23k** ～ **m**）．**FIG 7-23** は再治療を行った上顎第一小臼歯である（**FIG 7-23a**，**7-23b**）．その後，コンポジットレジンで修復された．1年後の診査ではすべてが正常であった（**FIG 7-23c**）．7年後の診査では，歯根周囲の構造は正常であったが，修復物の喪失とう蝕の再発のため，完全に歯冠が崩壊していた（**FIG 7-23d**）．驚いたことに12年後には，挺出の進行とう蝕による破壊のため，短い歯根となっていた．それでもエックス線透過像は認めなかった（**FIG 7-23e**）．この時点で残根を抜歯した．頬側根の切片では予想どおり，炎症のない結合組織を含む根尖孔であったが，デブリスの塊を包埋していた（**FIG 7-23j**，**7-23k**）．高倍率像では，この塊は炎症をともなわない線維組織で区切られており，象牙質や非晶質で占められた領域，石灰化物，シーラーの小さな塊などを含むきわめて不均質な構造であった（**FIG 7-23l** ～ **7-23n**）．細菌プラークバイオフィルムと根管充填材が直接接触し（**FIG 7-23o**），歯根が数年にわたりう蝕の進行にさらされていたにもかかわら

CHAPTER 7　歯内療法後の歯根周囲組織の治癒

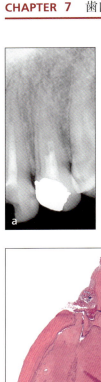
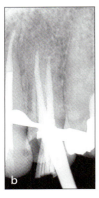
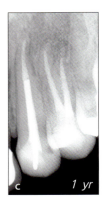
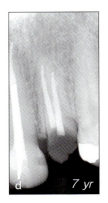
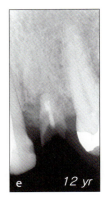
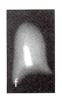

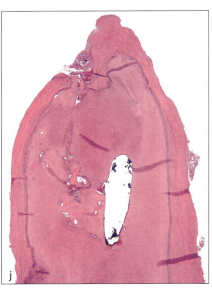
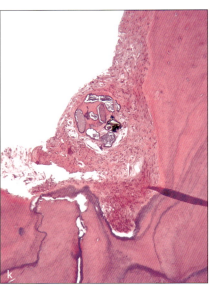
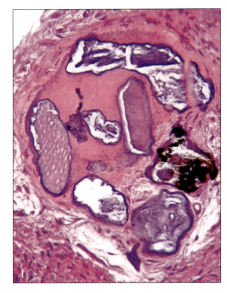
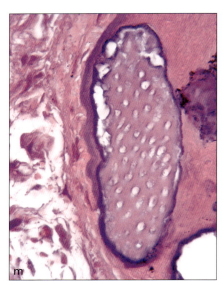
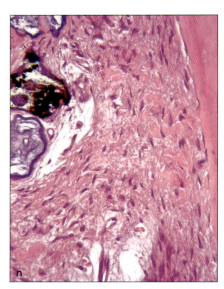

FIG 7-23　根尖孔外へ押し出された切削片．（a，b）再治療が行われた上顎第一小臼歯．（c）コンポジットレジンで歯冠修復された．1年後の経過観察では臨床的，エックス線写真において正常であった．（d）患者は7年後に修復物の脱離と歯槽骨まで進行したう蝕のために来院した．歯はもはや修復不能であったが，患者は抜歯を受け入れなかった．歯根周囲の状態は正常であった．（e）12年後に2根とも非常に大きなう蝕で崩壊し，かなり挺出していることが観察された．歯根周囲の変化は認めなかった．（f～i）このときになって患者は抜歯を希望した．2本の歯根を光学顕微鏡で観察するために，切片を作製した．（j）頬側根の根尖．根管と根尖孔部を通過する切片．根尖孔部は，根尖部の尖端に対して斜めである．セメント質の厚みに注目（H&E，×25）．（k）根尖孔の詳細．デブリスの塊を包埋した結合組織が存在する（×100）．（l）拡大像（×400）から，この塊は炎症のない結合組織で囲まれており，象牙質削片領域，部分的に非晶質，石灰化領域と小さなシーラーの塊からなることがわかる．（m）写真(l)の左側の断片の強拡大像（×1000）．横断された象牙細管が認められる．（n）写真(k)の根尖孔の右側の壁と塊の間に正常な結合組織が認められる（×400）．

歯根周囲組織の治癒 **CHAPTER 7**

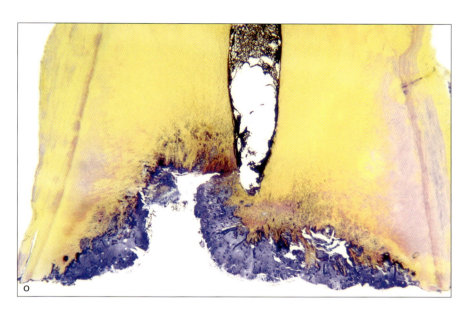

FIG 7-23（続き）（o）歯根の歯冠側部．根管を通過する切片．う蝕が厚い細菌バイオフィルムで覆われている（テイラーの改良型ブラウン-ブレン染色法，×25）（Ricucci, Bergenholtz[41] から許可を得て掲載）．

考　察：根尖に押し出された細菌感染のない象牙質削片は，治癒過程の中で一部石灰化した塊となり，線維性の仮性被膜に囲まれ，炎症のない結合組織に取り込まれていた．根管充填は歯冠側からの細菌やその産物が根尖孔のほうへ漏洩することを防いでいるようである．

ず，歯根周囲の構造は正常に保たれていたことはいくらか驚きであり，このことは根管充填が大量の細菌やその生成物が歯根周囲組織への侵入するのを防ぐのになお有効なバリアとなっていることを証明している．

FIG 7-25 は，歯内療法後 14 年で歯根破折のため抜歯された上顎第一大臼歯の口蓋根の組織学的詳細を示している．エックス線写真上ですべての歯根に根尖性歯周炎の病変を認めたが，その後の治療で治癒している（**FIG 7-25a ～ 7-25d**）．根尖孔に沿って作成された組織切片では狭窄部と根尖孔外に一部石灰化した非晶質の塊と壊死性の物質を含む裂隙がみられる．象牙質削片がいくつかの切片で認められた．これらの塊は炎症をともなわないか，わずかに慢性炎症性細胞が浸潤している結合組織によって囲まれている（**FIG 7-25f ～ 7-25h**）．

器具操作時にどのようなテクニックを用いても，有機物や無機物のデブリス（と感染した歯質の細菌も）が根尖から押しだされる[50～52]．

根尖から押し出される削片の量はクラウンダウンテクニックや，器具操作を根管内に留めたりすることで減少するが，それでも押し出すことは避けられない[53, 54]．284 の失敗症例の歯根周囲の病変に対し組織学的検査を行った研究で，Yusuf[55] は 45 例に象牙質片を確認したと報告した．これらは多形核白血球を大量にともなう炎症性細胞によって囲まれていることが多いが，慢性炎症により囲まれることは少なく，時に線維組織により囲まれる．著者はこの削片の為害性は，細菌が存在するいわゆる感染したデブリスであるためであると考察した．一般的に根管外の炎症をともなわない結合組織に観察される象牙質削片やデブリスは（**FIG 7-23，7-25**），感染していないことが細菌染色によっても証明されている．根尖性歯周炎の病変を有する歯の根管壁の象牙細管内に細菌を認めることはよくある．炎症をともなわない歯根膜内に，炎症がない状態で「無菌の」象牙質削片がみられることは以下のように説明できるかもしれない．

■ 治療時には生活歯であったため，根管内（と象牙質）に感染がなかった．
■ 感染している歯のいくつかは，細管が感染していないかもしれない．
■ 治療時の化学的洗浄や根管貼薬により象牙質削片から細管内の細菌が除去された．
■ 感染した象牙質削片は押し出されたが，細菌は免疫作用により除去された．

いずれにせよ，象牙質削片の周囲に炎症反応が存在しないことから，感染源が存在しなければ，結合組織を刺激する力がないということを再度確認した．

CHAPTER 7　歯内療法後の歯根周囲組織の治癒

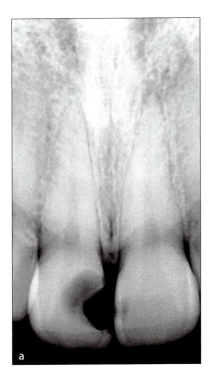
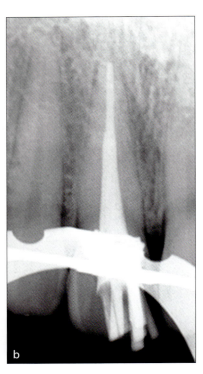
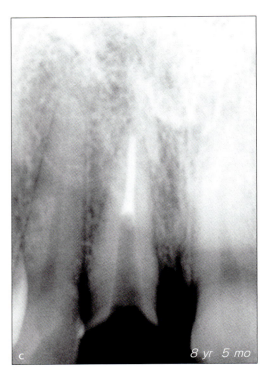
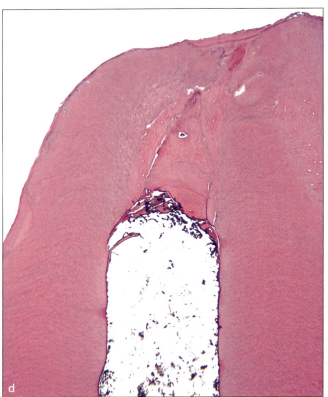
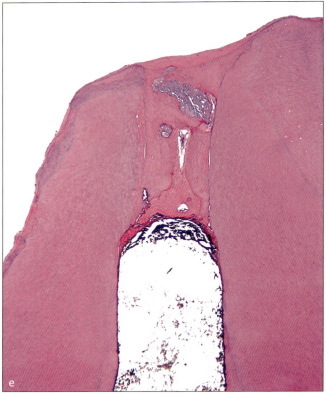

FIG 7-24　根尖部の治癒形態．（a）48歳の女性の歯髄壊死した上顎中切歯．（b）1週間の水酸化カルシウムの貼薬後に歯内療法は終了した．鋳造ポストとメタルセラミッククラウンにより修復された．（c）8年5か月後に修復物の脱離で来院した．診査により，う蝕が再発していることが明らかとなり，保存不可と考えられた．歯根周囲構造が正常であることに注目．（d）根尖部分は均質に石灰化が生じている．この切片では根管内腔は完全に石灰化している（H&E，×50）（e）一方連続切片ではこの封鎖は完全ではないことを示している．実際にはこの切片の石灰化部の中央に生きた組織が認められ，さらに根尖領域では石灰化塊に埋め込まれた壊死組織が存在する（×50）．（Ricucciら[39]から許可を得て掲載）

歯根周囲組織の治癒 **CHAPTER 7**

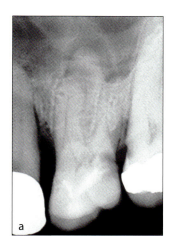
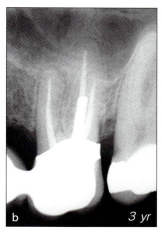
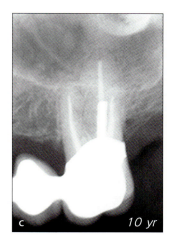
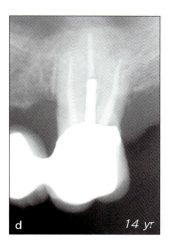
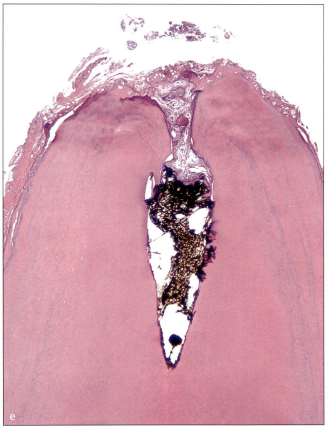
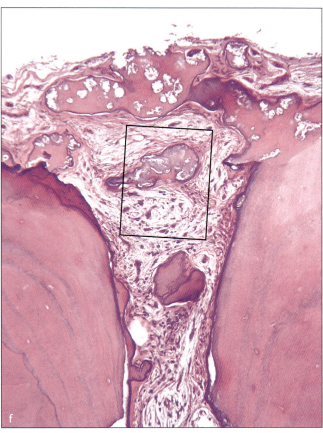

FIG 7-25　根尖部の治癒形態．（a）54歳の女性の歯髄壊死と根尖性歯周炎を有する上顎第一大臼歯．歯は根管治療された．根管は2週間の水酸化カルシウムの貼薬の後に根管充填され，ブリッジの支台歯として使用された．（b）3年後の経過観察のエックス線写真でほぼ完全な治癒が確認された．（c）10年後のエックス線写真でも歯根周囲組織は正常であった．（d）患者は14年後に膿瘍が生じたため，来院した．臨床診査で斜めの破折が認められた．エックス線写真では近心から始まる破折を認めた．歯根周囲の状態は正常であった．歯は抜歯された．（e）根尖孔を通過する口蓋根の切片．根尖の1.5mm手前で根管充填されていた．根尖部根管に生きた組織が存在する（H&E，×25）．（f）根尖孔部の詳細．結合組織内に不規則な石灰化病変が認められる（×100）．

CHAPTER 7 歯内療法後の歯根周囲組織の治癒

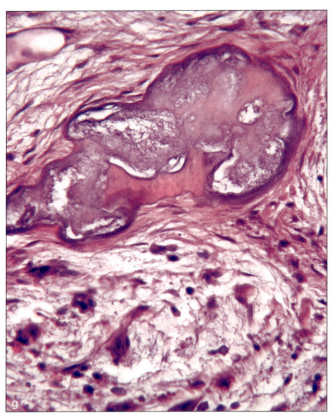
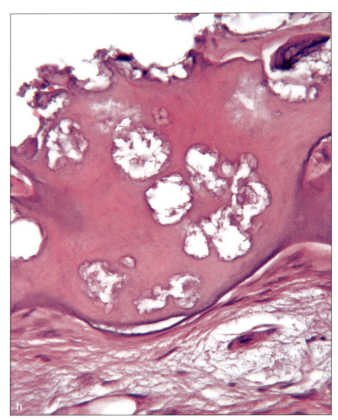

FIG 7-25（続き） （g）写真（f）の四角で示す部位の拡大像（×400）．一部石灰化した非晶質が線維組織に囲まれている．下方にわずかな慢性炎症性細胞がみられる．（h）写真（f）の根尖孔外の構造の拡大像（×400）．これは通常見られない形態の石灰化塊に見え，石灰化していない不規則な小窩をともなっている．（Ricucciら[39]から許可を得て掲載）

症例研究

FIG 7-26 は16歳の女子の上顎第一小臼歯で，歯根周囲組織治癒の頻度の少ない組織像である．この歯は不十分な歯内療法が過去に行われており，根尖と側面に大きなエックス線透過像を認める（**FIG 7-26a**）．再治療が行われ，その後の観察で2つの病変が完全に治癒していることがわかった（**FIG 7-26c, 7-26d**）．2年3か月後に，非常に大きなう蝕の発生と修復物の喪失（**FIG 7-26d**）のため抜歯された．組織切片では口蓋根の根尖に付着した構造物がみられる．これは，2～3層のコラーゲン線維といくつかの細胞からなる，密な結合組織の「カプセル」になっているように見え，炎症を認めない．これは，おおよそ2/3がデブリス，1/3が石灰化組織からなる，非晶質の塊の境界を明瞭にしていた．以前の似たような症例でも，象牙質削片が器具操作により押し出されたが，組織に対する為害性は示さなかった．説明がつく理由がないが，組織反応は異常であった．象牙質の削片は，線維形成が生じて削片を取り囲もうとする，異なるタイプの治癒形態を引き起こす可能性がある．

FIG 7-26（右） 根尖部の治癒形態．（a）16歳の女子，不適切な歯内療法が行われている．根尖部と側方の2か所に明らかな根尖性歯周炎を有する上顎第一小臼歯．（b）再治療が行われた．水酸化カルシウムを2週間貼薬後，根管充填が行われた．鋳造ポストとメタルセラミッククラウンで修復された．（c）わずか8か月後のエックス線写真で，ほぼ完全に病変が治癒していることがわかる．（d）2年3か月後に修復物の脱離で来院した．エックス線から歯根周囲の状態は正常であることがわかるが，大きなう蝕のために修復不可能で，抜歯が行われた．（e）口蓋根の根尖部．通常みられない構造物が抜歯の際に根尖に付着していた（H&E，×25）．（f）拡大像（×100）で，中心部は一部石灰化した非晶質が特徴であり，線維性結合組織に囲まれている．（g）構造物の左側の強拡大像（×400）．結合組織に炎症を認めない．（Ricucci D, Siqueria JF Jr[88]から許可を得て修正・掲載）

歯根周囲組織の治癒 **CHAPTER 7**

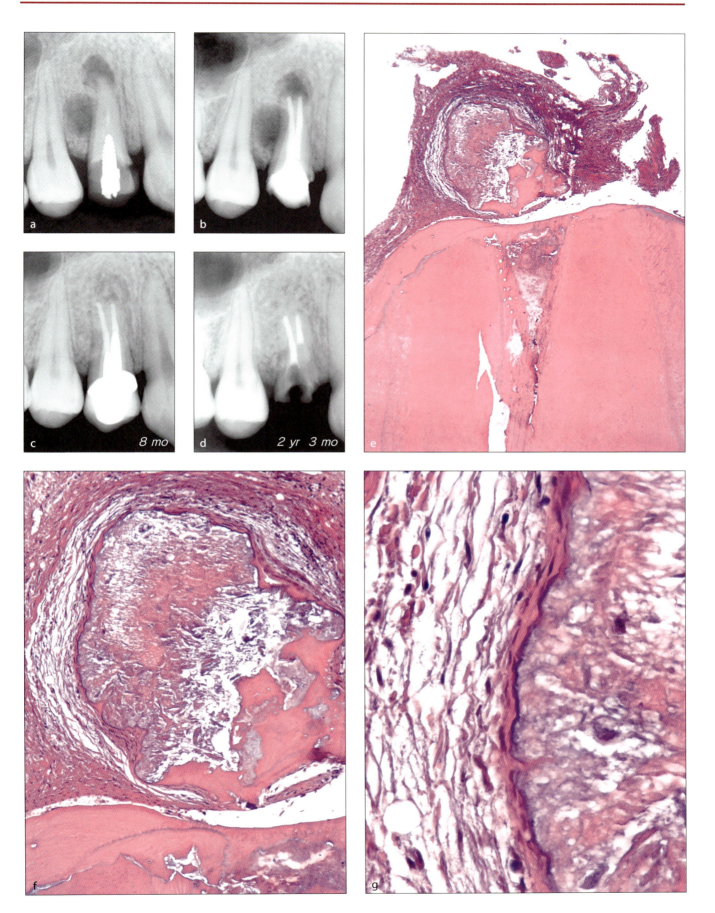

外科的歯内療法後の治癒（ヒント）

歯根端切除術は，病的な歯根周囲組織を除去する目的で1896年にドイツで始められ，20世紀前半にかけて中央ヨーロッパに広まった[56]．その後，単純切除に加え，根尖部の窩洞形成を行い，アマルガムや他の材料で充填を行うようになった．

外科的処置はそれまで根管充填が難しいと判断された症例に代替治療として適応されていた．しかし，処置にともなう根管内感染が治療失敗の原因であるという生物学的理由がわかるまでは，外科処置の失敗率はとくに高かった．手術に先立ち根管治療が適切に行われていないと，細菌やその生成物の漏洩が生じて歯根周囲の炎症が持続する．実際に，どの根管充填材を用いても効果的に細菌感染を封じることはできない．

その後，適切な症例選択をすることで，外科治療の成功率は首尾一貫して上がることが知られた．したがって，歯根端切除術の適応となるのは，可能な限り最良な非外科的治療をしたが失敗した歯である．歯冠側から再治療を行うことが難しい，または不可能な治療後の疾患に外科を行うことも適応症であるが，患者には根管内に感染が残っているため，このようなケースでは成功率が下がる可能性があることを伝えるべきである．外科的歯内療法の考え方や技術はこの20年で進化している．現代では下記のことが推奨されている．

- 感染している可能性のある象牙細管の露出が増えるので，歯根を斜めに切断することは避け，垂直に切断するべきである．
- 逆根管充填のための形成では，偶発症のリスクを下げ，根管の窩洞外形を改善するために，超音波器具を用いるべきである．
- 拡大装置の使用は必須である．
- 逆根管充填材としては物理的，生物学的に最適であると示されているMineral Trioxide Aggregate（MTA）を用いるべきである[56]．

アマルガムは根管充填材として長く使われてきたが，適応を正しく判断すれば比較的成功率が高い．現在ではこの材料はMTAとって代わるべきという事実については，ほぼ同意見である．この材料に関する文献の徹底的なレビューはChongとPitt Ford[57]の報告を参照されたい．

外科的歯内療法の適応症や技術について述べることは本書の目的ではなく，ましてや根管充填材の物理的・生物学的特性を述べることでもない．これまで述べてきた概念から，基本的な考え方を再び主張することが重要である．つまり，非外科的歯内療法で生じていることと同様に，外科的歯内療法の成功は本質的に根尖側1/3に残った感染を除去できるかどうかにかかっている．

FIG 7-27は，歯根端切除とアマルガムによる逆根管充填により臨床的に成功した症例の組織学的状態を示している．側切歯は，鋳造ポストとメタルセラミッククラウンによる修復に先立ち，外科的に治療された（FIG 7-27a，7-27b）．4年後のエックス線写真では正常像を呈していた（FIG 7-27a～7-27c）．6年後のエックス線像も安定した状態であったが（FIG 7-27a～7-27d），垂直歯根破折を起こしていた．抜歯後に作成された組織切片では，逆根管充填をしたアマルガムと接している結合組織に，さまざまな大きさのアマルガムが散在していることが示されている．慢性炎症反応が組織内に認められた（FIG 7-27f，7-27g）．これらの所見は，**正常なエックス線像が組織学的な正常を反映しているわけではない**ことを証明している．観察された慢性炎症像は，一部はアマルガム片への異物反応で，一部は逆根管充填部から細菌産生物が漏洩したものであろう．実際，歯根破折の結果としてポストスペースは，広範囲に細菌コロニーが存在していた（FIG 7-27h）．

根尖部のどこを作業長とするか

根管形成や根管充填の際に，どこを作業長とするかは，根管治療における意見が分かれている主な論点の1つである[58, 59]．多くの歯内療法を指導する学校では，エックス線写真上の根尖よりも短い位置で，根管内の器具操作を行うように教えている[60]．たとえそうであっても，理想や実際の設定は著者によりさまざまである．Weine[61]は一般的に根尖より1mm歯冠側の部位が，根尖の狭窄部と一致すると考えられているセメント象牙境（CDJ）[62]に近いと述べており，実際にそこが根尖孔手前の根管最狭窄部である．この径が小さな部位はKuttler[63]が最初に提唱した．

しかしながら，CDJと根尖は必ずしも一致しないことが明らかになった．根尖を通る縦断切片ではCDJはきわめて不規則で，たとえば片側の根管壁のCDJが対側よりも数mm高い位置にあり，根尖部とはまったく一致ない場合もある（FIG 7-28a）[58]．

根尖部のどこを作業長とするか **CHAPTER 7**

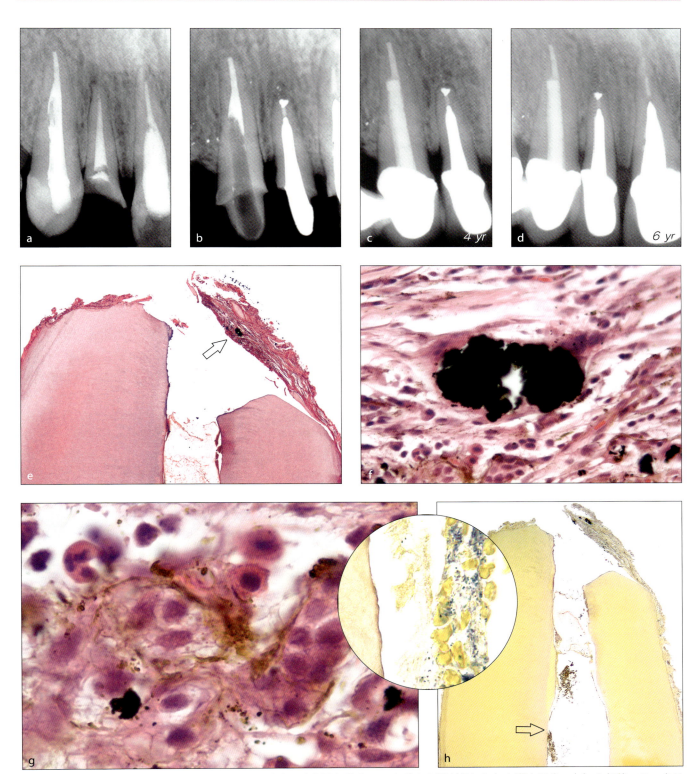

FIG 7-27　歯根端切除術の治癒．(a,b) 34歳の患者，歯根端切除とアマルガム充填が行われた上顎中切歯．(c) 4年後，エックス線写真では歯根周囲は正常である．無症状であった．(d) 6年後に患者は頬側のサイナストラクトを主訴に来院した．診査目的でフラップを開けると，垂直歯根破折が明らかとなり，抜歯が行われた．歯根周囲は正常であった．(e) 脱灰過程終了時にアマルガムは除去され，頬舌面で切片が作製された．全体像から，逆根管充填したアマルガムを結合組織が覆っていたことが確認できる（×50）．(f) 写真(e)の矢印で示されたアマルガムの断片は，慢性炎症性細胞で囲われている（×400）．(g) 写真(f)の左下の部位の強拡大像（×1000）．細かいアマルガムの粒が多形核細胞に囲まれている．(h) 挿入図はポスト形成された部位の矢印の部位の拡大像．壊死組織と赤血球と細菌（テイラーの改良型ブラウン‐ブレン染色法，×25，×1000）．

CHAPTER 7　歯内療法後の歯根周囲組織の治癒

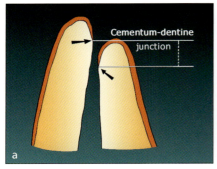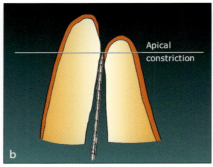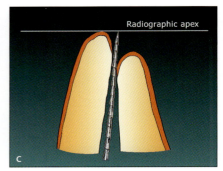

FIG 7-28 理想的なアピカルシートの位置．(a)縦断切片では，対側の根管壁のセメント象牙質境の位置が違うことが明らかである．したがって，この部位に作業長を設定するのを理想的とすることはできない．(b)対側の組織にかかわらず，漏斗状に外に広がる手前の**根尖の最狭窄部を理想的な作業長とするべき**である．(c)エックス線写真上の根尖に挿入したファイルは，実際には根尖孔から突出し，歯根膜に近接する．

しかしながら，Langeland[64,65]は，器具操作や根管充填の位置決定は対側の根管壁の組織の組み合わせにかかわらず，根尖部にすべきであると提案した(**FIG 7-28b**)．また，臨床的にもっとも苛立ちを覚えるのは，エックス線写真上の根尖から根尖の狭窄部までの距離が歯根によって異なるため，エックス線写真から正確な根尖までの距離を知ることができないことだと述べている．そして，彼はCDJと根尖狭窄部は一致しないことを組織学的に証明した．したがって，根管デブライドメント時や，根管充填のための作業長の決定の際に，エックス線写真上の根尖からの一定の距離を正確な指標として用いることを否定した．これに対する文献の反対意見は，多数の測定に基づいてはいるものの，平均化や過度に単純化されているため，正しい臨床的指針とはなり得ない．平均を用いることは問題の解決よりむしろ混乱をもたらす．さらにCDJは，臨床的に探索できない組織病理学的構造をしている[11,58]．

一方，他の著者らは，根尖を穿通することやエックス線写真上の根尖を超えることを提唱した．Schilder[66,67]は，目的は根管のデブライドメントと根尖部の分枝や側枝を含めた根尖まで充填することであると主張した．そして，ほとんどの症例で彼の術式は根尖孔を超え，隣接する歯根膜に及ぶことを認めている(**FIG 7-28c**)．根尖狭窄部まで作業を行うか，近くまでにするか，のどちらが正しいかを調べる予後研究が，これまで幅広く行われてきた．1956年にStrindbergが行った古い研究以来[68]，エックス線写真上の根尖よりも手前で根管充填が行われた場合，歯内療法の成功率がもっとも高いという事実は，文献上でかなりの同意を得ている[69～76]．

したがって，**生活歯髄の治療においては，部分的抜髄のほうが全部抜髄よりも好ましい**という事実がさまざまな研究者によって実質的な合意を得ていることになる．しかし，**歯髄壊死を考慮に入れた場合の方法については，同じような同意を得ていない**．このような状況で，Weine[61]は作業長を短くすることを提案したのに対し，Guldener[77]は長くすることを推奨した．オーバーフィリングを提唱する者もいた[78]．

歯内療法における作業長の位置決定は，処置前の歯髄の状態で変えるべきものではないと強調することが重要である．生活歯髄であるか壊死歯髄であるかにかかわらず，器具操作は根尖狭窄部で留めるべきである．これは解剖学的[79]，組織学的[12,58,79]研究に基づいて判断されたことである．これまで示してきた治療様式から，**組織学的にもっとも良好な状態は，根管拡大と根管充填が根尖狭窄部の近くにとどまっている場合**であることを示した．これは生活歯髄・壊死歯髄の両方に当てはまる．歯髄の創面を根管内に留める主な利点は，たとえ根管形成が太くなった場合でも，歯髄の断面積より創面が大きくならないことである．それは根管充填材との接触面積を最小とすることにもなる(**FIG 7-16**, **7-29a**)[1]．同じことが側枝や分枝内の組織に対してもいえる．根管充填材がこの複雑なスペースに押し出されなければ，根管充填材との接触面は最小となる(**FIG 7-29a**)．反対に，**もし治療術式が根尖孔を超えて行われ，根管充填が側枝や分枝に根管充填材が詰め込まれると，治癒しなければならない創面の表面が劇的に増加する**ことになる．(**FIG 7-29b**)．

根尖を穿通するという概念が歯内療法での論争となるもう1つの理由である．これまでのところ，穿通用ファイルを用いることが治癒の促進と遅延のどちらに作用するかについて，明らかな根拠は存在しない．本書の症例の治療に穿通用ファイルは用いられていないことは述べておくべ

根尖部のどこを作業長とするか　CHAPTER 7

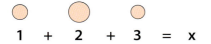

1 + 2 + 3 = x

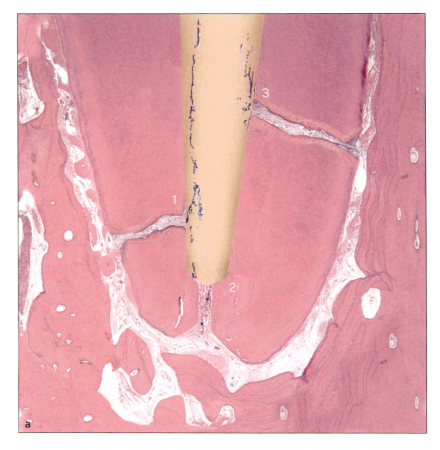

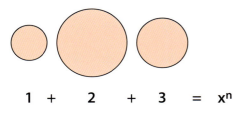

1 + 2 + 3 = x^n

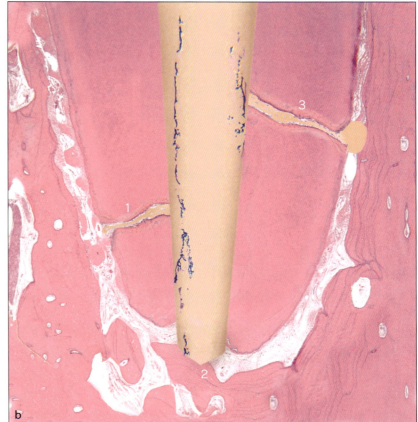

FIG 7-29　根管充填材と生体組織が接する面積．（a）根管内の歯髄創面を位置づけ，根管充填材が組織に押し込まれなければ，材料と組織の接触範囲は最小となる．（b）もしも根尖孔を超えて治療が行われ，根管充填材が側枝にまで押し込まれると，創面はかなり大きくなる．

きである．

　FIG 7-30 の症例は，根管充填材が根尖孔からわずかに押し出された結果の組織学的状態をよく示している．下顎第二小臼歯に再治療と補綴治療が行われた．歯根破折により4年2か月後に抜歯された．特筆すべきは，根管充填がエックス線写真上の根尖よりも手前に見えることである（FIG 7-30a）．抜歯後に近遠心方向から撮影したエックス線写真だけでも，根管充填が実際にはわずかに根尖孔を超えていたことがわかる．（FIG 7-30c）．組織切片では根管充填材と宿主組織が広い範囲で接触していることが見てとれる（FIG 7-30d）．感染がなく，組織反応は弱く，わずかな慢性炎症細胞の浸潤をともなう結合組織の増殖が特徴であるが，もし作業長を1～2mm短くしていたなら，創傷の範囲をもっと少なくできていただろう．

根尖孔を超える根管充填は根管治療の失敗原因となるか？

　CHAPTER 9 で，主な歯内療法の失敗の原因は，根管内に残存した細菌によるものであることについては，詳しく解明していく．根尖孔を超える根管充填がある場合，成功率が下がることを示した縦断研究の事実[70～76, 80, 81]は大きな議論を生んだ．これは，細菌感染がなくても，根尖部の異物そのものが根尖性歯周炎の病変を持続させる要因となりうるとした著者らがいたためである．この点について明らかにするべきである．根管充填がオーバーになった場合，どれくらい根管充填材と組織の接触領域が増加するかについてこれまで強調してきた．その一方で，動物の組織において，断片的であるが一貫性をもって，ガッタパーチャはコラーゲンによりしっかりと被包されるようであり[82, 83]，すべてのシーラー，とくに酸化亜鉛ユージノール[85]を基剤にしたものは，根管充填直後[84]には刺激性がある．それゆえ，押しだした直後には重度の炎症反応が起きることが予想される（FIG 7-6）．しかしながら，時間の経過とともにそれらの刺激の強さは減弱し，いつかほぼ不活性になる頃には炎症も減弱する[83, 84]．同時に感染がない場合，根管充填材周囲の組織像はわずかな慢性炎症性細胞の散在と多核異物巨細胞の浸潤をともなう結合組織の増殖が特徴的である（FIG 7-30）．一般的な根管充填材のほとんどは，骨の病変を徐々に増殖させる原因とはなり得ないことが推測される．結果として，押し出された材料が歯内療法の失敗の直接的な原因になるかについて再考しなければならない．

　根尖孔を超える根管充填があると失敗が増えるのは，別の要素と関係がある．たとえば，以前に行われたオーバーインスツルメンテーションにより生じた医原性の解剖学的損傷があげられ，この場合，十分に根管充填を行えなくなり，根管内へ浸出液が侵入し，残存細菌の生育の場を提供する．また，歯髄腔を完全に感染除去することが難しく，とくにオーバーインスツルメンテーションを行った場合，感染象牙質を歯根周囲組織に押し出してしまう可能性がある[83]．

　FIG 7-31 と 7-32 は，歯内療法の際に慎重に根管形成を行い，十分な根管貼薬後に根管充填をする際にわずかにシーラーが押し出された症例を示す．両方とも経過観察を継続し，何事もなく骨が治癒している．押し出されたシーラーが移動し，一部吸収されていることに注目したい．

　長期的なエックス線写真の経過観察から，押し出されたシーラーはかなり吸収されていることがわかる．FIG 7-33 では，根尖孔を超える根管充填後20年の経過観察を行った下顎犬歯であるが，押し出された根管充填材は吸収され，根管内に留まり，根尖周囲はエックス線写真上で正常である．

　上記のような考察となるのは，押し出した範囲が小さい場合である．歯根周囲組織に押し出される異物が多くなれば，状況は変わる．根尖孔を超える根管充填の範囲が増えると，炎症反応が何年も持続する可能性があり，臨床的にはエックス線透過像を呈する．Ricucci と Langeland によるヒトの歯の組織学的研究では，多量の押し出された根管充填材は重篤な歯根周囲の炎症を持続させ，治療後6年後においても確認することができる[11]．Molvenら[86]は，歯学部の学生が治療した265本の根の縦断研究を行った．10～17年後と20～27年後にエックス線撮影が行われた．厳密なエックス線写真の評価基準に基づいて調査を行ったところ，10～17年後にエックス線透過像を認めた症例の6.4％が，20～27年後の診査で完全に治癒していたことを発見した．著者らはこれらの症例のほとんどには根尖周囲に押し出された根管充填材を認め，病変の長期化は異物反応か，根尖に感染した削片が押し出されていたためであると考察した．長期間の評価では根管充填材が吸収されていた．遅れて成功となった症例に加え，遅れて失敗となった3症例を認めた．すなわち，10～17年の観察時に成功とされた症例のなかで，20～27年の観察時にエックス線透過像を示した症例があった．

　その後，同じ歯学部で同一の基準を用いて429本の根に再治療を行った研究が行われ，Fristadら[87]は10～17年の観察時にエックス線透過像を有していたが，20～27年

根尖部のどこを作業長とするか **CHAPTER 7**

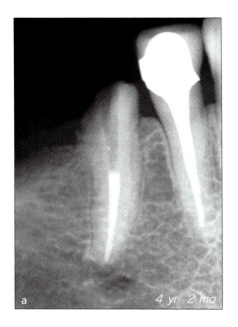
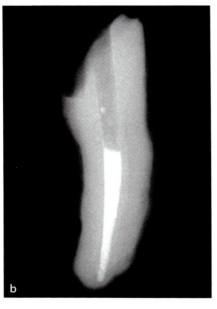
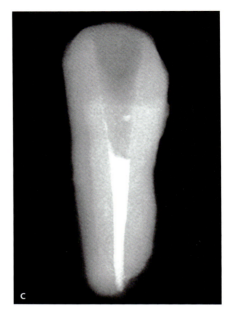
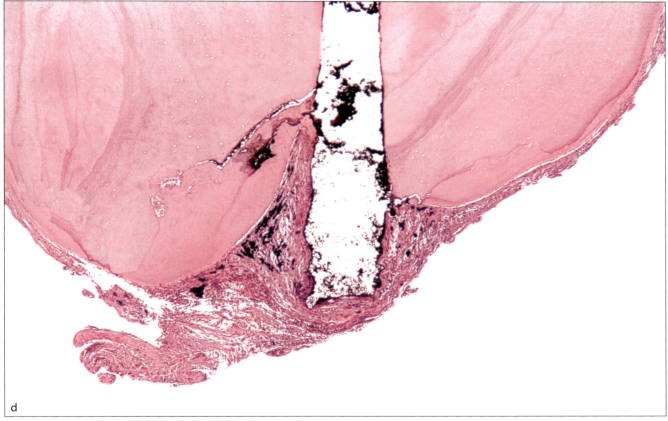

FIG 7-30　作業長の誤り．（a）4年2か月前に再治療が行われた下顎第二小臼歯．鋳造ポストを入れ，ブリッジの支台歯となった．患者はブリッジとポストの脱離のため来院した．歯槽骨に達する斜めの破折を認めた．エックス線写真ではオトガイ孔と根尖が重なっているが，歯根周囲は正常であった．歯は抜歯された．（b）頬舌方向で撮影したエックス線写真．根管充填はエックス線写真上の根尖の約0.5 mm手前であるように見える．（c）近遠心方向で撮影したエックス線写真で，斜めの根尖孔を超えていることがわかる．（d）頬舌面で切片が作製された．全体像から根管充填材が根尖孔を超えて押し出されており，わずかな慢性炎症細胞の散在をともなう線維芽細胞と線維により特徴づけられる結合組織で囲まれている．

287

CHAPTER 7 歯内療法後の歯根周囲組織の治癒

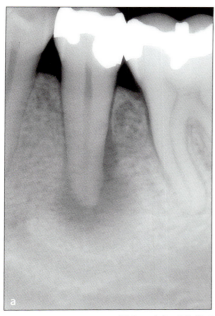
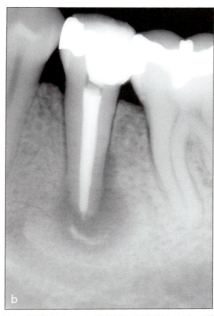
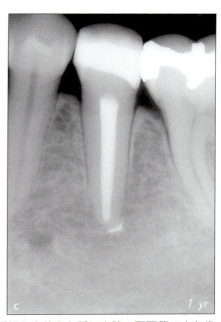

FIG 7-31 シーラーの溢出．（a）40歳の女性，腫脹をともなう重度の膿瘍とリンパ節腫脹と高熱を主訴に来院．下顎第二小臼歯は動揺を認め，打診・触診とも（+）であった．エックス線写真で大きな透過像を認めた．（b）切開と排膿による緊急処置の1週間後に症状が消え，根管治療を行った．少量のシーラーが根尖周囲にあることに注目．（c）わずか1年で臨床的・エックス線写真上で治癒が観察された．興味深いことにシーラーは一部吸収され，元の位置から根尖寄りに移動している．

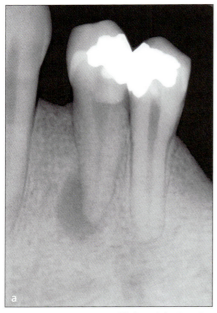
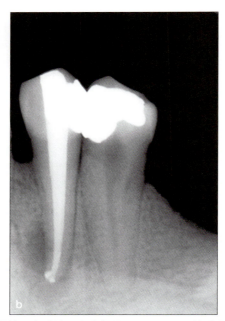
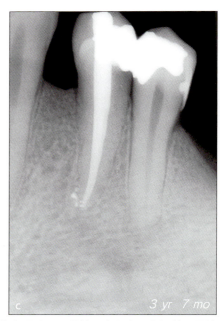

FIG 7-32 シーラーの溢出．（a）21歳の男性，歯髄壊死と歯根周囲のエックス線透過像を認める下顎第一小臼歯．8年前に覆髄が行われていた．（b）根管治療が行われ，術後のエックス線からある程度の量のシーラーが歯根周囲組織に押し出されていることがわかる．（c）3年7か月後のエックス線から歯根周囲組織が正常で完全に治癒していることがわかる．シーラーは一部吸収され，以前の位置から移動している．

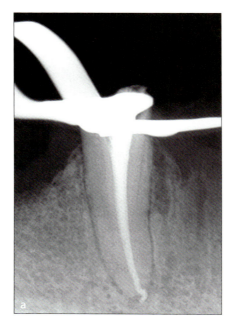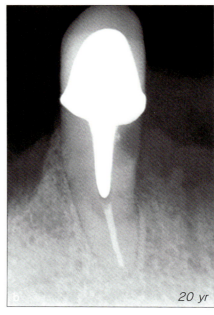

FIG 7-33 根管充填材の吸収．（a）歯髄壊死した下顎犬歯の根管治療直後に撮影されたエックス線．オーバーな根管充填が明らかである．（b）20年後の経過観察のエックス線写真で，根尖周囲の根管充填材は見られない．ここでは根管充填がエックス線写真上の根尖の手前であるように見える．歯根周囲組織は正常である．

の観察時に治癒している根が11本あったことを発見した．著者らは，その生物学的な原因は押し出された根管充填材に対する異物反応であると考えた．スカンジナビア諸国では根管充填の際に根管充填材を柔らかくするためにクロロホルムが使用されたことにより，ガッタパーチャが小さな断片となり押し出され，異物反応の引き金となった可能性がある．このように遅れて治癒したのは，長い期間がかかり，異物の為害性が弱まり，宿主組織により不活化または消失するような持続性の刺激によるものと説明できる[87]．いずれの研究者も，根管治療後の経過観察中に小さなエックス線透過性を示す場合，とくに根尖孔を超える根管充填であるが，適切に治療されている場合で，症状がない症例の多くは，長期経過中に病変が完全に消失する可能性があるので，失敗と評価すべきではないと結論づけた．

FIG 9-21（CHAPTER 9）にはMolvenら[86]とFristadら[87]が確認した，歯根周囲組織に押し出された根管充填材による長期的な悪影響について示す．生活歯髄であった下顎第二大臼歯を治療後に，近心投影にてエックス線写真を撮影したところ，オーバーインスツルメンテーションに起因すると考えられる根尖孔を超える根管充填が認められた（CHAPTER 9 FIG 9-21a）．10年後と13年後に経過観察のために撮影されたエックス線写真では，症状はないが，両方の歯根に大きな透過像が出現した（CHAPTER 9 FIG 9-21b, 9-21c）．23年後のエックス線写真では病変は治癒し，押し出された根管充填材も消失していることが確認された．

結論

1. 歯内療法の究極のゴールは，歯根周囲の正常なエックス線像と，歯根周囲組織・根尖孔部・分枝に残存した結合組織に炎症が存在しないことである．
2. エックス線写真で治癒している症例で炎症が存在する場合は，正常として受け入れることはできない．なぜなら，より歯冠側での細菌の存在が実際のところいつも関係しているからである．
3. 一般的なシーラーは根管充填直後には刺激作用を有するが，結合組織との接触が根管内に留まっている限り，徐々に刺激も薄れ許容される．このような状態であれば，実際，炎症反応はみられない．
4. 根尖孔からわずかにシーラーを押し出しても予後にあまり影響しないが，多量に根管充填材を押し出すと，術後の症状や歯根周囲の炎症を長引かせる原因となり得るので，極力避けなくてはならない．
5. 壊死組織（組織残渣や象牙質削片）は，感染がない限り近接する結合組織の炎症反応を持続させることはない．
6. 根尖部の結合組織に炎症があっても，エックス線写真では歯根周囲が正常像を示すことがある．
7. 歯内療法後の根尖孔部でセメント質形成がよく見られる．この組織は，根管内腔をかなり狭めながら，根管最根尖部に蓄積することもある．しかしながら，根尖部根管を完全に閉塞する「生物学的閉鎖」が起こることはまれである．

参考文献

1. Spångberg LSW. Endodontic treatment of teeth without apical periodontitis. In: Ørstavik D, Pitt Ford T (eds). Essential Endodontology, ed 2. Oxford: Blackwell Munksgaard, 2008:316–346.
2. Siqueira JF Jr. Reaction of periradicular tissues to root canal treatment: benefits and drawbacks. Endod Topics 2005;10:123–147.
3. Kumar V, Abbas AK, Fausto N, Aster JC. Robbins and Cotran pathologic basis of disease. 8th ed. Philadelphia: Saunders/Elsevier, 2010.
4. Gosain A, DiPietro LA. Aging and wound healing. World J Surg 2004;28:321–326.
5. Guo S, Dipietro LA. Factors affecting wound healing. J Dent Res 2010;89:219–229.
6. Holland GR. Periapical innervation of the ferret canine one year after pulpectomy. J Dent Res 1992;71:470–474.
7. Siqueira JF Jr, Rôças IN. Clinical implications and microbiology of bacterial persistence after treatment procedures. J Endod 2008;34:1291–1301 e1293.
8. Wu MK, Dummer PMH, Wesselink PR. Consequences of and strategies to deal with residual post-treatment root canal infection. Int Endod J 2006;39:343–356.
9. Lin LM, Ricucci D, Lin J, Rosenberg PA. Nonsurgical root canal therapy of large cyst-like inflammatory periapical lesions and inflammatory apical cysts. J Endod 2009;35:607–615.
10. Torabinejad M. The role of immunological reactions in apical cyst formation and the fate of epithelial cells after root canal therapy: a theory. Int J Oral Surg 1983;12:14–22.
11. Ricucci D, Langeland K. Apical limit of root canal instrumentation and obturation, part 2. A histological study. Int Endod J 1998;31:394–409.
12. Ricucci D, Pascon EA, Pitt Ford TR, Langeland K. Epithelium and bacteria in periapical lesions. Oral Surg Oral Med Oral Pathol Oral Radiol Endod 2006;101:239–249.
13. Davis WC. Pulpectomy vs. pulp extirpation. Dent Items 1922;44:81–100.
14. Hatton EH, Skillen WG, Moen OH. Histologic findings in teeth with treated and filled root canals. J Am Dent Assoc 1928;15:56.
15. Blayney JR. Present conception of vital reactions which occur within apical tissues after pulp removal. J Am Dent Assoc 1929;16:851.
16. Nygaard-Østby B. Om vevsforandringer i det apikale paradentium hos mennesket ved rotbehandling. Nye kliniske, røntgenologiske og histopatologiske studier. Det Norske Videnskaps-Akademi 1944;2:57.
17. Laws AJ. Calcium hydroxide as a possible root filling material. New Zeal Dent J 1962;58:199–215.
18. Nyborg H, Tullin B. Healing process after vital extirpation. An experimental study of 17 teeth. Odontol Tidskr 1965;73:430–446.
19. Engström B, Spångberg L. Wound healing after partial pulpectomy. A histological study performed on contralateral tooth pairs. Odontol Tidskr 1967;75:5–18.
20. Seltzer S, Soltanoff W, Sinai I, Goldenberg A, Bender IB. Biologic aspects of endodontics. Part III. Periapical tissue reactions to root canal instrumentation. Oral Surg Oral Med Oral Pathol 1968;26:694–705.
21. Seltzer S, Soltanoff W, Sinai I, Smith J. Biologic aspects of endodontics. IV. Periapical tissue reactions to root-filled teeth whose canals had been instrumented short of their apices. Oral Surg Oral Med Oral Pathol 1969;28:724–738.
22. Sinai I, Seltzer S, Soltanoff W, Goldenberg A, Bender IB. Biologic aspects of endodontics. Part II. Periapical tissue reactions to pulp extirpation. Oral Surg Oral Med Oral Pathol 1967;23:664–679.
23. Ketterl W. Histologische Untersuchunge an Vital extirpierten Zähnen. Stoma 1963;16:85.
24. Hørsted P. Studies on the root filling cement Bi-oxol. A clinical, roentgenological and histological investigation. Acta Odontol Scand 1972;30: 187–199.
25. Holland R, Nery MJ, Mello W, et al. Root canal treatment with calcium hydroxide. I. Effect of overfilling and refilling. Oral Surg Oral Med Oral Pathol 1979;47:87–92.
26. Holland R, Nery MJ, Mello W, et al. Root canal treatment with calcium hydroxide. II. Effect of instrumentation beyond the apices. Oral Surg Oral Med Oral Pathol 1979;47:93–96.
27. Holland R, De Souza V, Nery MJ, et al. Tissue reactions following apical plugging of the root canal with infected dentin chips. A histologic study in dogs' teeth. Oral Surg Oral Med Oral Pathol 1980;49:366–369.
28. Benatti O, Valdrighi L, Biral RR, Pupo J. A histological study of the effect of diameter enlargement of the apical portion of the root canal. J Endod 1985;11:428–434.
29. Armada-Dias L, Breda J, Provenzano JC, et al. Development of periradicular lesions in normal and diabetic rats. J Appl Oral Sci 2006;14:371–375.
30. Tani-Ishii N, Wang CY, Tanner A, Stashenko P. Changes in root canal microbiota during the development of rat periapical lesions. Oral Microbiol Immunol 1994;9:129–135.
31. Kronfeld R. Histopathology of the Teeth and their Surrounding Structures. 2nd ed. Philadelphia: Lea & Febiger, 1943.
32. Engström B, Lundberg M. The correlation between positive culture and the prognosis of root canal therapy after pulpectomy. Odontol Revy 1965;16:193–203.
33. Hørsted P, Nygaard-Østby B. Tissue formation in the root canal after total pulpectomy and partial root filling. Oral Surg Oral Med Oral Pathol 1978;46:275–282.
34. Nygaard-Østby B. Über die Gewäbsveränderungen im apikalen Paradentium des Menschen nach verschiedenartigen Eingriffen in den Wurzelkanälen. Det. Norske Videnskaps-Akademi 1939;4:211.
35. Barthel CR, Zimmer S, Trope M. Relationship of radiologic and histologic signs of inflammation in human root-filled teeth. J Endod 2004;30:75–79.
36. Brynolf I. A histological and roentgenological study of periapical region of human upper incisors. Odontol Revy 1967;18(Suppl 11):1–97.
37. Strömberg T. Wound healing after total pulpectomy in dogs. A comparative study between rootfillings with calciumhydroxide, dibasic calciumphosphate, and gutta-percha. Odontol Revy 1969;20:147–163.
38. Green TL, Walton RE, Taylor JK, Merrell P. Radiographic and histologic periapical findings of root canal treated teeth in cadaver. Oral Surg Oral Med Oral Pathol Oral Radiol Endod 1997;83:707–711.
39. Ricucci D, Lin LM, Spångberg LS. Wound healing of apical tissues after root canal therapy: a long-term clinical, radiographic, and histopathologic observation study. Oral Surg Oral Med Oral Pathol Oral Radiol Endod 2009;108:609–621.
40. Ricucci D, Gröndahl K, Bergenholtz G. Periapical status of root-filled teeth exposed to the oral environment by loss of restoration or caries. Oral Surg Oral Med Oral Pathol Oral Radiol Endod 2000;90:354–359.
41. Ricucci D, Bergenholtz G. Bacterial status in root-filled teeth exposed to the oral environment by loss of restoration and fracture or caries – a histobacteriological study of treated cases. Int Endod J 2003;36:787–802.
42. Kakehashi S, Stanley HR, Fitzgerald RJ. The effects of surgical exposures of dental pulps in germ-free and conventional laboratory rats. Oral Surg Oral Med Oral Pathol 1965;20:340–349.
43. Möller AJR, Fabricius L, Dahlén G, Öhman AE, Heyden G. Influence on periapical tissues of indigenous oral bacteria and necrotic pulp tissue in monkeys. Scand J Dent Res 1981;89:475–484.
44. Sundqvist G. Bacteriological studies of necrotic dental pulps [Odontological Dissertation no. 7]. Umea, Sweden: University of Umea, 1976.
45. Meyer W. Der Spontanverschlub des Foramen apikale als Erfolg der rogenannten Wurzelbehandlung. Dtsch Zahnaerztl Z 1964;19:783–791.
46. Muruzábal M. Aposición de tejidos calcificados. Act Sem Soc Arg Endodonc 1972;1:49–50.
47. Holland R, de Souza V. Ability of a new calcium hydroxide root canal filling material to induce hard tissue formation. J Endod 1985;11:535–543.

48. Leonardo MR, da Silva LA, Leonardo Rde T, Utrilla LS, Assed S. Histological evaluation of therapy using a calcium hydroxide dressing for teeth with incompletely formed apices and periapical lesions. J Endod 1993;19:348–352.
49. Leonardo MR, Holland R. Healing process after vital pulp extirpation and immediate root canal filling with calcium hydroxide. Rev Fac Odontol Araçatuba 1974;3:159–169.
50. al-Omari MA, Dummer PM. Canal blockage and debris extrusion with eight preparation techniques. J Endod 1995;21:154–158.
51. Kustarci A, Akpinar KE, Sumer Z, Er K, Bek B. Apical extrusion of intracanal bacteria following use of various instrumentation techniques. Int Endod J 2008; 41:1066–1071.
52. Vande Visse JE, Brilliant JD. Effect of irrigation on the production of extruded material at the root apex during instrumentation. J Endod 1975;1:243–246.
53. Beeson TJ, Hartwell GR, Thornton JD, Gunsolley JC. Comparison of debris extruded apically in straight canals: conventional filing versus profile .04 Taper series 29. J Endod 1998;24:18–22.
54. Myers GL, Montgomery S. A comparison of weights of debris extruded apically by conventional filing and Canal Master techniques. J Endod 1991;17: 275–279.
55. Yusuf H. The significance of the presence of foreign material periapically as a cause of failure of root treatment. Oral Surg Oral Med Oral Pathol 1982;54:566–574.
56. Pitt Ford T. Surgical treatment of apical periodontitis. In: Ørstavik D, Pitt Ford T (eds). Essential Endodontology ed 2. Oxford: Blackwell Munksgaard, 2008:381–407.
57. Chong BS, Pitt Ford TR. Root-end filling materials: rationale and tissue response. Endod Topics 2005;11:114–130.
58. Ricucci D. Apical limit of root canal instrumentation and obturation, part 1. Literature review. Int Endod J 1998;31:384–393.
59. Wu MK, Wesselink PR, Walton RE. Apical terminus location of root canal treatment procedures. Oral Surg Oral Med Oral Pathol Oral Radiol Endod 2000;89:99–103.
60. Cailleteau JG, Mullaney TP. Prevalence of teaching apical patency and various instrumentation and obturation techniques in United States dental schools. J Endod 1997;23:394–396.
61. Weine FS. Endodontic Therapy, ed 5. St Louis: Mosby, 1996.
62. Ingle JI. Endodontics. Philadelphia: Lea & Febiger, 1965.
63. Kuttler Y. Microscopic investigation of root apexes. J Am Dent Assoc 1955;50:544–552.
64. Langeland K. The histopathologic basis in endodontic treatment. Dent Clin North Am 1967:491–520.
65. Langeland K. Tissue response to dental caries. Endod Dent Traumatol 1987;3:149–171.
66. Schilder H. Filling root canals in three dimensions. Dent Clin North Am 1967;11:723–744.
67. Schilder H. Canal debridement and disinfection. In: Cohen S, Burns RC (eds). Pathways of the pulp, ed 2. St Louis: CV Mosby, 1976:111–133.
68. Strindberg LZ. The dependence of the results of pulp therapy on certain factors. Acta Odontol Scand 1956;14(suppl 21):1–175.
69. Chugal NM, Clive JM, Spångberg LS. Endodontic infection: some biologic and treatment factors associated with outcome. Oral Surg Oral Med Oral Pathol Oral Radiol Endod 2003;96:81–90.
70. Friedman S, Löst C, Zarrabian M, Trope M. Evaluation of success and failure after endodontic therapy using a glass ionomer cement sealer. J Endod 1995;21:384–390.
71. Kerekes K, Heide S, Jacobsen I. Follow-up examination of endodontic treatment in traumatized juvenile incisors. J Endod 1980;6:744–748.
72. Kerekes K, Tronstad L. Long-term results of endodontic treatment performed with a standardized technique. J Endod 1979;5:83–90.
73. Molven O. The apical level of root fillings. Acta Odontol Scand 1976;34:89–116.
74. Ricucci D, Russo J, Rutberg M, Burleson JA, Spångberg LS. A prospective cohort study of endodontic treatments of 1,369 root canals: results after 5 years. Oral Surg Oral Med Oral Pathol Oral Radiol Endod 2011;112:825–842.
75. Schaeffer MA, White RR, Walton RE. Determining the optimal obturation length: a meta-analysis of literature. J Endod 2005;31:271–274
76. Sjögren U, Hagglund B, Sundqvist G, Wing K. Factors affecting the long-term results of endodontic treatment. J Endod 1990;6:498–504.
77. Guldener PH, Langeland K. Endodontologia. Padova: Piccin, 1985.
78. Pecchioni A. Endodonzia – Manuale di tecnica operativa. Milano: ICA, 1983.
79. Gutierrez JH, Aguayo P. Apical foraminal openings in human teeth. Number and location. Oral Surg Oral Med Oral Pathol Oral Radiol Endod 1995;79:769–777.
80. Smith CS, Setchell DJ, Harty FJ. Factors influencing the success of conventional root canal therapy – a five year retrospective study. Int Endod J 1993;26:321–333.
81. Swartz DB, Skidmore AE, Griffin JA Jr. Twenty years of endodontic success and failure. J Endod 1983;9:198–202.
82. Nair PNR. Non-microbial etiology: foreign body reaction maintaining post-treatment apical periodontitis. Endod Topics 2003;6:114–134.
83. Spångberg LSW, Haapasalo M. Rationale and efficacy of root canal medicaments and root filling materials with emphasis on treatment outcome. Endod Topics 2002;2:35–58.
84. Langeland K. Root canal sealers and pastes. Dent Clin North Am 1974;18:309–327.
85. Seltzer S. Long-term radiographic and histological observations of endodontically treated teeth. J Endod 1999;25:818–822.
86. Molven O, Halse A, Fristad I, MacDonald-Jankowski D. Periapical changes following root-canal treatment observed 20–27 years postoperatively. Int Endod J 2002;35:784–790.
87. Fristad I, Molven O, Halse A. Nonsurgically retreated root filled teeth--radiographic findings after 20-27 years. Int Endod J 2004;37: 12–18.
88. Ricucci D, Siqueira JF Jr. Fate of the tissue in lateral canals and apical ramifications in response to pathological conditions and treatment procedures.J Endod 2010;36:1–15.

CHAPTER 8
側枝の問題

　側枝の問題は，本書で特別に考察する価値がある．なぜなら，この問題をめぐってはあまりにも多くのまちがった考えがあり，歯科医師に大きな混乱をもたらしているためである．実際にこの **CHAPTER** では，側枝だけでなく，歯髄の主根管と歯周組織の間に無数存在している分枝についても考察する．したがって，本書では，**分岐部の副根管，側枝，根尖部分枝**をすべて包括して**分枝（ramification）**とよぶことにする（**FIG 8-1**）．分枝は根管のどこにでも観察されるが，根尖部と後方歯（臼歯）で生ずることが多い[1]．分枝は，症例の 73.5％ が根尖側 1/3，11％ が中央 1/3，そして 15％ が歯冠側 1/3 でみられる[2]．Ricucci と Siqueira[3] は，**側枝**および**根尖分枝**は研究調査した**歯の約 75％ でみられた**ことを報告した．**大臼歯と上顎小臼歯では，より高頻度（80％ 以上）で観察された．**

　主根管の分枝は，上皮鞘の局所的分裂が起こり，小さな隙間ができた後，もしくは，歯小嚢から歯乳頭を通って走行する血管が残存する場合に形成される．象牙質形成はこの特定の領域では起こらず，小さな血管や時には神経を含む根管になる．**分枝には結合組織と血管が含まれるが，側**

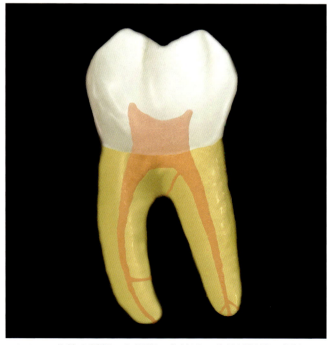

FIG 8-1　分枝の種類．主根管の分枝は，分岐部根管，側枝，そして根尖分枝に大まかに分けられる．

CHAPTER 8 側枝の問題

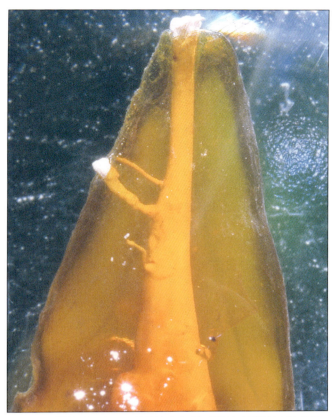

FIG 8-2 側枝．in vitroで治療された歯．側枝に充填材がみえる．どのような技法を用いようとも，材料を分枝に「押し込む」ことで，実際にオブチュレート（充填）したことにはならないと強調しておきたい．

副（補助）血行路とみなすことはできない．なぜなら，根尖近くにある分枝以外は歯髄活性や歯髄機能にはほとんど寄与していないからである[4,5]．分枝は，壊死したり感染を起こしたりした根管から細菌やその生成物が歯根膜に到達し，その中で疾患を引き起こす潜在的経路となり得る．同様に，歯周ポケットのバイオフィルムからも細菌は歯髄に到達することがある．これについては，**CHAPTER 10**でより詳細に考察することにする．分枝は，治療の際に拡大，清掃，消毒，および充填するのがほぼ困難である．この**CHAPTER**では，さまざまな臨床状態と関連して，分枝（とくに側枝と根尖分枝）における組織病理学的および組織細菌学的状態について述べる．また，歯内治療に対する根尖部歯周組織の反応における分枝の臨床的意義も考察する．

側枝の充填──それをゴールとするべきか？

歯内療法における大きな議論の1つは，側枝を充填する必要性が実際にあるのかどうかということである．Schilder[6〜8]は，歯内治療の主な目的を，すべての側枝と根尖分枝を含めた全範囲の根管の清掃および充填とすべきであると提唱した．「3Dオブチュレーション法を行う歯科医師は昔から，主根管だけを充填する方法を用いる歯科医師より，技術的にも道徳的にさえもすぐれていると主張している」と述べる者さえいる[9]．それゆえに，側枝を充填するオブチュレーション法を行う歯科医師のスキルや能力は，歯内治療における優秀性の尺度とみなされることが多い（**FIG 8-2**）．未充填のままの側枝は，治療後に根尖性歯周炎を生じ[10]，その炎症性および／もしくは感染性組織が疼痛の潜在的原因になると考えられてきた[11]．これらの仮定に基づき，歯内療法を成功させるためには側枝と根尖分枝を充填すべきであるという考えが，ほとんど教条的に多くの歯科医師や研究者によって受け入れられてきた．

「優秀性の証」として側枝と根尖分枝を充填する必要性を受け入れる傾向に続いて，分枝充填のさまざまな方法の有効性を評価するin vitro研究が数多く行われてきた[12〜18]．これらの研究の多くは，側枝にシーラーを押しこむさまざまな技法の有効性に有意差はみられなかったと報告しているものの，熱可塑性の充填法でガッタパーチャをいたるところに詰めこむ傾向が顕著であった．

真実というよりも意見（思い込み）に基づくこのトレンドがあるにもかかわらず，**治療結果を向上させるために側枝を「充填する」必要性については合意に至っていない**．Weine[11]は，側枝の発現頻度が高いことが報告されているけれど，根管充填後のエックス線写真上ではそれほど頻繁には見られないことを指摘している．これは，分枝が未充填のままであるケースも多いが，主根管が適切に清掃・消毒・形成・充填されていれば，大多数は治療が成功していることを示唆している．

側枝と根尖分枝が大量の細菌を擁せるほどに大きく，根尖歯周組織に直接アクセスできるような場合は，歯内治療が失敗となる可能性があることは特筆すべきである[19〜24]．したがって，**歯髄壊死や根尖および・または側方歯周炎をともなう症例における側枝と根尖分枝の消毒は，治療の重要目標とみなすべき**である．しかし，現在の手技と材料では実現は難しい．

充填材を側枝に押し込むことが，充填の密封性を高め，あるいはその中の細菌を死滅させることに重要な役割を果たすかどうかに関しては，未だ明らかにされていない．充填材の抗菌作用は通常弱く一時的に過ぎず，硬化前に有効性のピークに達してしまう[25〜31]．さらに，小さく湾曲

側枝の充填——それをゴールとするべきか　CHAPTER 8

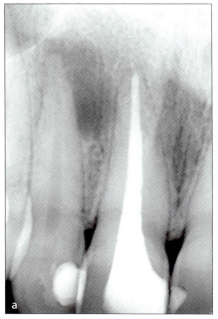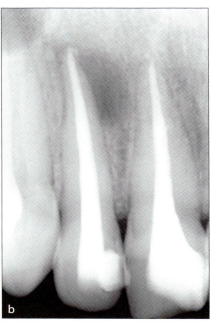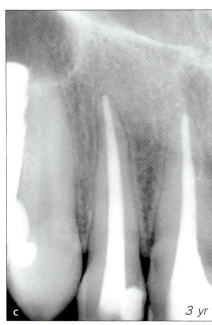

FIG 8-3　側枝に関連した根尖病変．（a）歯髄壊死をともなう上顎側切歯．根尖と近心側にエックス線透過性が認められる．患者は自発痛のため来院した．歯は打診に敏感であった．エックス線写真では見られないが，この状況下では側枝が存在する可能性が高い．（b）根管拡大と1週間の水酸化カルシウム貼薬に続き，ガッタパーチャとシーラーによる側方加圧根充を行った．側枝・分枝には充填材が注入されていないことに留意する．（c）術後3年のエックス線写真．側方病変は完全に治癒したようにみえる．（Ricucci, Siqueira[3] から許可を得て転載）

した分枝の中に材料を注入したからといって，それで封鎖による抗菌が可能になるという予想はきわめて難しく，実証もされていない．このように，抗菌作用はわずかであり，封鎖能力にも疑問の余地があるため，分枝の中に充填材を無理に詰めても，治療結果への影響はたとえあってもほんの少しと推測できる．

臨床的意義

分枝は，術前エックス線写真ではめったに識別できない．(**FIG 8-3**)．側枝の発現は，通常歯根側面に歯根膜の局所的な肥厚がある場合や，明らかな側方歯周病変が存在する場合にだけ疑われる（**FIG 8-3a**）．根管充填後，側枝と根尖分枝は，ある程度の充填材が詰めこまれている場合にエックス線写真で見ることができる（通常シーラーであるが，熱可塑性法ではガッタパーチャのこともある）（**FIG 8-4c，8-4d**）．

側枝は，かなりの太さで近遠心方向に走行している場合にのみ，エックス線写真で識別することができる．側方歯周病変をともなう側枝の2症例について，**FIG 8-5，FIG 8-6**のエックス線写真で図解する．術後エックス線写真では，根管充填時に充填材が側枝まで浸透していないことを示している．それにもかかわらず，両症例とも同等に病変が治癒していた．

側枝と根尖分枝は，生活歯髄よりも壊死根管で根管充填をした後に認められる場合が多い．この違いは，分枝内の組織の種類により生じる抵抗性や，臨床的感覚の両方から想像することができよう[11]．この**CHAPTER**では，分枝に詰めこまれた充填材の観察について述べる際に，「充填された」の代わりに「認められた」，「示された」，「注入された」という言葉を採用した．これは，分枝の実際の「充填」が臨床現場で実現することは事実上不可能であるためである．われわれの組織学的観察がこれを裏づけている．

側枝の問題に関して興味深いのは，側方分枝の発生率の高さを考えると，歯髄壊死に至った歯ではこれらの分枝に由来する側方歯周病変がそれほど多くないのはなぜか，ということである．この疑問に対する明確な答えはないが，分枝の大きさや開存性ならびに組織学的・微生物学的条件に関連している可能性がある．永久大臼歯100本の形態学的研究では，79%が直径10〜200μmの側方孔・副孔を有することが明らかになった[32]．その最大径は，報告されている主根尖孔の平均径のおよそ1/2〜1/3であ

CHAPTER 8 側枝の問題

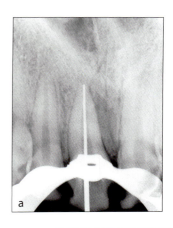
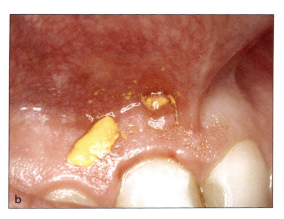
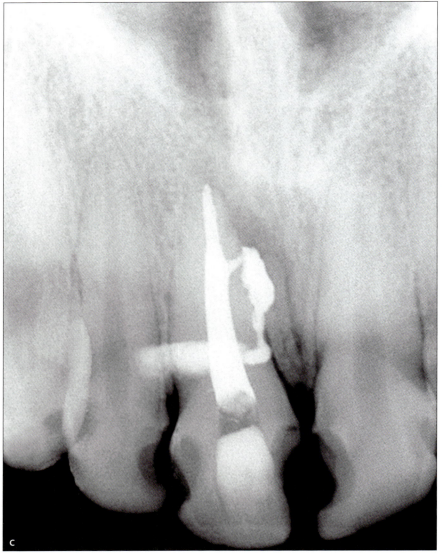

FIG 8-4 側枝に関連した側方病変．(a) 歯髄壊死をともなう上顎中切歯．近心側全体に溶骨性病変が存在する．作業長測定のためのエックス線写真．根管拡大後，根管を機械的清掃し，ヨードホルム含有ペーストを貼薬した．(b) ラバーダム除去後，サイナストラクトを通して押しだされた薬剤が一部頬側粘膜で見られた．(c) 大きな側枝を通して側方病変に浸透し，サイナストラクトに沿って進んだ材料．エックス線透過性が高いため，ある種の「瘻孔造影」を得ることができた．(d) 1週間後，サイナストラクトは治癒し，根管を改良型側方加圧法とシーラーで充填した．術後エックス線写真では，充填材が大きな側枝，ならびにいくつかの小さな分枝の中に浸透していることが明らかになった．術後期間には症状は現れなかった．(e) 術後1年のエックス線写真．近心面に著明な骨再生がみられた．過剰材料の周辺に歯根膜腔の肥厚が残存している．(f) 11年後，側方病変の治癒が完了し，歯根の全周に歯槽硬線の形成が認められた．（Ricucci, Siqueira[3] から許可を得て修正）

側枝の充填——それをゴールとするべきか **CHAPTER 8**

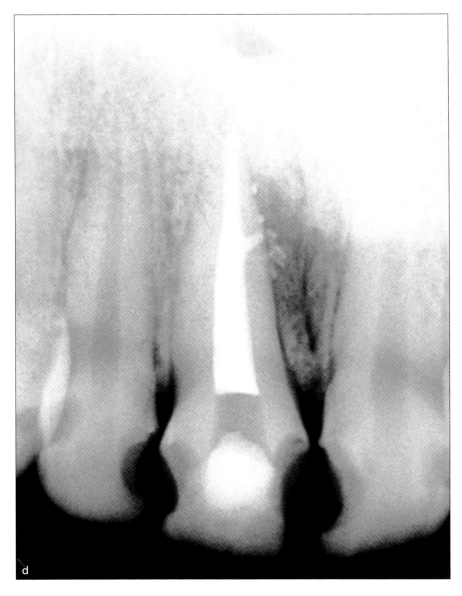

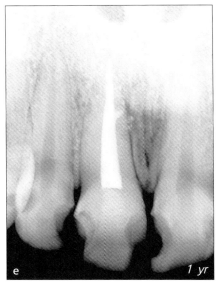

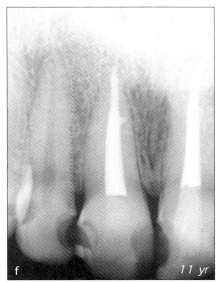

る[33～35]．主根尖孔と側方孔・副孔の直径差は，なぜ根尖性歯周炎が歯内原性の側方歯周炎よりもはるかに発生頻度が高いのかという，その理由を説明するのに役立っていると考えられる．

　大きく開存する側枝は，大量の細菌とその生成物を擁しており，側方の歯根膜と広域で接触して側方病変を引き起こす可能性がある．一方，分枝が小さい場合は，少量の細菌性刺激物を擁するかもしれないが，疾患を生じさせるには至らない．したがって，明瞭な側方病変は，側方の歯根膜に炎症を起こすのに十分な感染性を有する大きな側枝の存在を示す．

　側枝と分枝内の組織は，歯周組織内の豊富な血液供給により養われている．その結果，歯髄壊死やさらなる細菌侵入に対して顕著な抵抗性を示す．これらの組織ではおそらく歯髄壊死や感染プロセスが長引いた場合のみ壊死や感染が生じると考えられる[20, 21]．**炎症をともなっていたとしても，分枝内で組織が生きていることが，側枝内に充填材を詰めこまなくても，側方病変が治癒しうる理由である．** 主根管の細菌は側枝組織の炎症を引き起こす．炎症は歯根膜まで広がる．細菌代謝産物が主根管から歯周組織へ交通する組織へ放出されつづけ，歯根膜の炎症を継続させる．側方病変も生じる場合があるが，だからといって，分枝の壊死組織が細菌感染している訳ではない．この場合，主根管の感染が治療によりうまく抑制されるなら，側方病変は治癒する．

297

CHAPTER 8 側枝の問題

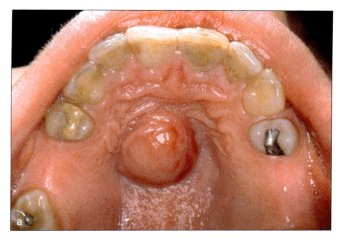
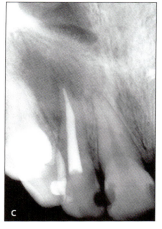
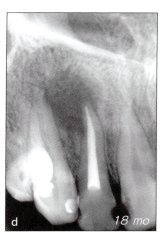
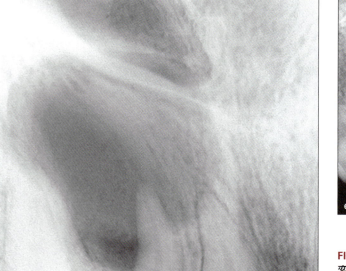
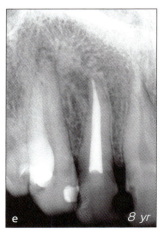
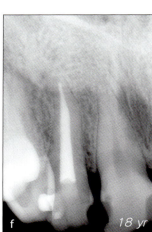

FIG 8-5 側方病変と根尖病変の癒合（ラップアラウンド型病変）．(a) 25歳の女性．口蓋にある巨大な膿瘍の治療を求めて来院．臨床検査では上顎右側側切歯が膿瘍に関与していることが示された．歯髄感受性検査は陰性であり，隣接歯は正常に反応した．歯は打診に敏感であった．(b) 鼻腔底まで広がった大きなエックス線透過像が見られる．病変維持の一因となっている遠心面（矢印）の側枝に留意．これは「**ラップアラウンド型病変**」の典型的な例である．(c) 切開と化膿性滲出液の排膿による緊急治療の1週間後に，根管治療を開始した．充填材が側枝に浸透していないように見えることに留意．(d) 18か月後に撮影された最初の術後経過エックス線写真では骨再生の兆しが認められた．根尖遠心部にエックス線透過像が残存．歯は無症候性のまま推移している．(e) 8年経過後のエックス線写真から，中心部に向かうゆっくりとした確実な骨再生を認める．エックス線透過像が根尖部の遠心側に残っている．歯はずっと症状を認めないままである．(f) 治療から18年後にしてようやく完全な治癒がエックス線写真上にて確認された．

側枝の充填——それをゴールとするべきか **CHAPTER 8**

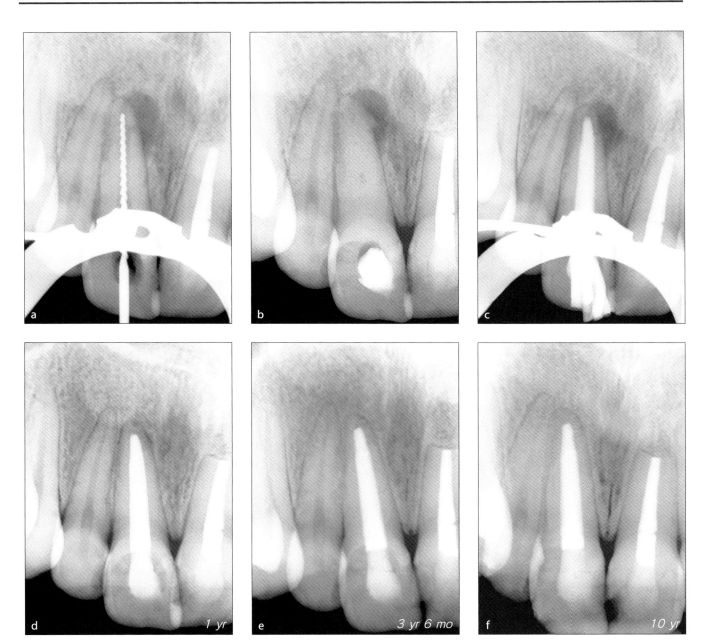

FIG 8-6　側枝由来の病変の治癒．(a)壊死歯髄をともなう上顎中切歯の作業長測定時．根尖部にエックス線透過像が認められる．エックス線透過像のちょうど中央に，大きな分枝が開いていることに留意．(b) 根管拡大後，水酸化カルシウムを貼薬した．エックス線写真では，貼薬材の一部が分枝から押しだされていることがわかる．(c) 2週間後に根管を充填した．充填材は主根管内に留まっている（根管外へ溢出していない）が，おそらくは水酸化カルシウムが一部，分枝の中に残っていたためと考えられる．(d～f)治療から10年後まで術後経過を追ったところ，連続した歯槽硬線が再構築された歯周構造の治癒が認められた．

考　察：側枝が「充填」されていなかったために，歯周組織の最適な治癒が妨げられるということはなかった．水酸化カルシウムが分枝にうまく詰めこまれていたために，この領域が無菌に保たれた可能性がある．長期間の術後経過のエックス線写真で，側枝がもはや見えないことに留意．時間とともに石灰化組織が沈着していったためと考えられる．

CHAPTER 8　側枝の問題

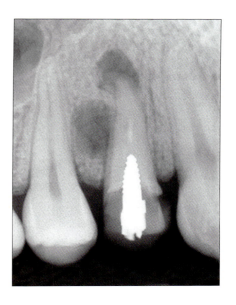

FIG 8-7 独立した側方病変と根尖病変. 不適切な歯内治療とスクリューポストとコンポジットで修復した上顎第一小臼歯. 根尖と側方にわかれて2つの大きなエックス線透過像が存在する.

側方病変の種類

Weine[36]は, エックス線写真で見分けることができる3種類の側方歯周病変について述べている. それぞれの状況は, 最終的な3つ目の段階が現れるまでの移行段階を示している.

1. **根尖病変をともなわない側方病変**：感染が歯冠から根尖方向に徐々に進行していくと側枝に到達する. その側枝が十分に大きければ, 大量の細菌およびその生成物が側方歯根膜に達し, 炎症の原因となる（**FIG 8-4**）. このような場合, 根尖分枝の歯髄組織は未だ生きていることもあるが, すでに壊死して感染している場合, 根尖病変の発現はまさに時間の問題である.

2. **独立した側方病変と根尖病変**：病的なプロセスが進行

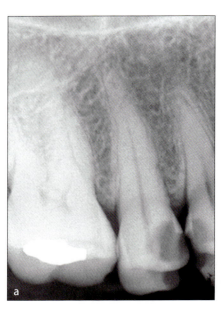
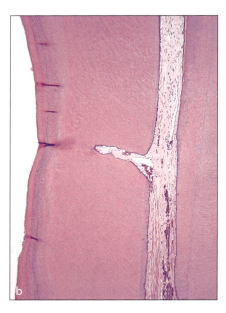

FIG 8-8 生活歯における主根管と側枝の歯髄. (a) 歯髄に及ぶう蝕がみられる上顎第二小臼歯. 患者は重度の疼痛を訴え, 抜歯以外のいかなる治療も受け入れなかった. (b) 縦断連続切片では, 歯根の中央部に側枝を認めた（H&E×50）. (c) 主根管および側枝で生活歯髄組織が観察できる（×100）. (d) 側枝組織の強拡大像（×400）. 線維芽細胞と線維をともなう結合組織が観察できる. 炎症細胞はみられない. （Ricucci, Siqueira[3]から許可を得て修正）

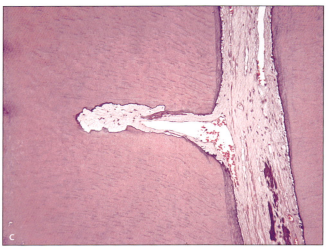
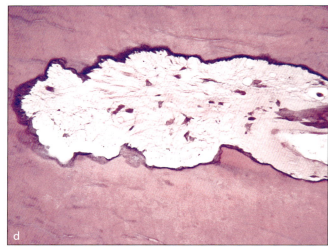

300

組織学的観察　CHAPTER 8

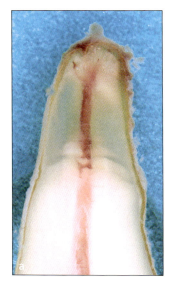
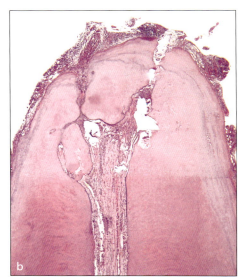

FIG 8-9 多数みられる複雑な根尖部分枝．(a) 疼痛のある歯髄炎の上顎小臼歯．歯髄固定をするための研磨標本を作成後，根尖部 1/3 で分枝を認める．(b) 組織学的切片は，多数の分枝がみられる根尖部 1/3 の解剖学的複雑性を浮き彫りにしている．歯髄組織は主根管でも分枝でも生きている（×25）．

するにつれ，根尖性歯周炎の病変がエックス線写真上でも確認できるようになる．これは，十分量の細菌とその代謝産物が根尖と側方分枝から同時に逸出し，疾患を引き起こすことを意味する（**FIG 8-7**）．この症例は組織学を扱う **CHAPTER 7** でも提示している．

3. **側方病変と根尖病変の癒合**：2 つ目の状態が 3 つ目の状態に至る場合もある．これを「**ラップアラウンド型**」病変とよぶ（**FIG 8-3a**, **8-5b**）[36]．

組織学的観察

異なる術前状態の歯

　生活歯髄をともなう歯では，生きた組織が側枝と根尖分枝で一致してみられた．う蝕で歯髄が露出していた場合，側枝と根尖分枝の組織は，主根管の歯髄組織が生きている限りは生きたままであった（**FIG 8-8** と **8-9**）．

　歯髄がう蝕に曝された後，細菌凝集，歯髄炎症，壊死という過程が通常歯髄全体が壊死および感染するまで根尖方向へゆっくりと徐々に進行する．場合によっては，疾患過程の異なる段階が 1 本の歯の中に観察される場合もある．たとえば，壊死が露髄の領域に存在し，歯冠部歯髄は細菌侵入に反応して激しい炎症を起こすが，歯根部歯髄は炎症を生じないままであることが報告されている[37]．

　歯髄壊死が側枝と根尖分枝の入り口に到達すると，その中の組織は部分的もしくは全体的に壊死に至る（**FIG 8-10**）．側方病変をともなう壊死症例では，分枝内の組織が部分的に壊死し，炎症性組織に接した分枝内で細菌が認められる場合もある．ほかには，細菌バイオフィルムが分枝腔に詰まっている症例もある（**FIG 8-11**, **8-12**）．

　したがって，側枝と根尖分枝に含まれる組織の組織学的状態は，主根管の歯髄の状態を反映している[3, 37]．主根管に健康な歯髄組織が存在する領域に側枝がある場合，健康な組織が側枝全体にみられる（**FIG 8-8**）．側枝が，炎症を起こしている歯髄に隣接している場合，その中の組織も炎症を生じている（**FIG 8-10**）．主根管に壊死が存在する領域に側枝がある場合，壊死組織は側枝の隣接領域でも観察される（**FIG 8-11**）．後者の場合，壊死組織は，壊死の過渡期と多形核白血球（PMN）の集積へと続く．そして，側方の炎症病変につながる炎症性組織になる（**FIG 8-12**）．したがって，歯髄疾患は主根管の根尖部に向けて進行するため，側枝と根尖分枝の組織は主根管が生きている限り生きたままである．しかし，歯髄壊死が分枝の入り口の位置に達する場合には部分的に壊死に至る．ほとんどの場合，側枝内の組織の炎症反応は，歯根膜に近づくにつれ重症度が低くなる．しかし，壊死組織や細菌が歯根膜に至るまで側方分枝全体に広がる場合もあり，この場合は通常炎症や骨吸収もみられる．

　歯周疾患が側枝と分枝を介して歯髄に及ぼす影響については **CHAPTER 10** で考察する．

CHAPTER 8　側枝の問題

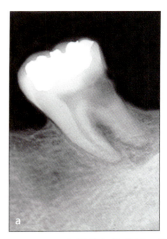
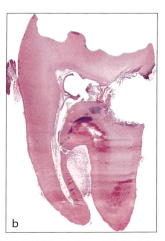
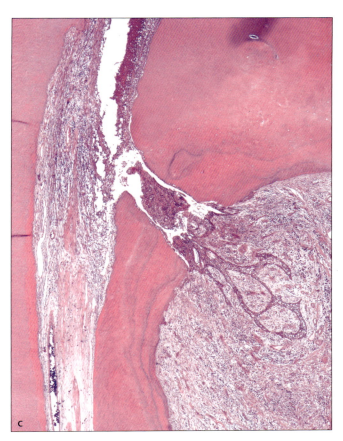

FIG 8-10　主根管から分枝への炎症の波及．(a) 大きな遠心う蝕のある上顎大臼歯．膿瘍症状の反復が報告された．歯は生活歯髄診断に反応せず，打診に敏感であった．(b) 近心根管の1つを通過した切片の全体像．髄室の歯髄組織は壊死しているが，近心根管に組織構造が認められた．根管口を越えてすぐのところに大きな分岐部副根管（分枝）がみられる（H & E×8）．(c) 写真 (b) の分岐部副根管の詳細．歯髄組織は主根管と分枝で部分的に壊死している．炎症組織が全体的に浸潤している分岐部出口では，上皮鎖（epithelial strands）の増殖が観察される（×25）．(d) 写真 (c) の切片よりほんの少し離れた位置での切片．第2の分岐部副根管が根尖寄りに存在し，その腔内に炎症細胞と上皮鎖の増殖がみられる（×100）．

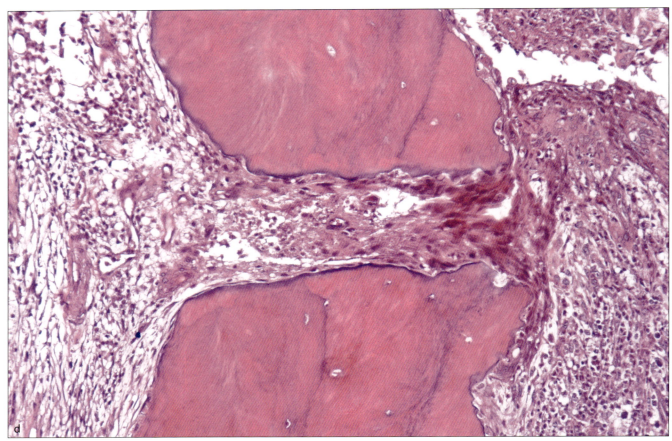

組織学的観察　**CHAPTER 8**

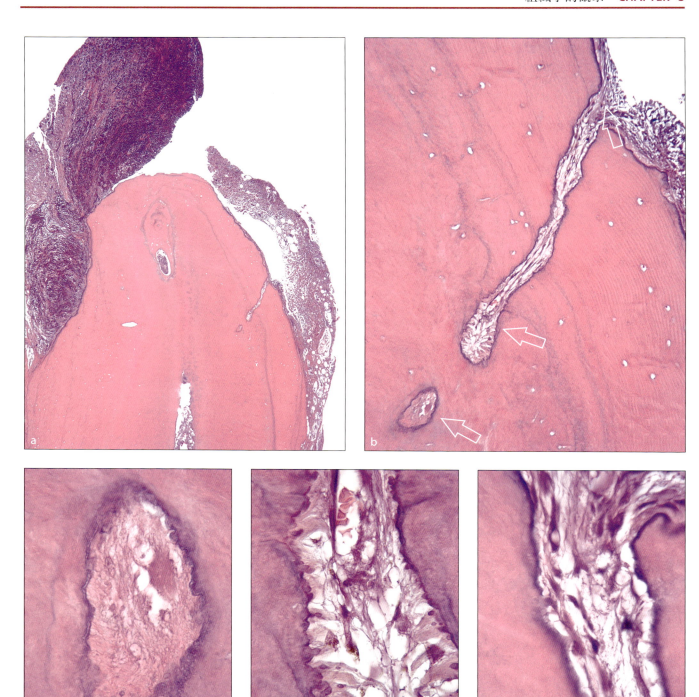

FIG 8-11　分枝への壊死の進行．（a, b）上顎大臼歯の遠心頬側根．抜歯の際に根尖性歯周病変が付着．側枝（矢印）を通過した切片（H & E×25, ×100）．（c）写真（b）の下方矢印で示された領域の強拡大像（×1000）．側枝はこの位置で壊死組織を示している．（d）写真（b）の中央矢印で示された領域の強拡大像（×1000）．壊死組織から生きた組織への移行．（e）写真（b）の上方矢印で示された歯根膜に近接した領域の強拡大像（×1000）．炎症細胞をともなわない生きた組織．（Ricucci, Siqueira[3] から許可を得て転載）

CHAPTER 8　側枝の問題

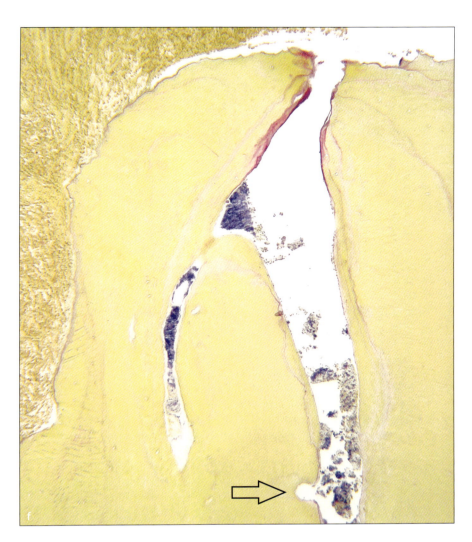

FIG 8-11 続き　(f) 写真(a)と(b)の切片からおよそ60枚離れた切片．第2の分枝が反対側の根管壁（矢印）に存在し，内腔が完全にバイオフィルムで満たされていた（Taylorの修正 B & B×50）．(Ricucci, Siqueira[3] から許可を得て転載)

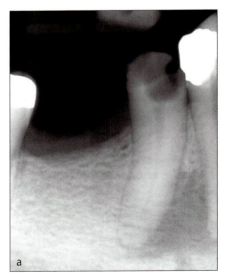
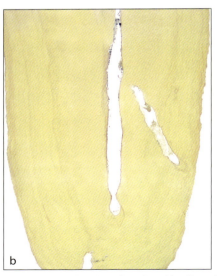
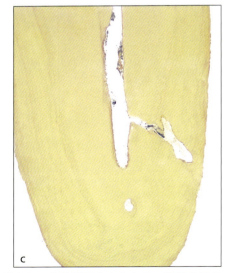

FIG 8-12　分枝への感染の進行． (a) 46歳の女性．下顎第二小臼歯の歯冠がう蝕で破壊され，歯髄壊死をともなう．膿瘍症状の反復が報告された．エックス線写真診断では根尖部に大きなエックス線透過像を認めた．患者はいかなる治療も受け入れず，歯を抜歯した．(b) 切片は近遠心的に切断された．主根管を通過した切片．側枝を認める（Taylorの修正 B & B×16）．(c) 写真(b)の切片からおよそ60枚後の切片．写真(b)で示された側枝は，根尖寄りの第2の側枝と接合している（×16）．

304

組織学的観察　CHAPTER 8

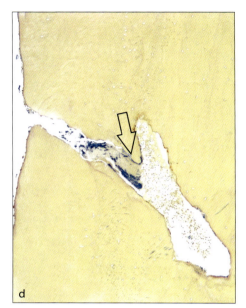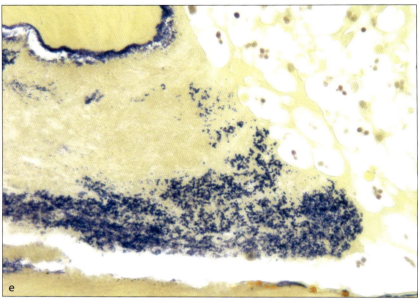

FIG 8-12 続き　(d) 写真(c)の分枝合流点の詳細．根尖寄りの分枝の近接部に細菌バイオフィルムが詰まっている（×50）．(e) 写真(d)の矢印で示された領域の強拡大像（×400）．バイオフィルムは多形核白血球の集積と対峙している．

側枝内の治療効果

　異なる歯内治療処置を受けた歯を分析したところ，**化学機械的処理は分枝の入り口から壊死組織を部分的に取り除くが，隣接組織は通常炎症を起こしたままで，側方疾患や根尖疾患の解決にはならない**ことが明らかになった．**歯髄壊死が長期間続いて内部構造が複雑な例では，通常，分枝の壊死組織や細菌には器具や洗浄が届かない**[3, 38, 39]（**FIG 8-13**）．

　生活歯髄をともなう歯の分枝の結合組織は，実質的には化学機械的処置では決して除去されない．しかし，組織は通常，炎症のないままである（**FIG 8-14**）．この**生きた組織の中に充填材を詰めこむことは，身体的損傷や化学的毒性をもたらし，不要な炎症の惹起につながる恐れ**がある．この炎症反応の長期的な結果が，どのように根管治療の結果（成功率）につながるかは未だわかっていない．

根管治療歯

　前節で示したように，側枝内の組織は，採用された手法や材料に関係なく，化学機械的処置を行なってもほとんどそのままの状態である[38, 40〜42]．

　歯が治療前に生きており，充填材が分枝に注入されていない場合，その中の組織はたいてい生きたままであり，炎症はともなっておらず，結果に重大な影響を及ぼさない．分枝内に残る組織の生命力と相対的健常性は，歯根膜の血液循環によって維持されている（**FIG 8-14**）．しかし，充填材が生きた組織を含む分枝に押し込まれると，充填材の周辺と近隣には通常炎症が生じる．さらにいえば，**分枝は決して完全に「充填される」ことはない**．

　壊死症例の場合，分枝内の組織が未だ生きている場合は，状況はだいたい同じである（**FIG 8-15, 8-16**）．仮に，**充填材が注入されエックス線写真上で分枝が明らかになったとしても，組織学的分析によると，分枝は決して清掃されておらず，根管充填材に細菌デブリス**（**FIG 8-13**），**および／もしくはさまざまな程度の炎症組織が認められる**（**FIG 8-15**）．

CHAPTER 8 側枝の問題

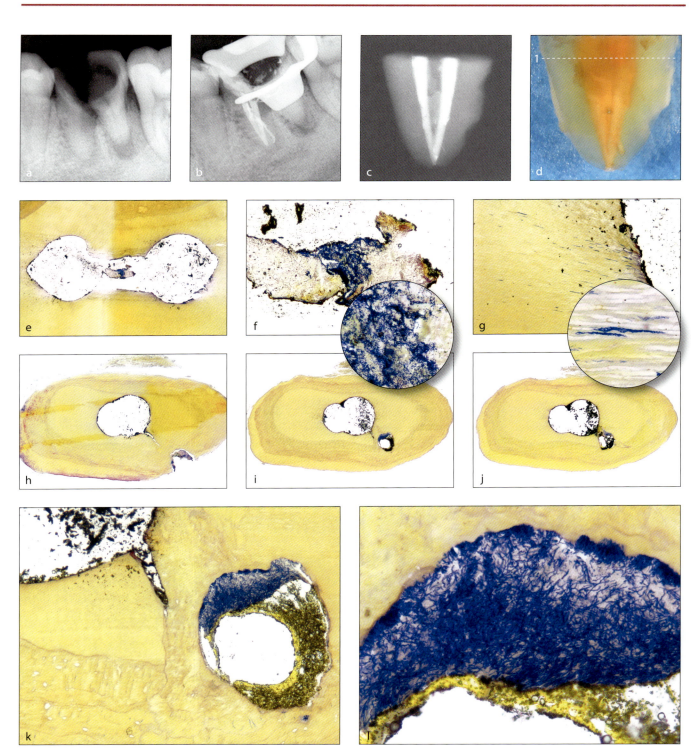

FIG 8-13 分枝内のデブライドメントの限界．(a) 35歳の男性．|6 に破壊的う蝕進行が認められる．(b) 根管充填後のエックス線写真．相当量の充填材が分枝から溢出した．(c) 近心根のエックス線写真．2つの根管は合流している．(d) 脱灰標本の遠心面観．主要な充填材（大きく溢出した充填材）は抜歯時には根に付着していなかったが，充填材が「注入された」2つの根尖分枝がみられる．(e) 写真(d)の線1の位置で撮られた中央1/3の横断切片．全体像では2つの根管をつなぐ広く短いイスムス（溝）が見られる（Taylorの修正 B & B×25）．(f) イスムスの詳細．細菌による著しいコロニー形成がみられるデブリス．その周囲は根管充填材で囲まれている（×100倍，挿入 FIG ×400）．(g) 舌側根管壁の詳細．象牙細管に細菌のコロニーがみられる．(h〜j) 根尖分枝のほぼ全域を網羅する連続切片．歯冠方向に切断し，およそ60枚の切片を一枚ずつ撮った（×16）．(k, l) 写真(i)の分枝の内容物の段階的拡大（×100，×400）．高密度なフィラメント状で，充填材に囲まれた肥厚した細菌バイオフィルムが認められる．(Veraら[39] から許可を得て転載)

組織学的観察 **CHAPTER 8**

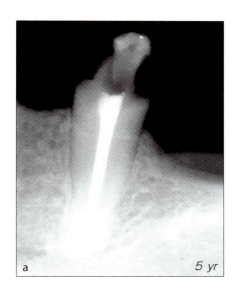
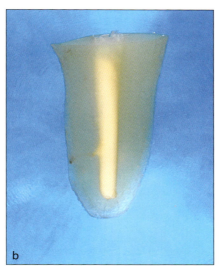
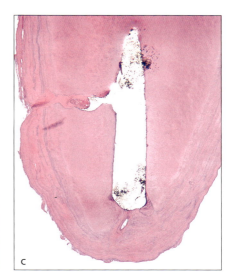
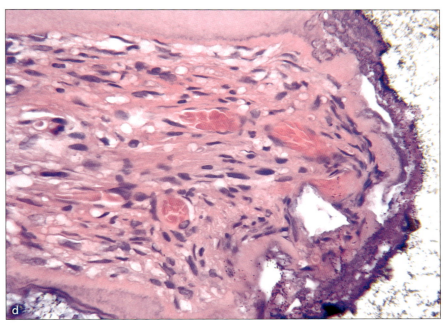
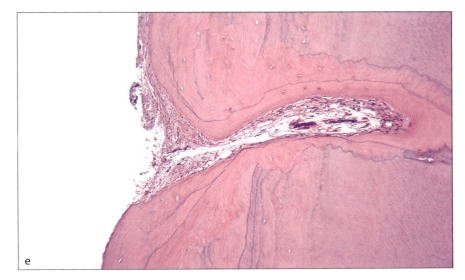

FIG 8-14 分枝内の生活組織と歯根膜との交通．（a）以前に生活歯であった下顎小臼歯．根管治療5年後に，歯冠修復物の損失と斜めの歯根破折のために来院した．エックス線写真では正常な歯周状態を示した．術後エックス線写真では側枝はみられないことに留意．歯はもはや修復できず，抜歯された．（b）脱灰処理後，入り口付近に充填材がわずかに入り込んだ側枝を認めた．（c）根管のほぼ中央近くを通過する切片．側枝には，ある程度の距離まで組織が損失しており，充填材と組織が接触していた部位をみることができる（H & E×25）．（d）側枝の強拡大像（×400）．炎症の比較的少ない生きた組織がみられる．充血した血管がいくつか存在する．壊死帯は表層に限られていることに留意．（e）写真（c）の切片から，少し離れた部位で採取した切片．側枝の歯根膜への出口部での断層面．結合組織は生きており，組織学的に正常（×100）．(Ricucci, Siqueira[3] から許可を得て修正)

CHAPTER 8　側枝の問題

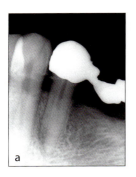
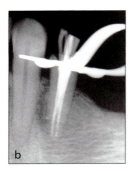
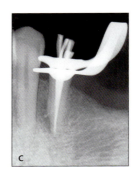
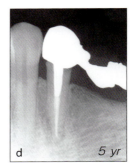
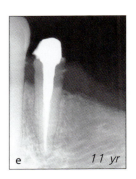

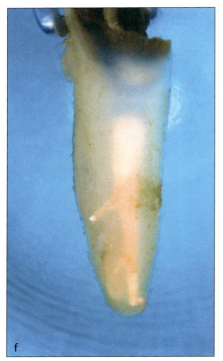

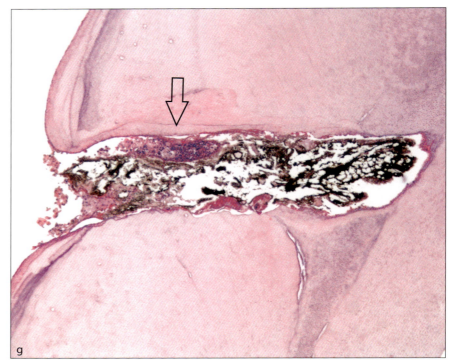

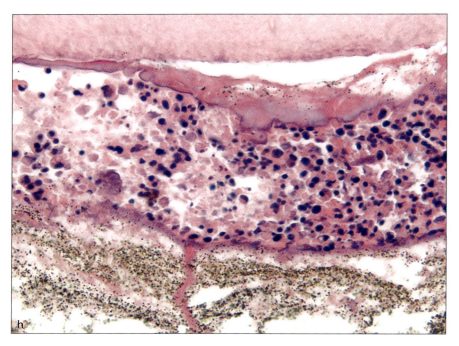

FIG 8-15　分枝への充塡の限界．（a）臨床的な歯髄壊死に罹患した下顎小臼歯．（b，c）異なる角度で撮影された術後エックス線写真で，充塡材が詰まった側枝を認める．（d）術後5年のエックス線写真．歯周構造は正常範囲内である．（e）11年後，「注入された」側枝はもはやみられず，歯周状態は正常である．広範囲なう蝕病変が今や遠心側にもみられ，歯はもはや修復不可能とみなされて抜歯に至る．（f）脱灰標本後，「注入された」側枝がみられる．（g）側枝を通過した切片．**根管が実際には充塡されていない．組織と充塡材が混在している**（H & E×50）．（h）写真（g）の矢印で示された領域の強拡大像（×400倍）．炎症細胞の集積．（Ricucci, Bergenholtz[47]から許可を得て修正）

308

組織学的観察　**CHAPTER 8**

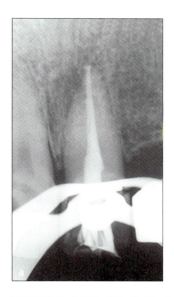
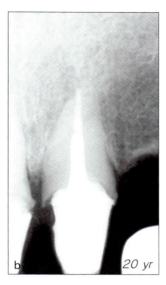
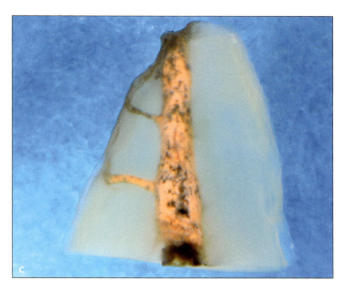
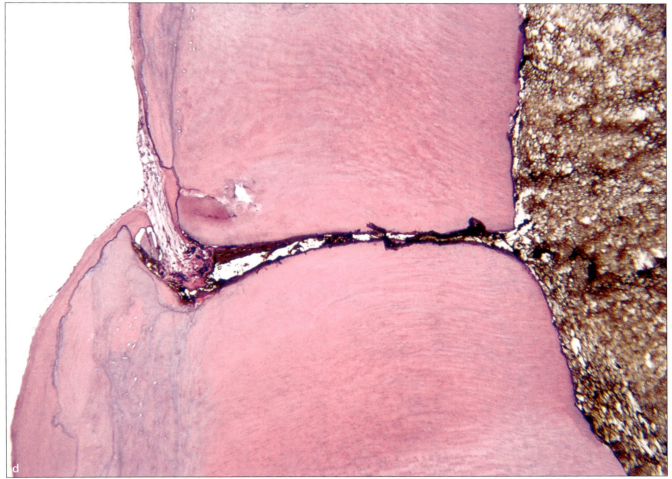

FIG 8-16　分枝への充填の限界．（a）歯髄壊死をともなう上顎中切歯．根尖側方にエックス線透過性を認める．根管はガッタパーチャの改良型クロロホルムガッタパーチャ側方加圧法で充填された．充填後のエックス線写真では，いくつかの分枝に充填材が「注入された」ことが示された．（b）20年後の術後経過．正常な根尖周囲状態．歯は術後の全期間をとおして無症候であった．破壊的な再発性う蝕が歯頸部に生じ，歯は修復不可能であったため抜歯された．（c）脱灰後パラフィン包埋前に，キシレンで透明化した根尖．明らかに「充填された」2つの分枝がみられる．（d）写真（c）の歯冠側の分枝部を通過した切片．充填材がその過程の大部分に存在する．結合組織は歯根膜に近い部分だけに認められる（H & E×50）．

309

CHAPTER 8　側枝の問題

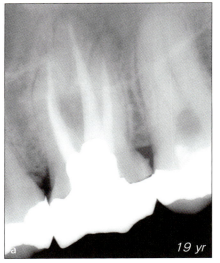

FIG 8-17　主根管の感染が分枝に波及していない例．（a）35 歳の患者の上顎第一大臼歯のエックス線写真．歯は 19 年前に歯内治療されており，重度の症状が現れるまで無症候であった．遠心頬側根の根尖周辺に小さなエックス線透過像がみられ，口蓋根周辺には歯根膜腔の肥厚が認められた．臨床検査では斜めの破折が明らかになり，歯を抜歯した．（b）抜歯後，口蓋根根尖の側方面に病的組織がみられた．これは，透明化処理とパラフィン包埋前の脱灰処置後でより明白になった．（c）組織学的連続切片では，主根管と病変を繋ぐ側枝が明らかになった（Taylor の修正 B & B×25）．挿入図は写真（c）の矢印で示された領域の強拡大像（×1,000）である．根管壁と充填材の接合部に細菌がみられる．（d）写真（c）のおよそ 30 枚後の切片で，側枝の一部と主根管との結合が認められる（×100）．（e）側枝内容物の強拡大像（×1,000）．炎症組織は認められるが，細菌はみられない．（Ricucci, Siqueira[3] から許可を得て修正）

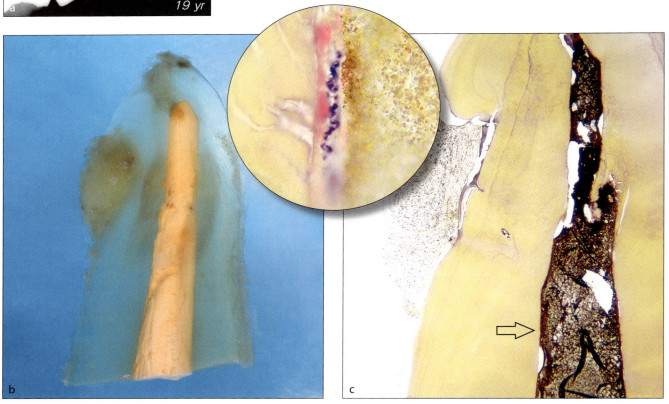

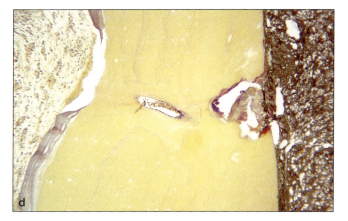

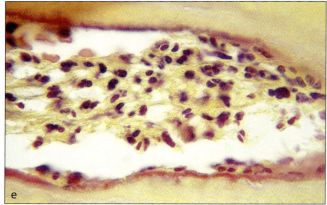

治療・再治療・手術が失敗した歯で，全域にわたり細菌を含む側枝および・もしくは根尖分枝が観察されている[3]. これらの例の多くでは，細菌が，分枝壁に付着したバイオフィルム内に整然と並んでいる．分枝の出口に隣接した歯根膜には通常，重度の炎症が生じている．これは，側枝や根尖分枝が感染すると，そこに充填材が注入されているかいないかにかかわらず，歯内治療の失敗の原因となることを意味する．

分枝に蔓延した細菌は，（物理的限界のため）器具や（化学反応の不活性化と時間制約のため）洗浄剤による影響を受けない可能性が高い[20～22, 43]. **洗浄液よりも長期間根管内に留まるため，水酸化カルシウムで根管内を処理すると，これらの領域に到達し，消毒作用が得られる可能性がある**[39, 44]. しかし，水酸化カルシウムを貼薬されたいくつかの症例で，分枝内の細菌が除去されなかった場合も観察されている[21]. これは，水酸化カルシウムの低溶解性，および象牙質・組織液・有機質による不活性化と関連しているかもしれない．そしてこれらすべてのことがらは，水酸化カルシウムの高い pH による抗菌作用を妨害する因子となりうる[45, 46].

歯冠からの細菌漏洩における側枝の役割

歯冠漏洩の問題については **CHAPTER 9** で考察する．この **CHAPTER** では，閉鎖した根管やポストスペースに細菌が定着し，側枝がその位置もしくはその付近に存在する場合の組織学的事象について述べたい．側枝や根尖分枝が関与する治療失敗例の中に，細菌が主根管壁に凝集しているが，分枝の中には炎症はみられても細菌はみられない場合がある（**FIG 8-17**）．この状態は，分枝に近接する主根管に凝集した細菌やその代謝産物が，隣接する分枝内の組織に炎症を引き起こし，それが継続したことを意味する．炎症反応が歯根膜まで広がると，側方性歯周炎が生じるか，もしくはその病変が継続する．つまり，**感染の先端（最前線）は根管内に止まっており，孔（根尖または側方）と歯根膜の境界に必ずしも到達するわけではない．これは，側方病変が進行するのに，分枝内での細菌のコロニー形成は必要ないということを意味する**．

たとえば，細菌が「ポストスペース」にコロニー形成し，スペースがその領域の側枝と明らかに交通していることもある．**FIG 8-18** は，術前に生活歯髄をともなっていた上顎右側犬歯の組織学的状態で（**FIG 8-18a**），歯内治療をうけてから長期間が経過した例である．根管閉鎖後にキャストポストを形成したが，永久歯冠補綴が装着されたのは3年後であった．9年後，エックス線写真では根尖周囲に正常なエックス線透過像がみられたが，歯根膜腔は，歯根中央部と根尖部1/3の間の移行部の近心側で肥厚していた（**FIG 8-18b**）．脱灰標本の歯根中央部1/3の区画で，充填材を含んだ側枝がポストスペースの根尖側で主根管から離れて存在していることがわかる．第2の分枝が，確認が困難であるが明らかな空隙として歯冠側にみられた．いずれも病的な軟組織が存在する根管壁と交通していた（**FIG 8-18c**）．より根尖に近い側枝を通過する組織学的切片では，主根管内に壊死デブリスが認められた．壊死デブリスは側枝内にもみられ，充填材と混ざっていた（**FIG 8-18d**, **8-18e**）．側枝の出口ではセメント質の沈着が観察され，結合組織は生きたまま病的組織に移行していた．この病的組織は，線維芽細胞とわずかな炎症細胞から形成されていた（**FIG 8-18f**, **8-18g**）．より歯冠側の側枝を通過する切片では，側枝は炎症性組織で占められており，それが側方歯周病変に移行していた（**FIG 8-18h ～ 8-18j**）．細菌染色では，側方病変の原因，即ちポストスペースの細菌感染が確認された（**FIG 8-18k**, **8-18l**）．2つの側枝が細菌代謝産物の輸送ルートを構成していた．最後の症例は，とくに**ポストスペース形成後の歯冠修復が，根尖方向の細菌要素の漏洩を防ぐのにどれだけ重要なステップであるかを示している**．

おわりに

この **CHAPTER** で示された症例に基づくと，充填材を分枝に詰めこむことが治療結果の向上に必要であるとする臨床的または組織学的根拠は存在しない．これは，**充填材は分枝を充填も密封もせず，また残存細菌を除去するだけの抗菌作用も持たないためである**．実際には，到達すべき目標は，側枝と分枝における清掃と消毒を改善することであり，それが歯内治療の課題である．

文献では，**水酸化カルシウムペーストを根管貼薬材として用いるのが分枝内の抗菌対策として最善の方法**であることが示唆されているが，歯科医師はこのアプローチが絶対なものではないことを認識すべきである．

CHAPTER 8　側枝の問題

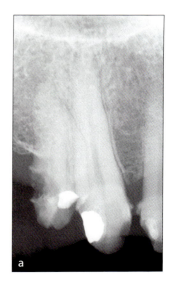
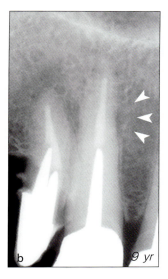
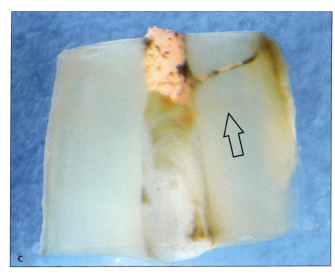
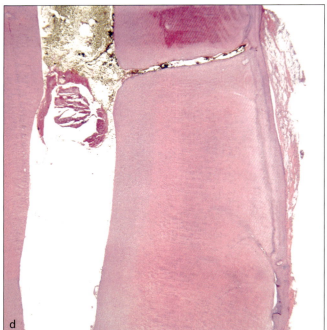
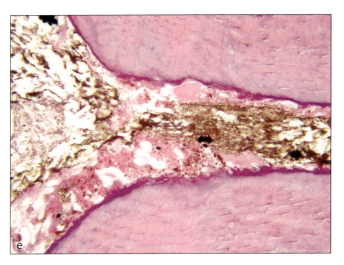
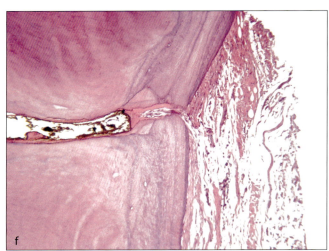

FIG 8-18　ポストスペースからの細菌漏洩．（a）48歳の男性．生活歯髄をともなう上顎犬歯．1回の来院で根管を治療した．歯をキャストポストとアクリル暫間歯冠で修復した．（b）9年後の観察．最終補綴が装着されたのは3年前であった．根尖周囲組織は正常にみえるが，中央部と根尖部1/3の間の移行部の近心側に歯根膜腔の肥厚が認められた（矢印）．歯は義歯治療のため抜歯された．（c）透明化処理後の歯根中央部．側枝はポストスペースの根尖側に存在し，充填材が詰まっていた．歯冠側寄りに第2の分枝が存在したが，見えにくく，明らかに空隙であった（矢印）．（d）根尖寄りの側枝を通過した切片．主根管で，デブリスがガッタパーチャと接していた（H & E×25）．（e）側枝入り口の拡大像（×400）．壊死デブリスが存在し，充填材と混在していた．（f）写真（d）の切片から少し離れた位置での切片．歯根膜に側枝の出口が存在し，そこで病理組織が観察された（×100）．（g）側枝出口の強拡大像（×400）．最後の部位に線維芽細胞と線維を含む生きた組織が認められるが，炎症性細胞はみられない．出口が石灰化組織で狭窄されていることに注目．

側枝の役割　CHAPTER 8

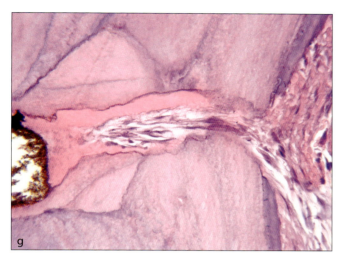
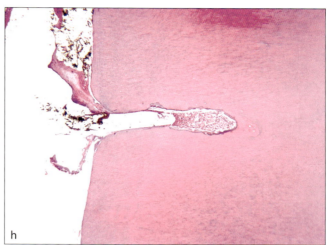
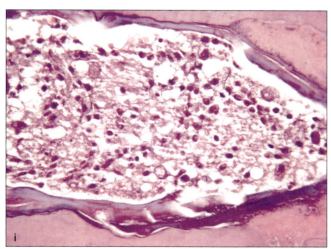
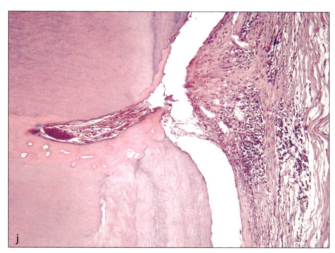
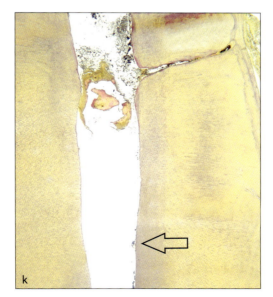
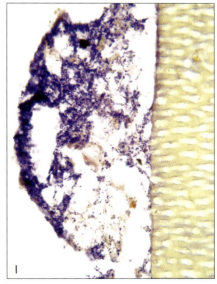

FIG 8-18 続き　(h) 写真(c)の矢印で示された歯冠寄りの分枝を通過した切片．入口を越えてすぐの内腔に組織が詰まっている（×50）．(i) 強拡大像（×400）．組織は部分的に壊死し，炎症性細胞が浸潤している．(j) 歯根膜への出口．病的組織が存在し，炎症性細胞が集積しているのが特徴．その外側をコラーゲン線維束が取り囲んでいる（×100）．(k) 細菌染色．全体像（Taylorの修正 B & B ×25）．(l) 写真(k)の矢印が示すポストスペースからの根管壁部の強拡大像（×400）．根管壁の細菌性のコロニー形成は，口腔環境からの細菌の漏洩を示している．

313

CHAPTER 8　側枝の問題

参考文献

1. De Deus QD. Frequency, location, and direction of the lateral, secondary, and accessory canals. J Endod 1975;1:361–366.
2. Vertucci FJ. Root canal anatomy of the human permanent teeth. Oral Surg Oral Med Oral Pathol 1984;58:589–599.
3. Ricucci D, Siqueira JF Jr. Fate of the tissue in lateral canals and apical ramifications in response to pathologic conditions and treatment procedures. J Endod 2010;36:1–15.
4. Tronstad L. Clinical Endodontics, ed 3. Stuttgart: Thieme, 2009.
5. Walton RE, Vertucci FJ. Internal anatomy. In: Torabinejad M, Walton RE, eds. Endodontics: Principles and Practice, ed 4. St Louis: Saunders/Elsevier, 2009:216–229.
6. Schilder H. Cleaning and shaping the root canal. Dent Clin North Am 1974;18:269–296.
7. Schilder H. Filling root canals in three dimensions. Dent Clin North Am 1967;11:723–744.
8. Schilder H. Canal debridement and disinfection. In: Cohen S, Burns RC, (eds). Pathways of the Pulp ed 2. St Louis: CV Mosby, 1976: 111–133.
9. Buchanan LS. Filling root canal systems with centered condensation: concepts, instruments, and techniques. Dent Today 2004;23: 102,104,106
10. Rud J, Andreasen JO. A study of failures after endodontic surgery by radiographic, histologic and stereomicroscopic methods. Int J Oral Surg 1972;1: 311–328.
11. Weine FS. The enigma of the lateral canal. Dent Clin North Am 1984;28:833–852.
12. Brothman P. A comparative study of the vertical and the lateral condensation of gutta-percha. J Endod 1980;7:27–30.
13. DuLac KA, Nielsen CJ, Tomazic TJ, Ferrillo PJ Jr, Hatton JF. Comparison of the obturation of lateral canals by six techniques. J Endod 1999;25:376–380.
14. Reader CM, Himel VT, Germain LP, Hoen MM. Effect of three obturation techniques on the filling of lateral canals and the main canal. J Endod 1993;19:404–408.
15. Venturi M. An ex vivo evaluation of a gutta-percha filling technique when used with two endodontic sealers: analysis of the filling of main and lateral canals. J Endod 2008;34:1105–1110.
16. Venturi M, Di Lenarda R, Prati C, Breschi L. An in vitro model to investigate filling of lateral canals. J Endod 2005;31:877–881.
17. Venturi M, Prati C, Capelli G, Falconi M, Breschi L. A preliminary analysis of the morphology of lateral canals after root canal filling using a tooth-clearing technique. Int Endod J 2003;36:54–63.
18. Wolcott J, Himel VT, Powell W, Penney J. Effect of two obturation techniques on the filling of lateral canals and the main canal. J Endod 1997;23:632–635.
19. Nicholls E. Lateral radicular disease due to lateral branching of the root canal. Oral Surg Oral Med Oral Pathol 1963;16:839–845.
20. Ricucci D, Siqueira JF Jr. Anatomic and microbiologic challenges to achieving success with endodontic treatment: a case report. J Endod 2008;34:1249–1254.
21. Ricucci D, Siqueira JF Jr. Apical actinomycosis as a continuum of intraradicular and extraradicular infection: case report and critical review on its involvement with treatment failure. J Endod 2008;34: 1124–1129.
22. Ricucci D, Siqueira JF Jr, Bate AL, Pitt Ford TR. Histologic investigation of root canal-treated teeth with apical periodontitis: a retrospective study from twenty-four patients. J Endod 2009;35:493–502.
23. Seltzer S, Bender IB, Smith J, Freedman I, Nazimov H. Endodontic failures--an analysis based on clinical, roentgenographic, and histologic findings. I. Oral Surg Oral Med Oral Pathol 1967;23:500–516.
24. Seltzer S, Bender IB, Smith J, Freedman I, Nazimov H. Endodontic failures – an analysis based on clinical, roentgenographic, and histologic findings. II. Oral Surg Oral Med Oral Pathol 1967;23:517–530.
25. Cobankara FK, Altinoz HC, Ergani O, Kav K, Belli S. In vitro antibacterial activities of root-canal sealers by using two different methods. J Endod 2004;30:57–60.
26. Kayaoglu G, Erten H, Alacam T, Ørstavik D. Short-term antibacterial activity of root canal sealers towards Enterococcus faecalis. Int Endod J 2005;38:483–488.
27. Ørstavik D. Antibacterial properties of root canal sealers, cements and pastes. Int Endod J 1981;14:125–133.
28. Shalhav M, Fuss Z, Weiss EI. In vitro antibacterial activity of a glass ionomer endodontic sealer. J Endod 1997;23:616–619.
29. Siqueira JF Jr, Favieri A, Gahyva SM, et al. Antimicrobial activity and flow rate of newer and established root canal sealers. J Endod 2000;26:274–277.
30. Siqueira JF Jr, Gonçalves RB. Antibacterial activities of root canal sealers against selected anaerobic bacteria. J Endod 1996;22:89–90.
31. Spångberg LS, Barbosa SV, Lavigne GD. AH 26 releases formaldehyde. J Endod 1993;19:596–598.
32. Dammaschke T, Witt M, Ott K, Schafer E. Scanning electron microscopic investigation of incidence, location, and size of accessory foramina in primary and permanent molars. Quintessence Int 2004;35:699–705.
33. Green D. A stereomicroscopic study of the root apices of 400 maxillary and mandibular anterior teeth. Oral Surg Oral Med Oral Pathol 1956;9:1224–1232.
34. Kuttler Y. Microscopic investigation of root apexes. J Am Dent Assoc 1955;50:544–552.
35. Ponce EH, Vilar Fernandez JA. The cemento-dentino-canal junction, the apical foramen, and the apical constriction: evaluation by optical microscopy. J Endod 2003;29:214–219.
36. Weine FS. Endodontic Therapy, ed 4. St Louis: Mosby, 1989.
37. Langeland K. Tissue response to dental caries. Endod Dent Traumatol 1987;3:149–171.
38. Nair PN, Henry S, Cano V, Vera J. Microbial status of apical root canal system of human mandibular first molars with primary apical periodontitis after "one-visit" endodontic treatment. Oral Surg Oral Med Oral Pathol Oral Radiol Endod 2005;99:231–252.
39. Vera J, Siqueira JF Jr, Ricucci D, et al. One- versus two-visit endodontic treatment of teeth with apical periodontitis: a histobacteriologic study. J Endod 2012;38:1040–1052.
40. Langeland K, Liao K, Pascon EA. Work-saving devices in endodontics: efficacy of sonic and ultrasonic techniques. J Endod 1985;11:499–510.
41. Siqueira JF Jr, Araújo MC, Garcia PF, Fraga RC, Dantas CJ. Histological evaluation of the effectiveness of five instrumentation techniques for cleaning the apical third of root canals. J Endod 1997;23:499–502.
42. Walton RE. Histologic evaluation of different methods of enlarging the pulp canal space. J Endod 1976;2:304–311.
43. Siqueira JF Jr, Rôças IN. Clinical implications and microbiology of bacterial persistence after treatment procedures. J Endod 2008;34:1291–1301 e1293.
44. Siqueira JF Jr. Strategies to treat infected root canals. J Calif Dent Assoc 2001;29:825–837.
45. Haapasalo M, Qian W, Portenier I, Waltimo T. Effects of dentin on the antimicrobial properties of endodontic medicaments. J Endod 2007;33:917–925.
46. Siqueira JF Jr, Lopes HP. Mechanisms of antimicrobial activity of calcium hydroxide: a critical review. Int Endod J 1999;32:361–369.
47. Ricucci D, Bergenholtz G. Bacterial status in root-filled teeth exposed to the oral environment by loss of restoration and fracture or caries – a histobacteriological study of treated cases. Int Endod J 2003;36:787–802.

CHAPTER 9
歯内療法の失敗

　根尖性歯周炎が主に根管内の細菌感染によって起こることは，広く示されている（**CHAPTER 4** および **CHAPTER 5** 参照）[1～5]．したがって，歯髄壊死や根尖性歯周炎がある場合，歯内療法の最終目標は，根管内の細菌を死滅させ，歯髄壊死組織を除去することである．この治療は通常，慎重な化学的・機械的デブライドメントと根管内貼薬によって達成される．さらに，根管内のスペースを埋め，再感染を防ぐために，根管充填が行われなければならない．これらの臨床的処置がうまくいけば通常，根尖性歯周炎は改善し，エックス線所見における歯根周囲の状態も回復する（**CHAPTER 6** 参照）．

　しかし，質の高い治療が行われた場合でも，期待される歯根周囲組織の治癒や臨床症状の消失が得られないケースが一定の割合で発生する．このような，治療を行っても根尖性歯周炎が治らない状況は，通常「**歯内療法の失敗**」（endodontic failures）と称される．歯髄壊死または根尖性歯周炎に対する治療を行う場合，後述する細菌学的原因により，生活歯髄を有する歯の治療と比較して歯内療法が失敗する確率が高くなる．失敗の確率は，根尖性歯周病変がある歯の再治療をする場合，さらに高くなる[6]．

　臨床家は器具の破損や穿孔，充填の過不足，レッジなどの治療上のミスが，治療が失敗する直接的な原因であるという考え方に惑わされることが多い[7]．**実際には，感染を併発してさえいなければ，通常はこのような技術的ミスが，望ましくない治療結果の直接的原因となることはない**．治療上のミスは根管内の完全なデブライドメントを妨げる，あるいは不可能にする可能性がある[7]．たとえば，歯髄壊死や根尖性歯周炎がある根管の治療中，除去不可能な位置で器具が折れた場合を考えてみよう．このような状況下では，物理的な障害物が残る根尖部を有効に治療することはできないため，予後が極めて不良となる．つまり，起こり得るあらゆる技術的ミスは歯内療法の失敗の間接的原因とみなす必要がある．

　根管の治療が奏効しない根尖性歯周炎の主な原因は，根管内の細菌感染の残存である[8～12]．しかし，頻度は低いが，治療の失敗にはその他の要因も関与している可能性がある．この**CHAPTER**では，生物学的であるか否かにかかわらず，最新の文献から歯内療法の失敗の原因と示唆され

根管治療の失敗の定義

Strindbergの基準[13]および欧州歯内療法学会（Europe Society of Endodontology）のガイドライン[14]を一部変更し，つぎの条件のうち1つでも該当する場合は歯内療法の失敗とみなす．

- 経過観察時の診査で徴候または症状を認める
- 治療後にエックス線写真で根尖性歯周炎が現れる
- はじめから存在する根尖性歯周炎が変わらないか，大きくなる
- 根尖性歯周病変の大きさは初期に比べ縮小しているが，4年の経過観察期間が経過しても完全治癒していない

根管治療の失敗の原因

細菌によるもの

歴史的事実と研究の技術的側面

歯内療法後に根管内に細菌が残存することと，それによる根尖性歯周炎の持続について，培養，分子微生物学，病理組織学的な方法により研究が行われてきた．関与する細菌種を特定するためには最初の2つのアプローチが重要であるが，ペーパーポイントを用いる検体採取技術には限界があるため，検出する細菌は，主根管やその付近のもののみとなる．さらに，これらの方法では，病原菌の存在する場所について情報を得ることができない．逆に，病理組織学的技術では，関与している細菌を検出することはできないが，根管内および炎症性歯根周囲組織における細菌感染の場所や，細菌の形態および構成に関する有益な情報を得ることができる．本書ではとくに組織形態学的な研究方法について言及する．

歯内療法の失敗の原因を突き止めるために，長期にわたり歯根および歯周囲の病変部の組織学的研究が行われてきた．Nairによってすでに指摘されているとおり[21]，1990年代までに行われてきた研究は[8, 15〜20]，その多くが方法論的限界のため，現在は歴史的価値を有するのみである．

Seltzerら[19, 20]の研究は，臨床症状・エックス線写真・組織学的所見を相互に関連づけることを目的とした，最初の研究のうちの1つであった．一般的に失敗に分類される症例146の生検のなかで，「真」に歯内療法の失敗である100例について報告し，抜去歯または切除された歯根を連続切片にして検査し，歯内療法の失敗の主な原因を明らかにしようとした．今となってはその方法では不十分であったことは明白だ．細菌染色は実際に行われておらず，感染の影響は過小評価されていた．それどころか，培養検査は歯内療法の最終的な成功や失敗には重要ではないと結論づけられていた．著者らは代わりに，患者の性別，年齢，歯の位置が上顎側か下顎側か，歯周疾患の併発，根管の充填技術，歯冠部の修復やブリッジの支台としての使用，病変の組織学的タイプなど，最新知識と照らし合わせ，それらの関係性と偶発的な要因にも注目していた．現在，確認されたこの研究からの唯一の情報は，術前に根尖性歯周病変を有する治療では，失敗の確率が高いということである．

Andreasenと Rud[15]は根尖および歯根周囲の病変部を含む66の生検標本を研究した．対象とされた歯は非外科的歯内療法が行われ，その直後に外科的歯内療法が行われていた．組織切片は歯軸に対して平行に切除された．細菌の分布を調べるために，連続する各10切片のうち1切片が，ヘマトキシリン・エオジンで染色され，隣の切片は改良型グラム染色法を用いて染色された．彼らは，これらの症例の57%において検出可能な細菌が認められなかったと報告した．検出された細菌は21%が象牙細管に，5%が歯根周囲組織に，3%が歯根のセメント質層に認められた．根管に細菌が認められたのは標本のわずか14%であった．

Blockら[16]は，外科的歯内療法で採取した230の生検標本を顕微鏡下で調べた．この研究の欠点は，主に，多くの症例で歯根周囲の病理組織が根尖部とわかれていた事実であった．さらに，ブラウン-ブレン染色法とともにジョンホプキン改良型細菌グラム変色法を用いたにもかかわらず，細菌が根管から検出されたのは1例のみであったのに対し，22歯で認められた微生物は，歯根の表面に付着した細菌プラークと，根尖性歯周病変周辺へ混入した細菌であった．230の生検標本が「疼痛，腫脹またはサイナストラクトなどの症状がみられる」など，一般的に根管内に感染があることが証明されている臨床所見があったため，この結果が現実的なものとして見なされなかったのも十分理解できる．細菌学的見地からは信じがたい同様の結果がLangelandら[17]の研究でも得られた．この研究では臨床症状のある症例から採取した35の検体のうち，根管

内に細菌が認められたのは1例のみであった.

　LinとGänglerによる報告では，根管内に細菌を認める割合はこれらの報告より多かった[22]. 歯内療法の失敗後に実施した86件の生検で，症例の63%に「細菌および・またはデブリス」を発見した. しかし，著者らは細菌が存在しなくても，デブリスが歯根周囲の炎症の原因になる可能性があると結論づけた. 細菌とデブリスは根尖性歯周炎の原因として同等にはみなせないとNairは論じている[9, 21].

　その後の150の生検による研究で，Linら[8]は症例の69%において根管内の細菌感染を認めたことを報告した. 残念ながら根管に染色可能な細菌はみられず，デブリスのみを認めた急性および慢性炎症の観察から，デブリスはそれ自体が炎症を治まりにくくする原因となり得るという考えを主張した. このような症例では急性炎症細胞と「無菌の」デブリスが共存することはほとんどなく，切除や染色が不十分となりやすいため，結果として細菌感染が同時に生じていることを明らかにすることができない. また，方法論的観点からも，使用された標本のなかに受け入れがたいほど質の低い治療が行われていた歯が含まれていたことも，この研究のもう1つの欠点である.

　結論として，これらの初期の組織学的研究は一般的に厳密な症例選択が行われていないために，不適切な標本が多数含まれており，方法も妥当とはいえず，分析の基準も不十分であったため，細菌感染の頻度は想定されるよりはるかに低かった. その結果，残存細菌による感染が治療の失敗に繋がったとする事実は，全体的に過小評価された. したがって，このような研究から導きだされた大まかな結果からは，歯内療法の失敗の原因についての正確な情報を得ることができない.

　その一方で，1990年代に行われた一連の研究の否定することができない成果は，それまで治療の失敗原因について文献で広く普及していた意見を排除したという点であり，病気が治癒しない場合は細菌感染が大きく関与していることを再確認する助けとなった. 一方で，これらの研究には，歯内療法の失敗にどのようにかかわっているかを，明確な科学的基準で検査されていない要素が含まれている. それについては後に記述する.

　Nair[21]は，治癒しない根尖性歯周炎の病因を顕微鏡で調べるうえで，したがうべき厳密なパラメータを定めた. すなわち，「選択すべきは，できる限り最善の根管治療を行い，外科的歯内療法を行うまでは，エックス線上で無症状であった症例である. 標本は解剖学的に損傷がなく，歯根の根尖部と炎症をともなう病変の軟組織を含む一塊でなければならない. これらの標本の連続切片または段階的連続切片を作成し，光学・透過型電子相関顕微鏡法（correlative light and transmission electron microscopy）を用いて綿密に分析する」とした.

　厳密なプロトコルを用いたにもかかわらず，光学顕微鏡を用いた分析において根管に細菌を検出できたのは，9つの有効な切片標本のうち1例のみであった. 細菌はバイオフィルムの形態で，根尖部の分枝と，根管壁と根管充填材の間で検出された. この結果から，「根尖部の生検では，感染を検出するのに，従来のパラフィン法は不適切である」と判定した. 透過型電子顕微鏡（TEM）による検査を繰り返し行ってようやく，細菌を含む根尖部の根管の数は6本に増えた[9].

　ここで使用した基準[9, 21]に対する批判は，生検前の期間中無症状であった症例のみを調査したことである. この方法は，サイナストラクト・疼痛・腫脹などの症状がみられる場合に存在しうる生物学的原因として，細菌感染があることを前提としている. 正しいことではあるが，解剖学的な複雑さや現時点で可能な感染除去の限界を考慮すると，臨床的観点からはとくに，臨床症状をともなう症例であっても，根管内における感染の場所と程度を明確にする必要がある. したがって，治療の失敗を招いた生物学的原因を理解するために推奨される研究の方向性は，適切な治療を受けたものの失敗し，明確な臨床症状を有する歯より得られた歯根周囲組織の生検標本の組織学的研究および組織細菌学的研究である（**FIG 9-1 ～ 9-10**）[23, 24].

　歯内療法の失敗に関する形態学的な研究の場合，根尖や歯根周囲の病理組織が解剖学的に絶対的に連続性を保っている場合のみを含める，という厳しい基準[21]も再検討すべきであるということを指摘すべきである. 歯根端切除術または抜歯による生検の際に，歯根周囲の病理組織がつねに根尖に付着しているとは限らない. こうした歯根の組織検査からも根管内における感染の存在やその部位についての情報が得ることができる. 実際に，根管内で細菌が検出される場合は，常にそれが治療失敗の原因に関与していることは疑う余地もない（**FIG 9-11** および **9-12**）. 根尖部から病変が完全に剥がれた場合でも，**FIG 9-11c ～ 9-11f** に示す根尖部の厚いバイオフィルムの所見や，根管充填材と根管壁の間，側枝，根尖部の分枝および象牙細管にみられる細菌コロニー（**FIG 9-12c ～ 9-12l**）から，治癒していない根尖性歯周炎との因果関係を示すことができる.

CHAPTER 9　歯内療法の失敗

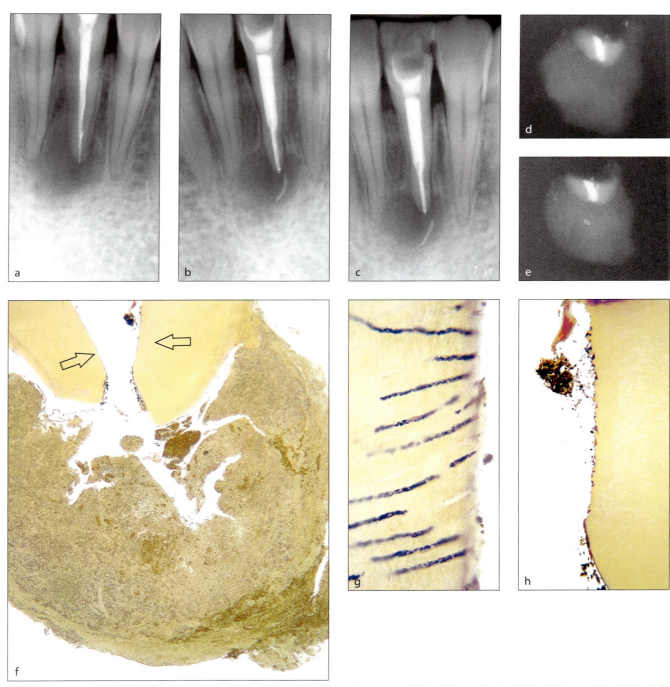

FIG 9-1　歯内療法の失敗．（a）29 歳の女性の下顎中切歯．根管充填を行った翌日に激しい痛みと腫脹を訴え，一般臨床医から歯内療法専門医に紹介された．エックス線写真では大きな根尖性歯周病変を認めた．（b）再治療を行った．顕微鏡下でガッタパーチャ除去中に，切縁から 13mm のところ頬側壁に穿孔，舌側に見落とされていた 2 本目の根管を認めた．穿孔部を MTA（mineral trioxide aggregate）で修復し，2 根管の根管拡大を行った．根管形成中に，根尖部のガッタパーチャポイントを不注意にも根尖孔外へ押し出してしまった．根管内貼薬を 1 週間行った後，根管充填した．（c）1 年後，病変に変化なし．症状は持続していた．歯根端切除術を実施．（d, e）根尖部は付着していた周囲組織とともに除去した．エックス線写真が正放線投影で 2 枚撮影された．（f）主根管と根尖孔を通過する切片．漏斗状の根尖開口部に注目（テイラーの改良型ブラウン - ブレン染色法，×16）．（g）写真（f）の左矢印で示されている部分の強拡大像（×1000）．象牙細管内の大量の細菌コロニー．（h）写真（f）の右矢印で示されている根管壁領域（×100）．（i）器具が到達していない根管壁の強拡大像（×1000）．根管壁に不規則にコロニー形成している多数の菌．（j）写真（f）から離れた切片．根管を通過していない部位（×16）．（k）写真（j）の矢印で示されている歯根領域の強拡大像（×1000）．細菌のバイオフィルムが根管外，歯根表面に付着し，絡み合って糸状を呈している．

根管治療の失敗の原因　CHAPTER 9

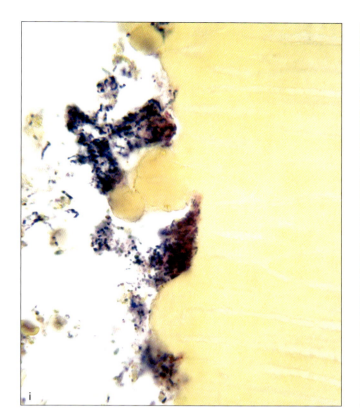

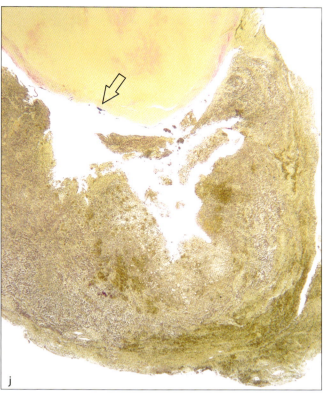

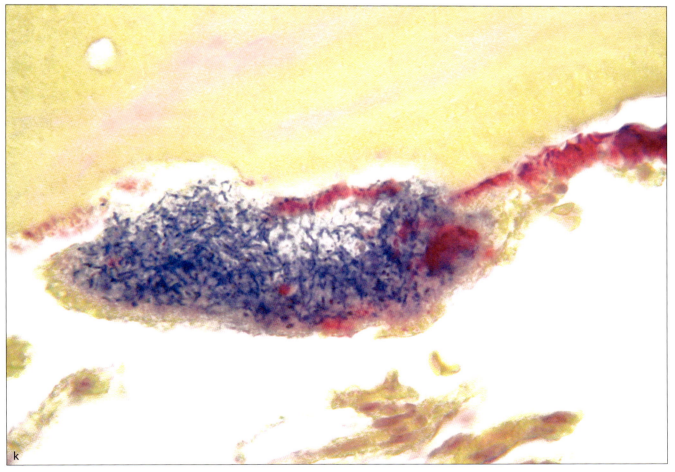

319

CHAPTER 9　歯内療法の失敗

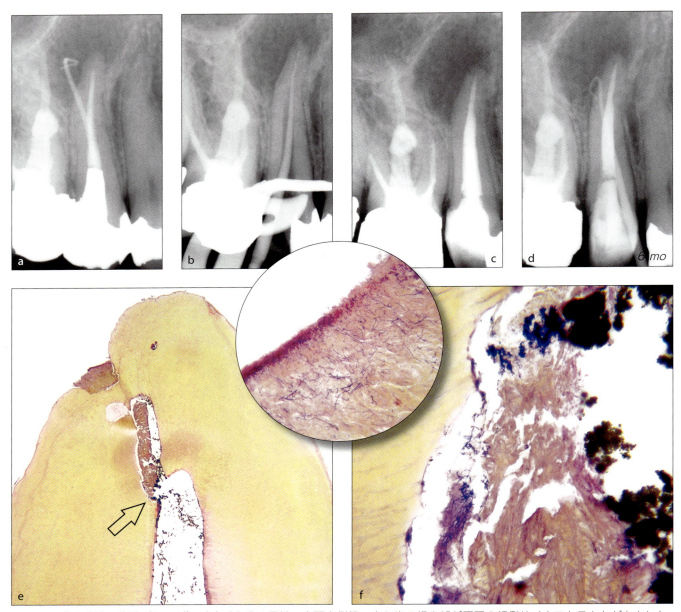

FIG 9-2　歯内療法の失敗（レッジ）．（a）28 歳の男性．上顎右側第二小臼歯の根尖部が原因の頬側サイナストラクトが存在した．サイナストラクトは 2 年ほど持続しているという．歯は打診痛があったが，自発症状はなかった．ガッタパーチャポイントをサイナストラクトに挿入した後に撮影したエックス線写真では，患歯は歯内療法が実施されていた．ガッタパーチャポイントは 11×8 mm の大きさのエックス線透過像に到達しており，大臼歯の歯根にまで及んでいた．（b）再治療が計画された．歯冠側 2/3 のガッタパーチャはゲイツ・グリッテンドリルで除去され，歯根端 1/3 は手用ファイルで除去された．作業長は伸びたものの，ファイルは根尖部の障害物で止まり，それ以上は進まなかった．根管長測定器でもファイルは根尖「近く」まで達したが，根尖には「届いていない」ことが示された．作業長で使用された最後の器具は #40 であった．根管拡大の全過程において，根管を 5% の次亜塩素酸ナトリウムで十分に洗浄した．治療終了時に根管が乾燥していたため，1 回の治療で根管充填まで行うこととした．メインポイントを選択した．（c）根管はウォームガッタパーチャテクニックとシーラーで充填した．（d）6 か月後，サイナストラクトは依然として残っており，エックス線透過像には変化がなかった．自覚症状はなかったが打診痛があった．治療は失敗と判断し，歯根端切除術を実施した．（e）根尖部に付着している歯根周囲の病変組織を除去することは不可能であった．主根管を通過した切片では，根尖孔と根端 1/3 に生じたレッジがみられた．これにより根管のもっとも根尖部で根管拡大を行うことができなかった．根尖孔領域（挿入画像で拡大）はバイオフィルムで占められていた（テイラーの改良型ブラウン - ブレン染色法，×16，挿入画像 ×400）．（f）写真(e)の矢印で示された根管表面の器具が挿入されていない部分の強拡大像（×400）．シーラーと壊死組織の塊および細菌コロニー．

考　察：歯内療法の失敗の主な原因は，根端 1/3 に感染が残っていることである．この症例では，おそらく最初の治療の際にできたと思われる象牙質のレッジが再根尖部で十分な根管拡大の妨げとなった．洗浄液はレッジの先の根尖部へは届かず，バイオフィルムは薬剤による影響を受けなかったことは注目に値する．

根管治療の失敗の原因 **CHAPTER 9**

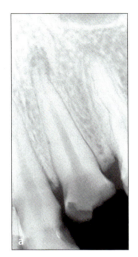
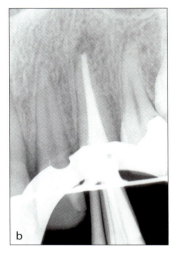
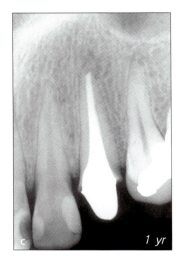
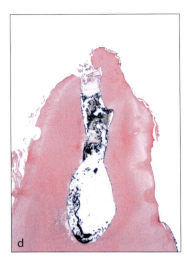
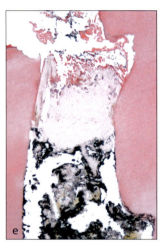
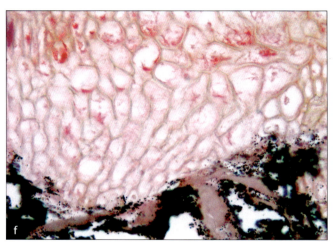
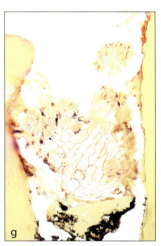
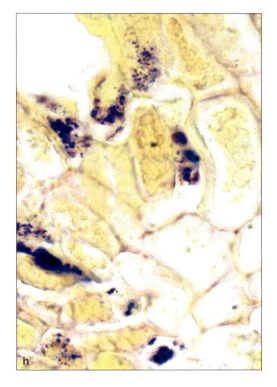

FIG 9-3 歯内療法の失敗（食物残渣の残留）．(a) 20歳の女性．|3 の歯冠がう蝕により完全に破壊されていた．エックス線写真ではう蝕がほぼ歯槽骨頂まで進行しており，根尖部にエックス線透過像が認められた．症状はなかった．(b) 1回で歯内療法を終えた．鋳造ポストが装着され，アクリル系テンポラリークラウンにて経過観察となった．(c) 1年後の経過観察時，患者が歯の違和感を訴えた．触診と打診で陽性反応を示した．エックス線写真では根尖部のエックス線透過像に変化はなかった．歯内療法の失敗と評価され，歯根端切除術を行った．(d) 歯根周囲の病変部は根尖部に付着しておらず，別々に除去された．主根管根尖孔を通過する切片．充塡物の根尖側にデブリスが認められた（H&E，×25）(e) 根尖孔の詳細．根尖直近の部分に根尖側が多形核白血球に覆われている大型の植物細胞が認められた（×100）．(f) 根管充塡材と植物細胞の境目の強拡大像（×400）．(g, h) テイラーの改良型ブラウン-ブレン染色法で染色した切片．植物細胞内の細菌コロニー（×200，×630）．(Ricucci, Langeland[38] から許可を得て修正)

考　察： 植物細胞は明らかに食物残渣である．根管は治療前に長期間にわたり口内環境に露出していた．根管拡大で根管内の内容物を完全に取り除くことはできず，反対に，感染したデブリスが根尖側 1/3 に詰めこまれてしまった．このような状況では養分が豊富で，細菌が生存しやすくなる．

CHAPTER 9 歯内療法の失敗

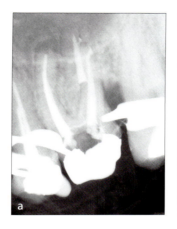
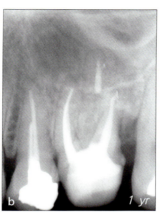

FIG 9-4 歯内療法の失敗（根尖分枝内の感染）．30歳の女性．上顎左側第一大臼歯頬側にサイナストラクトが4年間存在していた．一般臨床医が6か月前に根管治療を行いテンポラリークラウンが装着されていたが，サイナストラクトが存在していたため，最終的な修復はなされなかった．(a) 歯内療法専門医に紹介された．1回法の歯内療法が実施された．(b) 1年後，サイナストラクトが再発し，歯は打診痛があった．エックス線写真ではエックス線透過像に変化はなかった．近心頬側根と遠心頬側根双方の歯根端切除術を行うこととなった．切除部に窩洞形成し，MTA (mineral trioxide aggregate) を充填した．(c) 近心頬側の歯根根尖部．多数の根尖分枝部を通過する切片（テイラーの改良型ブラウン-ブレン染色法，×25）．(d) 写真(c)のもっとも歯冠側の分枝は細菌バイオフィルムで完全に占められており，それが歯根外側表面まで達していた（×200）．(e) 写真(c)の右側分枝の拡大像（×400）．内腔は厚いバイオフィルムでふさがれており，糸状構造物が顕著であった．(Ricucciら[10]から許可を得て転載)

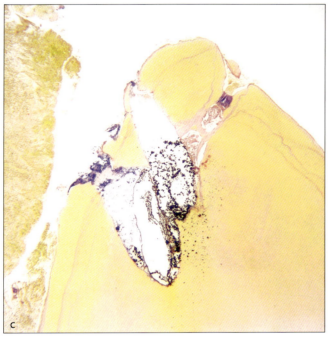

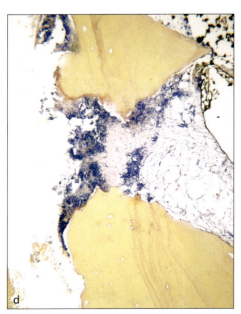
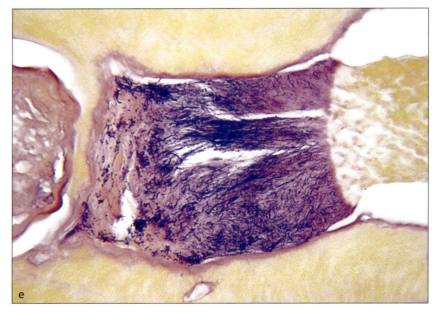

根管治療の失敗の原因　CHAPTER 9

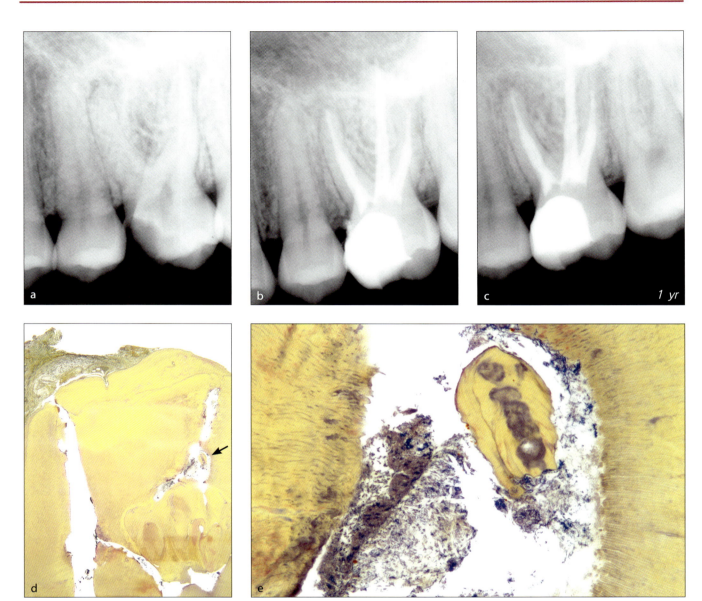

FIG 9-5 歯内療法の失敗（根尖部の複雑な解剖学的形態）．(a) 症状をともなう症例．24歳の女性．大きなう蝕がある上顎左側第一大臼歯に自発痛および咀嚼痛を訴えていた．エックス線写真では，頬側根の根尖周囲にエックス線透過像を認めた．防湿後，う蝕を除去，髄腔開拡し，3根管を明示し，根管拡大を行った．顕微鏡を操作しながら慎重に検索したものの，2つめの近心頬側根（4番目の根管）の開口部を見つけることはできなかった．(b) 水酸化カルシウムを2週間貼薬したのち症状は消失し，根管充填を行った．歯冠はコンポジットレジンで修復された．(c) 患者は1年後に自発痛を訴えて再来院した．歯は触診および打診に対し過敏だった．エックス線写真では近心根のエックス線透過像が大きくなっていた．歯根端切除術が計画され，歯根周囲の病変部とともに，近心根根尖が切除された．(d) 切片の切断は頬舌的に行われた．この全体像は治療後の頬側根が示されており，第4根管はないが，その代わり複雑な解剖学的形態が認められる．この不規則な空間に細菌が広くコロニー形成している（テイラーの改良型ブラウン-ブレン染色法，×16）．(e) 写真(d)の矢印で示された分枝内容物の拡大像（×100）．遊離している石灰化物と厚いバイオフィルムを示している．(Ricucciら[10]から許可を得て修正)

323

CHAPTER 9 歯内療法の失敗

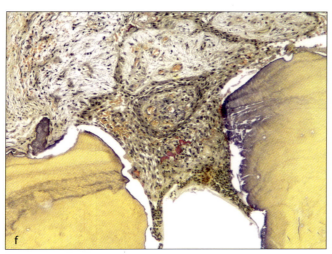
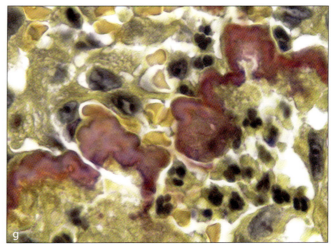

FIG 9-5（続き） (f) 写真(d)からさほど離れていない切片．根管形成時の作業長が明確である．根尖孔内の組織は炎症を起こし，上皮鎖が多数認められる（×100）．(g) 強拡大像でフクシン染色された無定形の構造が認められ，急性および慢性の炎症細胞で囲まれていた．大きな間葉系細胞に注目．（Ricucciら[10]から許可を得て修正）

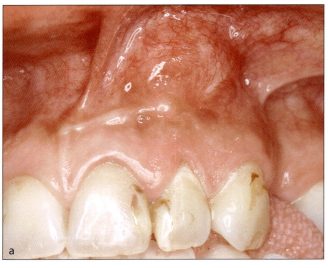
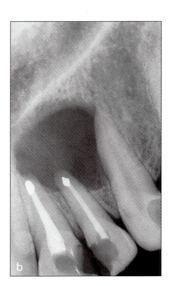
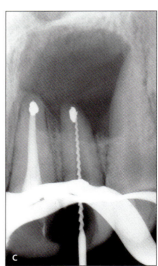
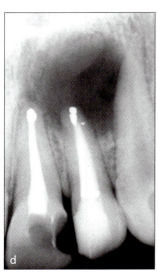
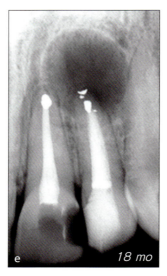
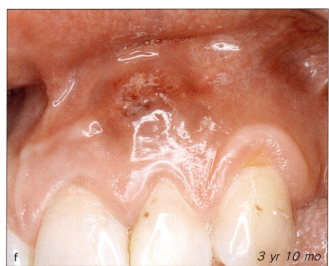

根管治療の失敗の原因　**CHAPTER 9**

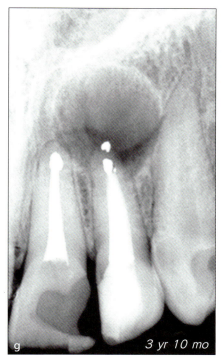
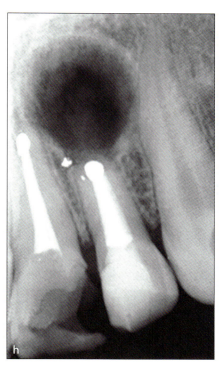
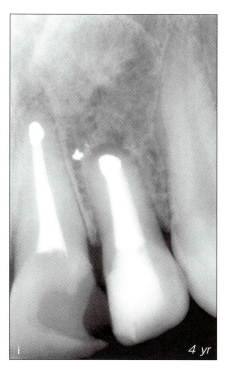
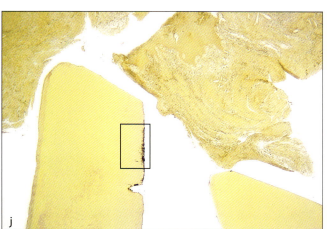
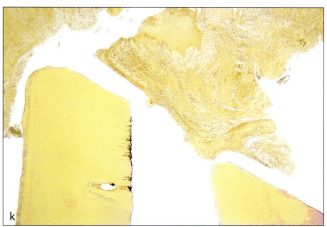

FIG 9-6　歯根端切除術の失敗.「囊胞除去」のための歯根周囲の手術を受け，2か月後に「急発」を生じた患者．(a) 頬粘膜に腫脹および手術痕を認める．(b) エックス線写真では大きなエックス線透過像を認める．中切歯と側切歯に歯根端切除術が行われており，アマルガムによる歯根端への充填が認められた．(c) 側切歯に非外科的歯内療法を行うことを治療計画とした．作業長は歯根端充填部までに設定した．根管拡大後，水酸化カルシウムによる根管内貼薬が行われた．(d) 根管は75日間の貼薬後（3回交換実施），症状がすべて消失してから充填された．アマルガムがわずかに歯根周囲組織に分離しているのに注目．(e) 18か月後に撮影されたエックス線写真．エックス線透過像は縮小していたが，辺縁が硬化していた．歯には症状はなかった．(f) 治療から3年10か月後，患者は腫脹と強い痛みで来院．(g) このときのエックス線写真はエックス線透過像に実質的な変化がないことを示していた．(h) あらたに歯根端切除術を行った．根管は損傷組織とともに除去され，病理検査に提出された．逆根管充填用窩洞形成が行われ，アマルガムで充填された．(i) 4年後に撮影したエックス線写真では，病変の完全な治癒が認められた．(j～m) 根尖部のアマルガムは除去され，頬舌面の連続切片が作成された．それぞれの切片は約40枚ごとに順に示したものである．最初の歯根端切除が行われた際に角度をつけて切除された根尖部に注目．側枝は，主根管壁から口蓋側の外側の歯根表面までの走行を観察することが可能である（テイラーの改良型ブラウン-ブレン染色法，×25).

325

CHAPTER 9　歯内療法の失敗

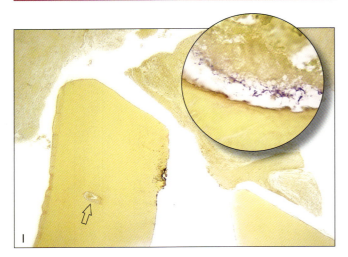
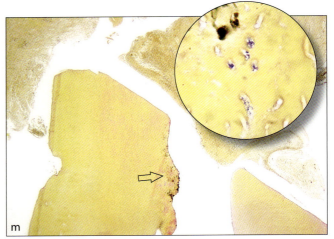
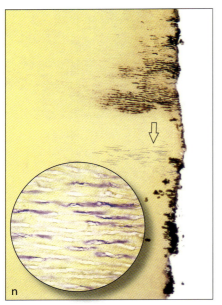
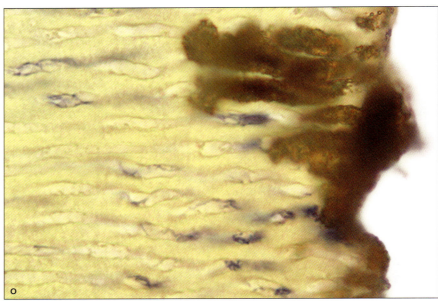
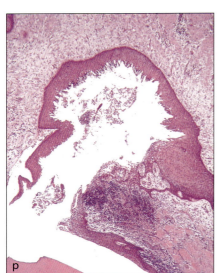
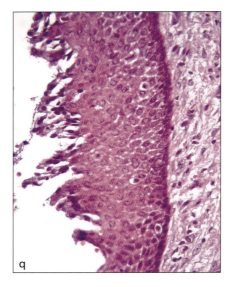

FIG 9-6（続き） （l）の挿入画像は，矢印で示された側枝の強拡大像（×1000）．なかに壊死組織と細菌が認められる．（m）の挿入画像は，矢印で示された象牙質壁の強拡大像（×1000）．象牙細管の横断面に多量の細菌コロニー認める．（n）写真（j）の枠内の根管壁領域の拡大像（×100）．挿入画像では矢印部分がさらに拡大されている（×1000）．象牙細管の縦断面には大量の細菌コロニーがみられる．（o）根管壁の強拡大像（×1000）．青で染色された細菌細胞が濃褐色・黒で染色されたアマルガム粒子と明確に区別できる．（p）根尖とともに切除された患部組織の組織病理学的解析では，上皮に覆われた囊胞腔が明らかになった．内腔にデブリスが認められる（H&E，×50）．（q）囊胞壁を詳細に観察すると，重層非角化立方上皮が認められた（×400）．(Ricucci, Siqueria[23] から許可を得て転載)

根管治療の失敗の原因 **CHAPTER 9**

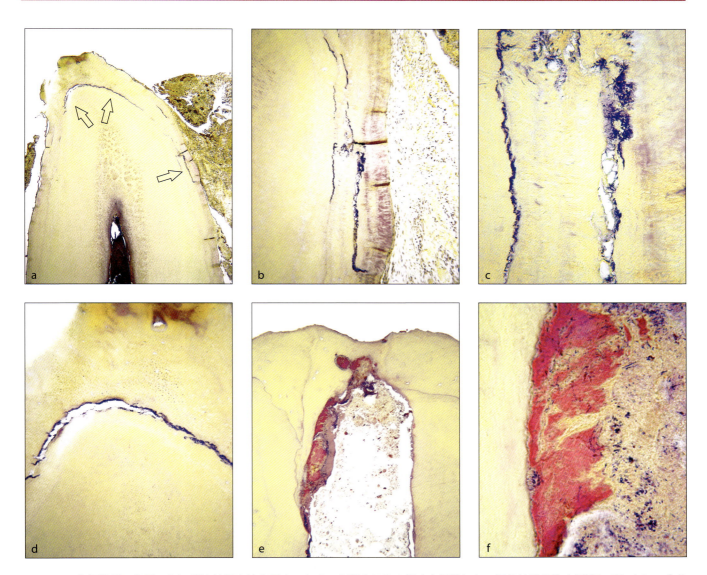

FIG 9-7　歯根外側の亀裂．（a）難治性根尖性歯周炎のため，上顎中切歯の根尖を切除した．切片は根尖孔を通過していない．全体像ではセメント質がその下の象牙質から部分的に分離している（矢印）（テイラーの改良型ブラウン - ブレン染色法，×25）．（b）根管表面の右部分の詳細．セメント質内および細菌を認めるセメント質 - 象牙質の境界に亀裂がみられる（×100）．（c）さらに高倍率では（×400），亀裂は細菌性バイオフィルムで占められている．（d）写真（a）の根尖部の詳細．亀裂に大量の細菌コロニーがみられる（×100）．（e）根管のほぼ中央を通る別の切片．根尖孔はみられない．根管は根管充填材の残渣を認める．左側の根管壁には，フクシンとクリスタルバイオレットで染色された材料の層を認める（×100）．（f）根管の左側の詳細．表面のもっとも外側の部分には細菌像が大量に認められ，青く染色されて無定形の壊死物質にコロニー形成している．さらに詳細にみると　象牙壁に接している部分は赤く染色されており，青く染色された細菌体はほとんど識別できない（×1000）．

考　察： この症例では，大量の細菌が亀裂上などの根尖部の組織に定着していた．このような異常な状態では，根管感染を制限できたとしても，非外科的歯内療法では亀裂に存在する細菌には届かない．

CHAPTER 9　歯内療法の失敗

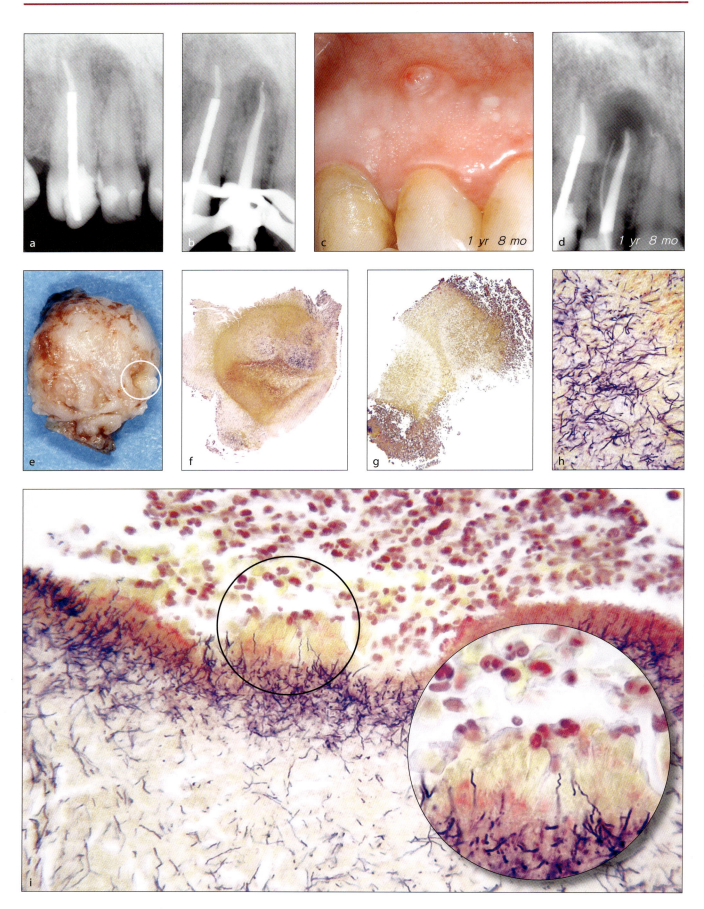

根管治療の失敗の原因 **CHAPTER 9**

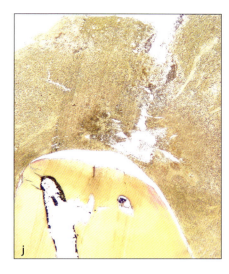
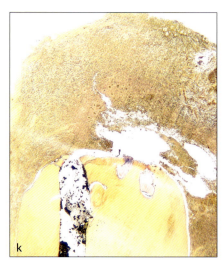
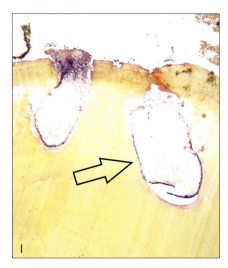
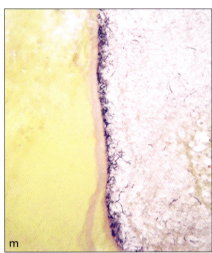

FIG 9-8 分枝内のバイオフィルム．（a）32歳の女性．上顎前歯部の疼痛とサイナストラクトを訴えて来院した．エックス線写真では，犬歯に対する歯内療法が行われていたことが示され，側切歯の根尖周囲にエックス線透過像が認められた．（b）歯内療法が計画された．器具操作後，根管に水酸化カルシウムによる貼薬を行った．1週間後，依然としてサイナストラクトが認められたため，それが消失するまで2回にわたり計35日間の貼薬を行った．その後，サイナストラクトは消失し，根管を充填した．少量のシーラーが，根尖周囲，根尖と根管中央1/3の間の側枝と思われる部分に，溢出していることに注目．歯冠はコンポジットレジンで復元された．（c）1年8か月後に症状が現れたため，再来院した．サイナストラクトが頬側に再発していた．（d）サイナストラクトにガッタパーチャポイント挿入後エックス線写真を撮影．病変部が著しく増大していることが判明した．（e）根管治療の失敗と判断され，歯根端切除術を行った．全層弁でフラップを剥離し，骨削を行い，病変組織と根尖部を露出させた．病変と根管先端部を本来の位置関係を保つように注意して除去を行った．生検標本の写真では，病理組織表面に凹み（丸く囲まれている部分）を認めた．これは，病変の中央部とサイナストラクトが繋がっている部分と一致する．（f, g）固定液中で丁寧に洗浄し，血液残渣を除去している際，口腔粘膜と病変中心部の間に以前存在していた連結部とみられる領域に，排膿塊を認めた．黄色がかった2つの大きな塊を採取し，脱灰を行わずに別々に処理した．組織学的切片では2つの「菌塊」が認められた（テイラーの改良型ブラウン-ブレン染色法，×50）．（h）写真(f)の「菌塊」の中央部の強拡大像（×1000）．相互に絡み合い，枝わかれした細菌線維が密集している．（i）写真(f)の「菌塊」の周囲．細菌の線維が高密度で凝集し，非晶質の層で囲まれている．外側表面に多形核白血球の凝集がみられ，一部は細菌の細胞質基質と密着している（×400，×1000）．（j）主根管を通過しているが根尖孔は含んでいない切片．分枝がいくつか認められる（×16）．（k）写真(j)の切片から約40枚目の切片．主根管と2つの大きな分枝の出口周囲．分枝は，根尖周囲炎病変の空洞部に明らかにつながっている（×16）．（l）写真(k)の2つの分枝の詳細．内腔は厚いバイオフィルムで覆われている（×100）．（m）写真(l)の矢印で示されている分枝壁の拡大像（×400）．象牙質壁上の細菌は中心部よりも密集している．（Ricucci, Siqueira[24]から許可を得て修正）

CHAPTER 9 歯内療法の失敗

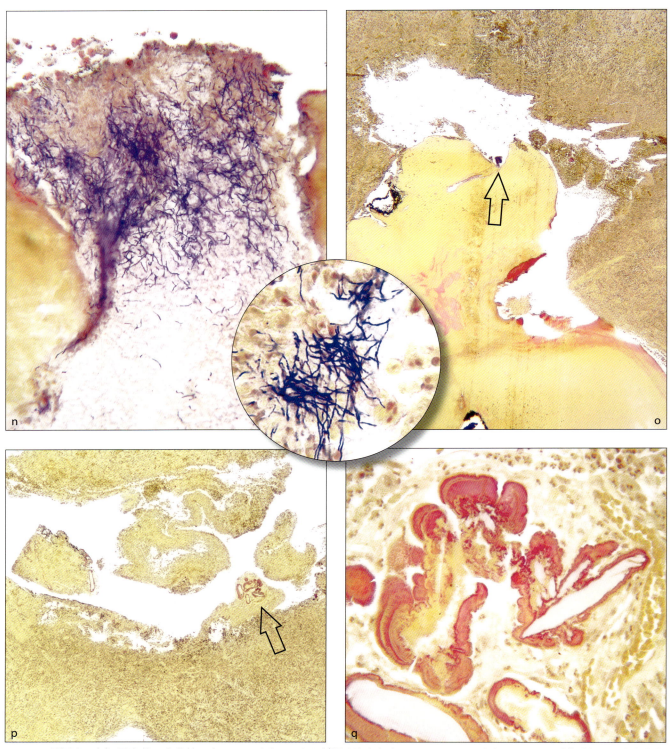

FIG 9-8（続き） （n）写真(l)の左分枝の出口．バイオフィルムが根尖孔から出ている．このバイオフィルムは「菌塊」にみられた細菌の凝集につながっていると思われる（×400）．（o）写真(k)からかなり離れた場所で切り出された切片．根尖に向かうと，明確な窩につながる小さな分枝が存在している．出口では，細菌塊が病変の窩部に出している（矢印）（×25）．（p）歯根周囲の病理組織のほぼ中央部を通過した切片．挿入画像は窩洞を覆う炎症性組織の強拡大像（×1000）．多形核白血球に囲まれた糸状細菌の小さなコロニーが認められる（×50）．（q）写真(p)の矢印で示された領域の拡大像（×400）．炎症組織内に，フクシンで染色され多形核白血球の集積に囲まれた異常物体が認められる．（Ricucci, Siqueira[24] から許可を得て修正）

根管治療の失敗の原因 **CHAPTER 9**

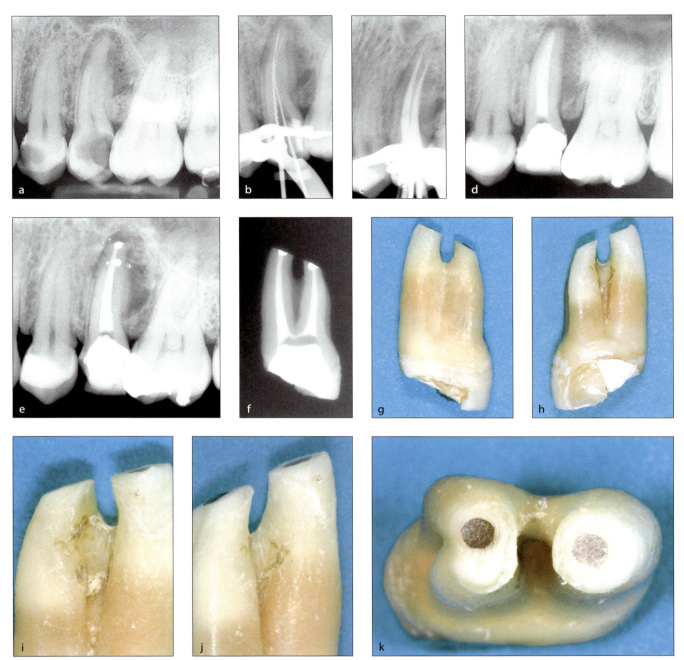

FIG 9-9 根尖孔外の歯石沈着.（a）上顎第二小臼歯の歯髄腔に達するう蝕と歯根周囲の大きなエックス線透過像.（b）作業長の決定.（c, d）根管は3回の水酸化カルシウム貼薬後に根管充填された.（e）非外科的歯内療法による治療の1か月後, サイナストラクトが再発したために行った歯根端切除術および逆根管充填後に, 撮影したエックス線写真.（f）3週間後, 歯には依然として症状があったため, 抜歯された. 近遠心方向に撮影した歯のエックス線写真から, 歯内療法と逆根管充填の精度がわかる.（g）近心面.（h）遠心面. 深い陥凹部がみられる.（i, j）陥凹部のクローズアップでは歯石の沈着がみられる.（k）根尖から見ると, 陥凹の深さがわかる.（Ricucciら[74]から許可を得て修正）

331

CHAPTER 9 歯内療法の失敗

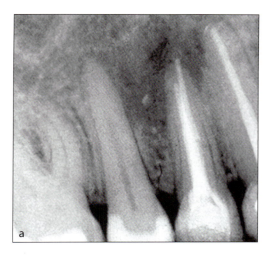
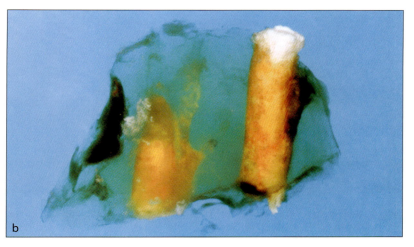
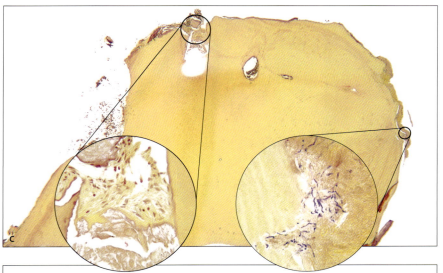
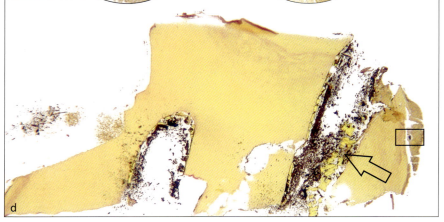
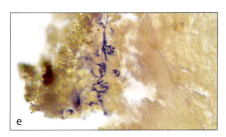
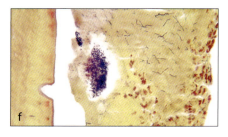

FIG 9-10 根尖孔外のバイオフィルム.
(a) 再治療例．根管拡大や根管内貼薬を繰り返しても，奏功しなかったサイナストラクトをともなう症例であり，外科的治療を行う直前に根管充填を行った．(b) 透明化された根尖．(c) 頬側根の根尖孔を通過した切片．高倍率（×16, 挿入画像 ×400, ×1000）では，軽度の炎症がみられる結合組織と関係のあるデブリスが認められる．口蓋側表面は層状の非晶質で覆われており，その深部では細菌の凝集が示された（テイラーの改良型ブラウン - ブレン染色法）. (d) 口蓋根の根管を通過している切片（×16）. (e) 写真(d)の矢印で示された根管壁表面の強拡大像（×1000）. 根管壁と根管充填材の間に細菌が認められる．(f) 写真(d)の四角で示された部分の強拡大像（×1000）. 非晶質の深部層にある細菌のコロニー．(Ricucciら[74] から許可を得て修正)

根管治療の失敗の原因 **CHAPTER 9**

FIG 9-11 **レッジの問題点．**（a）5┘の歯内療法終了時のエックス線写真．感染した歯髄壊死に起因する慢性根尖性歯周炎と診断．根管は1週間の水酸化カルシウム貼薬後に根管充填された．歯は複雑な補綴修復の支台として使用された．（b）5年後の経過観察時に撮影されたエックス線写真では，エックス線透過像に変化はなかったが，症状もなかった．（c）歯根端切除術が実施された．歯根周囲の病変組織は根管先端に付着しておらず，別々に除去された．根管および主根尖孔を通過した切片では，根尖部において器具が根管の走行に沿っておらず，象牙質にレッジが生じ，根管がデブリスや細菌で占められたままとなっていた（テイラーの改良型ブラウン‐ブレン染色法，×16）．（d）根管および根尖孔の末端の詳細．後者には細菌が高密度で存在していた（×100）．（e）根尖孔の強拡大像（×400）．集積した多形核白血球に面した細菌性バイオフィルム．（f）写真（c）（d）の根管終末部にみられる細長い構造の強拡大像（×1000）．おそらく食物残渣である．

考　察： 前回の症例と同様，器具操作の際の技術的ミスによって最深根尖部の適切な洗浄，形成，消毒が妨げられ，結果的に疾患持続の原因となったデブリスや細菌を放置することになった．

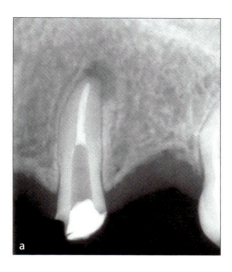
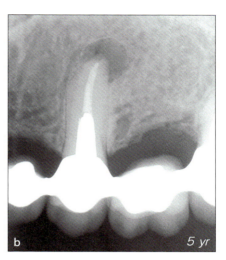
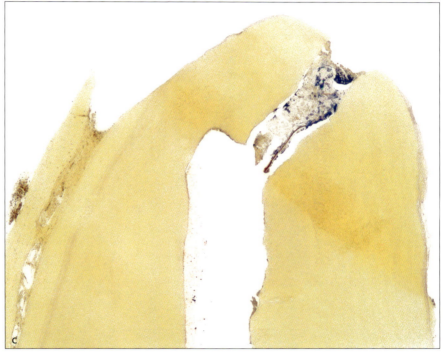
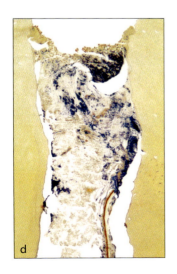
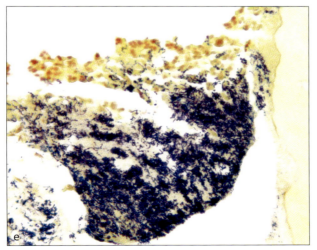
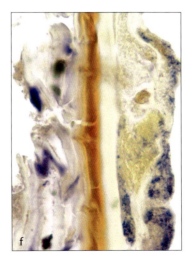

CHAPTER 9 歯内療法の失敗

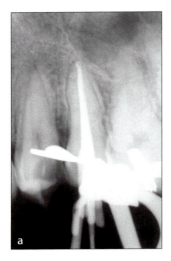
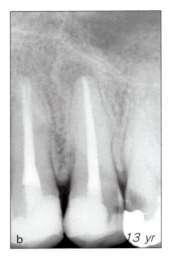

FIG 9-12 拡大不足による細菌残存.（a）上顎第二小臼歯に歯髄壊死が生じた21歳の患者．エックス線写真はクロロホルムを使用した側方加圧法による根管充填の直後に撮影した．メタクレシルアセテートによる貼薬を1週間行った後で，根管充填を実施した．（b）治療から13年後，上顎左側の激痛を訴えて来院．エックス線検査で小臼歯の根尖部に大きなエックス線透過像と，第一大臼歯，小臼歯双方の歯間隣接面に大きなう蝕を認めた．第一大臼歯の歯髄炎と診断された．治療計画には大臼歯の抜髄，小臼歯の歯冠長延長術と歯根端切除術，およびその後の歯冠修復が含まれた．患者は臼歯の治療については承諾したが，小臼歯は抜歯を求めた．

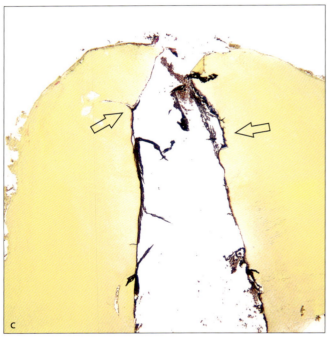
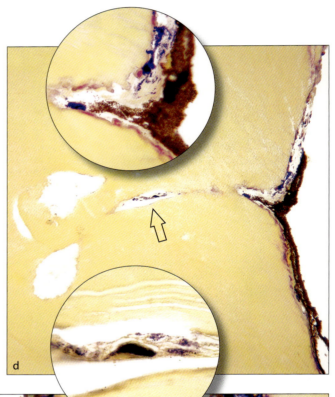
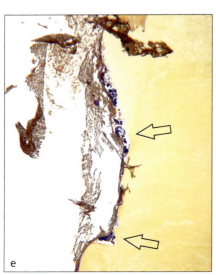
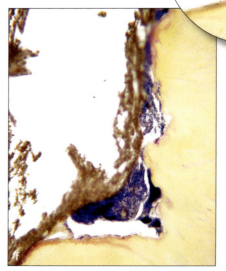
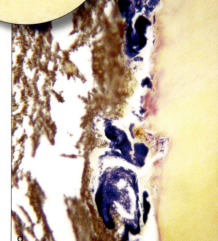

根管治療の失敗の原因　**CHAPTER 9**

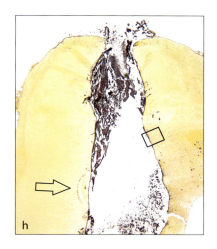
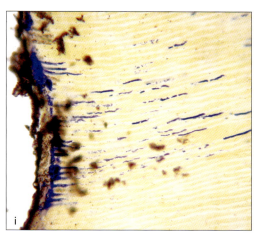
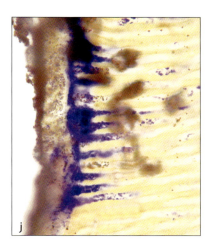
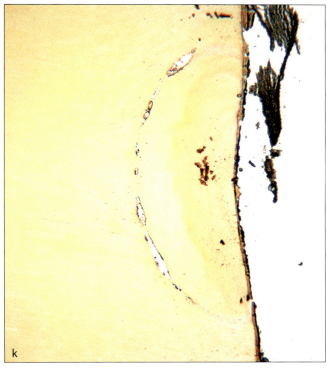
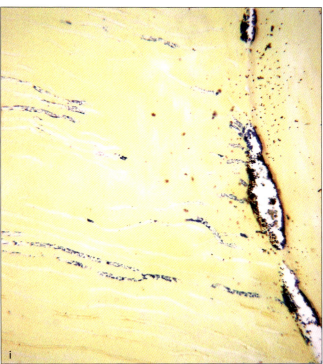

FIG 9-12（続き） (c) 主根管および根尖孔を通過している切片（テイラーの改良型ブラウン - ブレン染色法，×16）．(d) 写真(c)の左矢印で示された分枝領域の詳細（×100）．上の挿入画像：分枝入口（×400）．下の挿入画像：矢印で示された分枝部の拡大像（×1000）．(e) 写真(c)の右矢印で示された根尖部の根管壁にある陥凹部の詳細（×100）．(f) 写真(e)の下の矢印で示された領域の拡大像（×400）．象牙質と根管充填材の間に厚いバイオフィルムが挟まっている．(g) 写真(e)の上の矢印で示された領域の拡大像（×400）．象牙質と根管充填材の間のバイオフィルム．(h) 写真(c)の切片に近い場所の切片（×16）．(i) 写真(h)の右側の枠内の領域の拡大像（×400）．細菌が象牙質壁を覆い，さまざまな深度で象牙細管にコロニー形成している．(j) 写真(i)の強拡大像（×1000）．象牙細管の細菌コロニー形成を示している．(k) 写真(h)の左矢印で示された領域の詳細．回帰性の根管がみられる（×100）．(l) 写真(k)の詳細．コロニー形成の重篤度を示している（×400）．

考　察： この症例では，根尖側1/3のあらゆる部位で大量の細菌が認められた．細菌は主根管の根管充填材と象牙質壁の間に認められ，象牙細管ではさまざまな深度で定着しており，また，根管充填材が「押し込まれた」根尖部分枝にも細菌が認められた．透明化された根尖で分枝が充填されているようにみえても，大部分はデブリスと細菌で占められていた．治療の及ばない部位での根管内の残存した感染が，根尖性歯周病変の発生の原因である．生検中に歯根周囲の病理組織が根尖部から剥がれても，根管内感染と難治性根尖性歯周炎との直接的な因果関係を証明するのに問題ない．

根管の組織学的研究で結論を出せないのは，細菌の存在が歯内領域のどこにも認められない場合のみと考えられる．こうした稀な症例では，根管外に生物学的・非生物学的要因がある可能性を否定できない．しかし，**大多数の症例では治癒していない根尖性歯周炎の原因はやはり，根尖部の根管内に存在する細菌であるというのが事実**である[10, 25]．

Ricucci[10]らは，治癒していない根尖性歯周炎をともなう24歯について組織学的研究を実施した．すべての歯が高い基準で治療されており，全治療について処置前の状態や行われた治療術式，使用材料に関するデータが揃っていた．生検標本は歯根端切除術または抜歯によって採取し，パラフィン包埋して連続切片に細分割した．根管内における感染の残存が1症例を除いてすべての症例に認められ，その1症例は大きく根尖孔を超える根管充填がされており，異物反応を引き起こしていた．この研究における根管感染率（実質的には非生物学的要因による失敗であった1例を除いた全例において）は，**相関顕微鏡法**を用いた研究で示された感染率よりはるかに高かった[9]．著者らは，**光学・透過型電子相関顕微鏡法**は，理想的とはいえない品質基準で検査が行われていた過去の研究と比較した場合にのみ，細菌の検出に優位であると結論づけた．

細菌の検出における光学・透過型電子相関顕微鏡法の欠点は，つぎの点であると解釈されている．この方法は，脱灰後に生検標本を根管と並行に0.5～1mmの厚さで細分割する．薄切切片はプラスチック（エポン）で包埋し，ダイヤンドまたはガラスナイフで切削する．ごく少数の準超薄切片（1～2μm）が得られ，PAS染色およびメチレンブルー，アズールⅡで染色する．切片は光学顕微鏡で観察し，細菌を保有している可能性のある「重要位置」を特定する．その後，透過型電子顕微鏡（TEM）でさらに検査を行うこともある．高倍率下で領域に応じて，約0.1～0.2mmの小さな角錐をエポンブロックから剥がす．それらの断片はウルトラミクロトームで厚さ0.5μmにスライスされ，TEMで観察する．細菌が検出されない場合は，角錐を厚さ10～15μmでスライスしていく．それでも微生物が認められなければ，別の部位を切り出し標本をさらに緻密に分析する．エポンブロックの角錐周囲を切り落とし，微生物が検出されるまでこの工程を繰り返す．最終的には，標本がなくなるまでこの手順を続ける[9, 26]．小さな組織断片の超微細構造を選択的に分析することを目的としたこの手順においては，標本組織そのものの大部分が失われることが十分理解されよう．したがって，この手順に欠点がないというわけではなく，とくに従来のパラフィン切片作製法と比較してこの方法をもっとも現代的で信頼度の高い検査手法として位置づけようとすれば，あきらかな批判にさらされることになる．パラフィン切片作製はTEM検査に用いる領域を選択することができないという欠点がある．しかし，根尖性歯周病変の端から端までを根管を通して断片全体の連続切片を分析することが可能であり，しかも修復不可能となるほど標本を喪失するリスクがないという利点がある．さらに，パラフィン切片は細菌に特異的なさまざまな染色に用いることができ，PAS染色やメチレンブルー，アズールⅡで得られたものと比較すると，細菌細胞やコロニーのより鮮明な画像が得られる．

Ricucci[10]らの研究で検出された歯内療法が失敗した歯の細菌感染率は，培養研究[27, 28]で報告されたものより高かった．培養法では欠点があり，治療後の根管などさまざまな環境下での細菌の感染率や多様性が過小評価されているという事実については，見解が一致している[11]．Ricucci[10]らが報告した細菌感染率の高さは，難治性根尖性歯周炎がほとんどの場合，根管内の多菌性感染によるものであることを示した分子生物学的研究と完全に合致している[11, 29, 30]．

結論として，パラフィン包埋された試料を用いた研究方法の「悪評」は，過去の研究ではほとんどが適切に行われていなかったことが原因だといえるかもしれない．以下の条件が満たされる場合，われわれの経験上，細菌の存在が疑われるほぼすべての症例で細菌をすぐに確認できる．

- 研究に用いる標本が十分に採取されている．
- 十分に確立されたプロトコルに厳密にしたがって，固定，脱灰，洗浄，脱水，浸透，および封入の手順が行われている
- 標本は切片作製に適した方向でパラフィンブロック上に配置されている
- 標本全体の連続切片を厳密に作製している
- 細菌染色（われわれの場合はテイラーの改良型ブラウン‐ブレン染色法）は，用意したばかりの溶液を用いて，浸水時間を厳密に管理しながら1枚ずつ行う．

根管内の感染

結果として文献から，**大多数の症例において歯内療法の失敗は根管の根尖部における細菌の残存が原因**となっていることが確認できた．

根管治療の失敗の原因　CHAPTER 9

治療が行われた歯は，その質が低いために，細菌感染が生じていることが多い．治療の失敗原因について組織形態学的に研究を行う際には，十分な治療を受けた歯のみを対象とすることが理想である．治療不十分な根管では，器具が未挿入であるか，充填されていない部位に細菌がそのまま残り，根尖性歯周炎が持続することがある．根管感染による技術上の問題に焦点を当てた歯内療法について **FIG 9-11** および **9-13** に示す．

FIG 9-11 では，エックス線写真で適切な根尖部まで治療が行われたことが示されているにもかかわらず（**FIG 9-11a〜9-11b**），組織学的切片は，根尖部の急な湾曲により器具の挿入が根管の走行に沿わず，レッジが生じ，根管の根尖先端部を完全に覆うバイオフィルムが除去されないままになっている上顎第二小臼歯を示している（**FIG 9-11c〜9-11f**）．

器具操作や充填が不十分であることの問題点は，**FIG 9-13** で示す上顎中切歯の例から明らかである．歯内療法後，11年間変化がなく無症状であった根尖性歯周病変では，根尖の根管部に細菌感染が持続していた（**FIG 9-13c** および **9-13d**）．その治療は不十分であったということである（**FIG 9-13a**）．

したがって，不十分な治療を受けて根尖性歯周炎が持続している根管に細菌が存在することは当然のことである．それゆえ，このような症例は，歯内療法の失敗原因を追究することを目的とした臨床試験からは除外することが望ましい．

同様に微生物は，高度な技術レベルで治療された歯で認められる治療失敗の直接的原因である[7, 9, 10, 21]．用いる器具操作が何であれ，化学機械的根管形成において根管内に器具が届いていない場所が残ることがある[31, 32]．器具が届いていない場所では，エックス線上では根管充填が十分であるように見えても，デブリスや細菌が存在していることがある[9, 10, 23, 24]．したがって，**エックス線写真上で根管が適切に充填されているからといって，根管全体の完全なデブライドメントや根管充填が保証されているわけではない**[33, 34]．

このことについて **FIG 9-12** の症例で説明する．十分な根管治療をうけた第二小臼歯（**FIG 9-12a**）は13年間無症状であったが，その後，広範囲の根尖性歯周病変が認められた（**FIG 9-12b**）．根尖の組織学的検査では，根尖側1/3に大量の細菌コロニーが認められた．細菌は，根管壁と根管充填材の間に不規則に，象牙細管のさまざまな深さに，根尖分枝部に存在していた（**FIG 9-12c〜9-12l**）．

FIG 9-14 は，十分な根管形成が行われたうえ，エックス線写真上でも理想的な根管充填が認められるにもかかわらず，細菌が根管壁と根管充填材の間に残り，根尖性歯周炎の遷延を引き起こしている状態である．この側切歯では，根尖部のエックス線透過像の大きさは治療の2年後には著しく縮小していたが，完全に治癒することはなかった．そして19年間にわたる経過観察期間中は症状もないまま変化がなかった（**FIG 9-14a〜9-14h**）．根尖および歯根周囲の病変部が外科的に切除された．その後の顕微鏡検査では，太い器具で根管形成を行ったにもかかわらず，根尖部の根管壁は器具が触れておらず，大量のデブリスで覆われていることが示された（**FIG 9-14h〜9-14o**）．細菌コロニーの範囲は限局的で，根管壁と根管充填材の間のさまざまな位置で挟まっていた（**FIG 9-14q〜9-14s**）．細菌は根管壁の象牙細管内にも認められ，存在している場所の深さはさまざまであった（**FIG 9-14t**）．これらの細菌は，根管充填材によって「**包埋（entombed）**」されているようにみえても，in vivo で歯根周囲組織に至る経路があったことは明らかだ．こうした経路を通じて栄養が組織から根管へと流入し，細菌生産物が組織へ漏出して損傷および炎症を持続させた可能性がある．

この症例では，特定の細菌種が治療によりもたらされた過酷な環境に順応する能力について注目した．残存細菌は根管内で生存するために，根管内の感染除去（化学機械的根管形成および根管貼薬）による劇的な環境変化や生態学的変化に耐えなければならない．さらに，根管充填された根管内で生存するには，細菌は栄養不足にも順応する必要がある．すべての細菌種がこのような過酷な環境に耐えられるというわけではない．よって，この症例で検出された細菌は，順応可能な数少ない種の細菌であったことはまちがいない．

さまざまな培養研究において，根尖性歯周炎をともなう歯の治療後に，根管で生きた細菌の存在が報告されている．これは，微生物が，根尖部から根管内へ漏入した液体から栄養を得ているであろうことを示唆している[27, 28, 35]．残存細菌が，治癒していない根尖性歯周炎をともなう歯の組織学的切片で染色されるということは，それらが生検を行った際に生きていた可能性を示している[10]．細菌にとってこうした環境下で生存する能力は重要である．なぜなら，栄養が不足する状態は頻繁に発生し，しかも長引くと考えられるためである．細菌に栄養不足を克服させ，変わりゆく環境条件に順応させる制御メカニズムは数多く存在す

CHAPTER 9　歯内療法の失敗

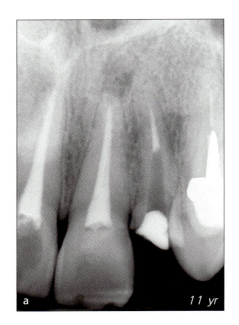

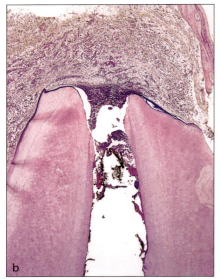
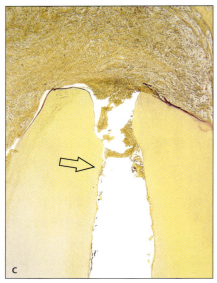
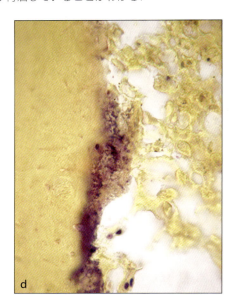

FIG 9-13　歯内療法の失敗．（a）歯内療法から11年後の⏊1のエックス線写真．治療時に歯髄は壊死していた．根尖性歯周病変の大きさは変わらなかった．歯は術後期間をとおして無症候であった．臨床検査では打診と触診に対して痛みはなかった．歯根端切除術および逆根管充填が計画された．根尖とともに病変全体が切除され，組織学的検査に送られた．（b）主根管および根尖孔を通過する切片．根管の根尖部にデブリスを認めた（H&E，×25）．（c）写真（b）の切片に近い場所の切片（テイラーの改良型ブラウン-ブレン染色法，×25）．（d）写真（c）の矢印で示された根管壁の拡大像（×630）．象牙質壁に細菌性バイオフィルムが付着していることがわかる．

る．これらは特定の遺伝子によって制御されることが，SiqueiraおよびRocasによって記述されている[25]．したがって，**根管内に存在する栄養や欠乏状態でも生存できる能力を備えているかどうかによって，残存微生物が死滅するか，生存し続けるかが決まってくる．**

こうした組織細菌学的所見は，根管充填が技術的に適切に行われた場合には歯根周囲組織から栄養を得る経路が経たれ，微生物が死滅するため，化学機械的治療から生き延びた細菌が「包埋」される，という概念について疑問を抱かせる．また「包埋」の概念の妥当性についてさらに追及した研究では，充填時に培養が陽性であった根管は，陰性であった根管よりも治療成功率が有意に低かったことが示された[28, 36, 37]．

失敗の原因を理解することは，それを回避するためにより良い方法を模索することに繋がるため，治療術式を改善するうえでの重要なステップといえる．たとえば，**FIG 9-1**の症例では，根尖性歯周病変を有する場合，作業長における器具のサイズを大きくする必要性が指摘される．大きな根尖性歯周炎のある下顎中切歯の再治療で，舌側に2つ目の根管が発見され，治療が行われた．1年後，エックス線透過像に変化はなく，歯は症状をともなっていた（**FIG 9-1c**）．歯根端切除術と組織学的検査を行ったところ，病変の根尖

根管治療の失敗の原因　CHAPTER 9

部象牙質壁に大量の細菌コロニーが認められ，器具が届いていなかった（FIG 9-1h および 9-1i）．器具が届いている根管壁の象牙細管内にも大量の細菌感染が認められた（FIG 9-1g）．連続切片により，根管の外側表面にまでバイオフィルムが広がっているようすが明らかになったことが興味深い（FIG 9-1j および 9-1k）．

FIG 9-2 の症例は，レッジの発生が，根管全体に器具を十分に到達させるのにどれほどの障害となるか（FIG 9-2e），また，障害が生じた後に細菌感染が残ると，どのように治療失敗となるか（FIG 9-2f）を示した典型例である．この症例はこれまでに述べてきたこと，つまり処置上のミス（この場合はレッジの発生）は失敗の間接的原因であり，病気が治癒しない直接の原因である感染を適切に除去できないようにしている．

治癒しない根尖性歯周炎の原因である細菌コロニーが通常では認められない場所に存在することを，Ricucci らが報告した[10]．そのなかで，側切歯の根尖性歯周炎の治療後3年間は病変が縮小し続けたが，それから10年後の経過観察時まで変化がなかった症例を報告した（FIG 9-15a および 9-15c）．全期間を通して症状はなかった．組織学的切片では，根管や根尖部の分枝に細菌を認めなかったが，根管充填材先端の根尖部付近に広範な細菌コロニーを認め，それが大量の多形核白血球の凝集体と接していた（FIG 9-15d〜9-15f）．この部位は，実質的には歯内と歯周の解剖学的境界であり，多くの細菌種は死滅すると考えられている．なぜなら，そこは壊死状態の根管とは異なり，血流が豊富な領域で，最適な量の防御細胞や防御分子が存在しているためである．このような状況下では，細菌はバイオフィルムの形態になり，食作用やその他の生体防御機構に対抗するメカニズムを確立するものと考えられる[10]．

通常みられない場所に歯内療法の失敗に関する原因菌が存在する，もう1つの場所について Ricucci と Langeland[38] が報告している．上顎犬歯の根管が口腔内環境に長く曝されていた症例である（FIG 9-3）．歯内治療を行っても，症状は1年後も持続していた（FIG 9-3a〜9-3c）．歯根端切除術を行った後，口腔内環境に長期間露出していた根管内に食物残渣と思われる大きな植物細胞が侵入しているのが認められた．これが，器具によってさらに根管内に押し込まれていた（FIG 9-3e および 9-3f）．こうした細胞の細胞質には細菌の凝集が認められた（FIG 9-3g および 9-3h）．

イスムスや側枝，根管壁の凹凸，ならびに象牙細管のような領域に閉じ込められた細菌に感染除去のための治療術式

が到達するのが困難もしくは不可能で，そのままになっているかもしれない（CHAPTER 8　FIG 8-13）[10, 23, 24, 39, 40]．Nair ら[39] は，根管拡大と次亜塩素酸ナトリウム（NaOCl）による洗浄および根管充填を一度の来院で行ない，その直後に歯根端切除術を実施したヒトの下顎臼歯の近心根管に関する in vivo 試験を行った．16例中14例で残存細菌が検出された．細菌は主に，器具が触れていない主根管の陥凹部，2つの近心根管を繋ぐイスムスおよび側枝に主にバイオフィルムの形態で存在していた．

最近の in vivo 試験で，Vera ら[41] は，歯周病や補綴が原因で抜歯が適応となった歯髄壊死による根尖性歯周炎をともなう下顎臼歯の近心根管を対象に，1回で治療を行う場合と2回で治療を行う場合の微生物学的状態について比較した．根管にはニッケルチタン製のロータリーファイルを使用し，次亜塩素酸ナトリウムでの洗浄，クロルヘキシジンによる最終洗浄，水酸化カルシウム製剤の貼薬（2回治療群）および continuous wave technique による充填が行われた．歯は抜歯され，組織学的検査のため処理された．所見により，**水酸化カルシウムによる貼薬を行った2回治療のプロトコルでは，1回治療と比較して，根管内の微生物学的状態に改善がみられた**．貼薬なしで根管を治療した場合，細菌の残存は側枝，イスムス，象牙細管で頻度が高く，量も多かった．根尖分枝およびイスムスは，完全には充填されなかった．

歯内療法の失敗に関する別の組織学的研究では，治療が届かなかったと思われる側枝および根尖分枝部に細菌コロニーが高頻度で確認された[10, 23, 24]．

歯内療法の再治療の失敗の原因である根尖部の分枝における多量の細菌コロニー，FIG 9-4 で示す．上顎第一臼歯は再治療が行われ，1年後に頬側のサイナストラクトが再発した．近心頬側根の根尖部の組織学的検査では，複雑な根管の解剖学的形態を認め，厚いバイオフィルムで覆われた3つの大きな根尖分枝があった．（FIG 9-4c〜9-4e）．このバイオフィルムがどのようにして根管の外側表面まで及んだのかについては注目すべき点である（FIG 9-4d）．

FIG 9-5 は，難治性根尖性歯周炎の症例を示しており，上顎第一大臼歯の近心頬側根の複雑な分枝にバイオフィルムが存在していることが原因である．手術用顕微鏡を使用したものの，臨床的に見つけられたのは近心頬側根の根管1つのみであった（FIG 9-5b）．1年後，病変は増大し，症状も出現していた（FIG 9-5c）．歯根端切除術とその後の組織学的検査で，石灰化の形跡とともに，分枝や凹凸が

339

CHAPTER 9　歯内療法の失敗

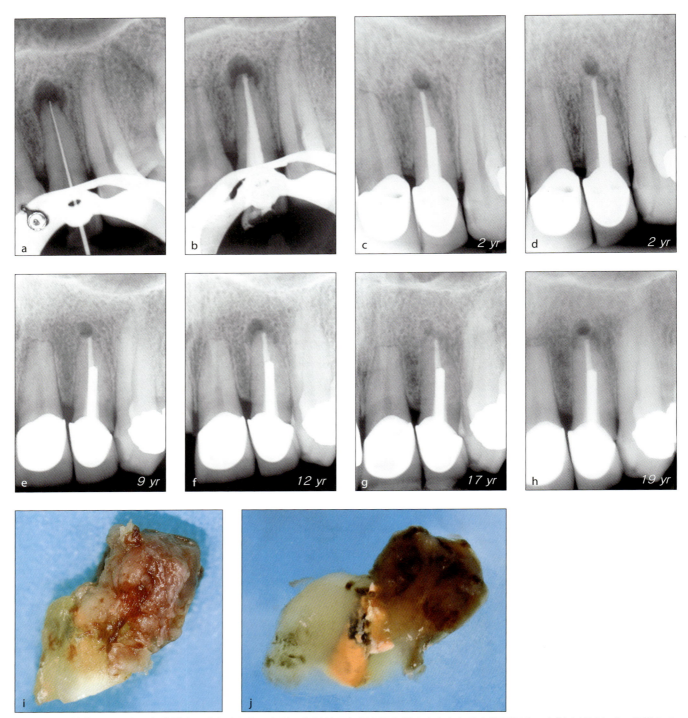

FIG 9-14　拡大不足による細菌残存． (a) 38歳の女性．歯髄壊死と根尖性歯周炎をともなう上顎側切歯．自覚症状はなく，打診および触診に対して陰性であった．う蝕を除去し，髄腔開拡した．作業長測定後，歯冠側の根管2/3までゲイツ・グリッテンドリルを用いて器具を挿入し，残りの根尖側1/3には#60のKファイルまで形成した．根尖部の吸収に注目．(b) 根管は1週間のメタクレシルアセテートによる貼薬後に根管充填された．(c) 2年後の経過観察時に撮影したエックス線写真では，エックス線透過像の著しい縮小が認められた．(d) 4年後の経過観察時のエックス線写真．病変のサイズは縮小しているが，依然存在している．歯は無症候であった．(e, f) 9年後および12年後も，エックス線透過像は依然残存していた．(g) 17年後，エックス線透過像は明らかに縮小している．(h) 19年後の検査でエックス線透過像が再び認められた．経過観察期間全体をとおして歯は無症候のままであった．臨床的にもエックス線上でも，遠心側にう蝕の再発徴候が認められ，新たな修復処置が必要となった．根尖部の外科手術が計画された．(i) 根尖は，根管先端に付着していた周囲病変組織とともに除去された．組織は主に根尖の口蓋側に位置していた．(j) パラフィン浸透の前の根管の先端部の透明化．

340

根管治療の失敗の原因 **CHAPTER 9**

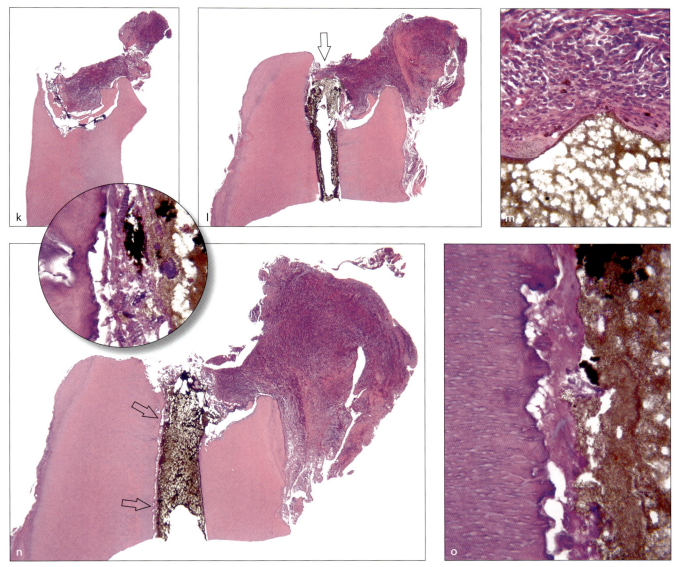

FIG 9-14（続き） （k）根管を通過していない切片．根尖組織の著しい吸収（H&E，×16）．（l）根管を通過している切片．根管充填材が根管の外側に広がっていた（×16）．（m）写真(l)の矢印で示された充填物と組織の接触面の拡大像（×400）．慢性炎症性細胞の著しい集積がみられる．（n）根管のほぼ中心を通過している切片（×16）．挿入画像は写真(n)の上矢印で示された領域を拡大したもの（×400）．象牙質壁と根管充填材の間，デブリスの塊の中に無数の象牙質切削片がみられる．（o）写真(n)の矢印で示された領域の拡大像（×400）．根管壁に器具は触れておらず，根管壁と根管充填材の間に存在する厚い壊死組織層で覆われている．

デブリスや細菌によって占められていることが明らかになった（**FIG 9-5d** および **9-5e**）．この部分は構造があまりに複雑で主根管から離れているため，洗浄液が届かないことは明らかであった．細菌は主根管には認められなかった．

側枝と同様に象牙細管内に残存する細菌は非外科的歯内療法の失敗と関係があることを Ricucci および Siqueira[23] が症例報告している．難治性根尖性歯周炎の症例であり，問題解決に至るまで多数の外科的・非外科的治療を要した（**FIG 9-6**）．28 歳の女性，側切歯に関連する大きな根尖周囲炎のため受診し，初回に非外科的歯内療法を行った後，外科的治療を受けたが，状態は改善に至らなかった（**FIG 9-6a** および **9-6b**）．非外科的治療が開始され，75 日間にわたり水酸化カルシウム製剤を貼薬した後，根管充填された（**FIG 9-6c** および **9-6d**）．しかし，18 か月後，病変はわずかに縮小したのみであった（**FIG 9-6e**）．治療から約 4 年後，患者は症状再発のため再来院した（**FIG 9-6f**）．エックス線

CHAPTER 9 歯内療法の失敗

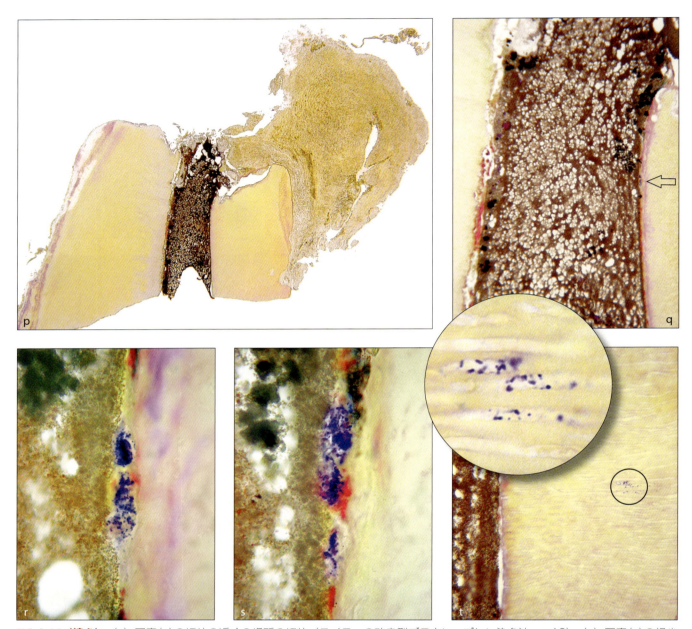

FIG 9-14（続き） (p) 写真(n)の切片の近くの場所の切片（テイラーの改良型ブラウン - ブレン染色法，×16）．(q) 写真(p)の根尖部の根管の詳細（×100）．(r) 写真(q)の矢印で示された根管壁の拡大像（×1000）．根管壁と根管充填材の間の細菌コロニー．(s) 根管表面の別の領域．小さな細菌のコロニーが充填物と根管壁の間に「包埋（entombed）」されている（×1000）．(t) いくつかの象牙細管に一定の深さで定着した細菌が認められる（主要画像×100，挿入画像×1000）．(Ricucciら[10]から許可を得て修正)

考　察：作業長で操作した最後の器具は#60であったが，根管壁の大部分に届いていなかった．このことから，根尖へは#20から#25までのファイルを越えないように，と推奨しているいくつかの根管拡大テクニックは，再考されるべきである．また，**化学的・機械的根管形成から逃れた細菌は，充填物によって「包埋」されると，栄養分の欠乏によりいずれは死滅すると広く信じられてきたが，根管壁と充填物の間に細菌コロニーが存在したという結果から，その見解は再考されるべき**と考えられる．

上の病変の大きさはほぼ変わらなかった．（**FIG 9-6g**）．この時点で新たに外科的治療を行い，根尖は歯根周囲の病変部とともに切除された（**FIG 9-6h**）．最後の治療から4年後に行われた臨床診査，エックス線写真による評価で完全な治癒を認めた（**FIG 9-6i**）．歯根周囲の生検標本の組織病理学的検査および組織細菌学的検査では，病変が囊胞で（**FIG 9-6p**および**9-6q**），治療失敗の原因は象牙細管や，逆充填したアマルガム充填物の歯冠側に位置する側枝内の細菌感染によることが明らかになった（**FIG 9-6j**～**9-6o**）．この症例は，解剖学的な複雑さは歯根周囲組織が治癒する

根管治療の失敗の原因 **CHAPTER 9**

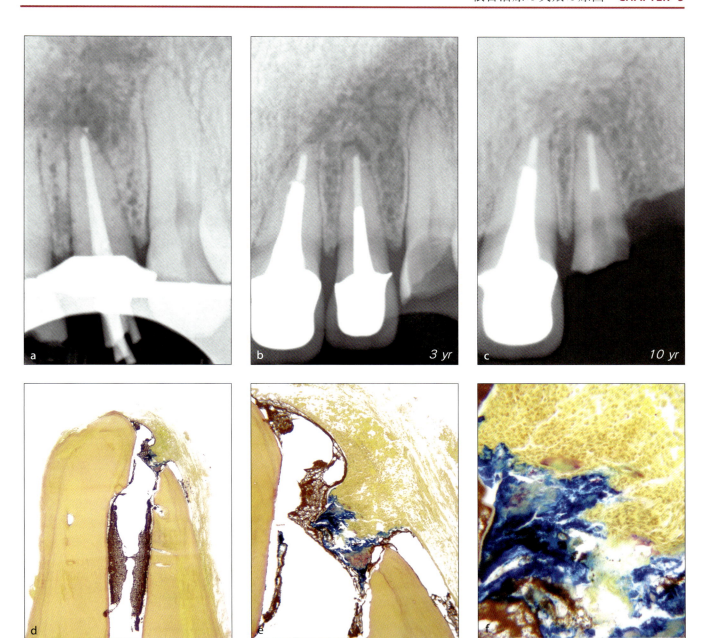

FIG 9-15 根尖孔部に存在する細菌コロニー．（a）歯髄壊死および根尖性歯周病変を有する40歳の患者の上顎側切歯．無症候．根管は2週間の水酸化カルシウム貼薬後に充填された．歯は鋳造ポストとセラミッククラウンで修復された．（b）3年後の経過観察時のエックス線写真．病変の著しい縮小が認められるが，エックス線透過像は依然残っている．歯は無症候であった．（c）10年後，患者は修復物の喪失により再受診した．診査によりう蝕の再発が認められた．エックス線写真では透過像には実質的な変化がないことがわかった．治療後，歯は無症候のままであったが，修復不可能と判断され，抜歯が決定された．（d）根尖の手前で斜めに走行する根尖孔を通過する切片（テイラーの改良型ブラウン-ブレン染色法，×25）．（e, f）根尖孔の段階的拡大像（×100，×400）で，根尖孔部に大量の細菌コロニーを認め，根管充填材が散在し，多量の多形核白血球と面していた．細菌が観察されたのはこの領域のみであった．根管の他のどの部位にも微生物が検出されなかった（Ricucciら[10]から許可を得て修正）．

レベルまで感染除去を行うことを難しくすることを明確に示している．著者らは，洗浄液や根管内貼薬として用いられる化学物質がこうした複雑な場所に届かないことを強調している．細菌はそこで壊死組織の残渣や組織液から十分な栄養分を摂取している（**FIG 9-6l**）．

根管内の残存細菌が治療の失敗を引き起こした別の例を **FIG 9-7** に示す．歯根端切除術を行った中切歯の根尖の組織学的検査では，セメント質と象牙質の分離がみられた．セメント質にはさまざまな亀裂が生じており，そこに細菌が定着していた（**FIG 9-7b〜9-7d**）．このような場所で生

343

じた感染に対して従来の根管治療が奏効しないのはきわめて明白である．細菌は根管にも認められ，フクシンで赤く染色された異常構造をともなっていた．これらの構造の中では典型的な細菌細胞を見分けることはできなかった（**FIG 9-7e** および **9-7f**）．歯髄壊死と根尖性歯周炎をともなう歯の歯根周囲の炎症組織にも同様の物体がみられた．このような構造について記述されている文献は未だ存在しないようだ．細菌由来であることが推定できても，その特性や根尖性歯周炎の病原因子となりうる可能性については，検証が必要である．このことついてはこの **CHAPTER** で後述する．

これまでに述べた症例の組織病理学的所見や組織細菌学的所見は，根尖部の分枝や側枝に存在する細菌への栄養供給は根管治療後も実質的に変化がないことを裏づけていると考えられる[10, 23, 24]．これらの領域に残存する細菌は，主根管の感染が完全に除去されているか否かにかかわらず，歯根周囲組織へ直接到達し，炎症を維持させる可能性がある[7]．

治癒しない根尖性歯周炎をともなう歯の組織学的分析の結果から，治療により根管内感染が根絶される可能性が「絶望的」なように見えても，実際の診療では質の高い歯内療法を行えば，ほとんどの根尖性歯周炎症において十分に解決できるという事実もある．その理由は，予後的観点から重要な意味をもつ2つの要素に関連している．1つ目は，治療時の根管の末端部および根尖分枝部の組織病理学的状態である．歯根周囲にエックス線透過像が認められた場合でも，根尖部や側枝の歯髄組織は，炎症はあるものの依然として生きている．このような状態の領域には細菌コロニーは存在しない（**CHAPTER 4** 参照）[3]．こうした症例では，治療により主根管の感染を制御することができ，通常未処置となる側枝には，歯周組織の血管からの血流がある結合組織（炎症の有無にかかわらず）だけが存在する．主根管の根尖方向，および側枝における側方の歯周組織へ感染と壊死が進行するかどうかは，感染期間の経過にかかっている．**臨床家に提言できることは，歯内療法を先送りにしないことと，器具や抗菌物質が届かない領域に細菌が定着して増殖する前に，壊死・感染歯髄組織の除去を速やかに行うことである．**臨床現場では根尖部の根管や分枝の組織病理学的状態を知ることはできないため，壊死した根管

の適切かつ慎重な感染除去が最適な結果を得るために重要である．

理想的な結果をもたらす2つ目の要素は単純な解剖学的形態であり，根管が1つで，側枝やその他の不規則性，たとえばイスムスや陥凹部が存在しないことである．このような望ましい構造を有する根管は一定の割合で存在する[3]．

結論として，**根管内の治療の届かない部位に細菌感染が残ることが，根尖性歯周炎が治癒しない主な原因であるということができる**．しかし，**根管充填時に細菌が根管から検出されても治癒する病変もあるため，器具操作や根管内貼薬の後で根管内に残存している細菌が，いつも治癒しない病変を引き起こすとは限らない**ことを強調しておかねばならない[36, 37]．このような症例の治癒については以下のような説明が考えられてきた．

■ 残存細菌は，充填材料の毒性や栄養源の遮断，また，細菌の生態環境の破壊により，根管充填後に死滅する
■ 残存細菌の数や病原性が，歯根周囲の炎症を持続するのに必要な臨界閾値を下回る
■ 細菌が歯根周囲組織に到達できない場所に残存している

根管治療に抵抗し，根管充填時に根管内に残存している細菌が，歯内療法の結果に影響を及ぼす可能性がある．そのような条件は以下のとおりである．

■ 栄養欠乏期間にも耐え，わずかな量の栄養を摂取してしのぎ，休眠状態または低代謝活動状態を保持して，栄養源が再度確立されたときに再び繁殖する
■ クオラムセンシング機構や食物網（food webs）／食物連鎖，遺伝子交換，保護的バイオフィルム構造など，細菌集団の生態環境を破壊する治療に抵抗できる
■ 生体に損傷をもたらすのに必要な密度（負荷量）の閾値に達する
■ 根尖孔／側孔もしくは穿孔を通して歯根周囲組織に無制限に到達することができる
■ 環境が変化しても，歯根周囲組織に直接的または間接的損傷を引き起こすのに十分なだけの病原性因子を発現する

特筆すべきは，感染に対する生体の抵抗もまた重要で，おそらく決定的な反撃のためのメカニズムとなることである．

治療後の根尖性歯周炎にみられる異常構造

われわれは，歯髄壊死による根尖性歯周炎をともなう未治療歯の一部に，フクシンによって正常に染色された細菌群と，異常な染色を示す特定の無細胞性構造が，同時に存在していることを認めた．後者は根尖孔の部分と歯根周囲組織に存在し，つねに炎症性細胞に包囲されていた（**CHAPTER 4** **FIG 4-16c**〜**4-16f**，**CHAPTER 5** **FIG 5-9c**〜**5-9g**）．歯髄壊死による根尖性歯周炎の病因論において，これらの由来と役割はわかっていない．

FIG 9-5 および **9-7** に示す根管治療の失敗例にもきわめて類似した構造が観察された．細菌性バイオフィルムのほか，フクシンで染色された無定形構造もみられる．**稀に，こうした構造は細菌が存在しない場合でも認められ，さまざまな形態を有して単独で存在しており，この異常な無細胞構造は，歯根周囲の炎症の持続になんらかの影響を及ぼしている**ことが示唆された．歯原性嚢胞の上皮との関連で報告されているラッシュトン体以外で[42]，われわれが観察したこの構造に似た物質について報告している文献は存在しない．この **CHAPTER** ではこの構造の形態，出現する部位について症例を2つ示し，起こりうる生物学的影響についての仮説を述べる．

症例研究

最初の症例は歯髄壊死を有する上顎第一小臼歯である．膿瘍が生じた後に歯内療法を受けている．6年間無症状であったが，大きなう蝕のため抜歯された（**FIG 9-16a**〜**9-16e**）．はじめに存在した小さな根尖性歯周炎は経過観察期間中，終始存在した（**FIG 9-16e**）．抜歯後に行った根尖部の組織学的検査では，多形核白血球に囲まれ，分枝の内腔に向かって突出する無定形構造を認めた（**FIG 9-16f**〜**9-16h**）．細菌染色後，一部はフクシンで染色されたが細菌構造は認められなかった（**FIG 9-16i**〜**9-16k**）．その一方で，他の分枝の内腔に典型的な細菌細胞が検出された（**FIG 9-16l**）．

2つ目の症例では，根尖孔と歯根周囲組織の両方で異物が認められた．根尖性歯周炎と頬側にサイナストラクトをともなう上顎側切歯に対して歯内療法が行われた．根管内貼薬後，サイナストラクトは治癒した．1年後と3年後の経過観察時にエックス線透過像の著しい縮小を認め（**FIG 9-17a**〜**9-17d**），症状はなかった．しかし6年後も，エックス線透過像は前回の検査時と比較して変化がなかった（**FIG 9-17e**）．したがって，この症例は治療失敗と分類され，外科的歯内療法が計画された．根尖部は三次元的位置関係を維持したまま，病変部とともに切除された（**FIG 9-17f**〜**9-17l**）．組織学的切片では意外なことに，根管，歯根周囲組織のいずれにおいても細菌構造はみられず，歯根周囲の炎症組織に異物の存在を認めた．改良型ブラウン-ブレン染色法を用いた観察では一部にこうした物体が認められたが，その大きさは多様で不規則な構造を有しており，多少拡大した内部には無定形の顆粒状物質が含まれ，層状の外面はフクシンで赤く染色されていた（**FIG 9-17l**〜**9-17n**）．これらの物体が多環状の形態やカリフラワー様の構造を呈している切片もあれば（**FIG 9-17m**），棒状や丸型の小塊として存在している部位もあった（**FIG 9-17o**）．これらの構造はつねに線維芽細胞や単核細胞の慢性炎症性組織に包囲されていた（**FIG 9-17l**〜**9-17o**）．付近に多核性の異物巨細胞が出現していることもあった．根尖孔を通過している切片では，根管の外側表面に広がるような非晶質の塊によって，根尖孔は完全に塞がれており，根管のセメント質と密着していた．歯根周囲の炎症組織では，貪食した異物塊で細胞質が膨らんでいる大型の多核性細胞も認められた（**FIG 9-17p**）．

通常みられない組織像からさまざまな疑問が生じるため，何らかの臨床的考察が必要不可決である．まず，根管と炎症性歯根周囲組織のいずれにおいても細菌が存在しなかった，という結果は非常に興味深い．その一方で，これまで文献には登場してこなかったような異常構造が検出されたが，治療から6年後にサイズは縮小したものの，完全な治癒には至らなかった病変と関連性があると思われた．これらの構造は慢性炎症性組織によって取り囲まれていることから，組織に対して刺激を及ぼしていることは明らかである．後に触れるが，細菌由来の可能性がある．推測の域を出ないが，これらの構造は，治療や免疫系の作用により細胞は死滅したが，その場に存在していた細菌により産生された菌体外産生物の可能性がある．この症例では，生活細胞を有さずとも，病原性を保持して中等度の炎症を維持させていることから，細菌性バイオフィルムマトリックスの「残骸」である可能性も考えられる．

そう推測すると，興味深い疑問が生じる．つまり，長期にわたり経過観察を続けながら外科的歯内療法を行わなければ，臨床的にどう変化していたのか？ そして，根管内

CHAPTER 9　歯内療法の失敗

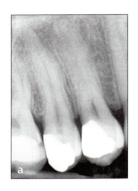
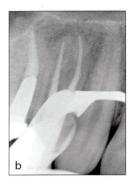
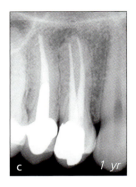
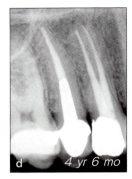
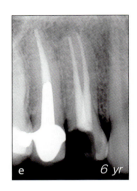
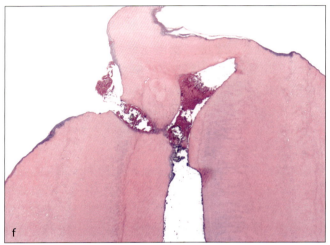
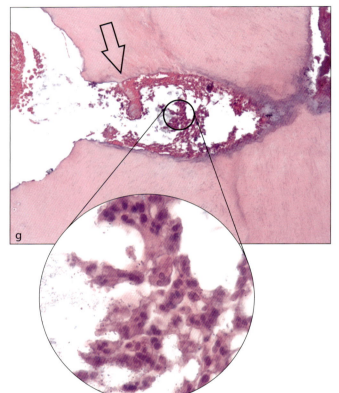
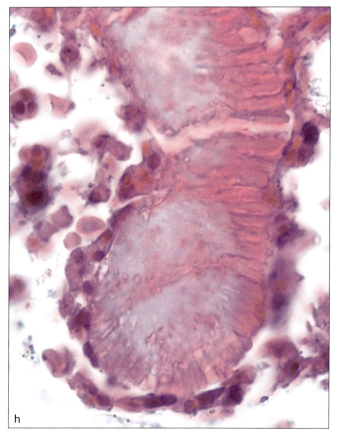

FIG 9-16　根尖分枝内の残留細菌．（a）歯髄壊死をともなう上顎第一小臼歯によって生じた膿瘍．（b）急性期の症状改善後，歯内療法を実施した．根管は2週間の水酸化カルシウム貼薬後に根管充填された．（c）1年後の経過観察において歯は無症候であった．エックス線写真では，歯根周囲の骨梁に中等度の変化がみられた．（d）4年6か月後も歯は無症候のままであったが，エックス線透過像は依然として認められた．（e）6年後，修復物の損失とう蝕の再発により受診した．自発性症状や誘発性症状はなかったが，歯の修復は不可能と判断し，抜歯した．（f）頬側根管の根尖．根管の中心付近を通過する切片から，根管充填部位の根尖側に2本の大きな分枝を認めた（H&E，×25）．（g）写真(f)の左側の分枝部の詳細．この部位には，多形核白血球の

根管治療の失敗の原因 **CHAPTER 9**

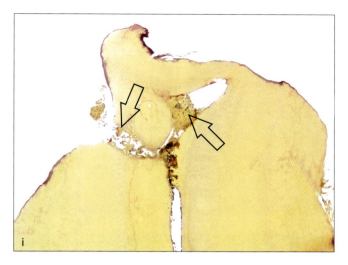

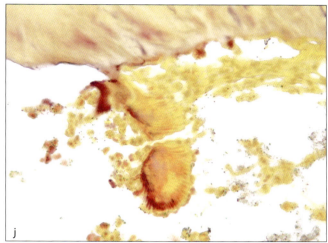

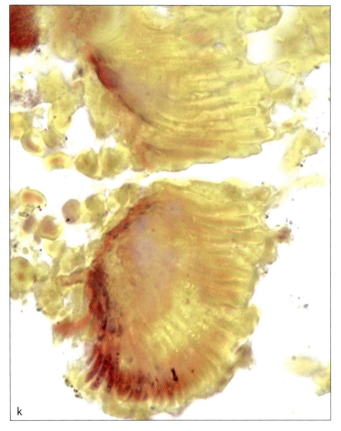

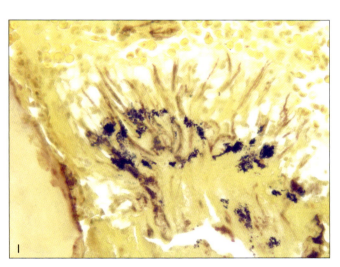

集積を特徴とした炎症性細胞がある組織が認められる．出口付近に，細長い構造物が根管壁に付着した状態で，根管内に突き出しているようすがみられる（矢印）．（主要画像×100，挿入画像×400）．(h) 強拡大像（×1000）では，周囲へ向かう平行な物体から構成されているように見える．この構造の表面には好中球が付着し，完全に覆っている．細菌由来のものである可能性が高い．(i) 写真(f)の近くの部位の切片（テイラーの改良型ブラウン - ブレン染色法，×25）．(j) 左矢印で示された分枝の構造の拡大像（×400）．(k) 強拡大像（×1000）では，細長い物体の一部に，フクシンで染色された細菌がわずかにみられる．(l) 写真(i)の右矢印で示された右側の分枝中央部の拡大像（×400）．クリスタルバイオレットで青に染色された細菌が細長い構造にコロニー形成し，それを炎症性細胞が取り囲んでいる．

考　察：歯根周囲のエックス線透過像は小さいものであったが，6年間におよぶ経過観察期間中に変化はなかった．症状はなかったが，根管治療の失敗といえる．組織学的検査では根尖分枝に感染が残っているのが確認された．

CHAPTER 9　歯内療法の失敗

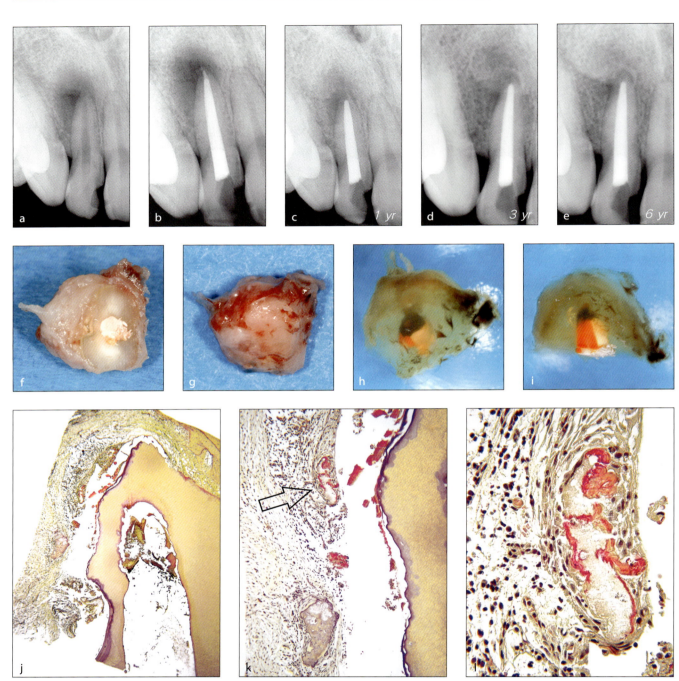

FIG 9-17　異常構造体による炎症（細菌感染はない）．（a）27 歳の男性．上顎側切歯の原因の自発痛を訴えて来院した．口腔内診査では，この歯にはコンポジットレジン修復がなされており，動揺を認め，打診に対して過敏であった．頬側にサイナストラクトを認めた．診断のためのエックス線検査により大きな根尖性歯周病変を認めた．（b）歯内療法が計画された．根管は 1 週間の水酸化カルシウム貼薬後に充填された．その間，症状の寛解が得られ，サイナストラクトは消失した．（c）1 年後の経過観察では歯は無症候であり，エックス線透過像は一貫して縮小していた．（d）3 年後，エックス線透過像は依然残っており，1 年後の経過観察時と比べ状態に変化はなかった．（e）6 年後の経過観察時のエックス線写真でも，エックス線透過像は依然残っていた．歯は無症候であった．治療失敗と判断され，根尖部の外科的治療が行われた．（f, g）病変組織は根尖に付着したままであった．切削面および先端から見た生検標本．（h）脱灰の後の透明化された標本．先端からの画像．根尖孔が根管の片側で終端しているようすに注目．（i）近心面．（j）主根尖孔を通過していない切片．病変組織は部分的に左側の根管から分離しているようであり，なんらかの物質が歯根表面に存在している（テイラーの改良型ブラウン - ブレン染色法，×25）．（k）組織と歯根の境界部の拡大像（×100）．フクシンで赤く染色された非晶質の凝集を，炎症性細胞が取り囲んでいるのがわかる．（l）写真（k）の矢印で示された構造の拡大像（×400）．外側が赤く染色された「カリフラワー」様の形状を呈し，フクシンで染色されていない壊死物質をともなう中央部を包囲している．

根管治療の失敗の原因　CHAPTER 9

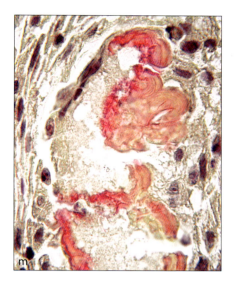
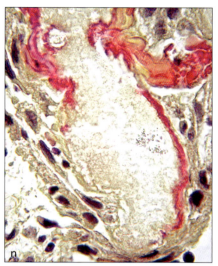
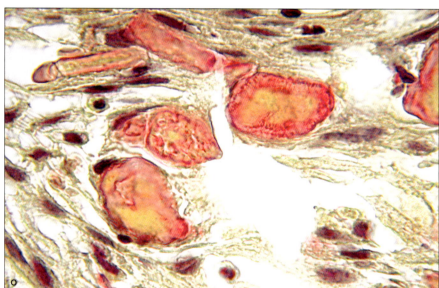

FIG 9-17（続き）　(m, n) 写真(l)の構造の上部，および下部の強拡大像（×1000）．慢性炎症性細胞および線維芽細胞に包囲されている．(o) 他の領域では異常構造が分離して棒状または円形の小さな塊となっており，つねに炎症性細胞に囲まれている（×1000）．(p) 多核の異物巨細胞．細胞質は大量の貪食物質で占められており，核は細胞の隅に移動している（H&E, ×100）．

考　察：細菌は，根管または歯根周囲の病理組織のいずれの部位でも検出されなかった．異常構造が組織に対して刺激を与えている．使用された検査技術ではこれらの構造の性質を確認することは不可能であるが，歯根周囲の炎症過程が治癒しなかったことに関与している可能性が極めて高い．これらの構造は細菌由来であると考えられる．

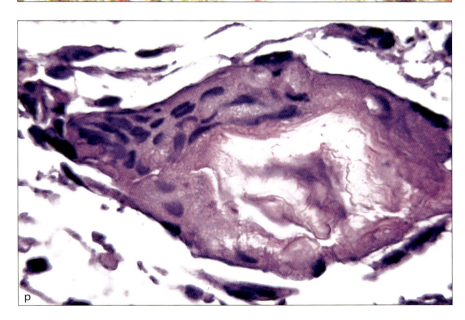

CHAPTER 9　歯内療法の失敗

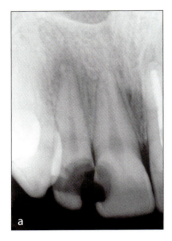 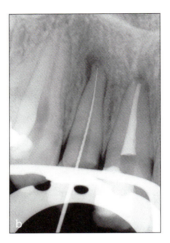 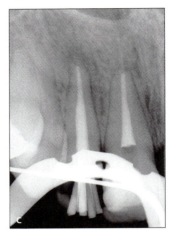 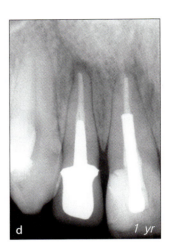

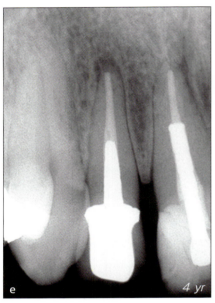 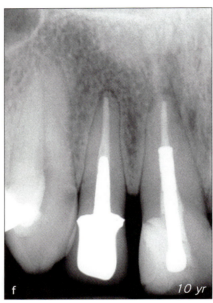 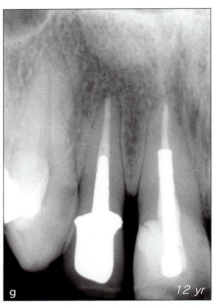

FIG 9-18　完全な治癒に 12 年を要した症例．（a）歯髄壊死および根尖周囲炎を有する 21 歳の女性の上顎側切歯．症状はなかった．（b）治療計画には，側切歯および中切歯の歯内療法が含まれていた．作業長の決定．（c）根管は根管拡大が行われ，1 週間の水酸化カルシウム貼薬後に根管充填された．歯の修復にはポストおよびメタルセラミッククラウンが用いられた．（d）1 年後，エックス線透過像は縮小した．症状はなかった．（e）4 年後の経過観察時のエックス線写真では，エックス線透過性領域のさらなる縮小を認めた．歯は無症候のままであった．（f）10 年後，病変は治癒したが，根尖部の歯根膜腔の拡大が残っていた．（g）エックス線上で歯根周囲の構造が完全に正常化したことが認められたのは 12 年後であった．

考　察：国際的なプロトコールでは，エックス線透過像の残存は最大 4 年間で治療の失敗と分類するよう示唆されているが，この症例の変化から，エックス線上で完全な治癒を認めるのに，さらに長い期間が必要となる場合があることが示された．治療が遅れる理由は本文で論じている．

感染が残存していなければ必然的に治癒していたのか？という疑問だ．

こうした疑問に対する回答はまだないが，臨床的観察により，この状況に類推する興味深い症例が得られている．**FIG 9-18** の症例は好例である．歯髄壊死と根尖性歯周病変をともなう上顎側切歯を治療し（**FIG 9-18a ～ 9-18c**），1 年後に最初の経過観察が行われたが，実質的変化は認めら

れなかった（**FIG 9-18d**）．4 年後，エックス線透過像はわずかに縮小していたようであった（**FIG 9-18e**）．症状はなく，そのまま経過観察することとなった．10 年後，エックス線透過像は著しく縮小していたが，根尖部の歯根膜腔は拡大したままであった（**FIG 9-18f**）．エックス線写真上で根尖周囲全体に途切れなく続く歯槽硬線を認め，歯根周囲状態が再び正常化したことを確認したのは 12 年後であった

根管治療の失敗の原因　CHAPTER 9

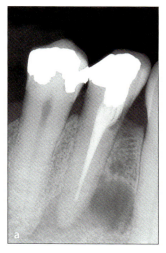
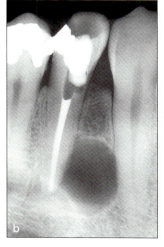
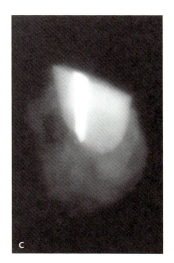
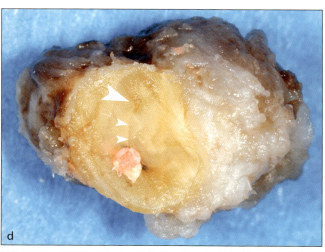
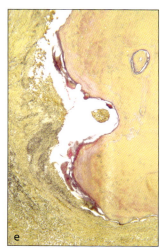
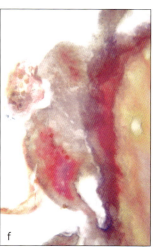

FIG 9-19　異常構造体による炎症．（a）約8年前に歯内療法を受けた41歳の男性の下顎第一小臼歯．大きな根尖性歯周病変が認められる．症状はなかった．再治療が実施された．（b）2年後の経過観察時のエックス線写真．エックス線透過像に変化はなかった．歯は打診に対してわずかに過敏であった．この症例は治療失敗と分類され，歯根端切除術が計画された．根尖部に付着していた歯根周囲の病変組織も切除された．（c）生検のエックス線写真を近遠心方向で撮影した．解剖学的根尖まで治療した根管は頬側に位置していたため，舌側に第2根管が存在することが示唆された．（d）切削面の外観．舌側の第2根管はイスムスで頬側根管とつながっていた．（e）1つの根尖孔を通過した切片．根尖孔の周囲の歯根表面は，フクシンで染色された物質の層に覆われていた．病理組織と根管の間の空白部はアーチファクトである（テイラーの改良型ブラウン-ブレン染色法，×50）．（f）写真（e）の根尖部に無定形層が認められる．

（**FIG 9-18g**）．歯は治療後の全経過観察期間をとおして症状がなかった．

　病変が治癒するまでにかかる期間を最大4年間としても[14]，例外的な症例では治癒の遅延が起きる可能性も認識しておくべきだ．実際に文献では，歯根周囲組織にまで根管充填されたため，治癒が遅延した例が記されている．エックス線透過像が長期にわたり認められるのは，異物反応による非生物学的物質の除去が緩やかであるためであろう[43,44]．一方，**FIG 9-18**で示す側切歯では，過剰な根管充填材は認められなかったため，炎症反応の持続は歯根周囲組織の異常構造によるものであると疑われる．歯根周囲の状態は，免疫システムにより物質が完全に除去された後のみ正常化するだろう．となると，この症例の場合は，その過程に約12年を要したことになる．

　組織学的検査で異常構造を示した別の治療失敗例を**FIG 9-19**に示す．すでに治療が行われている下顎第一小臼歯であり，歯根の近心に大きな根尖性歯周炎が認められた（**FIG 9-19a**）．再治療を行ったが，2年後，近心の病変は変わらなかった（**FIG 9-19b**）．根尖を病変部とともに外科的に切除したが，その後の顕微鏡検査では根管内に

351

CHAPTER 9 歯内療法の失敗

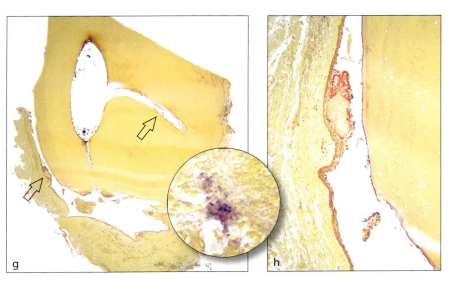
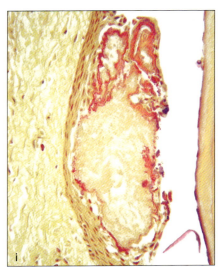
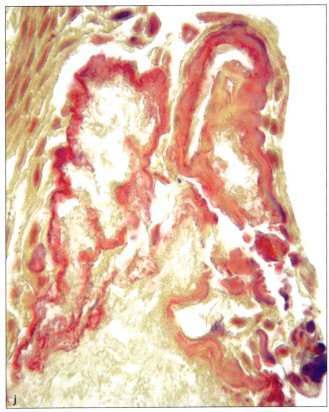

FIG 9-19（続き） (g) 写真(e)に示された切片から200枚目の切片．治療後の根管に沿って通過している．舌側根管に向かって走行するイスムスを含む．根尖の空間部がより濃く染まった組織の層で覆われていることに注目（×16）．挿入画像は上部の矢印に示された位置にあるイスムス内の残存組織の強拡大像（×1000）．壊死組織にわずかな細菌がコロニー形成している．(h) 写真(g)の下部の矢印で示された領域の詳細．空間部を覆っている組織は上皮である．病変は囊胞の特徴を示している．フクシンで部分的に染色されている異常構造は，上皮壁と密着している（×100）．(i) さらに高倍率の画像では（×400）フクシンで染色されていない内部が認められる．(j) 強拡大像（×1000）では構造が多環状であることが示された．

多量の細菌コロニーを認めることがなかった（**FIG 9-19g**）．したがって，舌側の第二根管が未治療のままであったと考えられる（**FIG 9-19c** および **9-19d**）．外側の根管表面は非晶質の層で覆われていた．細菌染色法でフクシン染色されたこの層は，場所により厚さが異なっていた（**FIG 9-19e** および **9-19f**）．根尖性歯周病変には，扁平上皮で覆われた囊胞腔が認められた（**FIG 9-19g** および **9-19h**）．囊胞腔の内部には，部分的にフクシン染色された多環状の不定形構造が認められ，上皮壁に密着していた（**FIG 9-19g** および **9-19j**）．この構造は囊胞の上皮壁に近接しているため，この症例の場合はラッシュトン体と特定された．しかし，**FIG 9-19j** にみられる物体と **FIG 9-17m** および **9-17n** にみ

られる物体の類似性にも注目したい．上皮組織がまったく存在しないためラッシュトン体と診断できない．前述の症例と同様に，異常構造が根尖性歯周病変の持続において何らかの影響を及ぼしていると思われる．

最終的には，上顎側切歯の歯根周囲の炎症組織に異常構造が認められ，同時に根管内外に放線菌症様感染も認められた（**FIG 9-8p** および **9-8q**）．

異常構造の性質と影響

炎症を起こした歯根周囲組織を光学顕微鏡で観察しながら，異常構造の由来についてこれまでいくつかの推測がなされてきた．最初の検査では，その異常構造は in vitro でごく最近観察された驚くべき細菌構造の in vivo 版のようにもみえる[45]．細菌のマイクロコロニーは，当初「ナノワイヤー」，「蜂の巣様構造」，「ベール」と表現されていた形態になることが確認されている[45]．そして，バイオフィルムの研究との連携で，細菌細胞は自らを菌体外多糖類（EPS）で包み，細胞間シグナルや環境要因により影響を受ける形態や構造をもつマイクロコロニーとなることがわかってきた．当初，これらの構造は顕微鏡のアーチファクトであると疑われたが，その後，再現可能であることが確認され，実在することがわかった．たとえば，表皮ブドウ球菌を液体培養すると，浮遊性細胞として個別に増殖し，2日目には白色の「結節」が形成され始めるのを肉眼で確認することができる．走査型電子顕微鏡（SEM）を用いた分析では，初めに平面状構造が認められ，それが翌日には六角形の構造となっている．この六角形のなかに球菌様の細胞が存在していることもあるが，構造が成熟した細胞では完全に消失している場合もある[45]．機能としては，この異常構造がバイオフィルム群を支え，保護していると考えられる．たとえば，生体防御システムに対抗する障壁を作りだす重要な病原性因子として機能しているかもしれない．

一方で，異常構造を最初に発見して報告した研究者は，1860年以降，細菌学的検査で存在していたのにもかかわらず，これらの構造が最近まで見過ごされてきたという事実を恥ずべきことだと認めている[45]．実際には，表皮ブドウ球菌，ヒト皮膚常在菌種，緑膿菌，環境に遍在する細菌種がこれらの構造を産出する細菌種としてこれまでに知られている．

in vivo で報告された炎症を起こしている歯根周囲組織中の異常構造と，in vitro の細菌培養で報告された EPS[45] との類似性については依然検証中である．異常構造が細菌の構成成分（DNA または RNA の断片，リポ多糖体，ペプチドグリカンなど）やその代謝産物を含んでいることが示されれば，その類似性の仮説が証明できるだろう．

また，異常構造の由来については別の仮説も存在する．組織細菌学的手法で細菌が検出されなかったか，もしくは処理中に紛失してしまったという可能性もある（グラム陽性菌に対する感受性のほうが強く，グラム陰性菌が認識されない場合がある）．

これらの構造の真の性質は未だに証明されていない． 免疫組織化学的方法や分子生物学的方法（FISH：蛍光遺伝子プローブ法等）を用いた研究によってこの問題が注目され，今後の研究の方向性が得られるかもしれない．

治療の失敗に関与する細菌種

すでに根管治療がしてあるが，根尖性歯周炎を認める歯に存在する微生物叢は，1次性感染と比べて多様性が低い．**十分な治療を受けたことが明らかな根管では，治療が不十分であった根管よりも通常は細菌種が少ない**[11, 28, 29, 35]．細菌密度についていえば，術後疾患をともなう治療歯は 10^3 ～ 10^7 個の細菌を保有していると考えられる[30, 46～48]．

腸球菌（E. faecalis） は，培養と分子生物学的方法のいずれを用いても，すでに根管治療が行われている歯でもっとも頻繁に検出される細菌種で，**その有病率は90%** にもおよぶと報告されている[11, 27, 28, 30, 35, 49～51]．すでに根管治療が行われている歯に E. faecalis が存在する割合は，治療が行われていない歯の約9倍である[50]．複数回治療を受けたか，ドレナージのため開放していた症例で E. faecalis が検出されることが多いのは[52]，それが二次的に侵入した細菌であり，根管に定着して治療に抵抗していることを示唆している．

この細菌が口腔内に存在するのは一過性で，本来は食物に由来する可能性が高い[53]．

術後疾患と E. faecalis との関連性は疫学的研究によって示されており，好ましくない環境下でも生存できるその特質によって裏づけられているが，因果関係は依然として証明されていない．歯内療法失敗の主要原因としての E. faecalis の関与について，最近以下の議論がなされている．

■ E. faecalis は，術後病変をともなう根管治療が行われている歯の微生物叢を調査したすべての研究において検出されているわけではない[54, 55]．

CHAPTER 9　歯内療法の失敗

- 治療した根管に存在したとしても，E. faecalis が細菌集団のなかでもっとも多くみられる細菌種の1つであることは珍しい [29, 30, 56]．
- E. faecalis が病変をともなう根管治療が行われている歯に存在する頻度は，病変をともなわない根管治療が行われている歯と比較してさほど高いというわけではない [51, 57]．

根尖性歯周炎をともなう根管治療歯で検出されたその他の細菌には，レンサ球菌種や偏性嫌気性細菌種（Pseudoramibacter alactolyticus，Propionibacterium species，Filifactor alocis，Dialister invisus など）が存在する [11, 27~30, 35, 56, 58]．根管治療が行われている歯から検出された細菌群のうち55％は，細菌種の特定がいまだ不能である．根管治療が行われている歯の細菌集団はそれぞれ異なる．つまり，特徴の異なる細菌が組み合わさり，治療失敗に至る場合も示唆される [29]．真菌類は1次感染においてごく限られた場合でしか検出されないが，カンジダ種，とくに Candida albicans は，根管治療が行われている歯の最大18％で検出された [11, 27, 28, 35, 47, 54, 59, 60]．

上記の所見はすべて，根尖性歯周炎をともなう根管治療が行われている歯の微生物叢が，培養研究で予測した結果よりも複雑であることを示唆している．しかし，一次感染と比較してみると，それほど複雑ではない．

細菌数と臨床症状には相互関係が存在するか？

最近の研究で，根管治療後に治癒していない根尖性歯周炎を対象に組織学的検査が行われ，その所見と臨床症状との関係について調べられた [10]．研究対象の標本は患者24名から採取され2つに分類した．第1群は，術後全期間をとおして無症状であったが，エックス線透過像が持続していたため，失敗と判断された12例とした．治療から生検までの観察期間は平均で7年5か月であった．第2群は，術後観察期間中に疼痛，サイナストラクト，膿瘍，およびエックス線上で根尖性歯周炎が認められた12例とした．平均観察期間は2年2か月であった．標本は根尖部とその周囲の病変部を含み，そのままの位置関係を維持した状態で抜歯または外科的歯内療法により採取し，組織学的処理を行った．縦断面が根管の長軸に平行となるよう，厳密に連続切片を作製した．組織学的所見と臨床状態とを症状の有無に基づき比較した．標本はすべて歯根周囲の炎症を示していた．細菌は，無症状群の1例を除いてすべての標本に認められた．この1例は，根尖部から押しだされた根管充填材に対する異物反応が原因で，以前は健康だった（感染していない）歯に疾患が出現したと考えられた患者であった．治療後，無症状であった群で細菌は，根管内で検出され，根管充填材と根管壁の境界に小規模な凝集を形成し（**FIG 9-14r** および **9-14s**），象牙細管に侵入（**FIG 9-14t**）もしくは側枝に定着していた．治療後に症状のあった群で細菌は，厚いバイオフィルムを形成しており，症例によっては根尖分枝（**FIG 9-4c** および **9-4e**）や根尖孔（**FIG 9-2e** および **9-2f**）の内腔を完全に塞いでおり，根尖孔を超えて外側の根管表面まで達する傾向があった（**FIG 9-1j**，**9-1k**，**9-4d**）．これらのバイオフィルムは大量に集積した多形核白血球によって包囲されていた [10]．これらの所見から，歯根周囲組織への侵入に加え，根管内の細菌密度が原因で症状の発現が引き起こされた可能性が示された．

根管外の感染

歯根周囲病変の発生により体内にはバリアが生成され，微生物のさらなる拡大を防ごうとする．骨組織は，細胞（食細胞）や分子（抗体や補体）などの防御因子を含む肉芽組織によって吸収され，置き換わる [61]．組織学的観点からは，このバリアは単核細胞と多形核白血球の集積によって形成されている．これらは根尖孔周囲の歯根周囲組織に存在するが，感染の最前線ともいえる細菌に面した根管の出口に出現する場合もある．まれに，上皮鎖が根尖孔の位置で増殖し，「上皮プラグ」のようなものを形成することがある [3, 26]．生きた細菌細胞がこの防御バリアを越えて根管の外に感染を引き起こすことはおそらく難しいだろう．しかし，根管内のバイオフィルムに蓄積された細菌の産生物は，歯根周囲組織に拡散・漏洩して，炎症性病変を維持させることがある．

急性の歯槽膿瘍は根管外感染の形態としてもっともよくみられる．歯槽膿瘍は，慢性炎症によって保たれていた均衡が破れ，病原菌が歯根周囲組織に侵入し，急性の感染を引き起こす．この不均衡は，細菌数や病原性の増大，または免疫防御の一時的な低下によって起こることもある．**膿瘍では，根管内の感染が大量に歯根周囲組織に侵入しているのが一般的**である（**CHAPTER 5** 参照）．

臨床的観察から，この種の根管外感染は一時的なものであり，明らかに根管内の感染によって引き起こされるようだ．排膿が生じると（自然にまたは外科的処置により），

感染は再び根管内に留まり、攻撃と防御の均衡が再び保たれる。

しかしながら、根管外の原因で生じる感染のタイプが2つあり、これらは根管内の感染に左右されないと考えられてきた。十分な根管治療が行われたとしても、根管外感染による影響で治療失敗となる場合があるということである。これら2つの感染形態は以下のとおりである。
- 根尖孔外の歯根表面にバイオフィルムを形成した細菌コロニー
- 根尖部放線菌症

治療後の根尖性歯周病変に口腔常在菌が複数種認められることが、培養および分子生物学的手法により報告されており[62～65]、これらの細菌が治療困難な病変の発生に関与していることが示唆されている。しかし、このような細菌は、もっとも深い根尖部の防御バリアを回避することができた一時的な浮遊性侵入物であるかもしれないため、疾患過程の維持に関与するかというと疑問である。これは、根管外に感染が生じたことを意味するわけではない。さらに、これらの細菌は本当に病変の中に存在していたのか、外科処置中や生検採取中に汚染が生じていなかったのかという点で疑わしい。ほとんどの研究では、病変から採取した標本の細菌検出は、培養[62, 63, 65]または分子生物学的方法[64, 66]により行っているが、これらの方法では細菌の場所を詳細に特定することはできない。1件のみ、顕微鏡を使用した方法、すなわちFISHにより、病変内の細菌の場所と種類を特定した研究がある[67]。病変の周囲で検出された細菌は通常汚染とみなされる。しかし多くの場合、細菌は病変の中に存在する。細菌の存在が一時的なのか、感染性コロニーとして確立しているのかを判断する必要がある。

根管外のバイオフィルム

根尖孔外の歯根表面に細菌が定着すると、真のバイオフィルムになり、時に石灰化を起こして、歯周ポケットで頻繁にみられるものとさほど変わらない**歯石様構造を形成**することがある（**CHAPTER 5** **FIG 5-11**参照）。この現象は光学顕微鏡[15, 68]やSEM[69]を用いた研究で示されている。「根管外の感染」という用語は、このような状態を示す場合のみに使用するのが意味的にも解剖学的にも正確である。病理学的観点からすると、実際には根管内感染が拡大し、感染の最前線が進み、根尖孔の境界を越えたものである。したがって、このバイオフィルムは生物学的には根管内感染の一部であり、根管表面に付着し続けてさえいれば生存できるが、根尖性歯周炎病変内で増殖することはできない。バイオフィルムの感染機構は、きわめて過酷な環境下でも細菌集団が生存できるようにする。細菌は、体内の至るところに付着するバイオフィルムの中に組織化されることで、その対称ともいえるプランクトン様（浮遊）で存在する場合と比較して、抗生剤や免疫防御に対し強大な抵抗力を発揮する[70, 71]。

臨床的観点からみても、歯根外側に生じた感染には治療が及ばないため、この現象を考慮に入れることが非常に重要である。また、根尖外側表面への歯石様物質の堆積は、難治性根尖性歯周炎の直接的原因となり得る[72～74]。

症例研究

FIG 9-9および**9-10**にこの現象を認めた2症例を示す。最初の症例は22歳の患者。上顎左側第一・第二小臼歯に大きなう蝕が生じ、治療を希望していた。第一小臼歯は頬側にう蝕による窩洞があったが、歯髄は冷試験・温試験および電気診に反応した。第二小臼歯は広範なう蝕による破壊が認められ、歯髄は歯髄試験に対する反応がなかった。根尖部には頬側にサイナストラクトが認められた。歯は打診に敏感であるが、動揺はなかった。プロービング検査を慎重に行ったところ、ポケットの深さはすべて2mm未満であった。第二小臼歯の2等分法エックス線写真では、歯髄に及ぶ広範な歯冠部のう蝕病変が認められ、大きな根尖性歯周炎を認めた（**FIG 9-9a**）。根管治療が計画された。ラバーダム防湿後、う蝕組織をすべて除去して窩洞形成を行い、作業長のエックス線写真が撮影された（**FIG 9-9b**）。根管拡大後、根管を乾燥させ、水酸化カルシウムと滅菌生理食塩水を混ぜ、充填した。サイナストラクトは3週間後も残っていた。根管に再びアクセスし、洗浄して水酸化カルシウムを充填した。この作業を約3週間ごとに3回繰り返した。その後、側方加圧充填法でガッタパーチャおよびシーラーを用いて根管充填した（**FIG 9-9c**および**9-9d**）。1か月後、患者はサイナストラクトの再発のため、再来院した。外科的歯内療法が推奨された。歯肉弁を剥離し、歯根端切除を行い、窩洞形成を行い、アマルガムで充填した（**FIG 9-9e**）。

歯根周囲の病変部はそのままの状態で、可能な限り徹底的に除去された。手術から3週間後、患者は疼痛を訴えて再来院した。サイナストラクトは治癒していなかった。患者合意のもと抜歯が推奨された。根管充填の質を確認する

CHAPTER 9　歯内療法の失敗

ために，抜歯された歯のエックス線写真を90度の角度で撮影した（**FIG 9-9f**）．残存する軟組織は，5％ NaOCl に約15分間浸漬して根管表面から除去され，近心・遠心方向から写真撮影された．近心面では2本の根管が融合して浅い陥凹をともないながら歯軸方向に走行し，根尖側1/3で分枝が認められた（**FIG 9-9g**）．遠心面では，深い陥凹により2本の根管が部分的に分枝し，一部が灰色と茶色の歯石様の沈着物で覆われていた（**FIG 9-9h～9-9j**）が，手術では見過ごされていた（**FIG 9-9k**）．

第2症例では，根尖表面の外側に付着したバイオフィルムの存在が組織学的に示された．51歳の女性．上顎右側歯列の診査を目的としてかかりつけの歯科医師から紹介された．第一小臼歯と第二小臼歯の間にサイナストラクトを認めた．根尖部にエックス線透過像が認められた第一小臼歯の根管の再治療が計画された．複数回の根管拡大に続いて，水酸化カルシウム貼薬を行った後も依然としてサイナストラクトが認められ，歯根端切除術が勧められた．

ガッタパーチャおよびシーラーによる側方加圧法にて根管充填を行った（**FIG 9-10a**）．患者の都合で外科手術が行われたのは2日後であった．第二小臼歯の根尖を，ダイヤモンドフィッシャーバーを用いて約3mm切除した．

脱灰工程終了時，洗浄液に浸漬した状態で根尖部を撮影した（**FIG 9-10b**）．洗浄された根尖を見ると，1本の根管の根尖孔を越えた部分までガッタパーチャが入っており，もう1本では充填が根尖まで到達していないことがわかる．根尖部に分枝も認められたが，根管充填材は入っていなかった．歯根周囲の病変部の組織学的切片は，慢性炎症性細胞（リンパ球，形質細胞，およびマクロファージ）の凝集を示していたが，細菌コロニー形成は認められなかった．頰側根管を通る切片の根尖部では，根尖まで根管充填が到達しておらず，根尖狭窄部にデブリスが詰まっており，慢性炎症細胞が散在する生体組織が根尖側の境界にあった（**FIG 9-10c** 左挿入画像）．口蓋側の根管表面は無定型の層で覆われており，強拡大像（右挿入画像）では深部に多量の細菌細胞が検出された．この歯石様沈着物への細菌コロニー形成は，口蓋側根管切片でより顕著にみられる．非晶質（**FIG 9-10d** の枠）は最深部に細菌の凝集がみられ，炎症性細胞で覆われていた（**FIG 9-10f**）．根管壁と根管充填材の間に細菌のコロニーがみられた（**FIG 9-10d** および **9-10e**）．

これらの歯石様沈着物は，明らかに根管の外側表面に付着した根管外バイオフィルムが，石灰化したものである．歯肉縁下のバイオフィルムが石灰化する可能性はよく知られており，その過程の機序についても広く記述されている[75]．これら2つの症例にも，文献で報告されている他の症例と同様にサイナストラクトが存在した．病変と口腔環境の間で液体を双方向に移動させることで，サイナストラクトは根管外バイオフィルムに唾液のミネラルを運んでいた可能性がある．ミネラルのもう1つの供給源は，骨やセメント質のハイドロキシアパタイトである．これが組織周辺の液体に溶解して，カルシウムとリン酸塩を豊富含む領域が生じる．こうして，根管外バイオフィルムが唾液のない環境でも石灰化に至ったと考えられる．

したがって，この2症例において根管の外側表面に形成されたバイオフィルムは，従来の根管治療や抗生剤によって破壊されないということが確認された．その理由は，**歯石のような構造内で組織化された微生物には器具や洗浄，貼薬が届かないからである**．バイオフィルムが貧食作用から免れると，石灰化物は根尖性歯周炎を継続し，治療は失敗に終わる．このような難治症例は，現時点では外科的歯内療法によってのみ治療が可能である．

根尖性歯周病変をともなう歯に根管外バイオフィルムが発生する確率は，極めて低いことを強調しておくことも重要である．Siqueira および Lopes[76] は，はじめて治療される根尖性歯周炎をともなうヒトの抜去歯26歯を対象にしたSEM研究において，細菌は通常，根管腔内に留まっていたが，1例（4％）においてのみ，微生物が根管を超えて存在していたことを認めた．はじめて治療される歯と，すでに治療してある歯の，根管内外のバイオフィルムの存在を調査したRicucci および Siqueira[77] の研究では，症例のわずか6％にしか根管外バイオフィルムの発生を認めなかった．**根管の外側表面の細菌定着は稀な状況下でしか起こらない事象**であることが示された．したがって，根管外バイオフィルムが原因で治療失敗に至る確率は極めて低いといえる．

根尖部の放線菌症

根管内の感染とは無関係と考えられている根管外感染のもう1つの形態は，「根尖部の放線菌症」である．放線菌種は組織内で，顕微鏡下もしくは肉眼でも確認できるほどに増殖し，最大で直径4mmの塊にまで成長する[78]．この細菌群は，サイナストラクトをとおして軟組織から滲出することがある．そしてこの細菌群は，その黄色がかった外観から通常「硫黄顆粒」とよばれているが，硫黄を含有しているかどうかは明確にされていない[63]．顕微鏡下で，顆粒は，中心部の線維状の菌塊から外側へ向かって放射線

状の形態を呈しており，それが「放線菌」または「放射菌」とよばれる所以である．この顆粒によって，細菌が貪食作用やそれ以外の生体防御システムから保護されているのが確認されている[78]．細胞がコロニーに凝集するのを助けるのは，細胞壁から突出した線毛様構造の存在である[79]．放線菌のコロニーは通常，多形核白血球の多様な層によって覆われている．

根尖部の放線菌症の臨床的意義は，この細菌が炎症を起こしている歯根周囲組織に自らを定着させる能力を備えており，根管内の微生物叢から離れていても生存できることである．そのため，適切な根管治療を行った後でも治癒を妨げている[80〜84]．この説により，根尖部の放線菌が難治性根尖性歯周炎の直接的原因になりうるという概念が確立された．

進行の遅い感染症を引き起こすこの病原体は，グラム陽性菌の放線菌属だけでなく，プロピオニバクテリウム・プロピオニカム種（P. propionicum）もある[85]．イスラエル放線菌（A. Israelii）の菌株の，実験動物から得られた結合組織の分散培養チャンバーでの播種実験により，典型的な放線菌コロニーが形成された[86]．根尖部の放線菌症の発生は，一般的に考えられているよりも頻度が高いことが示唆されている[81]．病理学的な内容についての議論はほぼ症例報告の形式でなされているが，根尖性歯周病変における根尖部の放線菌症について実際の発生頻度に関するデータを有するのは，ごく少数の研究に限られている．そのなかでは，**根尖性歯周病変における根尖部の放線菌症の発生率は約2〜4％**であると報告されている[80, 83, 87]．根尖部の放線菌症の由来はおそらく根管内感染である．根尖性歯周炎をともなう根管治療歯の微生物叢に関する研究のほとんどでは，症例の3〜24％に放線菌種が発生していた[27, 28, 35, 88]．分子生物学的研究では，標本の半数以上において P. propionicum が確認されたものの[89]，分離できたのは2〜8％の根管治療歯からであった[28, 35, 54]．放線菌種やP. propionicum は根管外感染より根管内感染において高い確率で発見されたため，これらの菌種が根管内に存在する症例のごく少数のみが根管外感染に進行すると推測できる．

しかし，Ricucci および Siqueira[24] は，現時点では根尖部の放線菌症を，根管内感染の併存がなくても，根尖性歯周炎を持続させることのできる自律的状態である，と裏づける科学的証拠はない，と指摘している．彼らは組織細菌学的分析による，根管内と病変内の両方に放線菌を認めた歯内療法失敗例を報告している．根管外の感染部位は，とくに，根尖の分枝から根管内感染と繋がっていた．この症例の詳細を **FIG 9-8** に示す．

著者らはこのテーマに関する文献の批判的吟味を行った．慎重に分析してみたところ，根尖部の放線菌感染が歯内治療の失敗原因となることを確認した研究報告や症例報告は，よくみられる研究方法の問題点があることがわかった．つまり，外科治療や切除によって採取した根尖周囲炎標本を検査するのみで，感染している根管の細菌学的状態との関連づけを行っていないのである[83, 87, 90〜94]．根管の細菌学的状態を評価した場合でも，データから結論を導き出せなかった．ある研究では，治療中に根管から排膿した膿を純粋培養し，A. Israelii を何度も検出した[95]．この症例は外科手術でしか改善しなかったが，標本は根管から採取したため，細菌が根尖部や歯根周囲病変もしくはその双方に存在していた可能性が十分にあった．別の研究では，治癒に至らなかった2つの病変が，免疫細胞化学的検査に基づいて根尖の放線菌症と診断された[80]．根管充填時，これらの症例は培養検査では陰性であった．Sjögren ら[84] は生検標本の培養検査と免疫細胞化学分析を行い，P. propionicum による放線菌症と診断された難治性根尖性歯周炎症例を報告した．その根管も充填時の培養検査では陰性であった．これら2つの研究に，根尖部の放線菌症が根管内感染とは無関係である可能性があることを示唆している．しかし，培養検査で陰性であった根管の標本は充填時に採取されたものであり，外科手術時の根管の細菌学的状態は不明である．さらに，培養検査が陰性を示したからといって，根管が無菌であることにはならない．たとえば，Sjögren[37] らは，充填時に培養検査で陰性だったが病変は治癒しなかった例を報告した．さらなる培養と顕微鏡的分析を行い，歯根周囲組織に細菌の存在を確認した．歯根先端の組織学的分析では，根管がガッタパーチャによって充填されており，歯根先端の側枝のうち1本は細菌で塞がれていたことが判明した[37]．標本採取手順に限界があるため，イスムスや側枝など，主根管から離れた場所に存在する細菌には通常届かないため，ペーパーポイントで採取することができない．仮に細胞をいくつか拾うことができていたとしても，培養では感受性が低いため，細菌の検出に至らない可能性がある．

したがって，炎症を起こしている歯根周囲組織に特化した分析では，感染している歯の根尖部根管の状態を評価せずに，治療の失敗原因を正確に特定することはできない．歯根周囲の生検標本にみられる放線菌のコロニーが，単に

残存した根管内感染の延長である可能性は十分にある．**FIG 9-8** の症例はこの状態を明白に示した例である．根管内感染は通常ペーパーポイントでは有効な採取ができない分枝部に存在しているため，根管を培養法で臨床検査しても結果はおそらく陰性になるだろう．また，多くの文献ですでに行われているように，炎症を起こした歯根周囲組織のみを対象に組織学的検査を実施したのであれば，「根管内感染とは無関係」の根尖部の放線菌症である，という結論としていたかもしれない．根管と病変の両方に対して組織細菌学的検査を行うことで，治療失敗の原因として考えられるものを完全かつ正確に理解することができる．

結論として，**根管内の感染とは別に，根尖部の放線菌症の存在そのものが病原因子になることや，これが関与することが唯一の失敗原因になるというのは疑わしく，まだ証明されていない．**

分子生物学的研究で，根管内（再）感染は事実上，根管治療済で根尖性歯周炎をともなうすべての歯に発生することが判明した[11, 29, 30, 56]．すなわち，根管内に感染が残ったり，二次感染することは，歯内療法の失敗を引き起こす主な要因であることを示している．培養を用いた研究ではその関与はすでに示唆されてきたが，これらの研究のすべてにおいて，失敗症例の根管内すべてから細菌が検出されたわけではない[27, 28, 35]．根管内に残存するもしくは二次性の感染に関する分子生物学的所見は，根尖孔外の感染そのものが治療の失敗を引き起こすという考えに反対するもう1つの適切な理由となる．

放線菌症と関連する治療後の根尖性歯周病変はほとんどの場合，根尖部の外科手術または抜歯のいずれかが奏功している．したがって，この疾患の治療に抗菌薬の全身投与を長期間続ける必要はなくなってきているようである．実際，疾患が根管内の感染によって生じている場合，抗生剤は有効性を示すのに十分なだけの濃度を維持したまま根尖部の壊死を生じた根管に到達することができないため，その効果はないか，または限られたものとなる．さらに，根管内外で感染がつながっていることは，根管内外の感染要素を除去する手段として病変の掻爬に加え，歯根端切除術を行う必要性が示唆されている．

歯冠側からの漏洩（コロナルリーケージ）

コロナルリーケージにより発生する充填済根管の再感染は，歯内療法失敗の重要な原因になり得ることが示唆されている．疫学研究によりコロナルリーケージの治療失敗への関与について関心が高まり[96, 97]，このテーマに関する in vitro 研究がたくさん行われてきたが[98〜107]，そのほとんどで用いられていたコロナルリーケージのモデルは，不正確な結果を招く傾向があった[108, 109]．しかし，昨今の間接的証明によると，再感染やその後の治療失敗の原因としてのコロナルリーケージの印象は薄れてきたようである．その根拠は以下の2つの事実に基づいている．

1. 治療に失敗した歯の生検標本では通常，細菌は根管の根尖側 1/3 に認められるが，根管全域に沿って存在することはあまりない[10]．コロナルリーケージが治療失敗の主な原因であれば，細菌は，歯冠から根尖まで根管の全域にわたって定着しているはずである．
2. 生活歯髄の治療の成功率は，感染により壊死した症例や再治療例と比較すると，有意に高い[6, 110〜113]．コロナルリーケージが治療後の疾患の最重要原因であれば，生活歯や壊死した歯の治療失敗率のほか，再治療例の治療失敗率も同等となるはずであるが，実際は異なる[6, 110〜113]．

コロナルリーケージが治療失敗の主な原因であるという概念は，形成も封鎖も十分になされた根管が，長期間口腔環境に直にさらされているのに，歯冠部の細菌漏洩に耐えていることが判明した研究結果によって，さらに疑問視されている[114]．

しかし，最大原因ではないからといって，歯冠封鎖が無意味なわけではないということを留意しておかねばならない．根管治療済の歯を修復する主な理由は，機能と審美性（前歯）の修復であるが，歯冠漏洩による二次感染が治療失敗の原因となり得る例もわずかながら存在する．その明らかな例は，治療時にはみられなかった根尖性歯根周囲炎が経過観察時のエックス線写真で発見される場合である．あるいは，エックス線上では病変が消失していたにもかかわらず，時間経過とともに出現するという，疾患の再発による遅発性の失敗という場合もある．こうした症例では，唾液の歯冠漏洩が根管の再感染の主な原因として疑われる[115]．

オーバーフィリングに関連する失敗

感染がある場合，治療術式上の問題が治療後の疾患に関連していることが多い．根尖からはみだした根管充填材が治療結果にどのような影響を及ぼすかについて議論されるこ

根管治療の失敗の原因　**CHAPTER 9**

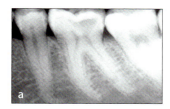
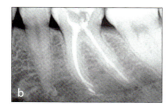
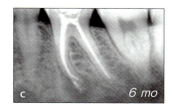
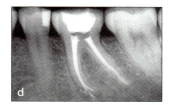
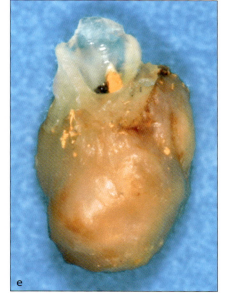
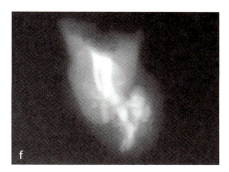
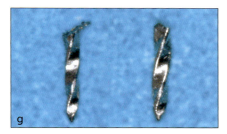
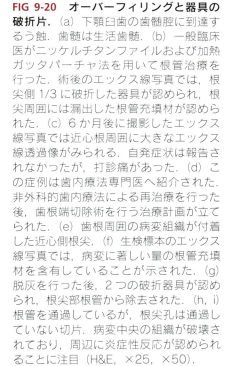
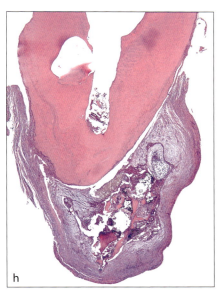
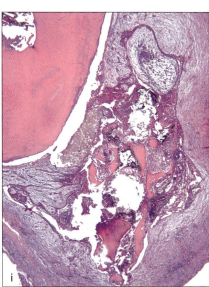

FIG 9-20 オーバーフィリングと器具の破折片. (a) 下顎臼歯の歯髄腔に到達するう蝕. 歯髄は生活歯髄. (b) 一般臨床医がニッケルチタンファイルおよび加熱ガッタパーチャ法を用いて根管治療を行った. 術後のエックス線写真では, 根尖側1/3に破折した器具が認められ, 根尖周囲には漏出した根管充填材が認められた. (c) 6か月後に撮影したエックス線写真では近心根周囲に大きなエックス線透過像がみられる. 自発症状は報告されなかったが, 打診痛があった. (d) この症例は歯内療法専門医へ紹介された. 非外科的歯内療法による再治療を行った後, 歯根端切除術を行う治療計画が立てられた. (e) 歯根周囲の病変組織が付着した近心側根尖. (f) 生検標本のエックス線写真では, 病変に著しい量の根管充填材を含有していることが示された. (g) 脱灰を行った後, 2つの破折器具が認められ, 根尖部根管から除去された. (h, i) 根管を通過しているが, 根尖孔は通過していない切片. 病変中央の組織が破壊されており, 周辺に炎症性反応が認められることに注目 (H&E, ×25, ×50).

とがあるため, オーバーフィリングに関してもう少し考察する必要がある. 根管充填材の毒性は, オーバーフィリングに関連する治療後の疾患において重要な影響を及ぼすといわれている[116]. しかし, 感染がないのであれば, 根尖部における根管充填の範囲と治療の失敗に相関性はないという見解も報告されている[8, 18, 37, 80]. パラホルムアルデヒドを含有するシーラーやペーストは別にして, 根管充填に用いられているほとんどの素材は生体適合性であるか, 硬化前のみ細胞毒性を有しているかのいずれかである[117〜121]. したがって, 感染がない場合, どのようなものであっても,

359

CHAPTER 9　歯内療法の失敗

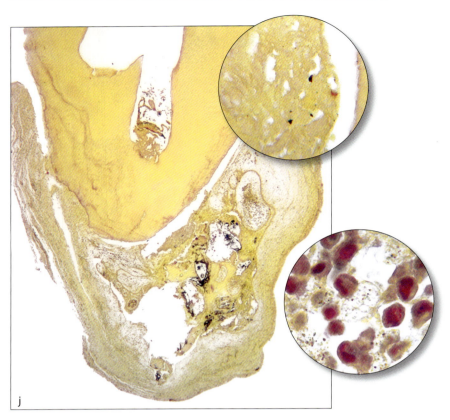

FIG 9-20（続き） (j) 写真(h)の近くの場所の切片．根管の根尖部分の強拡大像（主要画像×25，挿入画像×400）ではデブリスは認められるが，細菌は認められない（テイラーの改良型ブラウン - ブレン染色法）．下側の挿入画像は，根尖周囲の病変．単核の炎症性細胞がシーラーの粒子を覆っている．細菌は認められない（×1000）．

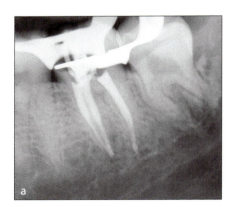
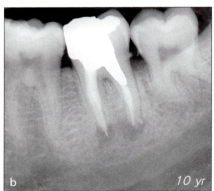
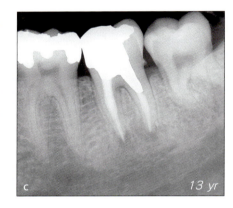
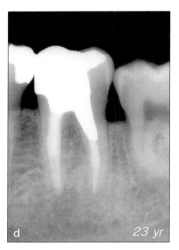

FIG 9-21　オーバーフィリング．(a) 20歳の患者の生活歯髄を有する下顎第二大臼歯．1回の来院で根管充填まで行われた．術後のエックス線写真では，すべての根管で根尖を超える根管充填が認められた．歯冠はアマルガムで修復された．(b) 10年後のエックス線写真では両根管周囲に大きなエックス線透過像を認めた．経過観察期間中を通して歯には症状はなかった．触診および打診に対する反応はない．根尖孔を超えた根管充填材の部分的な吸収に注目．遠心根管の根管充填材は，現在は根管内に留まっていると思われるが，はみ出した充填物の一部は根尖を離れ，歯冠側へ移動した．(c) 13年後の経過観察では，状態が変わっていないことが示された．(d) 特筆すべきは，23年後に撮影したエックス線写真で歯根周囲の骨構造が完全に治癒していたことである．根尖孔から出た根管充填材は認められない．歯はつねに無症候であった．

考　察：国際的プロトコールおよび一般に受け入れられている見解にしたがうと，以前は根尖周囲組織も正常で健康であった歯において，10年後および13年後に広範な根尖性歯周病変を認めるということは，明らかに根管治療の失敗といえる．きわめて長い観察期間後に治癒していたのは，この病変の原因が根管感染ではなく，はみ出た根管充填材に対する異物反応であった可能性を示唆している．同時に，異物の著しいはみ出しによる損傷は，修復されるまで長期間を要することが，確認された．

昨今の根管充填材がオーバーフィリングされたとしても，それだけで根管内の炎症を持続させるとは極めて考えにくい．なぜなら，シーラーの漏出による組織の損傷は一過性のもので，持続性はないからである．この理論は，**術前に根尖性歯周炎をともなわない歯にオーバーフィリングをしても，治療成功率は高かった**という結果によって裏づけられている[18, 37]．

したがって，根尖孔からのある程度のシーラーの漏出は，臨床的にもエックス線上でも歯根周囲組織の治癒の妨げにはならないことが多いが（**CHAPTER 7　FIG 7-31 ～ 7-33** 参照），組織反応ははみだした根管充填材の量に比例するということや，感染がなくてもオーバー根管拡大が著しければ，根尖周囲組織に損傷をきたすこともあるという事実は変わらない[38]．この状況については，生活歯髄を有する下顎臼歯の症例を **FIG 9-20** に記す．この症例では，根管治療後のエックス線写真で近心根の歯根周囲組織に材料がいくらかはみだしているのと，破折した器具の断片が認められた（**FIG 9-20b**）．6か月後の経過観察時に撮影されたエックス線写真では，はみだした根管充填材の周囲に広範なエックス線透過領域を認めた（**FIG 9-20c**）．患者は歯内療法の専門医へ紹介となり，非外科的な再治療（**FIG 9-20d**）と，その直後に歯根端切除術を実施することとなった（**FIG 9-20e**）．近遠心方向で撮影した生検標本のエックス線写真では，依然として大量の根管充填材のはみだしが認められた（**FIG 9-20f**）．病変の中心付近を通過した切片では，壊死物質の塊やシーラーの蓄積に骨梁が混在した組織破壊の範囲が示された（**FIG 9-20h** および **9-20i**）．興味深いのは，組織破壊領域が上皮壁で囲まれ，さらに，それが肉芽腫性組織に囲まれていたことである（**FIG 9-20i**）．細菌染色では，根管と炎症組織のいずれにおいても，微生物の存在が否定された．また，多形核白血球の不在で感染していないことが間接的に確認された（**FIG 9-20j**）．これらの観察結果は，オーバーフィリングが顕著であった症例では，組織学的損傷がどれほど甚大になりうるかが示された．感染がなければ，生体組織が損傷組織と異物の排除を開始するため，このような損傷は時間とともに消失するが，正常なエックス線所見と組織学的状態が再び得られるようになるまでには長い時間を要すると考えられる．

FIG 9-21 は，オーバーフィリングの類似症例における長期経過観察での臨床上の変化を示している．生活歯髄を有する下顎第二臼歯は根管治療済であり，さまざまな方向から撮影された術後エックス線写真では，両根管の根尖部から根管充填材が（大量ではないが）はみだしていた（**FIG 9-21a**）．10年後と13年後の経過観察時のエックス線写真では，広範なエックス線透過像と根尖部の吸収が認められた（**FIG 9-21b** および **9-21c**）．歯には症状がなく，これ以上の治療を控えることとなった．治療から23年後に得られたエックス線写真では，過剰な根管充填材の予期せぬ吸収とエックス線透過像の治癒を認めた（**FIG 9-21d**）．これらの症例における治癒遅延は，過剰な根管充填材による異物反応によって起こった可能性がある[43, 44]．また，同様の症例でも長期間の経過観察後に改善を示す変化がみられたことから，オーバーフィリングと関連して小さなエックス線透過像がみられるような根管治療歯は，長期にわたる経過観察後に病変が完全に治癒することが多いため，症状をともなわなければ失敗とみなされないと記述されている[43, 44]．

アピカルストップを形成した場合でも，シーラーの漏出が少量起こり得ることを指摘しておきたい．この場合は通常，治癒には影響しない．一方で，根尖部を適切にコントロールしない大量の根管充填材が意図的にはみだしてしまう結果をもたらすような，器具や根管充填材の使用は禁じる必要がある．生物学的原則に基づいた治療の観点から考えると，通常の物質であれば時間経過とともに再吸収されるが，だからといって不必要な組織損傷が許されていいというわけではない．

オーバーフィリングと関係のある疾患は，通常，以下のような状況で感染をともなうことにより生じる[61]．

■根尖部の封鎖不足

多くの症例において，オーバーフィリングされた根管の根尖封鎖は不十分となる．それは，通常の場合，オーバーフィリングに先立ってオーバー根管拡大となっているが，それにより根尖孔が過度に拡大し，変形している可能性があるためである．このような変形が起こると，異常な形状をした根尖部の根管に根管充填材を詰めて適合させるのが困難となるため，根尖封鎖が不十分となってしまう．また，タンパク質や糖タンパク質を豊富に含む組織液や浸出液が漏洩口から根管に入りこみ，残存微生物に基質を提供する場合もある．これらの微生物がその後増殖し，根尖性歯周病変を誘発または持続させるのに十分な数量に達する可能性がある．感染していない，もしくは適切に感染除去されており，微生物が存在しない根管に液体が侵入する場合は，根尖性歯周炎は誘発されず，維持されることもない．

■感染した象牙質削片の漏出

オーバーフィリングではもう1つの現象が起こりやす

い．つまり，通常はオーバーフィリングに先立って起こるオーバー根管拡大により，感染象牙質や壊死歯髄が必然的に歯根周囲組織へと移動する．デブリスのなかに存在する細菌は生体防御システムから物理的に保護される．それが歯根周囲組織内で生存し，根尖性歯周炎を誘発または維持する可能性がある．根尖性歯周炎における感染象牙質やセメント質切削片の存在は，治癒が不完全となる原因となる[122]．

非細菌性の治療失敗原因

　洗練された分子微生物学的方法を用いた研究において，根管治療の失敗症例は，すべてとはいわずとも，そのほとんどが根管内または根管外の感染に関連していることが示されてきた．しかし，いくつかの症例報告によれば，内因的または外因的な非細菌性要因によって，病変の治癒が妨げられる場合もあることが示唆されている[21]．治療後の根尖性歯周炎の内因的な非細菌性要因にはコレステリン結晶や真性嚢胞が含まれ，外因的な非細菌性要因には，漏出した根管充填材[10, 38, 123]や，ペーパーポイントから食物までセルロースを含むすべての破片による異物反応であると推測されている[124, 125]．

外因的要因

　ペーパーポイントや生綿，そしてある種の植物性食物に含まれる**セルロース成分に対する異物反応**は，治療後の根尖性歯周炎を引き起こす場合があると示唆されている[124, 125]．植物細胞の細胞壁の安定した多糖類であるセルロースは，ヒトの体内で消化されることもなければ，免疫細胞によって分解されることもない．したがって，ヒトの組織に取り込まれると，セルロースは異物反応を引き起こすのに十分な期間，その組織内に留まる．ペーパーポイントやその粒子が移動し，歯根周囲組織に押し込まれ，巨細胞による異物反応を誘発するか，既存の根尖性歯周病変を持続させる．生綿でも同様のことが起こる．植物性食物の粒子（セルロースを含有）もまた，歯冠が著しく損傷した歯や，排膿のために開放されたままの歯，またはテンポラリークラウンを損失し，根管が口腔環境にさらされている歯の歯根周囲組織に偶然押し込まれる可能性がある．これらすべての状況において，治療結果に影響を及ぼす原因である．感染が生じていないことは実質的にありえない．

内因的要因

　コレステリン結晶が異物反応を引き起こし，慢性炎症の回復を妨げる可能性があることが示唆されている[126]．コレステリン結晶は崩壊した宿主細胞から放出され，凝結や凝集すると信じられている．また，コレステリン結晶は循環する血漿脂質に由来しているかもしれない．多核巨細胞がこの結晶を除去することができなければ，結晶は蓄積し続け，このメカニズムによって根尖性歯周炎が維持される可能性があると示唆されてきた．コレステリン結晶が歯内療法の失敗に直接関与するという根拠はなく，その関与はむしろ推測である．多数のレビューや書物において，わずかな症例報告と不十分な根拠に基づき，コレステリン結晶の治療失敗への関与についての考察に多くのページが割かれていることは驚くべきことである．

　嚢胞腔が上皮で完全に覆われている「真性」嚢胞は，適切な歯内療法を実施しても治癒しない可能性があることが示唆されている[127]．この推察は，「真性」嚢胞が根管系の細菌感染の有無にかかわらず自己持続しているという理論に基づいている[127]．しかし，このことはこれまで証明されておらず，この意見を調べ，妥当性を確認する手段がない．嚢胞形成の免疫学的理論が正しければ，**「真性」嚢胞は，上皮が増殖する原因，つまり根管感染が除去されれば治癒する可能性が高い**[128]．適切な根管治療が行われ，その結果，根管内細菌が除去されて炎症が治まれば，嚢胞を覆う上皮は，その増殖を促し，かつ生存因子でもあるサイトカインや成長因子の供給源を失い，上皮細胞のアポトーシスに至り，嚢胞は消失する[129]．

　「ポケット」嚢胞は，内腔が上皮で覆われているものの，根管と繋がっており，理論的には「真性」嚢胞よりも感染リスクが高い．嚢胞腔内では，根管から移動してきた微生物が，上皮を通って内腔へと移動してきた生体防御分子や多形核白血球の攻撃を受ける．嚢胞内腔の生理化学的状態により，生体防御メカニズムが微生物を除去できない場合もある．微生物細胞やその産物が嚢胞内腔に留まると，十分な根管治療を行ったとしても歯根周囲の炎症が持続する．

　複数の歯内療法失敗例を検討した研究において，コレステリン結晶や真性嚢胞と治療後の根尖性歯周炎の関連性は認められなかった[10]．根尖性歯周炎（はじめて治療されるものか，治療後のものかを問わず）は主に微生物によって引き起こされる疾患であることは十分に確立されている[5, 10, 11, 46]．つまり，微生物以外の要素が治療失敗

の原因であるならば，微生物が同時に検出されるはずがない．しかし，症例報告や症例シリーズ[21]における顕微鏡を用いた手法の感度が低いことや技術的限界によって，細菌が検出できていない可能性がある．

したがって，非外科的な歯内療法後に真性囊胞が治癒しないという推察を裏づける確たる科学的根拠は存在しない．証明できるとすれば，適切な処置は行われたものの，従来の療法では奏功しなかった症例の外科的生検を調査するしかない．生検標本には，根尖および歯根周囲の病変部が，本来の位置関係を維持したまま含まれていなければならない．連続切片は，組織塊全体について根管の長軸に沿うよう厳密に作製する．切片はパラフィンかエポンどちらに包埋してもよいが，組織を一部たりとも遺失してはならない．それゆえに光学・透過型電子相関顕微鏡法は目的に適しているとはいえない．細菌は適切に染色する．真性囊胞を病因と推測するならば，囊胞内腔全体が根管とはまったく繋がっていないこと，そして，とくに根尖部の根管や分枝部に微生物が存在しないことが，連続切片上で示されなければならない．

根尖部の瘢痕（治癒）

治療後にエックス線透過像が消失しないのは，骨梁が正常に再生されないまま，瘢痕組織が形成されるためとも考えられる．根尖瘢痕のエックス線像は炎症性の歯根周囲病変とまちがえられる可能性がある．炎症性細胞をともなわない高密度な結合組織という組織学的報告がいくつかあるが，根尖孔領域と歯根周囲組織が繋がっているのが確認できなければ，結論を出せない[21, 82]．これについてはより詳細な特徴と確認が必要である．

根尖部の外科手術後の失敗

再治療後に治癒しない疾患は，本質的にはじめて行う根管治療後に出現もしくは治癒しない疾患と同じ病因によるものである．**外科的処置に関しては，疾患が治癒しないのは，通常，根管内の細菌を除去できなかったか，少なくとも根管内の細菌が歯根周囲組織に到達できないよう封鎖することに失敗したことが関係している．**残存細菌と歯根周囲組織が直接繋がるのは，以下のような状況である[23, 130]．

- ■根尖分枝部とイスムスに存在する細菌が歯根周囲組織に直接接触している場合．細菌はそこから栄養を獲得して生存，増殖し，組織での凝集を維持する．
- ■歯根端切除後に感染している象牙細管が露出した場合や，セメント質の吸収により開存している場合．
- ■逆根管充填の充填物の封鎖力が不十分なために，漏洩が発生して，残存細菌に栄養分が供給され，細菌やその産物が歯根周囲組織に到達し，炎症を維持している場合．
- ■根管の亀裂または破折がある場合．根管が逆根管充填によって十分に封鎖されていたとしても，亀裂や破折が根管や歯肉溝と繋がっていれば，細菌の定着が起こり，根尖性歯周炎が持続する．

当然のことであるが，根管内に感染が残存していることもまた，外科手術後の根尖性歯周炎の主な原因である．

結論

1. 根管内に感染が残っていることが歯内療法失敗の主な原因である
2. ごく一部の症例では，根尖部の根管外側表面に付着した細菌バイオフィルムが予後不良の原因となっている場合もある．これは根管内のバイオフィルムが拡大したものであるが，おそらくは非外科的歯内療法では除去できない．
3. 炎症をともなう歯根周囲組織に放線菌感染が存在すると，根管内の微生物の状態とは関係なく根尖性歯周炎が持続するというような可能性は，まだ検証が行われておらず，疑問が残る．
4. 根管充填材が過剰で根尖部からはみだした場合は，異物反応が生じ，歯根周囲の治癒が遅延することがある．しかし，通常の根管充填材によって根尖部の歯根周囲病変が持続されることはない．
5. 根管内感染が有効に管理されている状態での，根尖性歯周炎の持続における真性囊胞やコレステリン結晶の病因的関与については，たしかな科学的根拠によって未だ確認されていない．最終的な確証を得るには，治療が奏功しなかった症例で十分な生検標本が得られているものについて，組織形態学的研究を行なってみるよりほかにないだろう．

CHAPTER 9　歯内療法の失敗

参考文献

1. Kakehashi S, Stanley HR, Fitzgerald RJ. The effects of surgical exposures of dental pulps in germ-free and conventional laboratory rats. Oral Surg Oral Med Oral Pathol 1965;20:340–349.
2. Möller AJR, Fabricius L, Dahlén G, Öhman AE, Heyden G. Influence on periapical tissues of indigenous oral bacteria and necrotic pulp tissue in monkeys. Scand J Dent Res 1981;89:475–484.
3. Ricucci D, Pascon EA, Pitt Ford TR, Langeland K. Epithelium and bacteria in periapical lesions. Oral Surg Oral Med Oral Pathol Oral Radiol Endod 2006;101:239–249.
4. Siqueira JF, Jr, Rôcas IN, Souto R, de Uzeda M, Colombo AP. Checkerboard DNA-DNA hybridization analysis of endodontic infections. Oral Surg Oral Med Oral Pathol Oral Radiol Endod 2000;89:744–748.
5. Sundqvist G. Bacteriological studies of necrotic dental pulps [Odontological Dissertation no. 7]. Ůmea, Sweden: University of Ůmea, 1976.
6. Sjögren U, Hagglund B, Sundqvist G, Wing K. Factors affecting the long-term results of endodontic treatment. J Endod 1990;16:498–504.
7. Siqueira JF Jr. Aetiology of root canal treatment failure: why well-treated teeth can fail. Int Endod J 2001;34:1–10.
8. Lin LM, Pascon EA, Skribner J, Gängler P, Langeland K. Clinical, radiographic, and histologic study of endodontic treatment failures. Oral Surg Oral Med Oral Pathol 1991;71:603–611.
9. Nair PN, Sjögren U, Krey G, Kahnberg KE, Sundqvist G. Intraradicular bacteria and fungi in root-filled, asymptomatic human teeth with therapy-resistant periapical lesions: a long-term light and electron microscopic follow-up study. J Endod 1990;16:580–588.
10. Ricucci D, Siqueira JF Jr, Bate AL, Pitt Ford TR. Histologic investigation of root canal-treated teeth with apical periodontitis: a retrospective study from twenty-four patients. J Endod 2009;35:493–502.
11. Siqueira JF Jr, Rôcas IN. Polymerase chain reaction-based analysis of microorganisms associated with failed endodontic treatment. Oral Surg Oral Med Oral Pathol Oral Radiol Endod 2004;97:85–94.
12. Sjögren U. Success and Failure in Endodontics [Odontological Dissertation no. 60]. Ůmea, Sweden: University of Ůmea, 1996.
13. Strindberg LZ. The dependence of the results of pulp therapy on certain factors. Acta Odontol Scand 1956;14(Suppl 21):1–175.
14. Quality guidelines for endodontic treatment: consensus report of the European Society of Endodontology. Int Endod J 2006;39:921–930.
15. Andreasen JO, Rud J. A histobacteriologic study of dental and periapical structures after endodontic surgery. Int J Oral Surg 1972;1:272–281.
16. Block RM, Bushell A, Rodrigues H, Langeland K. A histopathologic, histobacteriologic, and radiographic study of periapical endodontic surgical specimens. Oral Surg Oral Med Oral Pathol 1976;42:656–678.
17. Langeland K, Block RM, Grossman LI. A histopathologic and histobacteriologic study of 35 periapical endodontic surgical specimens. J Endod 1977;3:8–23.
18. Lin LM, Skribner JE, Gängler P. Factors associated with endodontic treatment failures. J Endod 1992;18:625–627.
19. Seltzer S, Bender IB, Smith J, Freedman I, Nazimov H. Endodontic failures – an analysis based on clinical, roentgenographic, and histologic findings. I. Oral Surg Oral Med Oral Pathol 1967;23:500–516.
20. Seltzer S, Bender IB, Smith J, Freedman I, Nazimov H. Endodontic failures – an analysis based on clinical, roentgenographic, and histologic findings. II. Oral Surg Oral Med Oral Pathol 1967;23:517–530.
21. Nair PNR. On the causes of persistent apical periodontitis: a review. Int Endod J 2006;39:249–281.
22. Lin LM, Gängler P. Histopathologische und histobakteriologische untersuchung von mißerfolgen der wurzelkanalbehandlung. Zahn Mund Kieferheilkd 1988;76:243–249.
23. Ricucci D, Siqueira JF Jr. Anatomic and microbiologic challenges to achieving success with endodontic treatment: a case report. J Endod 2008;34:1249–1254.
24. Ricucci D, Siqueira JF Jr. Apical actinomycosis as a continuum of intraradicular and extraradicular infection: case report and critical review on its involvement with treatment failure. J Endod 2008;34:1124–1129.
25. Siqueira JF Jr, Rôcas IN. Clinical implications and microbiology of bacterial persistence after treatment procedures. J Endod 2008;34:1291–1301 e1293.
26. Nair PNR. Light and electron microscopic studies of root canal flora and periapical lesions. J Endod 1987;13:29–39.
27. Molander A, Reit C, Dahlén G, Kvist T. Microbiological status of root-filled teeth with apical periodontitis. Int Endod J 1998;31:1–7.
28. Sundqvist G, Figdor D, Persson S, Sjögren U. Microbiologic analysis of teeth with failed endodontic treatment and the outcome of conservative re-treatment. Oral Surg Oral Med Oral Pathol Oral Radiol Endod 1998;85:86–93.
29. Rôcas IN, Siqueira JF Jr, Aboim MC, Rosado AS. Denaturing gradient gel electrophoresis analysis of bacterial communities associated with failed endodontic treatment. Oral Surg Oral Med Oral Pathol Oral Radiol Endod 2004;98:741–749.
30. Rôcas IN, Siqueira JF Jr. Characterization of microbiota of root canal-treated teeth with posttreatment disease. J Clin Microbiol 2012;50:1721–1724.
31. Langeland K, Liao K, Pascon EA. Work-saving devices in endodontics: efficacy of sonic and ultrasonic techniques. J Endod 1985;1:499–510.
32. Siqueira JF Jr, Araujo MC, Garcia PF, Fraga RC, Dantas CJ. Histological evaluation of the effectiveness of five instrumentation techniques for cleaning the apical third of root canals. J Endod 1997;23:499–502.
33. Kersten HW, Wesselink PR, Thoden Van Velzen SK. The diagnostic reliability of the buccal radiograph after root canal filling. Int Endod J 1987;20:20–24.
34. Siqueira JF Jr. Reaction of periradicular tissues to root canal treatment: benefits and drawbacks. Endod Topics 2005;10:123–147.
35. Pinheiro ET, Gomes BP, Ferraz CC, et al. Microorganisms from canals of root-filled teeth with periapical lesions. Int Endod J 2003;36:1–11.
36. Fabricius L, Dahlén G, Sundqvist G, Happonen RP, Möller AJR. Influence of residual bacteria on periapical tissue healing after chemomechanical treatment and root filling of experimentally infected monkey teeth. Eur J Oral Sci 2006;114:278–285.
37. Sjögren U, Hagglund B, Sundqvist G. Influence of infection at the time of root fillingon the outcome of endodontic treatment of teeth with apical periodontitis. Int Endod J 1997;30:297–306.
38. Ricucci D, Langeland K. Apical limit of root canal instrumentation and obturation, part 2. A histological study. Int Endod J 1998;31:394–409.
39. Nair PN, Henry S, Cano V, Vera J. Microbial status of apical root canal system of human mandibular first molars with primary apical periodontitis after "one-visit" endodontic treatment. Oral Surg Oral Med Oral Pathol Oral Radiol Endod 2005;99:231–252.
40. Vieira AR, Siqueira JF Jr, Ricucci D, Lopes WS. Dentinal tubule infection as the cause of recurrent disease and late endodontic treatment failure: a case report. J Endod 2012;38:250–254.
41. Vera J, Siqueira JF Jr, Ricucci D, et al. One- versus two-visit endodontic treatment of teeth with apical periodontitis: a histobacteriologic study. J Endod 2012;38:1040–1052.
42. Rushton MA. Hyaline bodies in the epithelium of dental cysts. Proc R Soc Med 1955;48:407–409.
43. Fristad I, Molven O, Halse A. Nonsurgically retreated root filled teeth –radiographic findings after 20–27 years. Int Endod J 2004;37:12–18.
44. Molven O, Halse A, Fristad I, MacDonald-Jankowski D. Periapical changes following root-canal treatment observed 20–27 years postoperatively. Int Endod J 2002;35:784–790.
45. Schaudin C, Stoodley P, Kainovic A, et al. Bacterial biofilms, other structures seen as mainstream concepts. Microbe 2007;2:231–237.
46. Blome B, Braun A, Sobarzo V, Jepsen S. Molecular identification and quantification of bacteria from endodontic infections using real-time polymerase chain reaction. Oral Microbiol Immunol 2008;23:384–390.

47. Peciuliene V, Reynaud AH, Balciuriene I, Haapasalo M. Isolation of yeasts and enteric bacteria in root-filled teeth with chronic apical periodontitis. Int Endod J 2001;34:429–434.
48. Sedgley C, Nagel A, Dahlén G, Reit C, Molander A. Real-time quantitative polymerase chain reaction and culture analyses of Enterococcus faecalis in root canals. J Endod 2006;32:173–177.
49. Rôcas IN, Jung IY, Lee CY, Siqueira JF Jr. Polymerase chain reaction identification of microorganisms in previously root-filled teeth in a South Korean population. J Endod 2004;30:504–508.
50. Rôcas IN, Siqueira JF Jr, Santos KR. Association of Enterococcus faecalis with different forms of periradicular diseases. J Endod 2004;30:315–320.
51. Zoletti GO, Siqueira JF Jr, Santos KR. Identification of Enterococcus faecalis in root-filled teeth with or without periradicular lesions by culture-dependent and -independent approaches. J Endod 2006;32:722–726.
52. Siren EK, Haapasalo MP, Ranta K, Salmi P, Kerosuo EN. Microbiological findings and clinical treatment procedures in endodontic cases selected for microbiological investigation. Int Endod J 1997;30:91–95.
53. Zehnder M, Guggenheim B. The mysterious appearance of enterococci in filled root canals. Int Endod J 2009;42:277–287.
54. Cheung GS, Ho MW. Microbial flora of root canal-treated teeth associated with asymptomatic periapical radiolucent lesions. Oral Microbiol Immunol 2001;16:332–337.
55. Rolph HJ, Lennon A, Riggio MP, et al. Molecular identification of microorganisms from endodontic infections. J Clin Microbiol 2001;39:3282–3289.
56. Sakamoto M, Siqueira JF, Jr, Rôcas IN, Benno Y. Molecular analysis of the root canal microbiota associated with endodontic treatment failures. Oral Microbiol Immunol 2008;23:275–281.
57. Kaufman B, Spångberg L, Barry J, Fouad AF. Enterococcus spp. in endodontically treated teeth with and without periradicular lesions. J Endod 2005;31:851–856.
58. Siqueira JF Jr, Rôcas IN. Uncultivated phylotypes and newly named species associated with primary and persistent endodontic infections. J Clin Microbiol 2005;43:3314–3319.
59. Egan MW, Spratt DA, Ng YL, et al. Prevalence of yeasts in saliva and root canals of teeth associated with apical periodontitis. Int Endod J 2002;35:321–329.
60. Möller AJR. Microbial examination of root canals and periapical tissues of human teeth. Odontol Tidskr 1966;74(supplement):1–380.
61. Siqueira JF Jr. Treatment of endodontic infections. London: Quintessence Publishing, 2011
62. Abou-Rass M, Bogen G. Microorganisms in closed periapical lesions. Int Endod J 1998;31:39–47.
63. Sunde PT, Olsen I, Debelian GJ, Tronstad L. Microbiota of periapical lesions refractory to endodontic therapy. J Endod 2002;28:304–310.
64. Sunde PT, Tronstad L, Eribe ER, Lind PO, Olsen I. Assessment of periradicular microbiota by DNA-DNA hybridization. Endod Dent Traumatol 2000;16:191–196.
65. Tronstad L, Barnett F, Riso K, Slots J. Extraradicular endodontic infections. Endod Dent Traumatol 1987;3:86–90.
66. Handal T, Caugant DA, Olsen I, Sunde PT. Bacterial diversity in persistent periapical lesions on root-filled teeth. J Oral Microbiol 2009;1:1946.
67. Sunde PT, Olsen I, Gobel UB, et al. Fluorescence in situ hybridization (FISH) for direct visualization of bacteria in periapical lesions of asymptomatic root-filled teeth. Microbiology 2003;149:1095–1102.
68. Ricucci D, Bergenholtz G. Histologic features of apical periodontitis in human biopsies. Endod Topics 2004;8:68–87.
69. Lomçali G, Sen BH, Cankaya H. Scanning electron microscopic observations of apical root surfaces of teeth with apical periodontitis. Endod Dent Traumatol 1996;12:70–76.
70. Costerton JW, Cheng KJ, Geesey GG, et al. Bacterial biofilms in nature and disease. Annu Rev Microbiol 1987;41:435–464.
71. Costerton JW, Stewart PS, Greenberg EP. Bacterial biofilms: a common cause of persistent infections. Science 1999;284:1318–1322.
72. Harn WM, Chen YH, Yuan K, Chung CH, Huang PH. Calculus-like deposit at apex of tooth with refractory apical periodontitis. Endod Dent Traumatol 1998;14:237–240.
73. Noiri Y, Ehara A, Kawahara T, Takemura N, Ebisu S. Participation of bacterial biofilms in refractory and chronic periapical periodontitis. J Endod 2002;28:679–683.
74. Ricucci D, Martorano M, Bate AL, Pascon EA. Calculus-like deposit on the apical external root surface of teeth with post-treatment apical periodontitis: report of two cases. Int Endod J 2005;38:262–271.
75. Carranza FA. The role of calculus in the etiology of periodontal disease. In: Glickman I, Carranza FA (eds). Glickman's Clinical Periodontology, ed 7. Philadelphia: WB Saunders, 1990:394–395.
76. Siqueira JF Jr, Lopes HP. Bacteria on the apical root surfaces of untreated teeth with periradicular lesions: a scanning electron microscopy study. Int Endod J 2001;34:216–220.
77. Ricucci D, Siqueira JF Jr. Biofilms and apical periodontitis: study of prevalence and association with clinical and histopathologic findings. J Endod 2010;36:1277–1288.
78. Slack JM, Gerencser MA. Actinomyces, filamentous bacteria. Biology and pathogenicity. Minneapolis: Burgess Publishing Company, 1975.
79. Figdor D, Davies J. Cell surface structures of Actinomyces israelii. Aust Dent J 1997;42:125–128.
80. Byström A, Happonen RP, Sjögren U, Sundqvist G. Healing of periapical lesions of pulpless teeth after endodontic treatment with controlled asepsis. Endod Dent Traumatol 1987;3:58–63.
81. Happonen RP. Periapical actinomycosis: a follow-up study of 16 surgically treated cases. Endod Dent Traumatol 1986;2:205–209.
82. Nair PN, Sjögren U, Figdor D, Sundqvist G. Persistent periapical radiolucencies of root-filled human teeth, failed endodontic treatments, and periapical scars. Oral Surg Oral Med Oral Pathol Oral Radiol Endod 1999;87:617–627.
83. Nair PNR, Schroeder HE. Periapical actinomycosis. J Endod 1984;10:567–570.
84. Sjögren U, Happonen RP, Kahnberg KE, Sundqvist G. Survival of Arachnia propionica in periapical tissue. Int Endod J 1988;21:277–282.
85. Siqueira JF Jr. Periapical actinomycosis and infection with Propionibacterium propionicum. Endod Topics 2003;6:78–95.
86. Figdor D, Sjögren U, Sorlin S, Sundqvist G, Nair PN. Pathogenicity of Actinomyces israelii and Arachnia propionica: experimental infection in guinea pigs and phagocytosis and intracellular killing by human polymorphonuclear leukocytes in vitro. Oral Microbiol Immunol 1992;7:129–136.
87. Hirshberg A, Tsesis I, Metzger Z, Kaplan I. Periapical actinomycosis: a clinicopathologic study. Oral Surg Oral Med Oral Pathol Oral Radiol Endod 2003;95:614–620.
88. Hancock HH 3rd, Sigurdsson A, Trope M, Moiseiwtsch J. Bacteria isolated after unsuccessful endodontic treatment in a North American population. Oral Surg Oral Med Oral Pathol Oral Radiol Endod 2001;91:579–586.
89. Siqueira JF Jr, Rôcas IN. Polymerase chain reaction detection of Propionibacterium propionicus and Actinomyces radicidentis in primary and persistent endodontic infections. Oral Surg Oral Med Oral Pathol Oral Radiol Endod 2003;96:215–222.
90. Kapsimalis P, Garrington GE. Actinomycosis of the periapical tissues. Oral Surg Oral Med Oral Pathol 1968;26:374–379.
91. Nair PN, Pajarola G, Luder HU. Ciliated epithelium-lined radicular cysts. Oral Surg Oral Med Oral Pathol Oral Radiol Endod 2002;94:485–493.
92. Sakellariou PL. Periapical actinomycosis: report of a case and review of the literature. Endod Dent Traumatol 1996;12:151–154.
93. Samanta A, Malik CP, Aikat BK. Periapical actinomycosis. Oral Surg Oral Med Oral Pathol 1975;39:458–462.
94. Wesley RK, Osborn TP, Dylewski JJ. Periapical actinomycosis: clinical considerations. J Endod 1977;3:352–355.
95. Sundqvist G, Reuterving CO. Isolation of Actinomyces israelii from periapical lesion. J Endod 1980;6:602–606.
96. Kirkevang LL, Ørstavik D, Hørsted-Bindslev P, Wenzel A. Periapical status and quality of root fillings and coronal restorations in a Danish population. Int Endod J 2000;33:509–515.

97. Ray HA, Trope M. Periapical status of endodontically treated teeth in relation to the technical quality of the root filling and the coronal restoration. Int Endod J 1995;28:12–18.
98. Alves J, Walton R, Drake D. Coronal leakage: endotoxin penetration from mixed bacterial communities through obturated, post-prepared root canals. J Endod 1998;24:587–591.
99. Barrieshi KM, Walton RE, Johnson WT, Drake DR. Coronal leakage of mixed anaerobic bacteria after obturation and post space preparation. Oral Surg Oral Med Oral Pathol Oral Radiol Endod 1997;84:310–314.
100. Behrend GD, Cutler CW, Gutmann JL. An in-vitro study of smear layer removal and microbial leakage along root-canal fillings. Int Endod J 1996;29:99–107.
101. Chailertvanitkul P, Saunders WP, MacKenzie D. Coronal leakage of obturated root canals after long-term storage using a polymicrobial marker. J Endod 1997;23:610–613.
102. Chailertvanitkul P, Saunders WP, MacKenzie D. The effect of smear layer on microbial coronal leakage of gutta-percha root fillings. Int Endod J 1996;29:242–248.
103. Chailertvanitkul P, Saunders WP, MacKenzie D, Weetman DA. An in vitro study of the coronal leakage of two root canal sealers using an obligate anaerobe microbial marker. Int Endod J 1996;29:249–255.
104. Gilbert SD, Witherspoon DE, Berry CW. Coronal leakage following three obturation techniques. Int Endod J 2001;34:293–299.
105. Khayat A, Lee SJ, Torabinejad M. Human saliva penetration of coronally unsealed obturated root canals. J Endod 1993;19:458–461.
106. Siqueira JF, Jr, Rôças IN, Favieri A, et al. Bacterial leakage in coronally unsealed root canals obturated with 3 different techniques. Oral Surg Oral Med Oral Pathol Oral Radiol Endod 2000;90:647–650.
107. Torabinejad M, Ung B, Kettering JD. In vitro bacterial penetration of coronally unsealed endodontically treated teeth. J Endod 1990;16:566–569.
108. Rechenberg DK, De-Deus G, Zehnder M. Potential systematic error in laboratory experiments on microbial leakage through filled root canals: review of published articles. Int Endod J 2011;44:183–194.
109. Rechenberg DK, Thurnheer T, Zehnder M. Potential systematic error in laboratory experiments on microbial leakage through filled root canals: an experimental study. Int Endod J 2011;44:827–835.
110. Chugal NM, Clive JM, Spångberg LS. Endodontic infection: some biologic and treatment factors associated with outcome. Oral Surg Oral Med Oral Pathol Oral Radiol Endod 2003;96:81–90.
111. Hoskinson SE, Ng YL, Hoskinson AE, Moles DR, Gulabivala K. A retrospective comparison of outcome of root canal treatment using two different protocols. Oral Surg Oral Med Oral Pathol Oral Radiol Endod 2002;93:705–715.
112. Marquis VL, Dao T, Farzaneh M, Abitbol S, Friedman S. Treatment outcome in endodontics: the Toronto study. Phase III: initial treatment. J Endod 2006;32:299–306.
113. Ricucci D, Russo J, Rutberg M, Burleson JA, Spångberg LS. A prospective cohort study of endodontic treatments of 1,369 root canals: results after 5 years. Oral Surg Oral Med Oral Pathol Oral Radiol Endod 2011;112:825–842.
114. Ricucci D, Bergenholtz G. Bacterial status in root-filled teeth exposed to the oral environment by loss of restoration and fracture or caries – a histobacteriological study of treated cases. Int Endod J 2003;36:787–802.
115. Ricucci D, Siqueira JF Jr. Recurrent apical periodontitis and late endodontic treatment failure related to coronal leakage: a case report. J Endod 2011;37:1171–1175.
116. Muruzábal M, Erasquin J, DeVoto FCH. A study of periapical overfilling in root canal treatment in the molar of rat. Arch Oral Biol 1966;11:373–383.
117. Barbosa SV, Araki K, Spångberg LS. Cytotoxicity of some modified root canal sealers and their leachable components. Oral Surg Oral Med Oral Pathol 1993;75:357–361.
118. Guttuso J. Histopathologic study of rat connective tissue responses to endodontic materials. Oral Surg Oral Med Oral Pathol 1963;16:713–727.
119. Ørstavik D, Mjör IA. Histopathology and x-ray microanalysis of the subcutaneous tissue response to endodontic sealers. J Endod 1988;14:13–23.
120. Spångberg LS, Barbosa SV, Lavigne GD. AH 26 releases formaldehyde. J Endod 1993;19:596–598.
121. Spångberg LSW, Pascon EA. The importance of material preparation for the expression of cytotoxicity during in vitro evaluation of biomaterials. J Endod 1988;14:247–250.
122. Yusuf H. The significance of the presence of foreign material periapically as a cause of failure of root treatment. Oral Surg Oral Med Oral Pathol 1982;54:566–574.
123. Nair PN, Sjögren U, Krey G, Sundqvist G. Therapy-resistant foreign body giant cell granuloma at the periapex of a root-filled human tooth. J Endod 1990;16:589–595.
124. Koppang HS, Koppang R, Solheim T, Aarnes H, Stolen SO. Cellulose fibers from endodontic paper points as an etiological factor in postendodontic periapical granulomas and cysts. J Endod 1989;15:369–372.
125. Simon JH, Chimenti RA, Mintz GA. Clinical significance of the pulse granuloma. J Endod 1982;8:116–119.
126. Nair PNR. Non-microbial etiology: foreign body reaction maintaining post-treatment apical periodontitis. Endod Topics 2003;6:114–134.
127. Nair PNR. Non-microbial etiology: periapical cysts sustain post-treatment apical periodontitis. Endod Topics 2003;6:96–113.
128. Torabinejad M. The role of immunological reactions in apical cyst formation and the fate of epithelial cells after root canal therapy: a theory. Int J Oral Surg 1983;12:14–22.
129. Lin LM, Ricucci D, Lin J, Rosenberg PA. Nonsurgical root canal therapy of large cyst-like inflammatory periapical lesions and inflammatory apical cysts. J Endod 2009;35:607–615.
130. Friedman S. Expected outcomes in the prevention and treatment of apical periodontitis. In: Ørstavik D, Pitt Ford T (eds). Essential Endodontology. Oxford: Blackwell Munksgaard Ltd, 2008:408–469.

CHAPTER 10
歯内および歯周の相互関係

　歯周組織は，解剖学的に**根尖孔**，**側枝**，**分岐部の副根管**を介して歯髄と交通している．このような形態のため，これらのうち1つまたは両方の組織が病的な影響を受けると，病原菌および毒素の交通路となってしまう可能性がある[1]．

　う蝕による最終的な歯髄感染が根尖部およびその他の歯周組織に及ぼす影響はよく知られており，本書でもすでに十分に考察してきた．歯髄の感染は，根尖性（側部である場合もある）歯周炎の形成，すなわち，通常，根尖周囲または側枝あるいは根分岐部周囲の骨喪失を引き起こす炎症性病変を引き起こす[2~4]．慢性根尖性歯周炎の増悪にともない，膿瘍が形成され，それが根に沿って歯周組織の構造を破壊し[5]，歯肉溝に交通する**サイナストラクト**を発生させることがある．このサイナストラクトは，一見初期の辺縁性歯周炎（いわゆる歯周病）のようにみえる．

　歯周病によって露出した歯根表面の細菌性プラークおよびバイオフィルムの凝集は，歯内感染が歯周組織に及ぶのと同じ経路を介して（逆方向に），歯髄の病的変化を誘発する可能性がある．つまり，歯周ポケットに存在する細菌およびその生成物が露出した分枝，側枝，根尖孔，ならびにセメント質の露出部分にある象牙細管を通って，歯髄へ侵入する可能性があることを意味する．しかし，歯内由来の病変とは対照的に，歯周病（または辺縁歯周炎）による歯髄への影響はより微細で，通常，重大な影響は疾患が進行した状態でないと確認されない．

歯内および歯周病の原因となる微生物

　歯周病は歯肉縁下の複雑な細菌性バイオフィルムの存在によって発生し，歯内疾患は，歯髄壊死を生じさせた細菌性バイオフィルムによって引き起こされる．双方の疾患において，明白な原因菌は特定されていない[6,7]．これらの疾患の原因菌として，以下の属に属する細菌を含む数種類の細菌種または系統型（phylotypes）が示唆されている．これらは，ポルフィロモナス属（例：*P. gingivalis*, *P. endodontalis*），プレボテラ属（例：*P. intermedia*, *P. nigrescens*, *P. baroniae*），タンネレラ属（例：*T.*

forsythia），トレポネーマ属（例：T. denticola、T. socraskii）、フゾバクテリウム属（例：F. nucleatum）、ジアリスタ属（例：D. pneumosintes、D. invisus）、フィリファクター属（例：F. alocis）、パルビモナス属（例：P. micra）、ユーバクテリウム属（例 E. nodatum、E. sulci) である[8～18]．1つ例外があり、Aggregatibacter actinomycetemcomitans は何らかの侵襲性歯周炎と強く関連しているが[19]，根尖性歯周炎とは関連性がない[20]．細菌以外の微生物、つまり、古細菌[21, 22]やヘルペスウイルス[23, 24]も、辺縁および根尖（歯内）性歯周炎に関連することが判明しており、歯周病の感染要因に関する知見は広がり続けている．

歯内および歯周の複合的病変をともなう歯では、根管および歯周の微生物叢の解析により、この2つの部位を構成している組織に大きな類似性があることが示されている[25～27]．そうした研究ではう蝕のない歯を対象として検討したが、これは、歯内感染が歯周病によって引き起こされ、根管を感染させた細菌種は歯周ポケットから移動してきたことを示唆している．注意点としては、細菌種の数や割合は両部位で異なっており[26, 27]、生態環境によって、優勢な細菌種が異なることが示唆されている．

歯周病に対する歯髄組織の反応

進行した歯周病では、損傷を受けた歯は通常、治療不可能であり、抜歯が不可欠であることが多い．そのため、比較的容易に生検標本を採取することができ、組織学的レベルでの歯周病のヒトの歯周組織への影響についての研究が可能となっている．損傷の程度が軽く、そのため歯周治療の適応となる歯でも症例によっては、補綴治療計画の一環として、または患者の希望により、抜歯が提案される場合がある．しかし、検査のために生検標本を採取できる機会があるにもかかわらず、ヒトの歯周病に関する組織学的研究が記述されている文献は少ない．

本セクションでは、歯周病が歯周組織を失った歯の歯髄および硬組織へ及ぼす影響について記述する．

歯周病に対する歯髄の反応

歯周病が健康な歯髄をも害する可能性があるということを最初に記述したのは、Coyler[28]およびCahn[29]であった．彼らは側枝の存在に気づき、この側枝が歯髄への感染経路である可能性が高いと考えた．それ以降、研究者らは臨床的および組織学的解析によってこの課題を研究している．歯科医師の間で広まっている概念の多くは、慎重なクリティカルレビューを要する不適切な組織学的観察に由来するものである．たとえば、Harringtonら[30]は、このテーマではもっとも頻繁に引用されているMozurおよびMessler[31]の研究の歯周病をともなう歯髄の組織学的描写に、不十分な組織固定によるアーチファクトが顕著に認められることについて指摘した．過去数十年間の組織学的観察は、歯髄はどちらかといえば、う蝕状態にあると示唆している．この概念は、多くの歯科医師および著者に歯周病が歯髄に与える影響を過大評価させることとなった[32]．

実際、そのほか多くの組織学的および臨床的研究では、慢性歯周病が歯髄の退行性変化の原因となる可能性が認められているものの、進行性の歯周病と歯髄への重度の影響について明らかな関係性は確認されていない[25, 33～36]．Kircham[37]は重度の歯周病をともなう100歯を検査し、歯周ポケットと近接している側枝は、そのうちの2％にしか認められなかったことを明らかにした．TaggerおよびSmukler[38]は進行した歯周病のために切除した歯根を研究し、どの歯髄にも炎症性の現象は認められなかったと報告した．同様に、Haskellら[39]は重度の歯周病をともなう臼歯の歯根を検査し、歯髄には炎症性細胞がないか、あったとしてもわずかであることを発見した．CzarneckiおよびSchilder[40]は、歯周病をともなわずう蝕のみられない歯の歯髄と、さまざまな程度の歯周病をともなう歯の歯髄の組織学的状態を比較し、後者はすべて組織学的に正常範囲内であったことを発見した．

サルを用いた試験で、BergenholtzおよびLindhe[41]は、付着の喪失を実験的に誘発したあとの歯髄の組織学変化の性質および頻度を観察した．そして、付着の約30～40％を損失していたにもかかわらず、検査した歯根の大部分（70％）に病的な組織学的変化を認めなかったことを明らかにした．残りの歯根（30％）では、実験的な歯周組織の破壊にさらされた根管表面の内側にある歯髄において、炎症性細胞の中等度の浸潤および・または第二象牙質の形成がみられただけであった．

Langelandら[34]は、歯周病のため抜歯された60歯を検査した．それらの歯髄には石灰化・吸収・炎症・細胞数の減少などの変化がみられ、歯周病発生の過程に関与した歯髄側の側枝に炎症性の現象がみられた．しかし、歯周細菌のバイオフィルムが根尖孔に達するまで歯髄は壊死していなかった．歯周ポケットと繋がる歯髄側の側枝に関連する

歯周病に対する歯髄組織の反応　CHAPTER 10

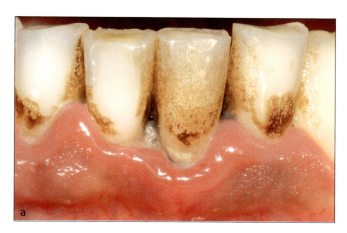
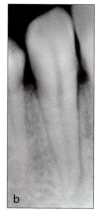
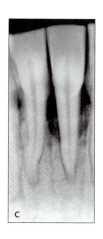
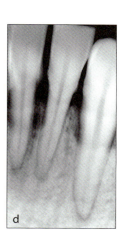
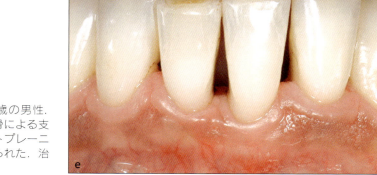

FIG 10-1　歯周病．（a）重度の歯周病を有する 38 歳の男性．下顎前歯部の臨床像．（b～d）エックス線検査では骨による支持の喪失が示された．（e）スケーリングおよびルートプレーニングの 2 週間後，臨床的に歯周の炎症の消失が認められた．治療前には歯髄症状はなく，その後も発生していない．

炎症については Rubach および Mitchell[42] も記述している．

　これらの組織学的研究で得られた結果は，後の研究で得られたデータにも裏づけされている．Bergenholtz および Nyman[43] は，進行した歯周病をともなう歯について縦断的研究を行った．4～14 年間にわたり評価したブリッジや義歯の支台歯ではない 417 歯のうち，根管治療を必要としたのは 3％のみ（14 歯）であった．その内訳は，歯周病の根尖部までの進行が 4 例，穿通性う蝕が 5 例，内部歯根吸収が 1 件，歯冠破折が 2 例，不明が 2 例であった．同様の臨床研究[44] において，571 歯を歯周治療の完了後 5～14 年間にわたり経過観察した．研究終了時，根管治療を要したのは 1 歯（0.2％）のみであった．

　歯周病が進行しても，組織学的なレベルで検出可能な著しい歯髄反応は長期間認められない[45]．同様に，歯髄に関連する臨床症状も，セメント質層が健常で歯根にう蝕がないうちは認められない．**歯周病の治療では通常，歯髄に特別な注意が払われることはないが**（**FIG 10-1**），**これは現在の歯周治療が歯髄に及ぼす有害な影響は，もしあったとしても，軽微なものである**という主張を裏づけている[30, 43, 44]．

　慢性的な歯周病をともなう歯の歯髄にみられる退行性変化は，歯髄内の石灰化と細胞数の減少である．歯髄は，細胞成分よりも膠原質の細胞外成分に富んだ線維状の外観を呈する傾向がある．

症例研究

　前述の変化を **FIG 10-2～3** に示す．最初の症例は付着の 3/4 以上を喪失した上顎中切歯（**FIG 10-2a**）で，動揺度は 2 度であり，生活歯髄診断では正常反応を示した．組織学的切片では，象牙芽細胞数（**FIG 10-2d**）と歯髄中心部の細胞の減少（**FIG 10-2e**）が認められた．石灰化した歯髄壁の拡大により髄腔の大きさが縮小していた（**FIG 10-2b**）．

　第二の症例は 50 歳の男性の下顎第二臼歯であったが，歯髄に同様の所見がみられた．髄腔全体にさまざまな**歯髄結石**が散在しており，この臼歯の主要な所見は根管に広がった石灰化であった．歯頸部歯根表面の広範な領域に沿ったセメント質・象牙質の進行性の吸収過程，および，その後の厚い細菌性バイオフィルムの形成にもかかわらず

CHAPTER 10　歯内および歯周の相互関係

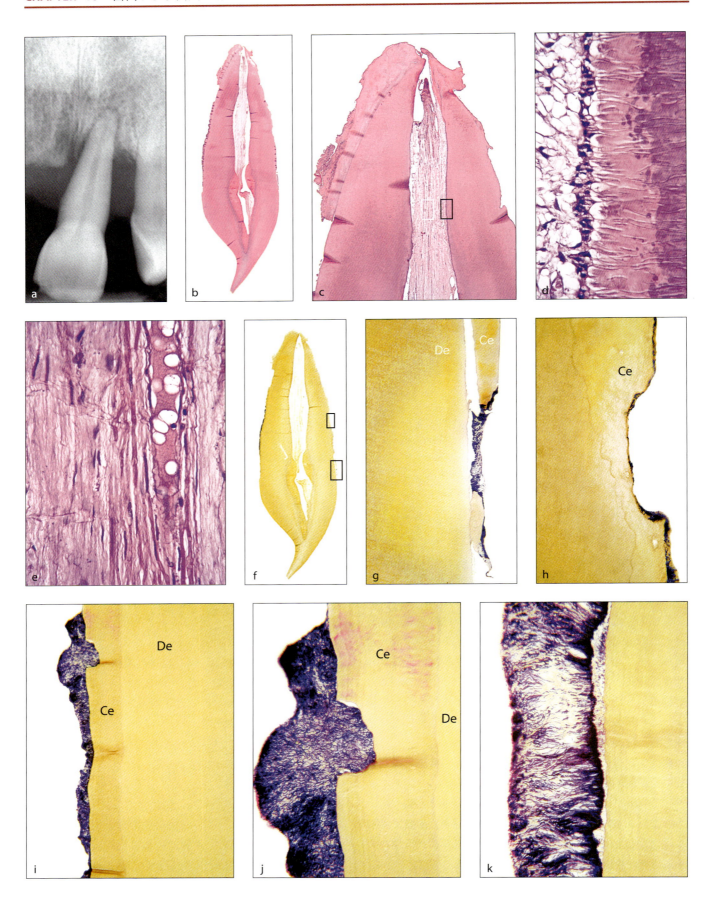

370

歯周病に対する歯髄組織の反応　**CHAPTER 10**

FIG 10-2（左）　歯周病の進行と歯髄反応． 65歳の女性の⌞1 は動揺度2で，生活歯髄診断は正常な反応を示していた．(a) 診断用エックス線写真．支持歯槽骨が広範にわたり失われているのが明白である．一見，歯のう蝕はない．治療計画にはいくつかの残存歯の抜歯と総義歯装着が含まれた．(b) 組織切片は頬舌的縦方向に作成した．根管および主根尖孔を通過した切片の全体像．あらたに形成された石灰化組織による歯冠部歯髄腔の顕著な縮小に注目（H&E，×8）．(c) 根尖側1/3．セメント質増殖がみられる．歯髄組織内の空隙は退縮によるアーチファクトである（×25）．(d) 写真(c)の黒枠で区切られた領域の拡大像（×400）．象牙質，象牙前質，細胞は整然と並んでいるが，数が減少している象牙芽細胞層．退縮による多数のアーチファクト．(e) 写真(c)の白枠で示す歯髄領域の拡大像（×400）．豊富な線維をともなう血管および神経．炎症なし．(f) 改良型ブラウン-ブレン染色で染色した切片の全体像（×8）．(g) 写真(f)の冠部側の枠で囲まれた歯根領域の拡大像（×100）．セメント質（Ce）が部分的に失われ，プラークが象牙質（De）に直接に接している．(h) 写真(f) の根尖側の枠で囲まれた領域の拡大像（×100）．吸収と添加の現象が同時に起こっている．あらたに形成されたセメント質（Ce）が歯周の細菌性プラークバイオフィルムに覆われている．(i, j) 口蓋側歯根表面の段階的拡大像（×100，×400）．厚いバイオフィルムがセメント質層を完全に覆っており，部分的な吸収窩を除いてほとんど損傷がないようにみえるが，バイオフィルムの細菌群が繁殖している（Ce セメント質，De 象牙質）．(k) 損傷のないセメント質領域．歯周バイオフィルムは複数の層で構成されている（×1000）（Ricucci, Melilli[45] から許可を得て転載）．

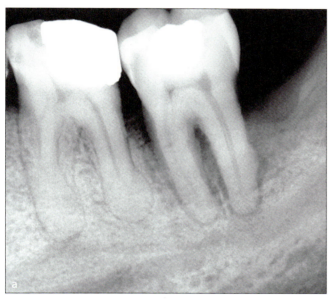
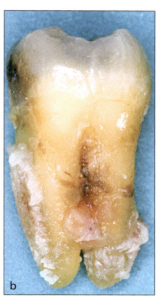
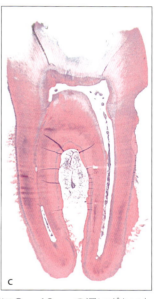

FIG 10-3　歯周病の進行と歯髄反応． 膿瘍を繰り返していた50歳の男性の⌞7．動揺度2で遠心舌側に8〜10mmの深いポケットがある．生活歯髄診断では正常な反応を示した．(a) 診断用エックス線写真．咬合面のアマルガム修復と近心面のう蝕病変が認められる．根間（根分岐部）および歯根遠心面に沿って広範な骨喪失が認められる．抜歯が計画された．(b) 頬側面観．根分岐部に歯石が蓄積している．(c) 近遠心面で切りだした切片の全体像．髄腔は狭まっている．髄腔組織および遠心根管内に複数の石灰化が認められる．遠心根表面，中央1/3から根尖1/3にかけてセメント質が増殖していることに注目（H&E，×6）．

（**FIG 10-3j**，**10-3n**），歯髄の結合組織に明白な炎症反応がないことは注目すべきことである（**FIG 10-3d 〜 3i**）．

　本質的に炎症反応がない歯髄の所見は，以前の研究から得た所見と一致しており，**歯髄に炎症が起きるときは，歯根表面に広がった細菌プラークのバイオフィルムに象牙細管が暴露されているか，あるいは，歯髄に炎症を発生させるう蝕病変があることはまちがいない**[5, 34, 41]．したがって，**歯周病に関連する細菌プラークのバイオフィルムから**放出される有害な物質から歯髄を保護するためには，セメント質層の存在が重要であることが確認されている．

　歯周病に罹患した歯の歯髄では，血管や神経線維が減少する傾向にともない，線維形成やさまざまな形態の石灰化が認められることが報告されている[33]．この種の組織変化は，露出した象牙細管および／または側枝を通じて加えられる，比較的弱いが継続的な細菌の影響に対する歯髄の累積反応を示している[5]．

371

CHAPTER 10　歯内および歯周の相互関係

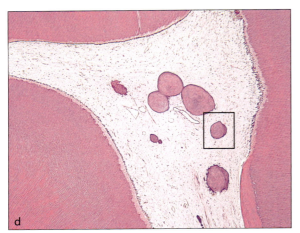
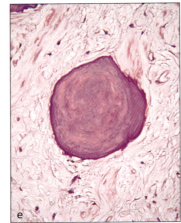
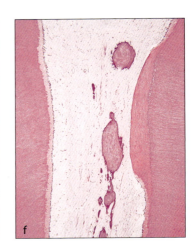
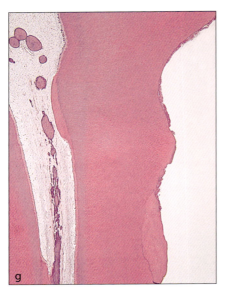
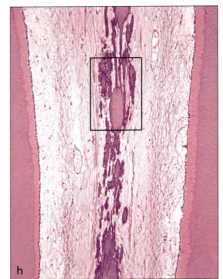
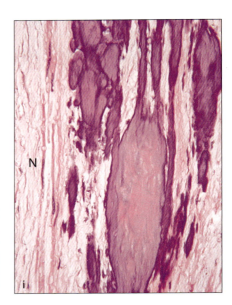
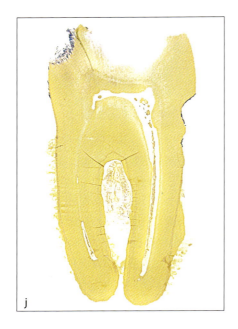
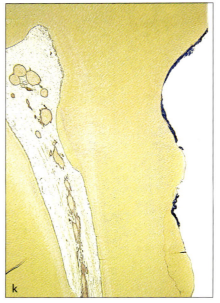
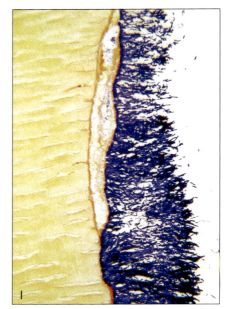

歯周病に対する歯髄組織の反応　CHAPTER 10

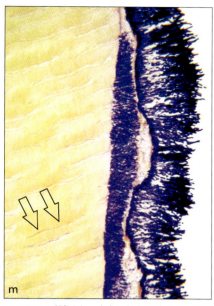
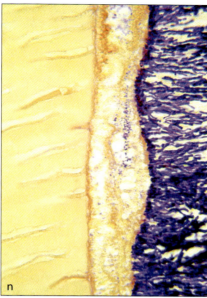
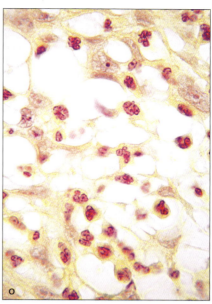

FIG 10-3（続き） （d）髄腔の遠心側の詳細．歯髄結石が組織中に散在（×50）．（e）写真（d）の枠で囲まれた歯髄結石の拡大像（×400）．細胞がほとんどない歯髄組織に包囲されており，炎症はみられない．（f）遠心根の根管口．遊離結石のほか第二象牙質帯が認識できる．これは歯根外側にみられる吸収領域と一致する（[g]，[k]～[n]に示す．×100）．（g）遠心根の歯冠側部．歯根の再吸収領域．根管壁上の第2象牙質の吸収領域および歯髄組織内で遊離している結石（×50）．（h）写真（g）で示す第二象牙質の根尖側の歯根内腔の詳細（×100）．（i）写真（h）の枠で囲まれている部分の拡大像（×400）．歯髄結石は正常な歯髄組織で囲まれているようにみえる．神経構造（N）が認識できる．（j）テイラーの改良型ブラウン‐ブレン染色法で染色した切片の全体像（×6）．（k）遠心根の冠側．吸収領域は細菌性プラークのバイオフィルムに覆われている（×50）．（l）写真（k）の吸収領域のもっとも歯冠側の拡大像（×400）．セメント質が認められない．象牙質は一部歯石に覆われており，さらに厚い細菌性バイオフィルムに覆われている．（m）写真（k）の遠心面のもう片方の領域では，象牙質はセメント質を喪失し，歯周バイオフォルムに覆われている．バイオフィルムは多数の非晶質（おそらく歯石）をサンドイッチ状に挟んで取り込んでいる2つの層から構成されている．象牙細管の一部に細菌が定着している（矢印）（×400）．（n）写真（k）で示されているもう1つの再吸収領域．セメント質は認められない．象牙質は，高密度の細菌性バイオフィルムが強固に付着している歯石層に直接覆われている（×1000）．（o）写真（j）の根分岐部の病理組織の拡大像（×1000）．炎症組織は主に多形核白血球で構成されている（Ricucci，Melilli[45]から許可を得て転載）．

　歯髄の石灰化の頻度は，歯周病の進行にともない増加し，顕著な炎症をともなわないこともある[34, 36, 45]．しかし，石灰化の発生は生活歯髄組織を犠牲にするため，歯髄の反応性がしだいに低下するのは明白である．症例によっては，髄腔のほぼ全容積が石灰化物で満たされているものもある（**FIG 10-4**）．

　進行した歯周病をともなう歯髄には，さまざまな程度の炎症がみられることがある．通常，炎症現象は，セメント質が損なわれたか，もしくは歯根部のう蝕によって損傷を受けた歯根表面の内側にある限られた領域の歯髄に認められる（**FIG 10-5h**）．このような症例では，あらたに炎症性象牙質の発生が起こる可能性がある（**10-5h**）．壊死が起こる前の炎症反応の重篤度は，概して根尖孔方向へのバイオフィルムの進展度合に比例する．

　しかし，ときには臨床的に明らかなう蝕や根尖孔に至る歯周病をともなわずして，歯髄の急性炎症や壊死領域および細菌性のコロニー形成領域が認められる場合がある．

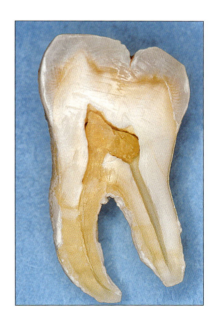

FIG 10-4 **重度歯周病歯における歯髄結石．** う蝕のない下顎臼歯．歯周病の治療ができず抜歯された．基底部には**髄腔のほぼ全域を占める膨大な結石**が認められる．

CHAPTER 10 歯内および歯周の相互関係

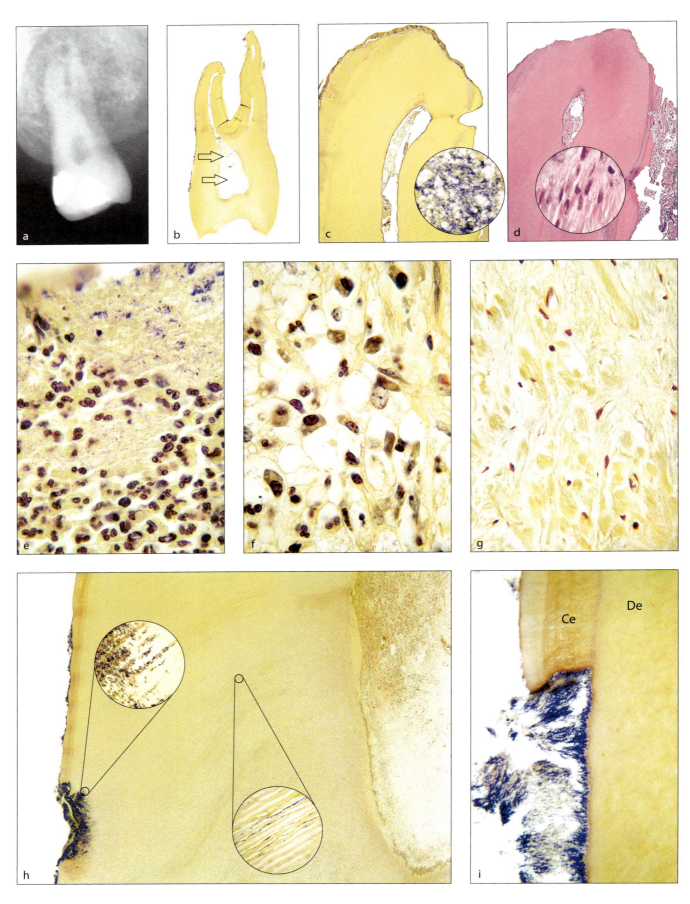

374

歯周病に対する歯髄組織の反応　CHAPTER 10

FIG 10-5（左）　歯周病の進行による歯髄感染． 62 歳の女性の動揺度 2 の|7．腫脹と痛みをともなう膿瘍を繰り返した．プロービングでは歯の輪郭に沿って深さ 10mm を超える歯周ポケットが認められた．生活歯髄診断では弱陽性反応を示した．(a) 診断用エックス線写真．アマルガムによる近心側および咬合面の修復は十分に適合しているようであった．(b) 頰側根に沿った切片の全体像（テイラーの改良型ブラウン‐ブレン染色法，×6）．(c) 写真(b) の近心頰側根の根尖部の詳細．根管内腔に，歯髄組織ではなく，大量の細菌定着をともなう壊死物質の塊がある（×25）．挿入画像はバイオフィルムの強拡大像（×1000）．(d) 遠心頰側根の根尖部．根管へ続いている歯髄組織が認められる（H&E，×25）．挿入画像の強拡大像では，歯髄組織が生活歯髄であることが示されている．炎症は認められない．神経線維が認識できる．(e) 写真(b)の上側の矢印で示された近心頰側根管髄腔のもっとも根尖側の強拡大像（×1000）．細菌が定着し，冠側に多形核白血球が凝集している壊死組織．(f) 写真(b)の下側の矢印で示された髄腔のもっとも歯冠側の領域の強拡大像（×1000）．感染部位付近では慢性炎症性細胞が浸潤している．(g) 写真(b)の頰側髄角の強拡大像（×1000）．組織は主に線維芽細胞および線維で構成されており，慢性炎症性細胞の散在はほとんどみられない．(h) 歯根の頰側歯頸部のう蝕病変．一部の象牙細管では歯髄方向に沿って細菌が定着している（主要写真 ×25，挿入画像 ×1000）．(i) 近心根の別の領域．セメント質がない部分があり，細菌性バイオフィルムが象牙質に直接付着している（Ce セメント質，De 象牙質）（×400）．(Ricucci, Melilli[45] から許可を得て転載)．

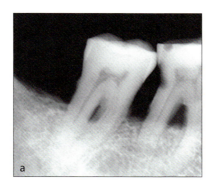
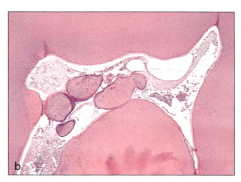
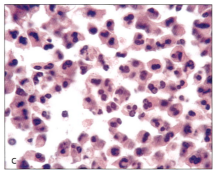
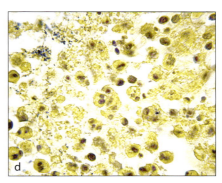

FIG 10-6　歯周病の進行による歯髄感染． 右下歯列の自発痛を報告した 71 歳の男性．広汎型歯周病．|7は打診に過敏であった．生活歯髄診断では過剰な反応を示した．(a) 診断用エックス線写真．歯冠にう蝕は認められず，広範な骨喪失に加え，髄腔では石灰化が顕著であった．患者は治療を拒否し，抜歯を希望した．(b) 髄腔の一部が大型の結石に占領されている．歯髄組織に空隙が認められる（H&E，×25）．(c) 髄腔頰側の空隙を囲む組織に，多形核白血球の重度の凝集が認められる．したがって，低拡大像でもみえる空隙は，膿瘍であり，アーチファクトではないことが確認できる（×1000）．(d) 改良型ブラウン‐ブレン染色で，細菌が定着し，側面に多形核白血球が凝集する壊死領域が認められた（×1000）．(Ricucci, Melilli[45] から許可を得て転載)．

FIG 10-6 の症例は上記のような状態を示しているが，この切片の検査では，歯髄への細菌の進入路（おそらくクラックや側枝）は確認されなかっただけである．これは，組織学的研究を行う際，連続切片の手法がいかなるときも好ましいことを意味している．

歯周ポケットが根尖方向へ進行して根管側枝に到達すると，側枝に接している限られた部分の歯髄に炎症反応が起こることがあるが，歯髄全域には及ばない[34]．

歯髄は，主根管が根尖孔レベルまで損傷されない限りは生活力を保つ．歯周ポケットが根尖孔まで到達した場合，歯髄は全体的に壊死する．歯周病原性細菌のバイオフィルムが，根尖孔をとおって歯髄に入り込んでいる主要な神経血管束に到達し，不可逆的な損傷を与え，歯髄への血液循環を阻害し，結果，壊死が起こるためである．FIG 10-7 の症例がその例である．これはう蝕のない下顎第二小臼歯であるが，最終段階まで進行した歯周病により障害を受けていた．障害を受けた歯はきわめて動揺度が高く，生活歯髄診断では反応がなかった．エックス線写真では，歯根を取り囲むようなクレーター状の骨吸収が認められた（FIG 10-7a）．組織学的検査では，細菌性バイオフィルムが歯根全体を覆い，さ

CHAPTER 10　歯内および歯周の相互関係

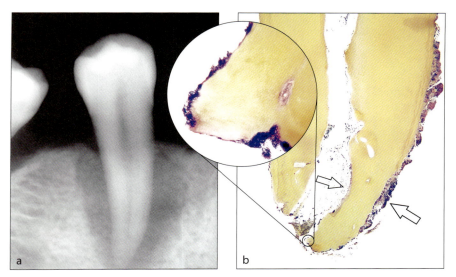
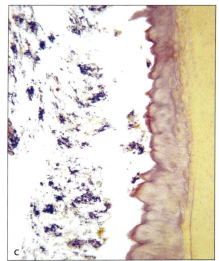
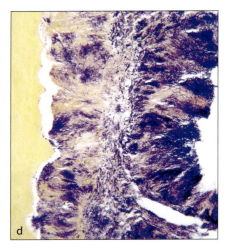

FIG 10-7　**根尖孔からの細菌感染．** 46歳の男性．下顎小臼歯由来の膿瘍の治療を希望していた．(a) 術前のエックス線写真では，第二小臼歯の歯根周囲に骨透過像が認められた．歯はきわめて動揺度が高く，検査では深さ10mmを超える歯周ポケットを認めた．生活歯髄診断では陰性反応を示した．抜歯され，組織学的検査が実施された．(b) 切片は近遠心平面で縦方向に切断された．広い根尖孔を通過した切片の全体像．歯根表面は厚さの異なるバイオフィルムに完全に覆われていた．根尖側1/3にいくつかの細い分枝があることに注目．また，右側根尖部にセメント質がないことにも注目（テイラーの改良型ブラウン - ブレン染色，×25）．挿入画像は歯根表面と根管壁の移行部（境界）の拡大像（×400）．歯周バイオフィルムは歯根表面から根管内まで切れ目なく続いている．(c) 写真(b)の左の矢印で示された根管壁の強拡大像（×400）．象牙質壁に非晶質が堆積している．根管内に多数の細菌が認められる．(d) 写真(b)の右の矢印で示された歯根外側面の拡大像（×400）．フィラメントが顕著な厚い歯周バイオフィルムが表面を覆っている．

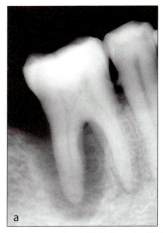
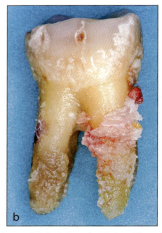
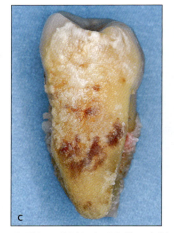
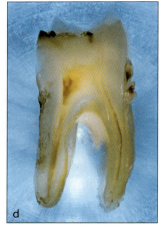

FIG 10-8　**根尖孔からの細菌感染．** 下顎大臼歯に起因する強い痛みを訴えて来院した62歳の女性．口腔検査では 6| の頬側に腫脹を認めた．歯は打診に過敏であった．生活歯髄診断では弱陽性反応を示した．(a) 診断用エックス線写真では，遠心根全体に及ぶ骨透過像が認められ，う蝕病変はなかった．髄腔は石灰化組織によってほぼ完全に不明瞭であった．抜歯が行われた．(b, c) 遠心根は歯石に覆われているように見えた．(d) 脱灰，脱水およびキシレン洗浄を行い，パラフィン包埋前に歯を透明な状態にした．

歯周病に対する歯髄組織の反応　CHAPTER 10

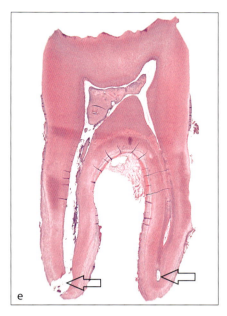
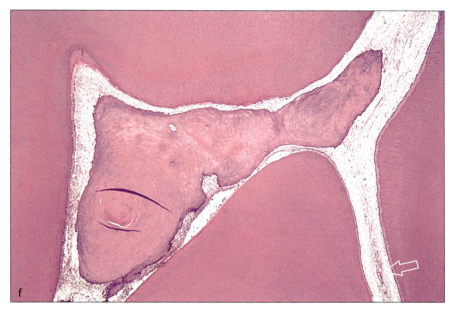
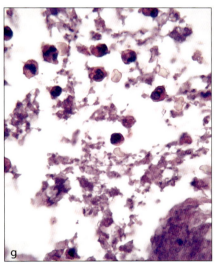
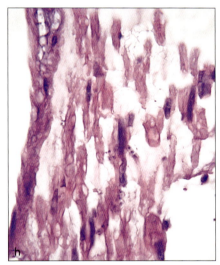
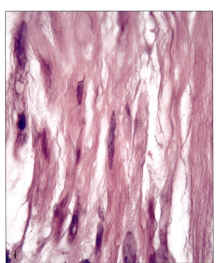

FIG 10-8（続き）　(e) 全体像（H&E，×6）．(f) 大型の歯髄結石が髄腔をほぼ占拠している（×25）．(g) 写真(e)の左の矢印で示された遠心根の根尖孔の強拡大像（×1000）．壊死組織とわずかな多形核白血球．(h) 写真(e)の右の矢印で示された近心根の根尖部に存在する組織の強拡大像（×1000）．神経線維を認め，炎症はない．(i) 近心根の冠側 1/3．写真(f)の矢印で示された領域の強拡大像（×1000）．歯髄組織に炎症はない（H&E）．

らに根管内部まで続き，根管内壁を覆っていた（**FIG 10-7b〜d**）．歯周病が歯の温存を目的とした治療には反応し得ない域まで到達していることは明らかである．

複根歯では，事態はさらに複雑である．**1 本の歯根で歯髄への血流が阻害されても，歯髄組織全体の壊死には至らない**．障害を受けた歯根はその根管が犠牲となり，重度の炎症や壊死が起こるが，その一方で，残りの歯髄は歯根への血流さえ維持されていれば生活歯髄のままである．**FIG 10-5** および **10-8** で示した症例がこの状態を詳細に示している．

最初の症例は 62 歳の女性の上顎第二臼歯であり，膿瘍の再発の既往があり，動揺度が高く，歯周ポケットは深さ 10mm を超えていた．生活歯髄診断では弱い陽性反応を示した．組織学的検査で，近心頬側根の歯髄が壊死しており，重度の細菌コロニーがみられた（**FIG 10-5c**）．壊死は髄腔内の近心頬側根全体をとおして歯冠開口部まで進行し，まだ失活していない組織内に集積する慢性炎症性細胞と接していた（**FIG 10-5e，f**）．髄角では，慢性炎症性細胞がわずかに散在するのみの線維組織がはっきりと認められ

377

CHAPTER 10　歯内および歯周の相互関係

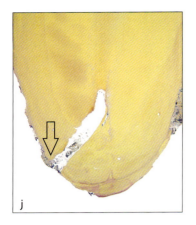
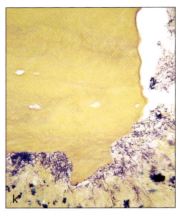
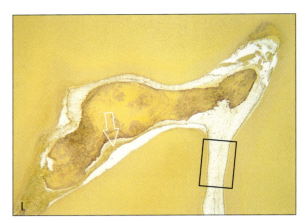
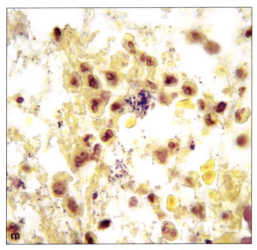
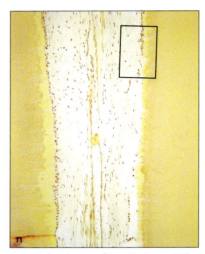
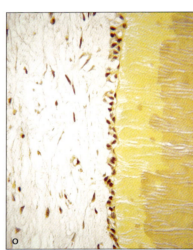

FIG 10-8（続き）　(j) 遠心根の根尖部（テイラーの改良型ブラウン - ブレン染色，×25）．(k) 写真(j)の矢印で示された領域．歯根のセメント質には吸収部位が認められ，高密度の細菌性バイオフィルムで覆われている（×400）．(l) 髄腔の全体像（×25）．(m) 写真(l)の矢印で示された髄腔領域．多形核白血球で囲まれた細菌の凝集（×1000）．(n) 写真(l)の枠で囲まれた近心根管の入口．生活歯髄は正常な外観を呈している．(o) 写真(n)の枠で囲まれた領域の拡大像（×400）．象牙質，象牙前質，象牙芽細胞層および炎症のない歯髄．(Bergenholtz, Ricucci[85] から許可を得て修正・転載)

考　察：遠心根の根尖孔領域の神経血管束が障害を受け，髄腔にいたるまで遠心根全体に壊死と細菌の定着がみられた．この像は，通常の血液供給を受けて外観も正常な近心根の生活組織付近では，消失している．

た（**FIG 10-5g**）．一方，歯周バイオフィルムが根尖部に到達していない遠心頬側根では生活歯髄組織を認め，炎症の徴候はなかった（**FIG 10-5d**）．

FIG 10-8 に示した下顎第一臼歯にも非常に類似した状態が観察された．歯周膿瘍と診断されたが，障害を受けた歯の歯髄は，反応は弱かったものの，温度診に反応した．エックス線写真の解析では，歯にはう蝕は認められなかったが，遠心根の周囲はエックス線透過像を認めた（**FIG 10-8a**）．抜歯後，検査をしたところ，遠心根は近心根とは対照的に完全に歯石に覆われていた（**FIG 10-8b, c**）．組織学的検査では，遠心根の歯髄組織が壊死し（**FIG 10-8g**），バイオフィルムが歯根の外側表面から根尖孔の内部まで続いていた

（**FIG 10-8j, k**）．壊死は歯冠方向に向かい，多量の歯髄結石で占められた髄腔まで進み（**FIG 10-8l**），そこでは前述の症例と同様に急性炎症が認められた（**FIG 10-8m**）．細菌が侵入した頬側根管口から少し離れた部位では，炎症の徴候がなく，完全に正常である特徴を有する生活組織が認められた（**FIG 10-8n, o**）．

壊死・感染は，根尖孔から逆行する形で髄腔まで達すると，今度はまだ正常な血流が保たれている他の根管の歯冠側から根尖方向へとゆっくりと広がっていく[34, 35]．この状態は **FIG 10-9** で示した下顎臼歯で例示されている．エックス線写真では遠心根および根分岐部での障害の状態が確認できる．生活歯髄診断では陰性反応を示した．組織学的検査で

歯周病に対する歯髄組織の反応　**CHAPTER 10**

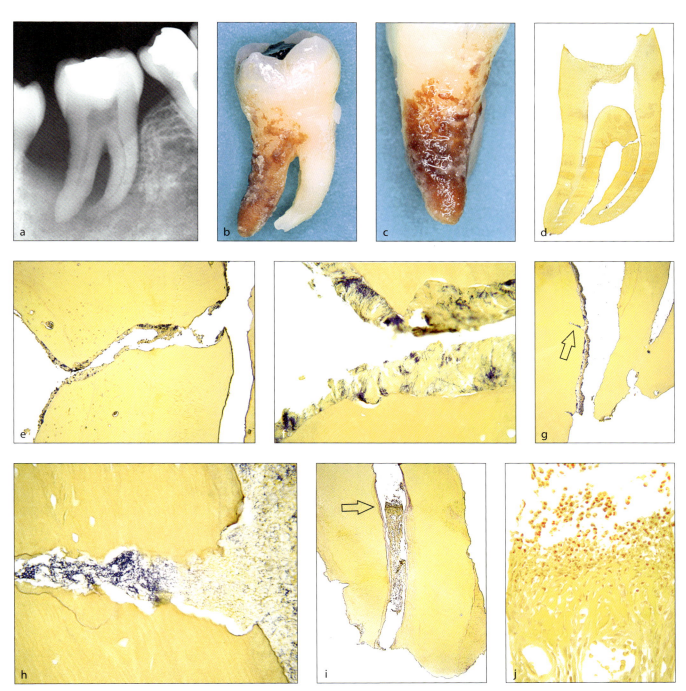

FIG 10-9　根尖孔からの細菌感染． 下顎右側領域に繰り返し発生する膿瘍を訴えた 38 歳の女性．6̲|は動揺度 3 を示していた．検査で最大 12mm の歯周ポケットが認められた．生活歯髄診断では陰性反応を示した．(a) 診断用エックス線写真では，広範な骨吸収および咬合面にアマルガムによる修復が認められた．(b, c) 抜歯後，遠心根は根尖孔領域を包みこむ歯石で完全に覆われていた．(d) 全体像．髄腔は空洞化しているようにみえる．近心根では，根管口付近を起始部とする大きな側枝が認められる（テイラーの改良型ブラウン - ブレン染色，×6）．(e) 根管内から根分岐部に至る側枝が観察できた（×100）．(f) さらに高倍率にすると（×400），根分岐部側枝の出口は，細菌性プラークのバイオフィルムに覆われていた．(g) その他の切片．根管内領域の全体像．遠心根の近心面では，2 本の側枝の出口が認められる（×25）．(h) 写真(g)の矢印で示された側枝のもっとも歯冠側部分の拡大像（×400）．内腔はデブリスと細菌で完全に占められている．(i) 近心根根尖部．この切片では，根管は明確な構造をもつ組織を有している（×25）．(j) 写真(i)の矢印で示された歯髄組織のもっとも歯冠側の拡大像（×400）．最歯冠側には炎症性細胞が凝集している．根尖部には炎症は見られない．残存生活組織には細菌が存在していない（Ricucci, Melilli[45] から許可を得て転載）．

379

は，近心根の根尖側 1/3 に残っている少量の歯髄組織を除き，両歯根の歯髄壊死を認めた（FIG 10-9d～j）．残存組織のもっとも歯冠側部分の炎症性細胞の凝集は，壊死が歯根の歯冠側から根尖側方向へ進行したことを示しており，根尖はまだ歯周細菌のバイオフィルムでは覆われていない．根分岐部と近心根の歯冠側 1/3 とをつなぐ広い側枝の存在が近心根の歯髄壊死の進行に関与していると思われる（FIG 10-9d～f）．

複根歯で，すべての歯根への血液供給が阻害されると，歯髄の壊死がみられる．これは FIG 10-10 で示した臼歯の組織学的検査で明らかにされている．これは全顎的に歯周病を有する 47 歳の女性の下顎第二大臼歯である．歯には動揺を認め，生活歯髄診断では反応を示さなかった．エックス線写真では，歯根全周を取り囲む骨透過像を認めた．組織学的切片では，歯髄が完全に壊死し，細菌がコロニーを形成していることが明らかになった（FIG 10-10g, h）．多くの領域で細菌が象牙細管に侵入していた（FIG 10-10h）．歯髄腔の早期感染にかかわったと思われる根分岐部の副根管の存在に注目したい（FIG 10-10e, f）．

歯周治療が歯髄に及ぼす影響

歯周療法の根本的な目標は，手用のキュレットや超音波スケーラーを用いてポケットと歯根表面を清掃し，バイオフィルムの細菌数を実質的に減らすことである．これらの治療には副作用がともなう．そのうちの 1 つである**歯根のセメント質除去**は不可避ともいえ，それによって象牙質が露出する．結果的に，多数の象牙細管が保護を失い，口腔内細菌の侵入リスクが生じる[46]．この状態になると理論上は，歯髄に炎症が生じ始めることになるが，サルを対象とした研究では，歯周治療を受けていない歯と比較しても，歯周治療を受けた歯に歯髄の炎症は認められなかった[41]．そのほかのいくつかの研究は，歯周治療でセメント質を除去した後に露出した象牙質へのバイオフィルムの凝集は，歯髄組織を著しく脅かすものではないことを確認しているようだ[47, 48]．

しかし，歯周治療後の臨床上の主要問題は，冷温刺激や浸透圧ならびに物理的刺激に対する鋭痛を特徴とする**象牙質知覚過敏症の発現**である[49]．この状態は，通常治療後最初の 1 週間で出現し，その後は消失する．何か月も持続することは稀である．原因は，露出した象牙細管が流体力学的刺激を受ける，つまり，さまざまな刺激によってもたらされる細管内の液体移動で刺激を受けることである[50, 51]．数週間後に症状が寛解するのは，唾液に含まれるミネラル結晶の蓄積や，象牙質を覆う細菌性プラークのバイオフィルム形成（望ましくはない），もしくは研磨剤を含む歯磨きの過程で形成されたスメア層によって，象牙細管が封鎖されていくからである[49, 52, 53]．治療を要する症例では，もっとも効果的な方法に象牙細管の開口部の封鎖がある．一般的に使用されている化学物質はシュウ酸カリウム，フッ化ナトリウム，およびフッ化第一スズであるが，コンポジットやアイオノマーなどの修復剤が必要となる症例もある．

歯周病に誘発される歯根の変化

歯周病に罹患した歯では，ポケット内で歯根表面に付着した厚いバイオフィルムが観察されることが多い（FIG 10-2g～10-2k, 10-3k～10-3n, 10-5i, 10-7b, 10-7d, 10-8j, 10-8k, 10-9e～10-9h）．組織切片における歯周バイオフィルムの形態学的特徴は，感染根管の根管壁に観察されるバイオフィルムの特徴とそれほど変わらない（CHAPTER 5 参照）．細菌凝集は，マッシュルーム状や樹状構造というようなさまざまな厚さと形態を呈する場合もある．これらの凝集は密度の高い細菌叢を形成し，健常と思われるセメント質（FIG 10-2i, 10-2k），または，以前に吸収・添加が生じたセメント質（FIG 10-2h, 10-8k）に密着している．セメント質層に小腔がみられ，細菌性バイオフィルムに覆われている症例もある（FIG 10-2j）．他にも，歯根のセメント質がいくらかの範囲にわたって途切れ，バイオフィルムが直接象牙質に付着している症例もある（FIG 10-2g, 10-5i）．セメント質を失った象牙質の一部に，歯石に類似した非晶質の層がみられたり，細菌性バイオフィルムに覆われている部位もある（FIG 10-3l, 10-3n）．このバイオフィルムは明瞭な層状を呈することがあり，歯石をはさんだ 2 層の「サンドイッチ様」層がみられる場合もある（FIG 10-3m）．バイオフィルムが直接象牙質に付着している領域では，象牙細管内に細菌の侵入・定着を認めることがある（FIG 10-3m）．

組織切片では，歯根表面に活発な吸収，または過去の吸収の痕跡がつねに認められる．これらの現象はセメント質にのみみられることもあるが（FIG 10-2g, 10-2j, 10-5i），象牙質にも広がることがある（FIG 10-3c, 10-3g, 10-3k, 10-7b, 10-7d）．また，プラークバイオフィルムが根尖孔領域を包みこんでいる症例では，吸収によって根尖部の構

歯周病に誘発される歯根の変化　CHAPTER 10

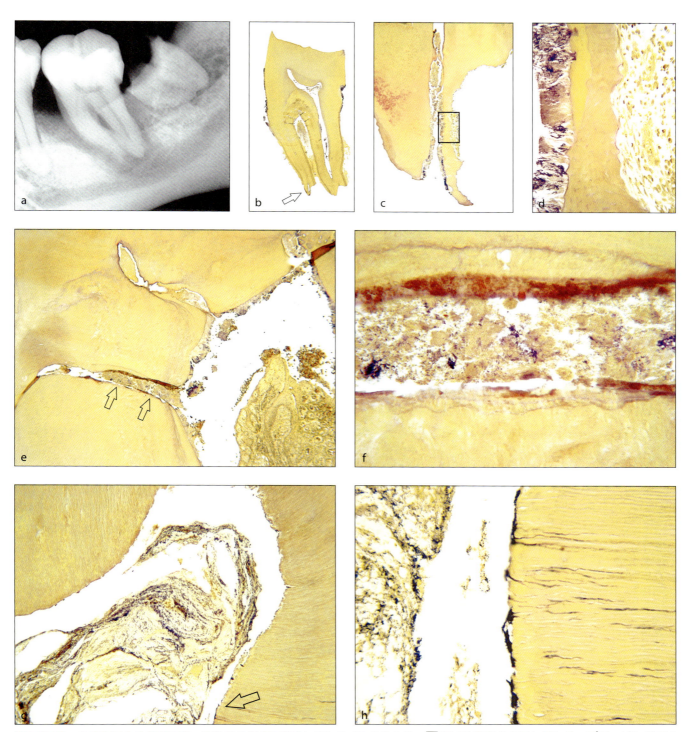

FIG 10-10　歯周病による歯髄壊死. 広汎型歯周病に罹患している47歳の女性.「7歯は動揺度3を示している. プロービングではポケットが歯根の周囲360度根尖まで形成されていることを確認した. 生活歯髄診断では反応を認めなかった. (a) 診断用エックス線写真. (b) 歯の中心を通過している切片, 全体像 (テイラーの改良型ブラウン - ブレン染色, ×6). (c) 写真(b)の矢印で示された近心根根尖部の詳細. 遠心根の根尖部の広範な吸収 (×25). (d) 写真(c)の枠で囲まれた領域の拡大像 (×400). 根管壁に付着したバイオフィルム (左), 吸収部分の炎症組織 (右). (e) 根分岐部に2本の側枝が認められる (×50). (f) 写真(e)の矢印で示された根分岐部側枝の根尖側の拡大像 (×400). デブリスと細菌の定着. (g) 遠心根の髄角. デブリスと細菌の定着 (×100). (h) 写真(g)の矢印で示された髄腔壁の拡大像 (×400). 象牙細管に生じた多量の細菌定着. (Ricucci, Melilli[45] から許可を得て転載)

381

CHAPTER 10 歯内および歯周の相互関係

造に重篤な変化がもたらされる場合もある（**FIG 10-9g, 10-9i, 10-10b ～ 10-10d**）．吸収されている部位と添加によりセメント質が肥厚している部位の両方を同一歯根で認めることがある（**FIG 10-2c, 10-3c**）．石灰化物の吸収と添加という逆の現象が同時に起きており，これは慢性的炎症の過程における破壊・修復の性質であることを表している．ここで記述した歯周病による歯根表面構造のすべての変化は，ほかの研究者の報告と一致している[46]．

歯周病の影響を受けた歯の組織学的研究では，抜歯の際に歯根に付着してきた歯肉組織片の中にあらゆる種類の炎症性細胞がさまざまな密度で通常観察される（**FIG 10-3o**）．

根面う蝕

歯根象牙質への細菌侵入は，セメント小腔（欠損窩）から始まると思われる（**FIG 10-2i, 10-2j**）．これらの小腔は，セメント質層が消失するまでに拡大することがあり，その領域は小さいこともあるが，広範に及ぶこともある（**FIG 10-2g, 10-5i**）．また，象牙質まで達することもある（**FIG 10-3k ～ 10-3n**）．つぎに象牙細管への最初の細菌侵入が起こる（**FIG 10-3m**）．これが歯根う蝕形成の始まりとなる可能性がある．臨床検査やエックス線検査では通常，早期段階ではう蝕を発見できないことも多いが，組織切片では，象牙質の欠損をともなう小窩と象牙細管への顕著な細菌侵入をともなう小さなう蝕を認めることがある（**FIG 10-5h, 10-11k, l**）．すべてのう蝕病変と同じように，細菌は感染過程のなかで象牙細管をたどり，う蝕病巣からかなり離れた細管の深部にも観察されるようになる（**FIG 10-5h**）．感染を被った細管と繋がっている歯髄組織には炎症性象牙質帯が存在し，炎症性細胞の集積がみられることがある（**FIG 10-5h**）．

平均余命が伸び，高齢者の人口が増加するにつれ，根面う蝕は差し迫った問題となっている．この疾患は，とくに加齢にともなう歯肉退縮により歯根表面の口腔環境への露出頻度が大きくなった結果，生じることは明らかだ[54]．歯肉退縮は生理学的現象の場合もあるが，歯周病による場合がもっとも多い．

根面う蝕は歯冠部のう蝕と比較してより望ましくない状態を呈している．高齢者では歯髄を保護する象牙質が薄くなり，歯髄に石灰化が発生し（軽度にして慢性的な刺激の結果），損傷に対応できる組織の量が減少する．さらに，根面う蝕が発生する解剖学的部位が重大な悪化因子である．実際，歯根の半分の位置で歯髄まで達した根面う蝕は，その部位の歯髄の壊死を引き起こし，冠側の歯髄への血流を遮り，残存する歯髄組織に重度の障害を生じさせる．

症例研究

歯髄内まで根面う蝕が進行した症例を **FIG 10-12** に示す．広汎型歯周病を有する 45 歳の男性で，下顎右側第一大臼歯において重度の骨喪失が認められた（**FIG 10-12a**）．スケーリングやルートプレーニングによる歯周初期療法を受け，自宅での適切な口腔内衛生ケアについて指導を受けた．患者は定期検診に訪れず，2 年後に再来院した．エックス線検査では6⏌の歯周の状態は改善されておらず，かつ遠心歯根にう蝕を認めた（**FIG 10-12b**）が，患者は治療を受け入れなかった．その後 3 年が経過し，患者は下顎右側の激痛を訴え，治療を希望して来院した．エックス線検査では，根面う蝕が歯髄に達していることを認めた（**FIG 10-12c**）．患者は歯の温存を目的とした治療はすべて拒否し，抜歯を希望した．その後の顕微鏡検査で，細菌が歯髄組織へ侵入し，露髄部で壊死していることを認めた（**FIG 10-12d ～ 10-12f**）．壊死は歯冠方向にいくにつれて炎症性の生活歯髄へと徐々に移行し，そして近心根では炎症のない組織を認めた（**FIG 10-12g ～ 10-12i**）．このような状況では，歯髄の炎症過程は明らかに不可逆的である．適切な治療を施すことは困難であるといえる．根管治療や根面う蝕の修復治療の問題に加え，歯周治療を計画することが不可欠であるが，その予後は患者の協力にかかっている．

FIG 10-11 は髄腔内に達する根面う蝕と重度の歯周炎をともなう下顎臼歯の症例を示している．組織切片では，近心および遠心根管双方で歯髄に達する根面う蝕が認められ，歯髄の一部に壊死が起こっていた（**FIG 10-11i ～ 10-11j**）．両歯根の根尖側の歯髄組織（**FIG 10-11f, 10-11g**）も歯冠側の組織も外観は正常であった（**FIG 10-11e**）．髄室内の歯髄に病的変化をともなわない組織がみられることは，一見非論理的であるように思えるが，血流がまだ完全には遮断されていなかったことで説明できる．この切片では確認できないが，実際，歯髄の歯根側と歯冠側の組織が繋がっている領域は存在しているはずである．この臼歯の切片の検査では，遠心面に象牙質が露出している部位があり，その面に細菌性バイオフィルムが付着している．そして，この領域の象牙細管に細菌の侵入が認められる（**FIG 10-11k ～ 10-11m**）．

根面う蝕 **CHAPTER 10**

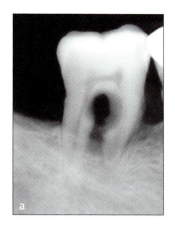
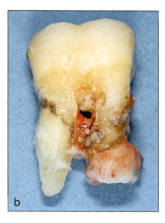
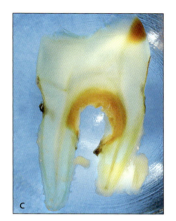
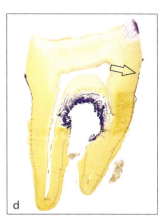
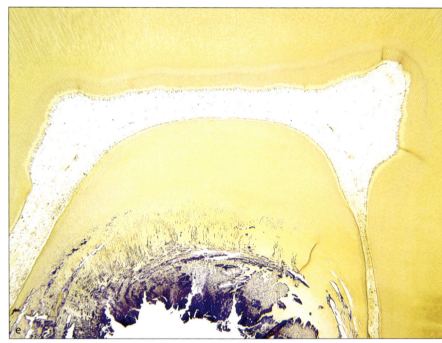
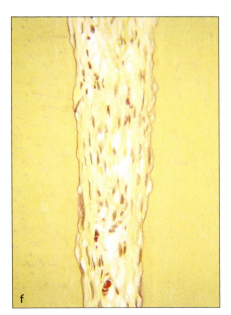
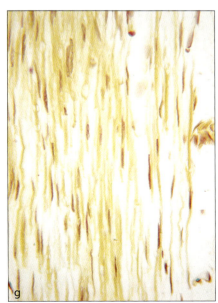
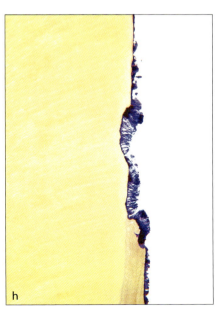

FIG 10-11　根面う蝕からの歯髄感染. (a) 広範にわたり歯周支持組織を失い，根分岐部にう蝕病変をともなう下顎第二大臼歯．(b) 抜歯した歯の歯根に歯石が大量に付着している．(c) パラフィン浸透前に透明化された歯．(d) 全体像．根分岐部におけるう蝕の進行度に注目（テイラーの改良型ブラウン‐ブレン染色，×6）．(e) 髄腔の詳細．う蝕は髄床底部からはまだ離れている．髄腔内の歯髄組織は正常に見える（×25）．(f) 写真(d)の近心根の根尖側の拡大像（×400）．正常な外観を有する生活組織．(g) 写真(d)の遠心根の根尖側の拡大像（×400）．神経線維．炎症は認められない．(h) 写真(d)の矢印で示されている近心歯頸部領域の拡大像（×100）．歯根吸収により歯冠側へのセメント質の連続性が喪失しており，吸収は象牙質に到達している．吸収された表面は細菌性プラークのバイオフィルムに覆われている．

383

CHAPTER 10 歯内および歯周の相互関係

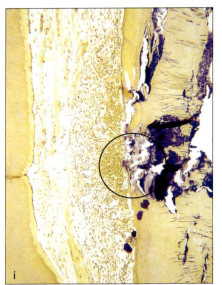
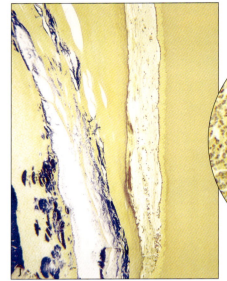
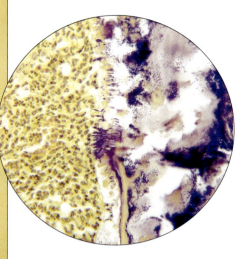
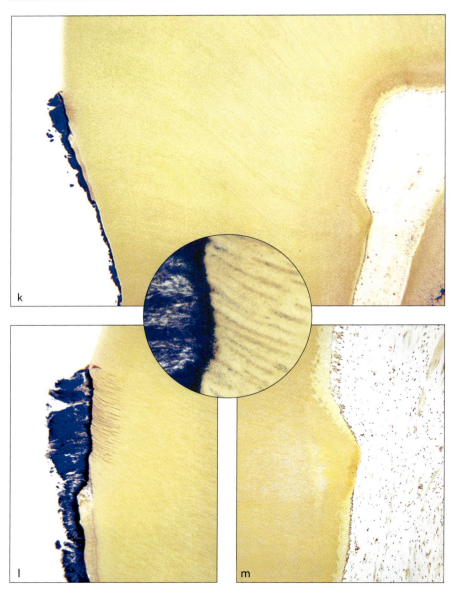

FIG 10-11（続き） (i) 遠心根管の歯冠側部分．歯髄組織までう蝕が穿通している．大規模な細菌凝集の表面が大量の多形核白血球と接触している（×100）．挿入画像で穿通領域をさらに高倍率で示した（×400）．(j) 近心根管の歯冠側部分．う蝕による歯髄の露出が起こっている．露出領域の冠側の歯髄組織は生活歯髄であり，血流は完全には阻害されていないことが確認できる（×100）．(k) 歯冠の遠心側．プラークに覆われていない領域は，脱灰過程で溶解されたエナメル質と一致している（×25）．(l) 写真(k)の歯頸部の拡大像（×100）．象牙質の一部はセメント質を損失し，プラークバイオフィルムに覆われているように見える．細菌は細管に侵入している．挿入画像はバイオフィルム-象牙質の境界の強拡大画像（×400）で，細菌が細管に侵入しているのが認められる．(m) 感染した象牙細管の歯髄側には炎症性象牙質の添加がみられる．象牙芽細胞層がこの第三象牙質部で消失しているようすに注目．これはこの部位で象牙芽細胞が障害を受けていたことを示している（×100）．（Bergenholtz, Ricucci[85] から許可を得て修正・転載）

根面う蝕 **CHAPTER 10**

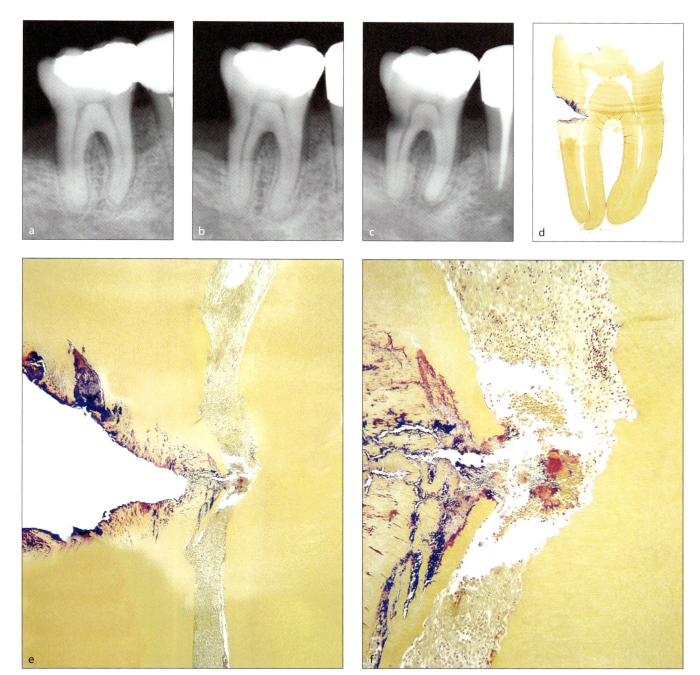

FIG 10-12　根面う蝕からの歯髄感染．（a）45歳の男性の下顎第一大臼歯に，進行した歯周組織の喪失がみられる．（b）歯周治療を試み，口腔内衛生指導も行ったが，その2年後，遠心根にう蝕病変が出現した．（c）患者はう蝕病変の治療を受け入れず，さらに3年後，う蝕が歯髄に穿通して激痛を来たした．歯は患者の緊急要請で抜歯され，組織学検査に送られた．（d）切片は近遠心平面で切断された．全体像（テイラーの改良型ブラウン‐ブレン染色，×6）．（e）う蝕が歯髄に穿通している領域の詳細．う窩を有する象牙質では，広範にわたり細菌の定着が起こっている（×25）．（f）さらに高倍率にすると（×100），露髄部分に細菌のコロニー形成が認められる．

CHAPTER 10 歯内および歯周の相互関係

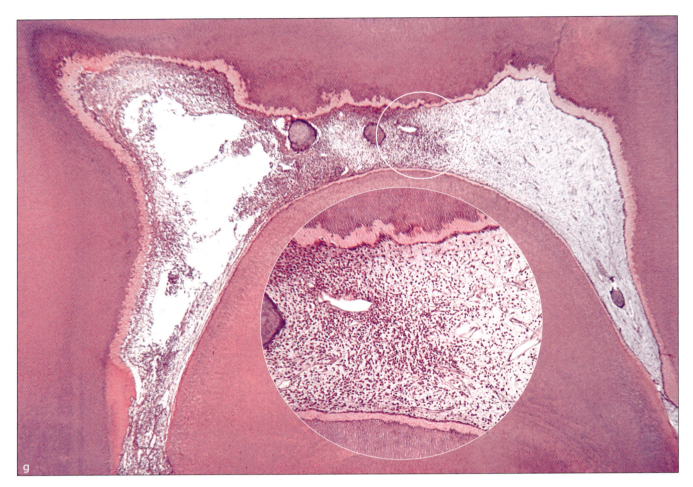

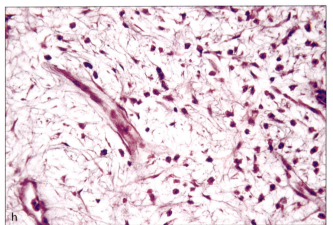
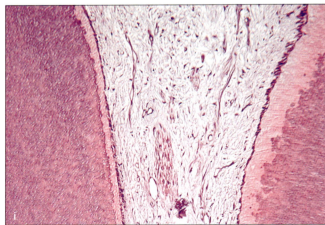

FIG 10-12（続き） (g) 穿通領域からの画像．壊死は歯冠側方向へ広がり，髄腔の約半分の位置にまで至り，そこから炎症状態を示す像へと変わっている．さらに近心側では，炎症の程度が徐々に弱まっているのが認められる（H&E，主写真 ×25，挿入写真 ×100）．(h) 写真(g)の髄腔の近心面からの歯髄組織の拡大像（×400）．結合組織に散在する慢性炎症性細胞．(i) 写真(g)の近心根管口領域．歯髄組織に炎症は起こっていない（×100）．

歯内 – 歯周病変の臨床的分類および治療

何年も前に提案され，いまだ有効である**歯内 – 歯周病変**の臨床的分類はSimonら[55]によって行われた．病的状態に至った原因をもとに簡易化を行い，彼らは以下の分類を提案した．

- 歯内由来病変
- 歯周由来病変
- 歯内 – 歯周合併病変

歯内由来病変

原発性の根尖性歯周炎は，歯内感染が原因で発生し，通常，根尖部周囲に限局するエックス線透過性を特徴とする（**CHAPTER 4** 参照）．**一定の大きさの側枝がある場合，病変は歯根の側面に生じ，根尖部からかなり離れた場所で発生することもある**．複根歯では，髄床底に副根管が存在し，根分岐部病変が生じることがある．そして，根分岐部の位置で歯肉溝のサイナストラクトが形成され，歯周由来の病変であるようにみえてしまうことがある[1]．歯周ポケットプローブが根分岐部にある程度入るような問題が存在し，エックス線写真では歯周由来の根分岐部病変にきわめて類似しているようにみえる場合もある．原則として，歯髄の壊死と歯周組織の欠損が同時に存在する場合，前者と後者の状態に因果関係があるかもしれないことを示唆している[1]．歯周由来の病変との鑑別診断は臨床的に容易である．歯内由来の病変では，生活歯髄診断が陰性反応を示し，通常はそれに関連して根尖部にエックス線透過性を認め，歯槽頂の高さや外観は正常である（**CHAPTER 6** **FIG 6-64** 参照）．

下顎大臼歯の根分岐部の骨吸収をもたらした歯内原発病変の組織学的特徴を **FIG 10-13** に示す．この歯は8年半前に覆髄を行った歯であり，突然症状が出現した．歯髄は生活歯髄診断では反応を示さず，壊死が示唆された．組織切片では，遠心根に太い側枝を認めた．この側枝は根分岐部内に開いており，溶骨性病変（骨吸収）に関与し，それが歯冠側へ広がり，骨梁が分岐部レベルまで破壊されていた．

単根歯では，歯内由来の病変が歯根膜を通して歯肉溝へ排膿するサイナストラクトをともなう場合，それが歯根の近心面または遠心面に位置していれば，エックス線によって容易に識別できる．発現部位が頬側または舌側に沿っている場合は，識別はむしろ難しい．**診断においては，ガッタパーチャポイントなどを挿入し，偏心投影法で複数のエックス線写真を撮影することが病変の由来を見きわめるために有益**である[56]．歯内原発病変では，歯周プロービングで，狭小で限局した欠損が認められる．

FIG 10-14 は下顎臼歯の根分岐部にサイナストラクトを有する病変を示している．一見したところ，歯周由来の病変のように思われた．しかし，慎重な臨床検査によって，正確には歯内原発性病変であるとの診断が下された．実際のところ，生活歯髄診断では歯髄の壊死が確認された．根分岐部にはエックス線透過像があるが，隣接面の歯槽骨の高さは正常であることが示された．歯内由来であることが確定されたあと，適切な治療計画が計画され，術後経過は長期にわたり安定している．

FIG 10-15 は，下顎第二大臼歯の歯根の全周に及ぶ病変を示している．エックス線写真像にもかかわらず，歯内由来病変であると診断され，それにしたがって治療が行われた．治療計画では，近心傾斜を呈する第三大臼歯が適切なラバーダム防湿や器具の使用，そしてその後の治療の妨げとなっていたため，根管治療を行う前にあらかじめ抜歯することとした．18か月後の初回経過観察では，安定した状態であった．

歯周由来病変

この病変は，初発原因として歯周ポケットの形成をもたらす歯肉縁下プラークのバイオフィルムにより引き起こされる．通常，付着器官には歯周病によって問題が生じているが，生活歯髄診断で反応があればその歯の根管治療は必要としない（**FIG 10-16b**）．疾患が進行しても歯髄の活性は保たれているので，歯周に限定した治療でよい（**FIG 10-1**）．歯肉にサイナストラクトがあると歯内由来の病変のようにみえるが，プロービングと生活歯髄診断やエックス線検査を行うことで，正しい診断を得ることができる．

よい臨床例が **FIG 10-17** に示されている．この写真では，上顎中切歯に起因するサイナストラクトが頬側に認められる．プロービングでは，とくに口蓋側に深いポケットを認めた．エックス線検査では歯槽骨の著しい喪失を認めた．生活歯髄診断では，陽性の反応を示し，これにより歯髄の活性が示された．これらの検査により歯内由来のサイナストラクトである可能性が除外され，歯周由来病変と診断された．

生活歯髄診断で明白な反応が得られなかった場合には，

CHAPTER 10 歯内および歯周の相互関係

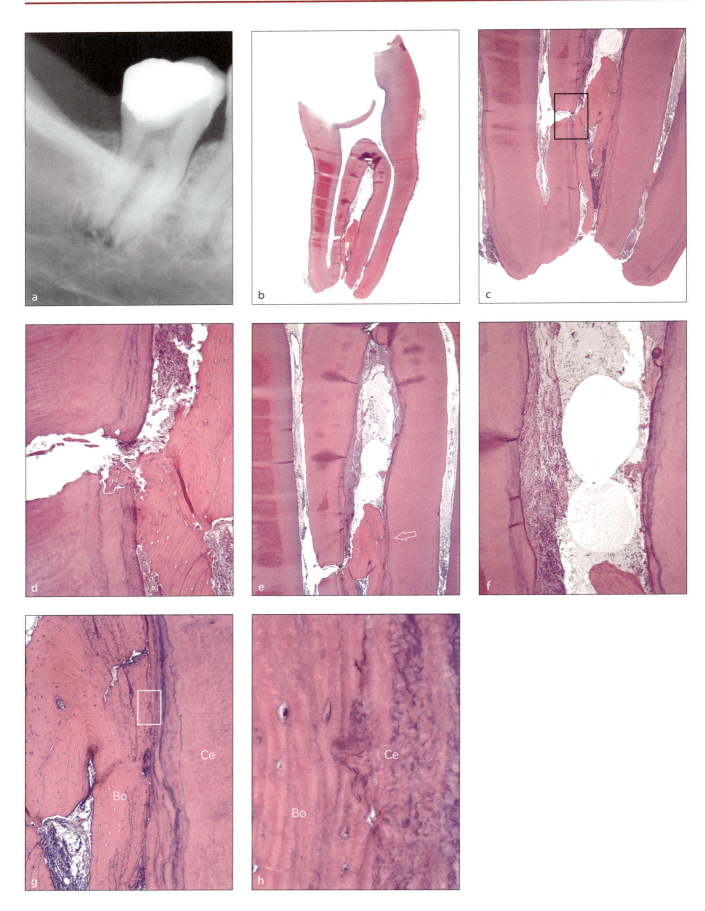

388

歯内 - 歯周病変の臨床的分類および治療　CHAPTER 10

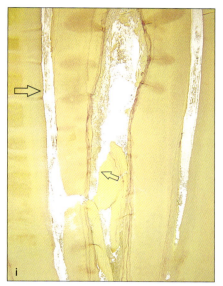
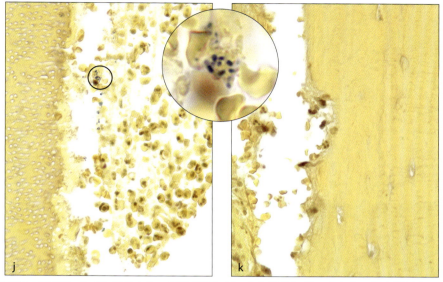

FIG 10-13　**歯内由来病変**．下顎右側に痛みを訴えて来院した 45 歳の女性．歯科病歴にて，8 年半前に第二大臼歯の近心側髄角の直接覆髄が行われたことが判明した．それから 2 年後と 4 年後の経過観察時ではそれぞれ歯に症状はなく，温度診および電気歯髄診において正常な歯髄反応が得られた．現在，生活歯髄診断では陰性反応を示しており，歯は打診に対して過敏である．(a) エックス線写真では両歯根に透過像を認めた．患者は根管治療を拒否し，抜歯が行われた．(b) 近遠心断面で切り出した切片．遠心根の中央 1/3 と根尖側 1/3 の間の境界に，根間部へ通じる大きな側枝が存在する．側枝出口の歯冠側（根分岐部）の骨喪失に注目（H&E，原画像，拡大像 ×6）．(c) 歯の根尖側半分．歯髄組織は壊死しており，遠心根管に大きな空洞が認められる（×25）．(d) 写真 (c) の枠で囲まれた部分の拡大像（×100）．側枝の出口．側枝の内腔はデブリスをほとんど有さず，歯根膜が破壊されている根分岐部の歯冠側へと続いている．(e) 歯根の歯冠側．骨吸収が根分岐部まで確認できる．根間部は断続的な組織で占められており，互いに繋がった円形空洞が 2 つ識別できる（×25）．(f) 根間部の詳細．遠心根に向かうにつれ壊死組織は炎症性の結合組織にとって代わられている（×50）．(g) 写真 (e) の矢印で示された領域の拡大像（×50）．残存する骨梁は，歯根膜の介在なく近心根に隣接している．(h) 写真 (g) の枠で囲まれた領域の拡大像（×400）．歯根膜の欠損および骨とセメント質の結合がみられる状態はいわゆる「アンキローシス」である（**Bo**：骨，**Ce**：セメント質）．(i) 歯根の歯冠側部分（テイラーの改良型ブラウン - ブレン染色，×25）．(j) 写真 (i) の左矢印で示された遠心根領域．急性炎症領域には細菌はほとんど認められない（×400，挿入画像 ×1000）．(k) 写真 (i) の右矢印で示された残存骨梁領域．炎症性細胞で占められた骨吸収窩（×400）．

歯内病変との鑑別診断が困難となることがある．**FIG 10-16a** に示した臼歯の症例では，根分岐部の骨に病変が認められた．さらに混乱を招いた所見は，遠心根の小さなエックス線透過像である．歯冠にはう蝕や亀裂は検出されなかった．歯髄は温度診には反応せず，電気刺激にはわずかに反応した．歯科医師が歯周由来病変という診断に至った理由は，喫煙者である患者の辺縁部のびまん性の炎症の存在であったが，診断を決定づけたのは麻酔をせずに行ったう窩検査であった．歯髄の強い反応が得られたため，生活歯髄であることが示され，歯周由来病変との診断に至った．

FIG 10-16b のような症例では，鑑別診断はより容易となる．エックス線写真の解析により，小臼歯の歯根周囲にエックス線透過像が認められた．プロービングおよび生活歯髄診断が陽性反応を示したことにより，歯科医師は歯周病変との診断を確定した．

限局的に重度の歯周由来病変がある興味深い症例を **FIG 10-18** に報告する．この症例は下顎臼歯の遠心根の骨にできたクレーター状病変であり，歯周初期治療では奏効しなかったが，外科的処置によって回復した．歯髄は歯周治療の前後いずれにおいても影響（障害）を受けていなかった．近心面に広範なう蝕が認められたためという理由のみで，抜髄に至った．補綴治療計画には歯冠補綴が含まれた．

389

CHAPTER 10　歯内および歯周の相互関係

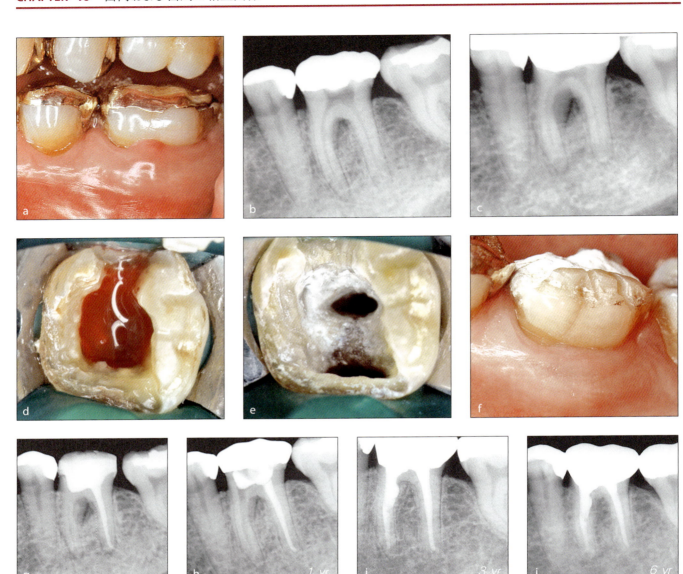

FIG 10-14　歯内由来病変. (a) 下顎第一大臼歯の根分岐部に「歯周病変」が存在することに気づき，その評価を希望した60歳の男性歯科医師．過去数週間はシリンジを用いて3％の過酸化水素水による「歯周ポケット」の洗浄を毎日行っていたとのことであった．口腔内検査では6⏌の歯肉の頬側が腫脹しているように見えた．プロービングではレベル2の根分岐部病変を認めた．歯は約30年前に金のアンレーで修復されていた．生活歯髄診断では陰性反応を示した．(b, c) 異なる角度で写真を2枚撮影したところ，根分岐部にエックス線透過像が認められたが，近心および遠心の歯槽骨頂部の高さは正常であった．歯内由来病変と診断し，根管治療を計画した．(d) ラバーダム防湿後，修復物は除去され，髄腔開拡が行われた．髄腔の開拡直後に自然出血した．作業長を確立し，根管に器具を挿入した．顕微鏡による観察で，近心根の遠心側根管壁を含め，歯根膜にまでおよぶ吸収領域を認め，これが事実上根管内と根間部（根分岐部）を直接繋いでいた．根管に水酸化カルシウムを貼薬した．(e) 1週間後，症状は消失した．根管の再治療を行った．髄床底部に不自然な白色面がみられるが，これは患者がポケット洗浄に用いた過酸化水素水がパーフォレーション部をとおして髄腔内に入りこんだためと思われる．(f) 根管拡大および貼薬から2週間後，歯肉の腫脹は消失し，歯周組織は正常な状態に回復した．(g) 遠心根は充填され，近心根は水酸化カルシウムで再貼薬された．(h) 水酸化カルシウムは3か月ごとに交換し，1年後，根分岐部のエックス線透過像はほぼ完全に消失した．近心根はこの時点で充填された．(i) 3年後の経過観察では，根間空隙の骨は完全に治癒していた．(j) 6年後の経過観察時も，状態は安定していた．

歯内 - 歯周病変の臨床的分類および治療　**CHAPTER 10**

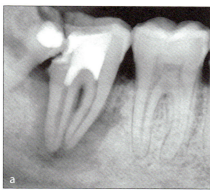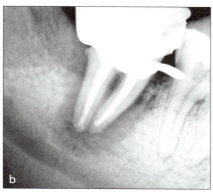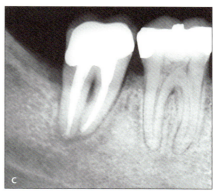

FIG 10-15　歯内由来病変．（a）31歳の男性の下顎第二大臼歯にみられる大きな骨吸収．根管治療を受けていると報告した．動揺を認め，歯の全周に10mmを超える深いポケットを確認した．第三大臼歯の歯冠は近心に傾斜し，第二大臼歯の窩洞に陥入していた．近隣の歯にも影響を及ぼす歯周病の初期徴候があったが，歯内由来病変と診断された．治療計画は第三大臼歯の抜歯とその後の第二大臼歯に対する根管治療であった．（b）根管拡大および2週間の水酸化カルシウム貼薬後，根管は充塡された．（c）18か月後の経過観察では，骨欠損は完全に治癒していた．今後も臨床上およびエックス線写真上の経過観察が必要である．

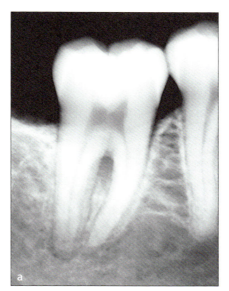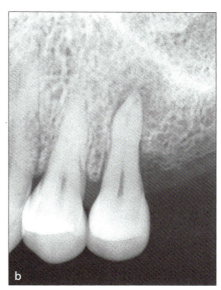

FIG 10-16　歯周由来病変．（a）下顎右側第二大臼歯に違和感を訴えて来院した35歳の女性．咬合面裂溝の変色を除いて，歯にう蝕はなかった．拡大下で検査したところ，亀裂は認められなかった．生活歯髄診断では，結果が出なかった．温度診には陰性反応を示したが，電気診には弱い反応を示した．エックス線写真では根分岐部に病変を認め，遠心根に小さなエックス線透過像を認めた．湾曲した歯周プローブは頬側の入口から3mmを超えた深さまで挿入できたが，舌側では挿入できなかった．したがって，根分岐部の病変はレベル2と診断された．歯は垂直および側面方向の打診に過敏であった．咬合検査では表面の咬耗を認め，咬合性外傷と考えられた．診断には窩洞検査が必要であると感じられた．麻酔をせずタービンで咬合面裂溝を開拡したところ，痛みが発生した．歯髄の活性が証明された．診断は咬合性外傷によって悪化したと思われる歯周由来病変とした．（b）65歳の女性の第二小臼歯．う蝕はなかったが，咬むと痛みがあり，わずかに動揺がみられた．エックス線写真では歯根周囲に大規模な透過像が認められた．生活歯髄診断では正常に反応した．プロービングでは，口蓋側に10mmを超えるポケットを認めた．歯周由来病変と診断した．この症例のエックス線写真は明らかに歯内由来病変の像を呈していた．

CHAPTER 10　歯内および歯周の相互関係

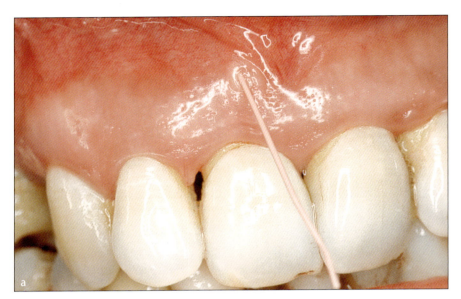
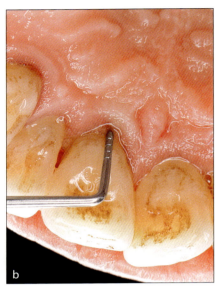
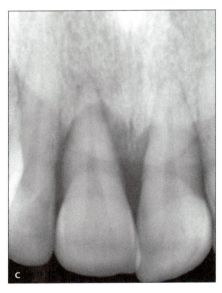

FIG 10-17　歯周由来病変．（a）1⏌の頬側にサイナストラクトが最近出現した 45 歳の女性．動揺度 2 を認め，生活歯髄診断では陽性反応を示した．（b）全顎にわたり進行した歯周病の徴候が明確に認められた．とくに 1⏌の口蓋側に深い歯周ポケットが示された．（c）エックス線写真では支持歯槽骨が大幅に失われていた．サイナストラクトが歯内由来によるという病因論は除外され，歯周由来病変と診断された．

歯内 - 歯周合併病変

歯内 - 歯周合併病変は次の過程の結果である．
- 歯内由来病変が 2 次性の歯周病変を生じる
- 歯周由来病変が 2 次性の歯内病変を生じる
- 真性の合併病変

辺縁性歯周炎を惹起するような歯内病変を未治療のまま放置すると，進行して歯周組織まで破壊され，2 次性の歯周病変となる可能性がある．これは通常，病変領域における歯肉縁下のプラークバイオフィルムの蓄積が原因であり，たとえば，歯肉溝に排膿しているサイナストラクトとして現れる．歯根の穿孔も，2 次的な歯周組織破壊をともなう歯内病変につながる可能性がある．

2 次性の歯内疾患を引き起こす 1 次性の歯周病は，歯周ポケットが根尖方向に進行して根尖孔に達した場合に発生し，歯髄を生かしている主要な神経血管束を破壊するに至る．歯髄は壊死し，根尖孔から侵入した歯周バイオフィルムの細菌に感染する．それにより根尖性歯周炎が引き起こされ，状態がさらに悪化する．

歯内‐歯周病変の臨床的分類および治療 **CHAPTER 10**

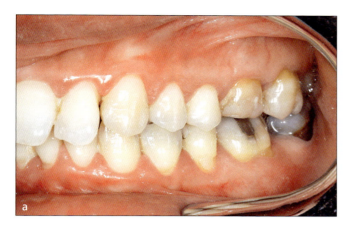
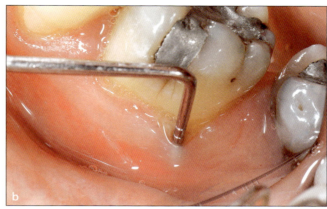
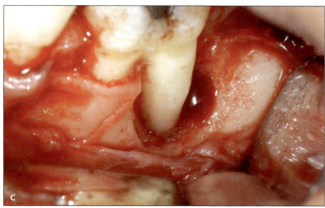
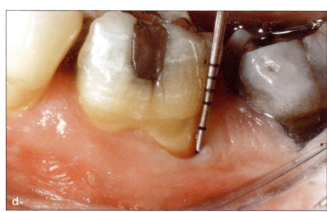
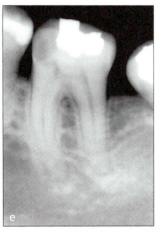
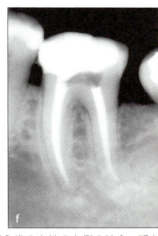
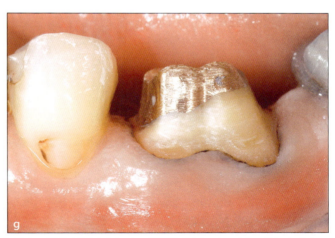

FIG 10-18　歯周由来病変．（a）40歳の女性の左側の咬合．明白な歯周病の徴候が認められる．初期治療はスケーリングおよびルートプレーニングで，口腔内衛生指導も行われた．（b）2か月後，8mmの深いポケットが遠心頬側に残る下顎左側第一大臼歯を除いて，治療は全体的に奏効していた．（c）歯肉弁を剥離し，遠心根にスケーリングとプレーニングが行われた．（d）10か月後の経過観察時，歯周ポケットの深さは3mmに改善し，治療は奏効したと考えられた．（e）外科的治療から10か月後の再評価時の6⏌のエックス線写真．アマルガム修復物の近心側が破折しており，髄腔近くまでう蝕の再発がみられた．生活歯髄診断では正常反応を示した．以前の外科治療後，歯髄に症状はなかった．しばらくして，患者は近心う蝕が原因の咀嚼時の歯髄の過敏反応を訴えた．（f）歯冠修復を含めた治療計画の一環として抜髄を行った．（g）鋳造ポストのセメント合着および支台歯形成後で，印象直前の臨床写真．圧排コードが歯肉溝に挿入されている．歯周組織の外観は正常である．

考　察：歯周治療の全過程において歯髄の症状はなかった．抜髄は，う蝕病変の再発および歯冠に広範囲の補綴物の装着が必要であるということを考慮して，予防処置として実施された．

最終的に歯髄壊死を引き起こすまで歯周病が進行すると，通常その歯は失われたもの（保存不可）とみなされる[27]．これは単根歯の場合には常にいえることだが，**複数根ですべての歯根が歯周病によって同様の損傷を受けていない場合は，治療できる可能性が残されている**．FIG 10-7 では，単根歯において細菌性プラークバイオフィルムが根尖孔を取り囲むと，どのように血流が阻害され，根尖から歯冠方向にむけて細菌が歯髄に定着するのかが，わかりやすく示されている．この時点では2つの病態が共存しており，歯内の感染が歯根周囲の骨吸収を増悪させている．臨床的観点からは歯周療法や根管治療で病態を改善できるとは考えられず，損傷を受けた歯は通常の場合，絶望視される．このような症例で根管治療を行っても緩和的な効果しかもたらさないであろう．しかしながら，治療の選択肢は各症例によって異なり，中・長期的な治療予後は不良であることを患者に知らせたうえで，口腔内全体の治療計画および患者の希望を考慮して根管治療を行うかどうかを決める必要がある[27]．

「緩和的な」根管治療の例を FIG 10-19 に示す．43歳の女性の下顎第二小臼歯は，末期の広汎型歯周炎を呈していた．患者は残った全歯が予後不良となり，総義歯が不可避であることを告知され，それを引き延ばすための治療を希望した．細菌性プラークバイオフィルムおよび歯石の除去を含む歯周療法に加え，いくつかの根管治療が考慮された．問題の歯は根尖性歯周病変を呈しているだけでなく，動揺度がきわめて高く，相当量の歯槽骨喪失がみられた（FIG 10-19a）．う蝕や修復はなかったものの，生活歯髄診断では反応を示さず，頰側にサイナストラクトも認められた（FIG 10-19b）．根管治療が実施され，水酸化カルシウムによる貼薬の2週間後に根管充填が行われた（FIG 10-19c）．

根管充填の時点でサイナストラクトは消失した（FIG 10-19d）．1年2か月後，エックス線写真で根尖性歯周炎が治癒していることが示されたが，歯槽骨の喪失は進行していた（FIG 10-19e）．

臨床的観点からいえば，複数根の歯ではすべての歯根が同等の付着喪失を呈するわけではないため，別の方法をとることができる可能性がある[56]．FIG 10-5 および 10-8 は，歯周病が1つの歯根の根尖孔領域まで到達しているものの，他の歯根は確実に損傷が少ない歯の組織学的状態を示している．結果として，不可逆的な障害を受けた歯根を選択的に抜根する複合的治療によって，その歯が維持されることがある．こうした療法は，徹底的な臨床検査およびエックス線検査を行い，歯列弓にその歯を留めることが咬合機能の観点から重要であると考えられる場合にのみ，実施されることが望ましい．このような基準に基づくと，FIG 10-20 の下顎第三大臼歯は歯根切除の適応ではなかった．歯周病による不可逆的な障害は遠心根のみでみられたが，歯の位置が望ましいものではなかったため，保存的治療を禁忌とした．

一方，FIG 10-21 で示す臨床状態は，保存的治療が適応されたものである．これは上顎第一大臼歯の口蓋根が歯周病による影響で完全に障害を受けているが，残りの歯根はかなり障害が少ない症例である．治療計画では，保存する歯根に根管治療を行った後で口蓋根を抜根するものとした．頰側根の根管口から根尖側の歯髄組織は活性を示していたが，口蓋根管には壊死組織が認められたことは興味深い所見であった．根管治療終了時，歯肉弁を剥離せずに歯根が切除された．抜根後，残された切断面は適切に平滑化され，研磨された．この処置は，根管の歯冠側 1/3 に事前に銀アマルガム充填をしておくことで，容易に行うことができた．歯冠補綴の必要もなかった．6年4か月後の経過観察では，臨床的所見（FIG 10-21k〜10-21m）およびエックス線的所見（FIG 10-21n〜10-21p）の双方で，正常であることが示された．切除した歯根の組織学的所見では，歯周バイオフィルムが根尖孔領域を含む根尖部を完全に取り囲み，歯根への血流を阻害していたことが確認された（FIG 10-21f〜10-21j）．

特筆すべきは「**溝の発生異常**」についてである．これは，稀に起こる解剖学的異常で，歯内由来病変と歯周由来病変の鑑別診断をときに困難にさせる．上顎中切歯の頰側面に生じる場合もあるが[57]，もっとも典型的といえるのは上顎側切歯の口蓋面であり，**歯肉-口蓋溝**（gingival-palatal sulcus）の原因として知られている．この溝は中心窩から始まり，歯帯を通り，歯根に沿って根尖方向に走っている．セメント質や象牙質がともに巻き込まれると，歯根の形態に影響を及ぼす陥入が生じる．そして，歯根の形成が不完全な場合，歯内領域と歯周領域が直接繋がってしまっていることがある[58,59]．重要なのは，この異常形態が細菌性バイオフィルムの蓄積を促し，結果として歯肉溝で感染が引き起こされることである．これが時間の経過とともに，根尖方向に進行する狭い歯周組織欠損に至る．プラークバイオフィルムや歯石がその溝に沿って存在する（FIG 10-22）．重症度はさまざまだが，欠損が早期に診断されれば，歯髄はまだ生存しているであろう（FIG 10-23）．歯根表面のわずかな陥凹などさほど目立たない症例では，歯科医師はプラークと歯石の除去に加え，歯根形成術を行って歯根の平

CHAPTER 10 歯内－歯周病変の臨床的分類および治療

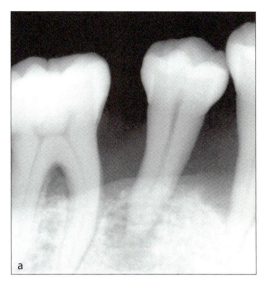
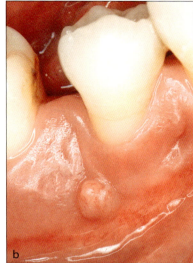
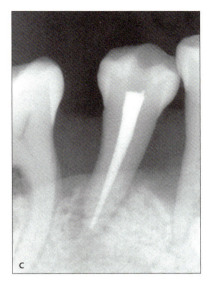
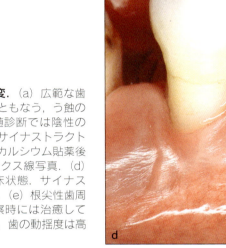
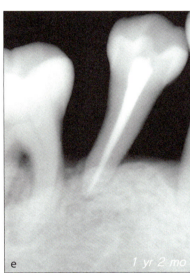

FIG 10-19 歯内－歯周合併病変．（a）広範な歯槽骨喪失および根尖性歯周炎をともなう，う蝕のない下顎第二小臼歯．生活歯髄診断では陰性の反応を示した．（b）頬側歯肉にサイナストラクトを認める．（c）2週間の水酸化カルシウム貼薬後に根管充填を行った直後のエックス線写真．（d）根管充填直後の頬側歯肉の臨床状態．サイナストラクトは完全に治癒していた．（e）根尖性歯周病変は1年2か月後の経過観察時には治癒していたが，歯周病は進行していた．歯の動揺度は高かった．

滑化を試みる価値がある．文献では，フラップ手術下でのスケーリング／ルートプレーニングによる処置[60]や歯根形成術が奏効した例が報告されている[61, 62]．骨吸収が進行し，保存が難しいようにみえる歯が「十分な機能を回復する」可能性について積極的に解説する文献も存在するが[63]，**このような異常形態をともなう歯の長期的予後は思わしいものではなく，予後は根尖方向への溝の進展程度によって左右される**．

歯内病変と歯周病変は離れた場所で同時に存在することもあれば，融合して真性の合併病変となることもある．真性の歯内－歯周合併病変は稀であり，冠側方向へ進行する根尖性歯周炎が根尖方向へ進行する**辺縁性歯周炎**（歯周病）と合わさった場合に生じる[1, 35, 55]．

治療上の観点からいうと，**歯内病変と歯周病変をどちら**

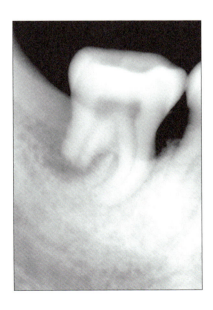

FIG 10-20 歯内－歯周合併病変（？）．下顎右側臼歯部分の違和感を訴えて来院した39歳の男性．臨床検査ではびまん性の初期歯周病変が認められた．エックス線写真ではう蝕のない8|の遠心根周囲に大きな骨吸収が認められるが，歯根吸収が生じていることは明らかであった．生活歯髄診断では陰性反応を示した．歯は打診に対して過敏であった．抜歯が推奨された．

CHAPTER 10 歯内および歯周の相互関係

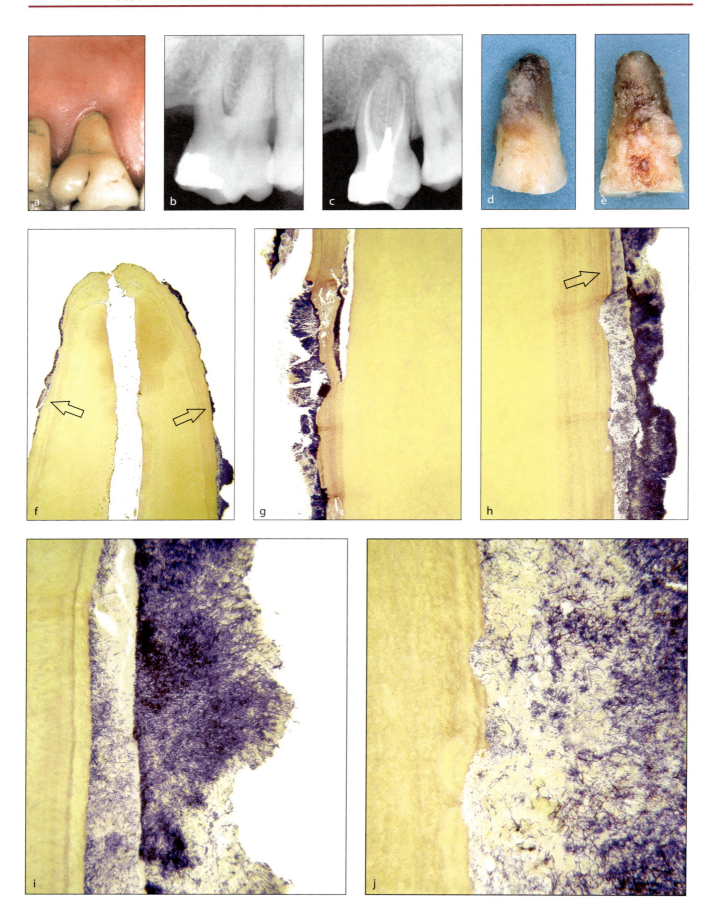

396

歯内－歯周病変の臨床的分類および治療　**CHAPTER 10**

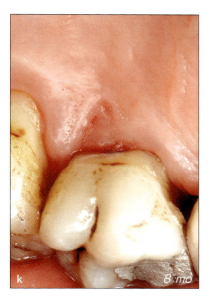
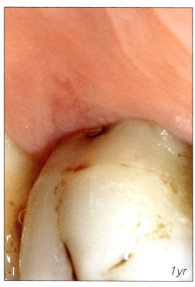
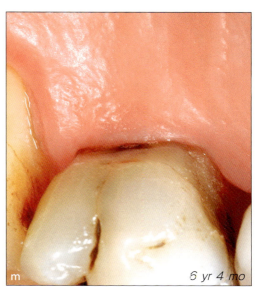
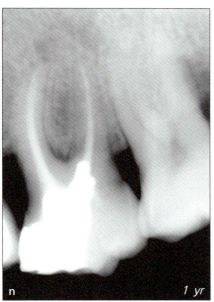
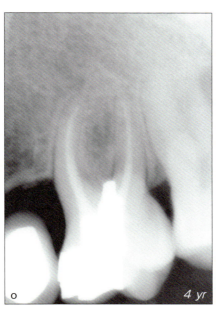
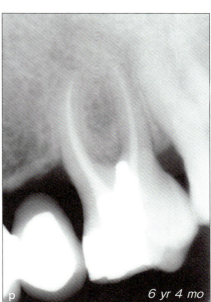

FIG 10-21　多根歯の歯内－歯周合併病変への対応例．（a）上顎左側第一大臼歯部にたびたび膿瘍が再発する 44 歳の男性．臨床検査では重度の歯周病を認めた．第一大臼歯の口蓋側に著しい歯肉退縮を認めた．プロービングで口蓋根唇囲に深さ 10mm 以上のポケットを認めたが，頬側のポケットの深さは 3mm を超えていなかった．生活歯髄診断では弱い陽性反応を示した．歯はわずかに動揺を認め，打診に対して過敏であった．（b）近遠心的偏心投影で撮影したエックス線写真では根分岐部病変がみられたが，骨喪失の範囲は不明であった．治療計画としては，根管治療後に口蓋根を抜根することとした．（c）根管治療時，口蓋根には壊死した歯髄組織が認められたが，頬側根では生活組織がみられた．水酸化カルシウム貼薬から 1 週間後，根管充填が実施された．口蓋根ではガッタパーチャによる充填は行わなかった．根管の歯冠側 1/3，ならびに髄腔およびアクセスホールにアマルガム充填を行った．それにより根管が最適に封鎖されている位置で切除し，完全に研磨された根面を残すことができた．（d, e）抜根された歯根の口蓋および頬側面観．根尖部は完全に歯石で覆われている．（f）空洞としてみえる主根管を通過した切片．歯根表面は歯周バイオフィルムで完全に覆われている（テイラーの改良型ブラウン - ブレン染色，×25）．（g）写真（f）の左矢印で示された歯根表面の拡大像（×100）．部分的に剥離したセメント質層は厚い細菌性バイオフィルムで覆われていた．（h）写真（f）の右矢印で示された領域の拡大像（×100）．バイオフィルムは複数の層からなり，セメント質を覆っている．（i）写真（h）の矢印で示された領域の強拡大画像（×400）．表層は細菌密度が高いことがわかる．（j）そのほかの領域．線維状の形態をもつ細菌が優勢である（×400）．（k, l）8 か月後および 1 年後の口蓋歯肉の臨床状態．（m）6 年 4 か月後の管理．歯周組織は最適な状態．（n）1 年後に撮影されたエックス線写真．根分岐部の欠損が認められる．（o, p）4 年後および 6 年 4 か月後の経過観察時のエックス線写真では，根分岐部の状態の改善と歯根周囲組織の正常化が認められる．最適な結果が得られたと考えられる．

CHAPTER 10 歯内および歯周の相互関係

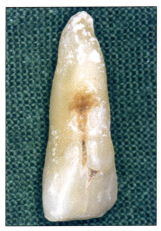

FIG 10-22 歯肉－口蓋溝（発育溝）．歯周病のために抜歯された側切歯．裂溝は中心窩を起点とし，歯帯を通り，歯根の中央を終点としている．歯根に沿って歯石の沈着がみられる．この症例では，発育異常は歯の喪失に直結するほどの深刻な原因までには至っていなかった．

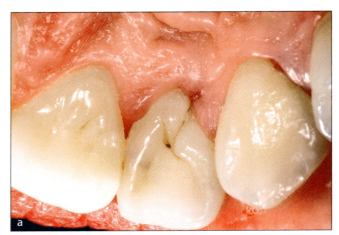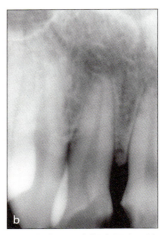

FIG 10-23 歯肉－口蓋溝（発育溝）．（a）側切歯の口蓋面に，中心窩を起点とし歯根表面まで達する斜切痕が認められた 39 歳の女性．歯肉縁は腫脹し，炎症を起こしているようにみえる．プロービングでは 4mm の深さのポケットと出血を認めた．歯は無症候であった．生活歯髄診断および打診への反応は正常範囲内であった．（b）エックス線写真では初期の骨喪失が認められた．
考　察：早期段階でかつ 2 次的な歯内への波及（細菌感染）がなければ，歯肉弁を剥離して歯根形成術を行う治療が奏功し，歯周と歯髄の合併症の予防となる可能性がある．

も有する歯では，初期治療としてスケーリングとルートプレーニングで歯肉縁上のプラークバイオフィルムおよび歯石を大まかに除去した後に根管治療を行うべきである．その後，適切な歯周治療を行うことが望しい[1, 64]．

FIG 10-24 は歯内 - 歯周病変が同時発生した症例で，2 つの病態が合併したように見える．55 歳の男性の下顎第一大臼歯の舌側に腫瘍をともなう膿瘍が生じた．歯には咬合面と歯頸部の 2 か所にアマルガムが充填されており，生活歯髄診断では反応を示さなかった．同時に，大量のプラークバイオフィルムと歯石の蓄積により広汎性歯周病変をともなっており，口腔衛生は不良のようだった（**FIG 10-24a**）．遠心面では，歯周プローブは根尖部の先まで挿入できた（**FIG 10-24c**）．エックス線写真では，隣接する骨中隔の高さが減少していたほか，第一大臼歯の遠心根が完全に露出しており，根分岐部の骨吸収も認められた（**FIG 10-24b**）．診断は，歯周病変をともなう歯内病変であった．治療プロトコールについては，まず歯肉縁上のプラークと歯石を除去した後，根管治療により歯内の感染を排除することとした．その後，スケーリングやルートプレーニングによる適切な歯周治療とホームケアの見直しが行われた．特筆すべきは，根管治療により，歯内由来のダメージ（骨欠損）がいかに素早く改善したかである．5 か月後には，歯槽硬線の出現をともなう遠心根周囲の歯槽骨の再建がみられた．一方，歯周病の「障害」つまり根尖側への付着の喪失や根分岐部の病変はなくなっていない（**FIG 10-24g**）．6 年後の経過観察時の検査では，歯内病変の治癒状態は安定していたが，歯周状態は悪化しており（**FIG 10-24h**），歯周病は経過観察期間において管理できていなかったことが示された．

歯根の垂直破折

歯根の垂直破折は，本書では合併病変に分類される．実際，破折線は，象牙細管や側枝よりもはるかに大きな通路として歯内領域と歯周領域の間を繋いでいる[1]．

垂直破折は根管治療済の歯でみられることが多いが，未治療の歯にも起こる可能性がある[65]．西洋人を対象とした統計学的研究では，失活歯と比較すると，生活歯での垂直歯根破折の頻度は低いようである．Cohen ら[66] は，ア

歯根の垂直破折 **CHAPTER 10**

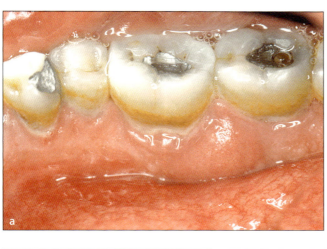
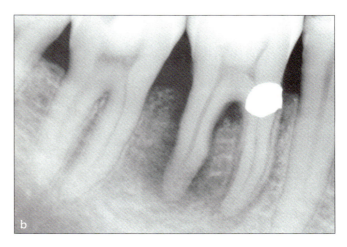
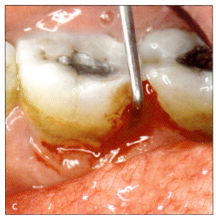
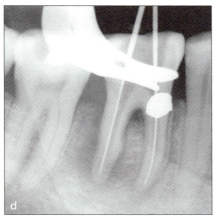
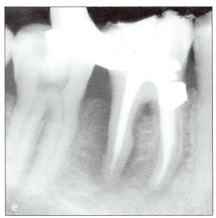
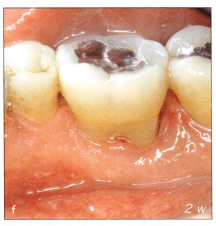
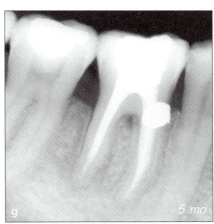
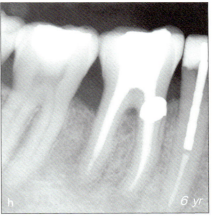

FIG 10-24　歯内－歯周合併病変．（a）口腔衛生不良で歯周病が進行した患者の下顎第一大臼歯と第二大臼歯の間の舌側の膿瘍．第一大臼歯にはわずかな動揺，打診に対する過敏がみられ，生活歯髄診断では反応を示さなかった．第二大臼歯は正常に反応した．（b）6̲のエックス線写真では，遠心根を完全に包囲する大規模な骨透過像ならびに根分岐部に骨喪失を認めた．（c）歯根の遠心面ではプローブは根尖部まで到達した．歯内・歯周の合併病変と診断された．治療計画として，スケーリングとルートプレーニングのほか，根管治療を含めた．（d）根管拡大終了時に作業長をエックス線で再確認した．根管内貼薬として水酸化カルシウム製剤をいれた．（e）1週間後，根管を充填した．遠心根の多数の根尖分枝にシーラーが注入されていることに注目．これは歯内組織と歯周組織間に複数の交通路があることを示している．（f）エンド－ペリオ複合療法から2週間後，歯周の状態は著しく改善した．（g）5か月後の経過観察時のエックス線写真では，歯周組織はほぼ完全に治癒したことが示された．冠側方向への骨再生は，前回歯周病で喪失した付着位置で止まっていることに注目．（h）6年後の経過観察時のエックス線写真では，患者の歯周病は悪化していたが，この歯の歯周組織は正常であることが確認された．

CHAPTER 10 歯内および歯周の相互関係

メリカ大陸の3つの地域で垂直歯根破折を生じた227歯を調査し，もっとも多く破折がみられたのは根管治療済の歯（全例中49%）で，そのつぎは未治療で歯髄壊死に至っている歯（39%），未治療の生活歯（12%）の順であったと報告した．このデータは，根管治療により歯根破折が発生しやすくなることを示唆している．

一連の発表では，生活歯での垂直破折の発生は，中国人に多い傾向があることが示唆されている．Yang[67]らは中国人男性12名の症例を検証し，咬耗の痕跡があり最低限の修復しかしていないか，まったく修復していない未治療の第一大臼歯の破折について記述している．Chanら[68]は中国人患者64名について生活歯の破折症例を報告している．40〜69歳の患者では，破折は第一大臼歯に発生することが多かった．男性の発生率は女性と比較して2倍高かった．破折の多くは，咬耗の痕跡がみられるものの，過去に修復的介入を受けておらず，ほとんど損傷のない歯列に発生していた．

生活歯における垂直歯根破折の真の原因は，いまだ明確にされていない．こうした破折は，中国人の食事のタイプおよび咀嚼習慣に関連している可能性があることが示唆されている[67]．Chan[69]らは，生活歯および根管治療済の歯で発生した破折の臨床的特徴を評価した．連続無作為で総合計315名の垂直破折患者を研究対象とした．そのうち40%が未治療歯に生じていたが，高齢者に顕著に見られる傾向があり，また，もっとも頻度が高かった歯は大臼歯であった．中国人と比べて頻度は低いものの，西洋人においても，未治療歯における垂直破折の発生は稀ではない．したがって，このような状態をより確実に治療するためには，早期診断が不可欠である．

病理学的観点からいえば，生活歯の垂直歯根破折は，通常，根尖方向に広がった亀裂が原因である．破折の前に歯髄が生きていれば，口腔内に露出して破折領域に大量の細菌定着が起きることで，急速に歯髄壊死に至るのは明らかである．臨床現場においては，未治療歯の垂直破折は発見されないことが多く，誤った治療計画に至る可能性が高い[70]．その例が FIG 10-25 の症例である．38歳の男性が上顎小臼歯の圧痛を主訴として来院した．検査では，歯の咬合面から遠心面にかけてアマルガム修復物を認め，これは何年も前に充填したものであるとのことであった．歯は打診に対して過敏で，生活歯髄診断では反応を示さなかった．エックス線検査では根尖性歯周病変（FIG 10-25a）を認めた．歯髄は壊死していると考えられ，歯は根管治療を受けていた．根管拡大と2週間の水酸化カルシウムの貼薬後，根管充填が行われた．根管充填までの2週間で症状は消失した（FIG 10-25b）．使用された根管充填法は，クロロホルムを用いたガッタパーチャによる側方加圧充填であった．その後，歯の冠側にはアマルガムによる修復が行われた．8か月後，患者は「歯に違和感がある」と訴えて再来院した．この時点では，根尖部の触診で歯肉溝からの排膿が認められ，プロービングで頬側に深い骨欠損があることが判明した（FIG 10-25c）．エックス線写真で根尖部から遠心の隣接面部に至る透過像が認められた（FIG 10-25d）．直視下で調べるために歯根を外科的に露出させたが，その結果，肉芽組織が詰まった典型的な骨の裂開が認められた（FIG 10-25e）．この組織を除去すると，歯根の垂直破折の周囲に広範な骨喪失が起こっていることが判明した（FIG 10-25f）．歯は抜歯され，その頬側表面の所見は，破折がまさに歯頸部から根尖側へ生じていることを示していたが，目視で発見することは不可能であった（FIG 10-25g）．口蓋面にも同様の破折線を認めた．2つの破片を分離すると，破折スペースにクロロホルムによって軟化したガッタパーチャを認めたが，側方加圧充填の処置中に加えられた圧力によって圧縮されていた．これは，破折線が根管治療の前に存在していたか，もしくは根管充填の処置中に生じていたかのいずれかであることを示唆している（FIG 10-25h）．

垂直破折の診断が遅れた別の例を FIG 10-26 に示す．歯髄壊死と顕著な咬耗の痕跡が認められる高齢患者の下顎小臼歯に対し，根管拡大と水酸化カルシウムによる貼薬が行われた．貼薬を繰り返し行っても，症状は寛解しなかった．最終的には，エックス線写真とプロービングにより，垂直歯根破折と診断された．

破折は，根管充填の処置中に生じることもあるが，その後に生じることのほうが多く，主要原因は咀嚼時に発生する負荷および歯に加えられる咬合力であり，これが実質的に破折を引き起こす[71]．破折は根管治療および歯冠補綴終了後のいかなる時期にも発生し得る．根管治療を受けて垂直破折が生じた25歯の研究では，破折が発現するまでの期間の平均は54か月であった[72]．

破折は歯根の根尖部で生じることもあり（FIG 10-27，10-28），歯冠側で生じることもある（FIG 10-29，10-30）．これは歯根にかかる力の複雑さや方向によっても左右される．Tamse[73]によれば，初期段階での破折の診断は，特定の徴候や症状および特別なエックス線所見がないために難しい．結果として，診断は遅くなる傾向があり，根管治療や修復処置が完了してから数年後になることもある．

歯根の垂直破折　**CHAPTER 10**

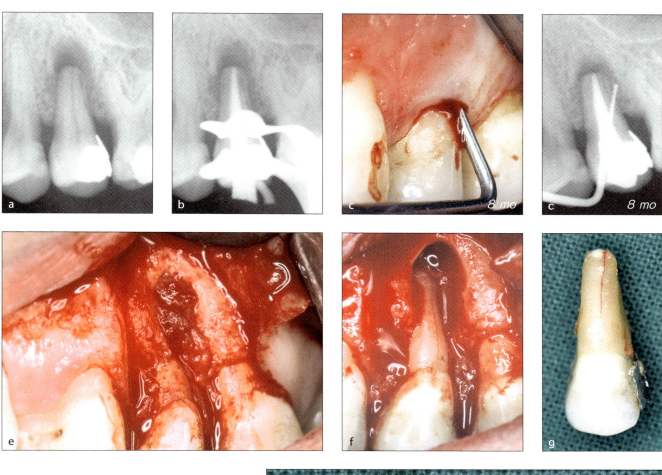

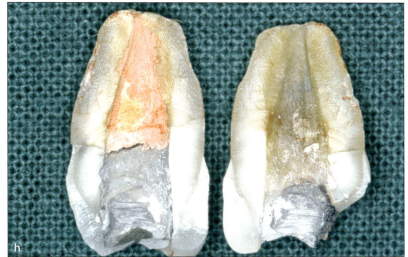

FIG 10-25　垂直歯根破折．（a）歯髄壊死を生じた上顎第二小臼歯の歯根周囲のエックス線透過像．（b）一定期間の水酸化カルシウムによる貼薬終了後，根管はクロロホルムで軟化したガッタパーチャによる改良型側方加圧で充填された．（c）8か月後，患者は緊急症状のため，再来院した．プロービングで頰側に深いポケットを認めた．（d）トレーサーとしてプローブを挿入して撮影したエックス線写真では，欠損が遠心側へ拡大していることがわかった．（e）診査目的で歯肉剥離したところ，頰側面の大きな骨裂開部が肉芽組織で埋め尽くされていた．（f）軟組織を除去すると，骨喪失の程度を評価することができ，原因が特定された．破折線は歯頸部辺縁から根尖部に向けて走行していた．（g）抜歯された歯の頰側面．破折は，セメント質とエナメル質の境界部からある程度離れた場所を起点としていた．（h）分離した破切片の断面から，ガッタパーチャが破折部に圧入されていることがわかる．

考　察：破折線にガッタパーチャが入り込んでいることより，つぎの2つの解釈が可能となる．(1) 破折は根管治療前から存在していたが，本症例ではそれを発見することができなかった．(2) 側方加圧充填の処置中に破折が起こった．

401

CHAPTER 10　歯内および歯周の相互関係

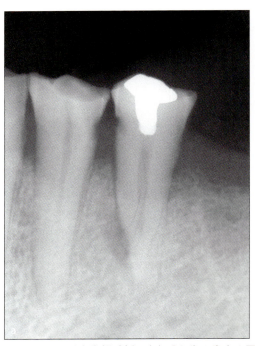 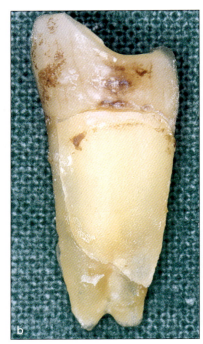 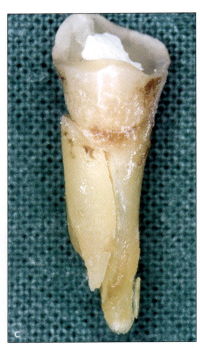

FIG 10-26　垂直歯根破折．（a）81 歳の患者の下顎第二小臼歯．45 日間にわたる複数回の根管治療および水酸化カルシウムの貼薬の後も，症状が持続していた．このとき撮影したエックス線写真では 2 本の「ヘアラインクラック」が近心根面に走行していた．プロービングでは近心頬側および近心舌側に深いポケットを認めた．垂直歯根破折と診断し，抜歯が行われた．（b）歯の近心面では，歯頸部を起点として根近心側から分離した大きな破折片を認めた．（c）頬側面観．
考　察：破折はおそらく根管治療を開始する前から存在していたが，歯内由来であるかのように見えていたと思われる．顕著な摩耗の痕跡（歯頸部の酸蝕および咬耗）が，未治療の歯に破折を生じさせた要因である可能性が高い．

FIG 10-27（右）　根尖側での亀裂．（a）54 歳の患者．生活歯髄をともなう下顎第一大臼歯の術前エックス線写真．補綴修復治療の支台歯（abutment）として用いるため，根管治療を行った歯であった．（b）根管充填後のエックス線写真．（c）2 年 6 か月後の経過観察．歯は無症候であったが，近心根に歯根膜腔の拡大が認められた．（d）5 年 7 か月後，近心根の根尖側 1/2 の周囲にポケット形成が認められた．歯は無症候であった．垂直破折が疑われた．患者の同意を得て経過観察を続けることにした．（e）9 年 2 か月後に撮影したエックス線写真．状況に実質的な変化はなかった．（f）11 年 2 か月後，病変が増大していた．病変が，根尖側 1/2 の範囲に留まっていること，そして近心側・遠心側の辺縁歯周組織には波及していないことに注目．このようなエックス線写真の様相は，歯周病変よりも歯内病変が示す様相にはるかに近い．（g）15 年 3 か月の経過観察時のエックス線写真では，病変が増大し，近心根のほぼ全体を包囲していることが確認された．この時点で，近心側の歯槽骨に波及する「halo」像が出現していた．患者は自発痛を訴え，歯は打診に対して過敏であった．この時点で，歯根の垂直破折であるとの診断が確定した．歯は抜歯された．（h～j）写真で近心根の破折線が確認された．この線は歯根の先端部には波及していないことに注目．遠心根の根尖部は組織学的検査のため処理された．
考　察：この症例では，歯根の垂直破折の診断を確定するのに非常に時間がかかることが示された．長年にわたり症状はなく，エックス線写真の所見も歯周病変より歯内病変に類似していた．破折線は歯根の中央 1/3 を起点としている可能性が高い．臨床像は，15 年後に破折が歯肉溝まで達し，辺縁骨の吸収に至るまでになってはじめて明白になった．

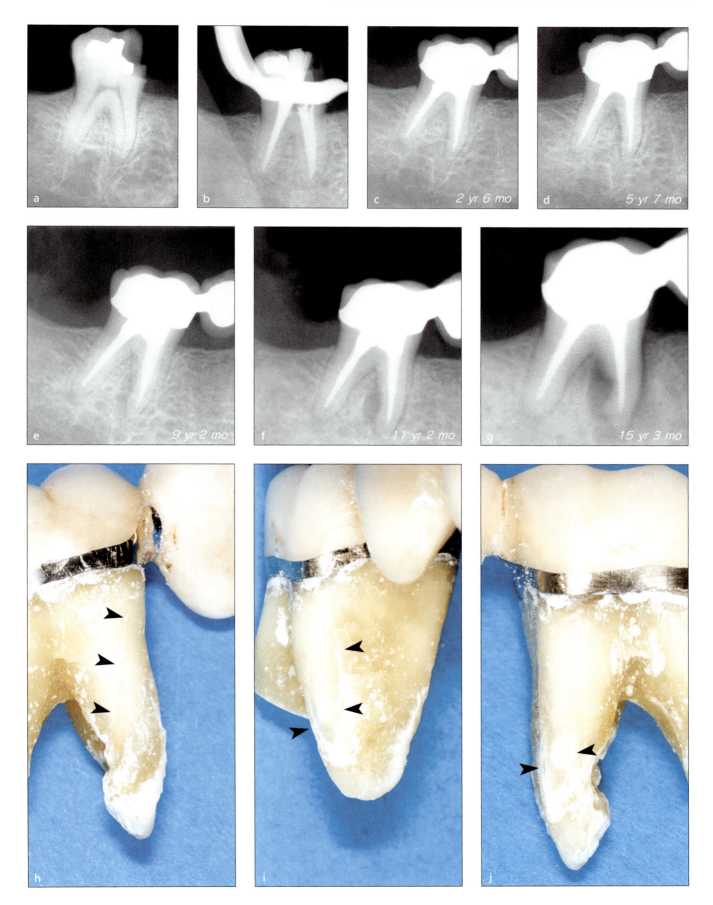

CHAPTER 10 歯内および歯周の相互関係

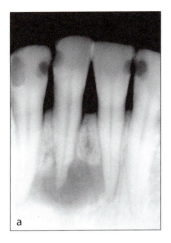
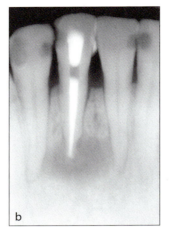
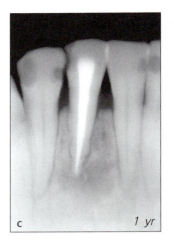
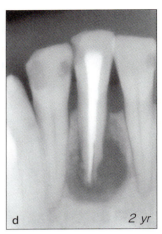
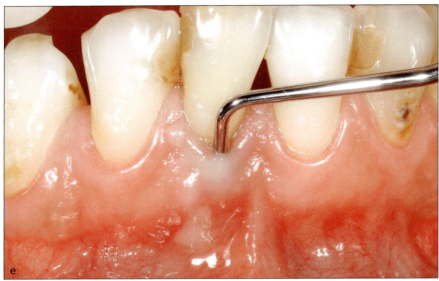
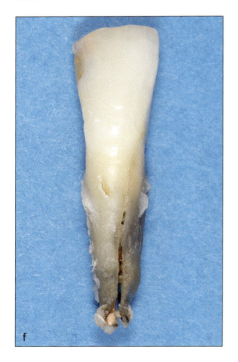
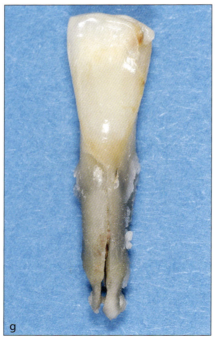

FIG 10-28 歯根部での破折．（a）31歳の女性の下顎中切歯．歯髄壊死および大きなエックス線透過像を有する．根尖部の吸収の兆候が明らかである．病変は近接する中切歯の根尖部にも及んでいるように見えたが，この中切歯は歯髄生活診断で正常な反応を示した．歯は打診に対して過敏であった．（b）根管治療が行われた．72日間の貼薬後，ガッタパーチャによる根管充填を行い，症状は消失した．（c）1年後，歯は無症候であった．エックス線透過性の著しい低下が認められた．隣接する中切歯の根尖周囲の骨がいかに治癒したかに注目．（d）患者はさらに1年後（根管充填から2年後），痛みと腫脹を訴えて再来院した．1年前のエックス線所見は改善を示していたにもかかわらず，巨大な骨透過像が出現していた．根尖側1/3に破折線が確認できた．（e）頬側溝にプローブを挿入したところ根尖部まで到達し，歯周組織が破壊されていることが確認できた．そのため，垂直破折の診断が下され，抜歯が行われた．（f, g）歯の頬側面観および舌側面観から，歯根が縦方向に破折していることが確認された．破折線が歯冠まで到達せずに歯頸部で近心方向に曲がって，歯根の近心部とそれ以外の部分が隔てられている状態に注目．

歯根の垂直破折 **CHAPTER 10**

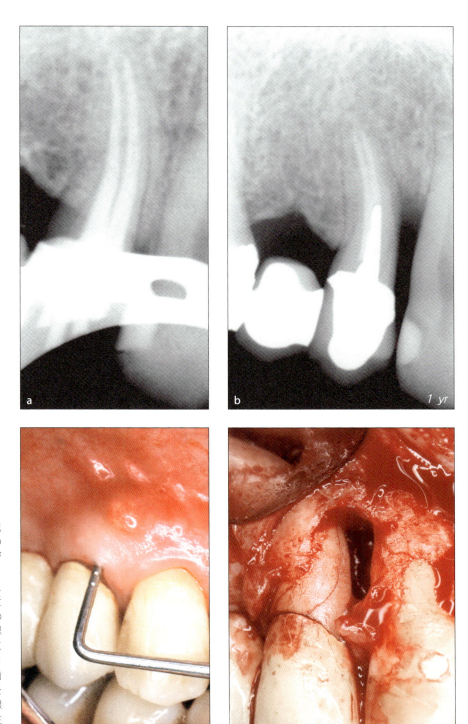

FIG 10-29　歯冠側での亀裂.（a）52歳の患者の上顎第一大臼歯. う蝕の再発のため根管治療を行い, 鋳造ポストおよびメタルセラミッククラウンで修復した.（b）治療から1年後, 患者は痛みを訴えて再来院した. エックス線写真では, 近心側に歯根の約1/2に及ぶ骨欠損が認められた.（c）頰側歯肉縁からの排膿を認めた. プロービングでは近心頰側に8mmの深さのポケットを認めた.（d）診査用に歯肉弁剝離を行ったところ, 歯頸部を起点とし近心方向に伸びる曲線を呈する破折線が現れた. 骨欠損が破折線周囲に対称的に発現していることに注目.

CHAPTER 10 歯内および歯周の相互関係

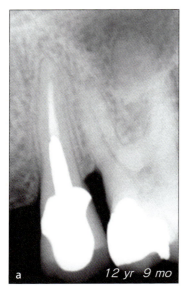
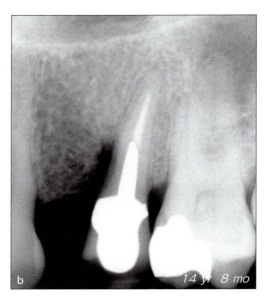
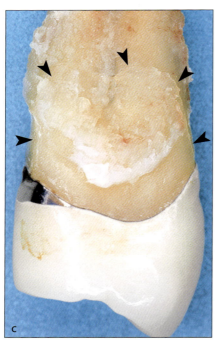
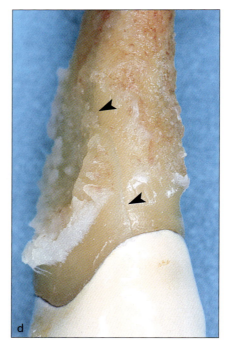

FIG 10-30 歯冠側での歯根破折．(a) 根管治療を受け，鋳造ポストおよびメタルセラミッククラウンで修復した上顎第二小臼歯の12年9か月後の経過観察．歯は無症候であり，エックス線写真では正常範囲内であった．(b) さらに2年後（根管治療から14年8か月後），患者は痛みを訴えて来院した．この時点のエックス線写真では，近心側の骨欠損が認められた．歯根の垂直破折と診断され，抜歯された．(c, d) 抜歯後，歯根の頬側面に歯根の中央部まで及ぶ部分破折を認めた（矢印）．

破折に対する組織の応答

　完全または不完全な歯根の破折が生じると，歯根膜は必ず障害を受け，付着を失い，軟組織の増殖が起こる．破折が歯肉溝を通して口腔内と繋がれば，食物・デブリス・異物，とくに細菌が破折部位に侵入する．そして急速に破折線への細菌の定着が起こる（**FIG 10-31f〜10-31h**）．隣接する歯周組織では重度の炎症が発現し，歯根膜と歯槽骨の進行性破壊を引き起こして肉芽組織の形成に至る（**FIG 10-31c,**

10-31d，10-31f〜10-31h）．骨欠損は急激に根尖部および隣接部に向かって増大する．Walton[74]らは，垂直破折の診断後に抜歯された36歯の歯根に付着していた軟組織を用いて，組織学的検査および組織細菌学的検査を行った．標本切片の横断面から，破折の90%は完全破折であったことが判明した．つまり，歯頸部から根尖部まで歯根が完全に破折し，分離していた．破折線はすべて根管に波及していた．細菌の量はさまざまであったが，すべての破折部位で検出され，シーラーの粒子やデブリス，食物残渣，識

歯根の垂直破折　CHAPTER 10

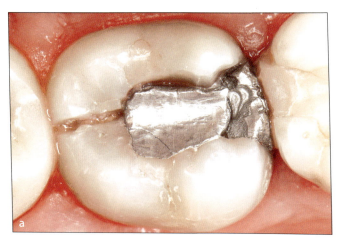
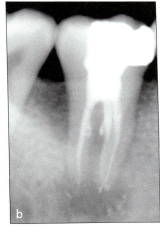
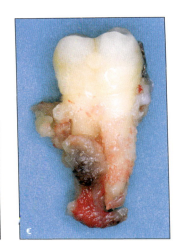
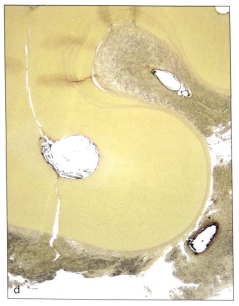
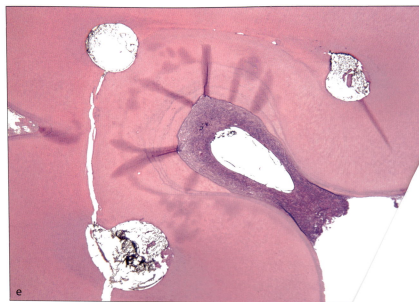

FIG 10-31　垂直歯根破折の組織学的特徴.（a）アマルガム修復物および遠心面に破折線を有する下顎第二大臼歯に痛みを訴えていた．(b) エックス線写真では根管治療を受けた歯に根尖性歯周炎を認め, また, 遠心面に重度の骨（c）抜歯した歯の頬側面観．(d) 歯根の遠心側．破折線が根管内腔から歯根側面まで伸びている（テイラーの改レン染色, ×25）．(e) 樋状根の形状がみられる．樋状根の全体像．このような解剖学的異形では, 通常は遠繋いでいるイスムスに沿って, 亀裂が遠心根から伸びているように見える（H&E, ×25）．

別不能の非晶質などと混在していることもあった．歯根に付着していた軟組織は重度の炎症を起こしており, 破折線に沿って根管方向へ増殖しているものもあった．この研究では, 破折線に隣接する組織に顕著な反応を引き起こす原因物質と場所が明らかになった．

　根管治療から数年後に下顎第二大臼歯で発生した垂直歯根破折の組織学的特徴を **FIG 10-31** に示す．26 歳の男性が下顎大臼歯に咀嚼時の痛みを訴えて来院した．検査では, 第二大臼歯に近心－咬合面のアマルガム修復と遠心方向に

明瞭な破折線を認めた（**FIG 1**
わめて過敏であった．プロー
損を認めた．エックス線検
いることが確認され, 歯
て楔状の骨欠損が認め
と診断され, 歯は抜
には病理組織が付
歯は組織学的検
分割され, 切片

408

CHAPTER 10 歯内および歯周の相互関係

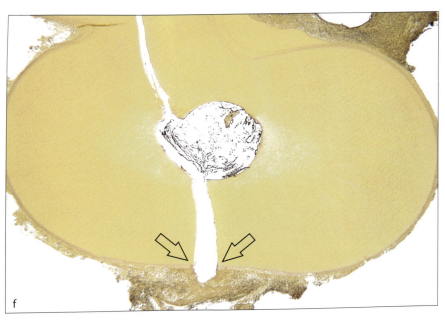

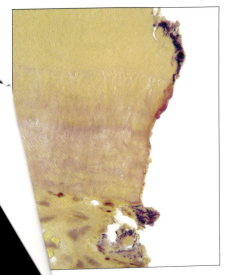
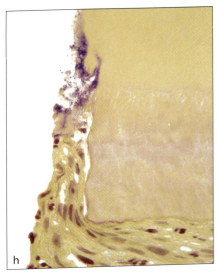

FIG 10-31（続き） (f) 歯根の遠心側半分．破折線がそのまま続いて遠心根管を通過していることがわかる（×50）．(g) 写真(f)の左矢印で示された領域の強拡大像（×1000）．破折線の外側にも内側にも細菌が定着している．(h) 写真(f)の右矢印で示された領域の強拡大像（×1000）．肉芽組織と接している象牙質表面の細菌のコロニーは、破折部位で増殖しつつある．

歯に典型的に見られるC字型の樋状根の形状が明らかとなった．術者は解剖学的な変化に気づくことなく、頰大臼歯として近心2根管と遠心1根管の根管と思われる．組織切片は破折線のコースを示し（**FIG 10-31d 〜 10-31f**）、そこには細菌の定着が（**FIG 10-31g 〜 10-31h**）、破折片の間には成されつつあった（**FIG 10-31h**）．

パターン

ら根尖部へまっすぐに伸びる破折で、頻繁的な骨吸収の様相は頰側皮質骨へのV字これは症例の90%で認められる[75]．この状態は粘膜骨膜弁を剥離し、欠損部を埋めている肉芽組織を除去した後に典型的にみられる（**FIG 10-25f, 10-32b**）．進行すると、骨欠損は拡大し、隣接部にまで広がる．

骨破壊において稀な形態は頰側皮質骨の開窓で、冠側および根尖側の骨は損傷なく残っている．この種の骨吸収は通常、根尖部から生じる破折の初期段階でみられる[73]．根尖部に限局し、口腔領域とは繋がっていないこの種の破折では、周囲組織の炎症は、細菌や根管充填用シーラーなどの根管内腔からの起炎物質の放出によって左右される[76, 74]．

総じて、**骨欠損の形状は、破折線のコースを正確に反映しており、破折線の両側で対照的に生じていることを念頭に置く必要がある**（**FIG 10-32b**）．**FIG 10-29** に示す歯根破折では、歯肉弁剥離と病的組織の除去後に骨欠損が曲線

歯根の垂直破折 CHAPTER 10

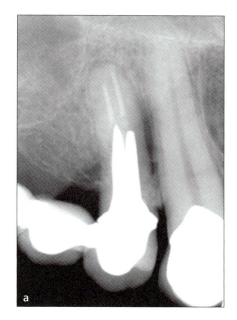
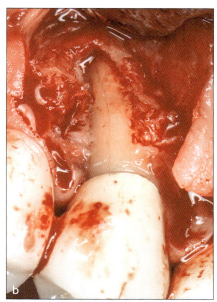

FIG 10-32　歯根の亀裂．(a) ブリッジの支台である上顎第一小臼歯の痛みのため来院した 38 歳の男性．エックス線写真では小臼歯の歯根と犬歯の歯根の間にエックス線透過像を認めた．プロービングにより，頬側に深い骨欠損を認めた．(b) 診査用に歯肉弁剥離を行ったところ，骨面のＶ字型裂開と一致して歯頸部が起点の破折線を認めた．残念ながら，このような状況では予後は不良である．

的なコースをとっているのがみられ，そのちょうど中心に破折線が生じているのが確認できる．さらに，抜歯された歯では，破折は根尖部に到達していなかったが，口蓋方向に偏っていた．結果として，骨吸収は根尖部には拡大していなかった．

後者の症例における所見と同様に，歯根破折のすべてが直線的なわけではなく，根尖がつねに終端であるとも限らない．臨床研究では断片をともなう破折がみられることもある．このような破折は正確には垂直破折とはいえないが，歯槽骨に著しい損傷を与え，歯の保全を損なわせるため，きわめて望ましくない事象といえる．分裂を来たした破折の例を FIG 10-30 に示す．この破折は，根管治療とその後の鋳造ポストおよびメタルセラミッククラウンによる再建から約 15 年後に上顎小臼歯で発生した．臨床徴候および症状としては，歯肉の腫脹および咀嚼時の痛みがあった．エックス線写真では，過去 2 年以内に実施された経過観察時の歯周組織の異常を認めない写真（FIG 10-30a）と比較すると，歯の近心面に明らかにクレーター状骨欠損を認める（FIG 10-30b）．歯は抜歯され，歯根の観察では近心頬側面の歯根にくさび型の破折が確認されたが，破折は根尖方向に進行し，歯根中央で口蓋方向へ曲がり，歯頸部の近心口蓋面に及んでいた（FIG 10-30c，10-30d）．

歯根破折の診断的側面

垂直破折の早期診断は歯科医師にとっては困難であることが多い．症状およびエックス線上の特徴は，根管治療に失敗した際の特徴（FIG 10-27）や歯周病の特定の徴候と類似している．垂直破折に関連する臨床的徴候や症状は，後ろ向き研究で解析されている[77, 78]．頻繁にみられる特徴は，骨欠損，軽度の疼痛，サイナストラクト，慢性病変の悪化である（FIG 10-33）．適合がよかったポストや歯冠修復物の緩みも，歯根の破折を示唆していることがある．咀嚼時にかかる力やそれによる悪化をともなう何らかの痛みを患者の半数以上が訴える．患者の約 35％ にかつて慢性的であった根尖性歯周病変の悪化による膿瘍が認められる[73]．

通常，歯内由来であるサイナストラクトが歯肉縁の近隣に認められる場合は，破折を示す「警報」となる（FIG 10-33，10-34）．歯内由来のサイナストラクトは通常，根尖寄りに位置する．しかし，**サイナストラクトが 2 つ存在し，1 つは頬側，もう 1 つは反対の舌側にある場合は，垂直破**

409

CHAPTER 10　歯内および歯周の相互関係

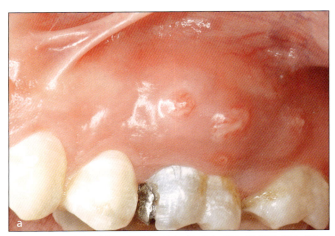
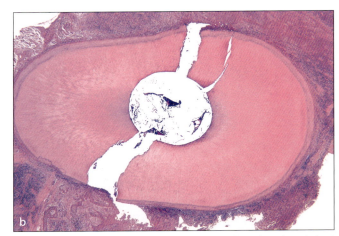

FIG 10-33　歯根破折の診断．（a）約2年前に根管治療を行い，アマルガム修復を行った35歳の女性の上顎第一大臼歯．患者は頬側歯肉の痛みと腫脹のため来院した．プロービングを行ったところ，頬側および遠心側にポケットを認めた．エックス線写真を撮影した後，垂直破折と診断され，歯は抜歯された．（b）遠心頬側根の歯根の中央と冠側1/3の境界で切り出された切片画像．破折が歯根の象牙質を完全に横断していた（H&E，×25）．

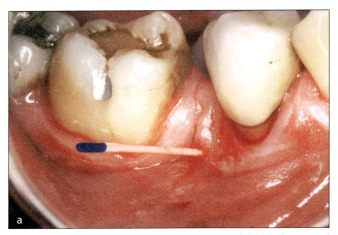
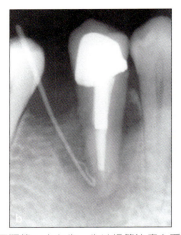
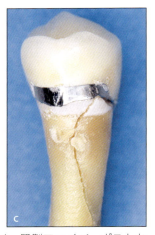

FIG 10-34　歯根破折の診断．（a）術前，生活歯髄を有していた下顎第二小臼歯．歯は根管治療を受け，既製ファイバーポストおよびメタルセラミッククラウンにより修復されていた．患者は自発痛を訴え，7年後に来院した．歯肉縁付近にサイナストラクトが認められた．プロービングでは，頬側および舌側に深いポケットを認めた．（b）エックス線写真では，大規模な骨透過像を認めた．垂直歯根破折と診断され，歯は抜歯された．（c）歯の舌側面観では，歯頸部から根尖方向に破折線が伸びているのが見える．

折の典型的な特徴であると考えられる[73]．Tamseら[79]はサイナストラクトが認められる場合，主に頬側に深い骨欠損が存在している可能性があることを確認している．

　プロービングは垂直破折を認識するための基本的な診断方法で，その狙いは，破折部位の真横にある骨欠損を検出することである．皮質骨の欠損は早期の場合は狭小で，位置を特定するのが困難である．歯科医師は疑いのある歯の周囲をプロービングする際，きわめて慎重に操作を行う必要がある．進行した状態では，骨吸収は根尖方向および側方面に拡大していき，欠損のプロービングはより容易になる（**FIG 10-28**）．

　歯周病との鑑別診断に関しては，辺縁性歯周炎の場合，当該歯周辺の複数の部位で高いプロービング値が観察されるが，**垂直破折におけるプロービングの測定値は，歯の周囲の限られた部位のみで高くなる傾向があることに留意**しておく．また，辺縁性歯周炎では，他の歯も損傷を受けて

いることが多い．

歯内由来の病変との鑑別診断は難しい場合がある．とくに，根尖側 1/3 で破折が発生している場合は，エックス線透過像が歯内感染のそれと類似しているため判別が困難である．エックス線透過像の病因が長期にわたり確定できなかった典型的な症例を FIG 10-27 に示す．生活歯髄を有する下顎第一大臼歯は根管治療が施され，ブリッジの支台歯として使用されていた．その後の経過観察において，エックス線透過像が歯根膜腔の拡大とともに現れ（FIG 10-27c），続いて，近心根の遠心面に限局した透過像を認めた．辺縁骨の特徴に変化はなかった（FIG 10-27d 〜 10-27f）．臨床的な症状は生じておらず，歯周領域の検査をすることとなった．明瞭な病変を認めたのは 15 年 3 か月後であり，そのときは病変が辺縁歯周組織に波及し，臨床症状が発現していた（FIG 10-27g）．抜歯が行われ，破折線の部位とコースを観察することができた（FIG 10-27h 〜 10-27j）．

歯内由来病変との鑑別診断がきわめて困難であったもう 1 つの症例を FIG 10-35 に示す．過去に受けた根管治療の技術的な質が不十分であったため，根尖部に広範なエックス線透過像が認められた上顎側切歯に対して再治療が行われた．その後の経過観察において，エックス線透過像は当初の大きさと比較すると縮小したものの，4 年後にも残っていたことが示された（FIG 10-35c）．そのため，外科的根管治療が実施された（FIG 10-35d）．手術から 7 年後の経過観察時に撮影されたエックス線写真では，エックス線透過像に実質的な変化はなかったが，臨床症状は認められなかった（FIG 10-35e）．明瞭な画像が得られたのは 10 年後で，頬側にサイナストラクトが出現し，痛みの症状が生じたため，患者が自発的に再来院したときであった．エックス線検査ではエックス線透過像が辺縁骨に波及し，典型的な「halo」像を呈していた（FIG 10-35f）．この時点で垂直歯根破折と診断され，歯は最終的に抜歯された．歯根の頬側面（FIG 10-35g）と口蓋側面双方に根尖部を起点とする破折線が認められた．特筆すべきは，**再治療および外科手術双方の実施後，長期にわたる観察期間を通して破折の存在を明確に示唆する徴候がみられなかったことである**．病変の治癒が得られない場合は，つねに歯内由来の問題と誤認される．

エックス線写真上で，確実に垂直破折であると診断される症例もいくつかある．垂直破折の特徴的外観の 1 つとして，象牙質内部に**ヘアラインクラック**が存在することが挙げられる（FIG 10-26a）．しかし，このような破折線は通常の正放線撮影では発見しにくい．一方，明確な徴候といえるのは，広範な骨喪失をともなう歯根片の分離である（FIG 10-28d）[74]．とくに初期段階では，骨欠損が認められない症例もある[79]．臨床像を明瞭にするうえで，時間的要素が明らかに重要な役割を果たしている[77]．

破折を示唆する有力な徴候であると考えられているものもある．その徴候は「halo」であるが，**これは根尖部から側面部へ続くエックス線透過像であり，破折の可能性が高いことを示している**[80]．もう 1 つの徴候は，**片側または両側の歯槽頂骨の楔状骨欠損**である（FIG 10-36）．これは歯周由来のエックス線透過像のように見える．Tamse ら[81] は，「halo」の存在，「歯周」由来に見える楔状骨欠損，根分岐部への波及，および根管内のアマルガムポストの存在が同時に見られた場合には 78% の症例で破折が起きている可能性を明らかにした．

粘膜骨膜弁の剥離後，皮質骨欠損が認められ，その辺縁が破折線と平行に走行している場合，垂直破折の確定診断を下すことができる（FIG 10-29d, 10-32b）[70, 77]．

歯根破折：指針

歯根破折の診断という難しい課題において，洞察力があり，慎重な歯科医師が遂行すべきステップは以下のように要約することができる．

■ 患者からの報告は細部にまで注意を払い，歯科病歴に関する情報を慎重に収集する．
■ 動揺度，圧力や衝撃に対する痛み，サイナストラクトの存在，および歯肉辺縁との位置関係について調べ，疑いのある歯を検査する．
■ 骨欠損のあらゆる位置を探索しながら，歯の周囲に沿って徹底的なプロービングを行う．
■ 異なる角度から複数のエックス線写真を撮影し，それらから得られるあらゆる所見を詳細に評価する．
■ コーンビーム CT の使用は，破折の場所と程度，および骨への影響に関する情報を得るためには有用な手段となり得る．
■ 診断に疑念が残る場合は，歯根を外科的に露出させて直接目視で確認する．

治療の可能性については，文献においては**抜歯してボンディングで破折片を「再付着」して再移植するなどの「大胆な」治療を実施し，18 か月〜 3 年の経過観察を行った症例も報告されてはいるが，垂直破折により障害を受けた歯の予後は不良であるとみなすべき**である[82〜84]．

CHAPTER 10 歯内および歯周の相互関係

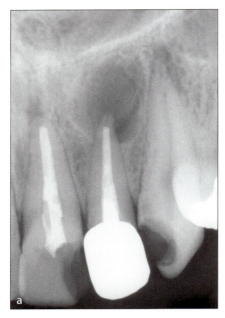
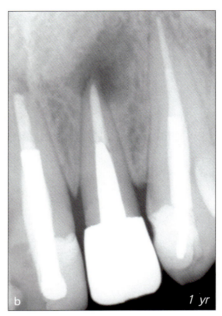
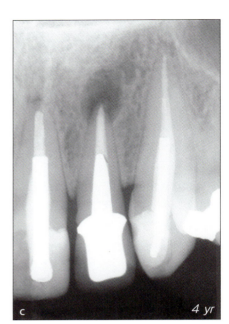
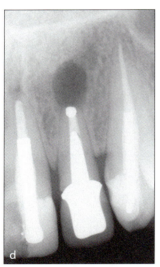
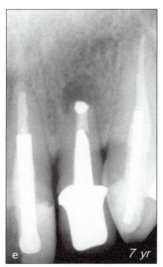
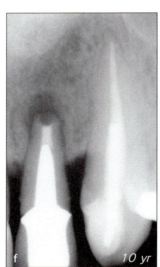
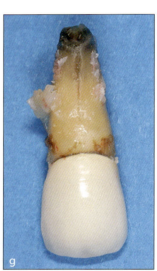

FIG 10-35 歯根破折の早期診断が困難な症例．(a) 4年前に根管治療を受けた20歳の女性の上顎左側側切歯．エックス線写真は大きな透過像を示している．歯は無症候であった．根管根尖部が一部未治療となっているため，根管治療は不十分であったとみなされた．(b) 歯は再治療され，1年後のエックス線写真では当初の透過像の縮小が認められた．歯は無症候であった．(c) 4年間の経過観察後，病変は明らかに縮小していたが，境界明瞭なエックス線透過像は依然存在した．(d) 治療失敗に分類され，歯根端切除が実施された．(e) 7年後の経過観察で，透過像は縮小しているものの，依然として認められた．歯は無症候であった．(f) さらに3年後（歯根端切除から10年後），患者は痛みを訴え来院した．このとき，サイナストラクトが認められた．エックス線写真では逆根管充填材が消失しており（おそらくサイナストラクトを介して排出され），「halo」を呈するエックス線透過性像が冠側方向に認められた．プロービングでは，頬側および口蓋側に10mmを超えるポケットが明らかになった．垂直破折と診断され，歯は抜歯された．(g) 抜歯後，おそらく根尖部を起点としており，歯頸部には到達していない2本の破折線（頬側および舌側）が認められた．

考　察： 初期の破折線は再治療時にすでに歯根先端部に存在していたが，プロービングでは診断できなかった可能性が高い．臨床症状が現れたのは遅く，破折線が最終的に歯肉溝に到達し，歯肉縁から根尖部に至るまで途切れることなく，歯周組織の損傷が拡大した頃であった．

FIG 10-36 歯根破折による「halo」像．(a) 6年3か月前に根管治療を行い，鋳造ポストおよびメタルセラミッククラウンで修復された上顎側切歯．経過観察時のエックス線写真は正常であった．(b) 8年3か月後，患者は歯の痛みと動揺を訴えて来院した．エックス線写真では遠心側の辺縁骨の欠損および遠心面全域に沿って「halo」が認められ，遠心面では歯槽硬線は消失していた．これらの変化は前回の経過観察時の写真と比較すればより明白である．垂直破折の診断が下され，歯は抜歯された．(c) 抜歯された歯の写真では，大きく破折した破片が確認された．

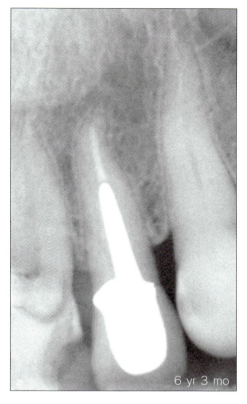

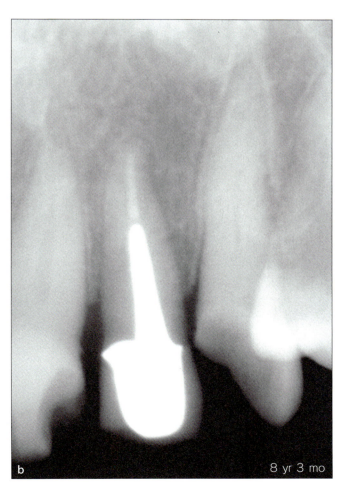

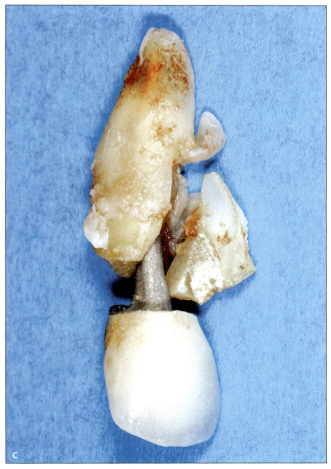

CHAPTER 10 歯内および歯周の相互関係

参考文献

1. Zehnder M, Gold SI, Hasselgren G. Pathologic interactions in pulpal and periodontal tissues. J Clin Periodontol 2002;29:663–671.
2. Nair PN. Apical periodontitis: a dynamic encounter between root canal infection and host response. Periodontol 2000 1997;13:121–148.
3. Ricucci D, Bergenholtz G. Histologic features of apical periodontitis in human biopsies. Endod Topics 2004;8:68–87.
4. Ricucci D, Pascon EA, Pitt Ford TR, Langeland K. Epithelium and bacteria in periapical lesions. Oral Surg Oral Med Oral Pathol Oral Radiol Endod 2006;101:239–249.
5. Bergenholtz G, Hasselgren G. Endodontics and periodontics. In: Lindhe J ed . Clinical Periodontology and Implant Dentistry, ed 4. Copenhagen: Blackwell Munksgaard, 2003:318–351.
6. Moore WEC, Moore LVH. The bacteria of periodontal diseases. Periodontol 2000 1994;5:66–77.
7. Siqueira JF, Jr. Endodontic infections: concepts, paradigms, and perspectives. Oral Surg Oral Med Oral Pathol Oral Radiol Endod 2002;94:281–293.
8. Brinigmm, Lepp PW, Ouverney CC, Armitage GC, Relman DA. Prevalence of bacteria of division TM7 in human subgingival plaque and their association with disease. Appl Environ Microbiol 2003;69:1687–1694.
9. Griffen AL, Kumar PS, Leys EJ. A quantitative, molecular view of oral biofilm communities in health and disease suggests a role for uncultivated species. Polymicrobial diseases. American Society for Microbiology Conferences, Lake Tahoe, Nevada 2003.
10. Harper-Owen R, Dymock D, Booth V, Weightman AJ, Wade WG. Detection of uncultivable bacteria in periodontal health and disease by PCR. J Clin Microbiol 1999;37:1469–1473.
11. Kumar PS, Griffen AL, Barton JA, et al. New bacterial species associated with chronic periodontitis. J Dent Res 2003;82:338–344.
12. Kumar PS, Griffen AL, Moeschberger ML, Leys EJ. Identification of candidate periodontal pathogens and beneficial species by quantitative 16S clonal analysis. J Clin Microbiol 2005;43:3944–3955.
13. Munson MA, Pitt-Ford T, Chong B, Weightman A, Wade WG. Molecular and cultural analysis of the microflora associated with endodontic infections. J Dent Res 2002;81:761–766.
14. Paster BJ, Boches SK, Galvin JL, et al. Bacterial diversity in human subgingival plaque. J Bacteriol 2001;183:3770–3783.
15. Sakamoto M, Huang Y, Umeda M, Ishikawa I, Benno Y. Detection of novel oral phylotypes associated with periodontitis. FEMS Microbiol Lett 2002;217:65–69.
16. Sakamoto M, Rôças IN, Siqueira JF, Jr, Benno Y. Molecular analysis of bacteria in asymptomatic and symptomatic endodontic infections. Oral Microbiol Immunol 2006;21:112–122.
17. Sakamoto M, Siqueira JF, Jr, Rôças IN, Benno Y. Molecular analysis of the root canal microbiota associated with endodontic treatment failures. Oral Microbiol Immunol 2008;23:275–281.
18. Siqueira JF Jr, Rôças IN. Exploiting molecular methods to explore endodontic infections: Part 2 – redefining the endodontic microbiota. J Endod 2005;31:488–498.
19. Slots J, Ting M. Actinobacillus actinomycetemcomitans and Porphyromonas gingivalis in human periodontal disease: occurrence and treatment. Periodontol 2000 1999;20:82–121.
20. Siqueira JF Jr, Rôças IN, Moraes SR, Santos KR. Direct amplification of rRNA gene sequences for identification of selected oral pathogens in root canal infections. Int Endod J 2002;35:345–351.
21. Lepp PW, Brinigmm, Ouverney CC, et al. Methanogenic Archaea and human periodontal disease. Proc Natl Acad Sci USA 2004;101:6176–6181.
22. Vianna ME, Conrads G, Gomes BPFA, Horz HP. Identification and quantification of archaea involved in primary endodontic infections. J Clin Microbiol 2006;44:1274–1282.
23. Sabeti M, Simon JH, Slots J. Cytomegalovirus and Epstein-Barr virus are associated with symptomatic periapical pathosis. Oral Microbiol Immunol 2003;18:327–328.
24. Slots J. Herpes viruseses in periodontal diseases. Periodontol 2000 2005;38:33–62.
25. Kipioti A, Nakou M, Legakis N, Mitsis F. Microbiological findings of infected root canals and adjacent periodontal pockets in teeth with advanced periodontitis. Oral Surg Oral Med Oral Pathol 1984;58:213–220.
26. Kobayashi T, Hayashi A, Yoshikawa R, Okuda K, Hara K. The microbial flora from root canals and periodontal pockets of non-vital teeth associated with advanced periodontitis. Int Endod J 1990;23:100–106.
27. Zehnder M. Endodontic infection caused by localized aggressive periodontitis: a case report and bacteriologic evaluation. Oral Surg Oral Med Oral Pathol Oral Radiol Endod 2001;92:440–445.
28. Colyer F. Bacteriological infection in pulps of pyorrhetic teeth. Brit Dent J 1924;45:558–568.
29. Cahn LR. The pathology of pulps found in pyorrhetic teeth. Dent Items Interest 1927;49:598–617.
30. Harrington GW, Steiner DR, Ammons WF. The periodontal-endodontic controversy. Periodontol 2000 2002;30:123–130.
31. Mazur B, Massler M. Influence of periodontal disease on the dental pulp. Oral Surg Oral Med Oral Pathol 1964;17:592–603.
32. Wang HL, Glickman GN. Endodontic and periodontic interrelationships. In: Cohen S, Burns RC eds . Pathways of the Pulp, ed 8. St Louis: CV Mosby, 2002:651–664.
33. Bender IB, Seltzer S. The effect of periodontal disease on the pulp. Oral Surg Oral Med Oral Pathol 1972;33:458–474.
34. Langeland K, Rodrigues H, Dowden W. Periodontal disease, bacteria, and pulpal histopathology. Oral Surg Oral Med Oral Pathol 1974;37:257.
35. Seltzer S, Bender IB, Ziontz M. The interrelationship of pulp and periodontal disease. Oral Surg Oral Med Oral Pathol 1963;16:1474–1490.
36. Torabinejad M, Kiger RD. A histologic evaluation of dental pulp tissue of a patient with periodontal disease. Oral Surg Oral Med Oral Pathol 1985;59:198–200.
37. Kircham DB. The location and incidence of accessory pulpal canals in periodontal pockets. J Am Dent Assoc 1975;91:353–356.
38. Tagger M, Smukler H. Microscopic study of the pulps of human teeth following vital root resection. Oral Surg Oral Med Oral Pathol 1977;44:96–105.
39. Haskell EW, Stanley H, Goldman S. A new approach to vital root resection. J Periodontol 1980;51:217–224.
40. Czarnecki RT, Schilder H. A histological evaluation of the human pulp in teeth with varying degrees of periodontal disease. J Endod 1979;5:242–253.
41. Bergenholtz G, Lindhe J. Effect of experimentally induced marginal periodontitis and periodontal scaling on the dental pulp. J Clin Periodontol 1978;5:59–73.
42. Rubach WC, Mitchell DF. Periodontal disease, accessory canals and pulp pathosis. J Periodontol 1965;36:34–38.
43. Bergenholtz G, Nyman S. Endodontic complications following periodontal and prosthetic treatment of patients with advanced periodontal disease. J Periodontol 1984;55:63–68.
44. Jaoui L, Machtou P, Ouhayoun JP. Long-term evaluation of endodontic and periodontal treatment. Int Endod J 1995;28:249–254.
45. Ricucci D, Melilli D. Reazioni pulpari alla malattia parodontale. Studio istologico e istobatteriologico. Riv Ital Stomatol 2003;4:167–180.
46. Adriaens PA, Edwards CA, De Boever JA, Loesche WJ. Ultrastructural observations on bacterial invasion in cementum and radicular dentin of periodontally diseased human teeth. J Periodontol 1988;59:493–503.
47. Hattler AB, Listgarten MA. Pulpal response to root planing in a rat model. J Endod 1984;10:471–476.
48. Nilveus R, Selvig KA. Pulpal reactions to the application of citric acid to root-planed dentin in beagles. J Periodontal Res 1983;18:420–428.
49. Trowbridge HO, Silver DR. A review of current approaches to in-office management of tooth hypersensitivity. Dent Clin North Am 1990;34:561–581.
50. Brännström M. Sensitivity of dentine. Oral Surg Oral Med Oral Pathol 1966;21:517–526.

51. Pashley DH. Dynamics of the pulpo-dentin complex. Crit Rev Oral Biol Med 1996;7:104–133.
52. Yoshiyama M, Masada J, Uchida A, Ishida H. Scanning electron microscopic characterization of sensitive vs. insensitive human radicular dentin. J Dent Res 1989;68:1498–1502.
53. Yoshiyama M, Noiri Y, Ozaki K, et al. Transmission electron microscopic characterization of hypersensitive human radicular dentin. J Dent Res 1990;69: 1293–1297.
54. Langeland K. Tissue response to dental caries. Endod Dent Traumatol 1987;3:149–171.
55. Simon JHS, Glick DH, Frank AL. The relationship of endodontic-periodontic lesions. J Periodontol 1972;43:202–208.
56. Rotstein I, Simon JHS. The endo-perio lesion: a critical appraisal of the disease condition. Endod Topics 2006;13:34–56.
57. Kerezoudis NP, Siskos GJ, Tsatsas V. Bilateral buccal radicular groove in maxillary incisors: case report. Int Endod J 2003;36:898–906.
58. Peikoff MD, Perry JB, Chapnick LA. Endodontic failure attributable to a complex radicular lingual groove. J Endod 1985;11:573–577.
59. Peikoff MD, Trott JR. An endodontic failure caused by an unusual anatomical anomaly. J Endod 1977;3:356–359.
60. Schäfer E, Cankay R, Ott K. Malformations in maxillary incisors: case report of radicular palatal groove. Endod Dent Traumatol 2000;16:132–137.
61. Jeng JH, Lu HK, Hou LT. Treatment of an osseous lesion associated with a severe palato-radicular groove: a case report. J Periodontol 1992;63:708–712.
62. Schwartz SA, Koch MA, Deas DE, Powell CA. Combined endodontic-periodontic treatment of a palatal groove: a case report. J Endod 2006;32:573–578.
63. Ballal NV, Jothi V, Bhat KS, Bhat KM. Salvaging a tooth with a deep palatogingival groove: an endo-perio treatment – a case report. Int Endod J 2007;40:808–817.
64. Abbott P. Endodontic management of combined endodontic-periodontal lesions. J N Z Soc Periodontol 1998:15–28.
65. Cohen S, Blanco L, Berman L. Vertical root fractures: clinical and radiographic diagnosis. J Am Dent Assoc 2003;134:434–441.
66. Cohen S, Berman LH, Blanco L, Bakland L, Kim JS. A demographic analysis of vertical root fractures. J Endod 2006;32:1160–1163.
67. Yang SF, Rivera EM, Walton RE. Vertical root fracture in nonendodontically treated teeth. J Endod 1995;21:337–339.
68. Chan CP, Tseng SC, Lin CP, et al. Vertical root fracture in nonendodontically treated teeth – a clinical report of 64 cases in Chinese patients. J Endod 1998;24:678–681.
69. Chan CP, Lin CP, Tseng SC, Jeng JH. Vertical root fracture in endodontically versus nonendodontically treated teeth: a survey of 315 cases in Chinese patients. Oral Surg Oral Med Oral Pathol Oral Radiol Endod 1999;87:504–507.
70. Lin LM, Langeland K. Vertical root fracture. J Endod 1982;8:558–562.
71. Fuss Z, Lustig J, Katz A, Tamse A. An evaluation of endodontically treated vertical root fractured teeth: impact of operative procedures. J Endod 2001;27:46–48.
72. Llena-Puy MC, Forner-Navarro L, Barbero-Navarro I. Vertical root fracture in endodontically treated teeth: a review of 25 cases. Oral Surg Oral Med Oral Pathol Oral Radiol Endod 2001;92:553–555.
73. Tamse A. Vertical root fractures in endodontically treated teeth: diagnostic signs and clinical management. Endod Topics 2006;13:84–94.
74. Walton RE, Michelich RJ, Smith GN. The histopathogenesis of vertical root fractures. J Endod 1984;10:48–56.
75. Lustig JP, Tamse A, Fuss Z. Pattern of bone resorption in vertically fractured, endodontically treated teeth. Oral Surg Oral Med Oral Pathol Oral Radiol Endod 2000;90:224–227.
76. Polson AM. Periodontal destruction associated with vertical root fracture. J Periodontol 1977;48:27–32.
77. Meister F Jr, Lommel TJ, Gerstein H. Diagnosis and possible causes of vertical root fractures. Oral Surg Oral Med Oral Pathol 1980;49: 243–253.
78. Testori T, Badino M, Castagnola M. Vertical root fractures in endodontically treated teeth: a clinical survey of 36 cases. J Endod 1993;19:87–91.
79. Tamse A, Fuss Z, Lustig J, Kaplavi J. An evaluation of endodontically treated vertically fractured teeth. J Endod 1999;25:506–508.
80. Tamse A, Fuss Z, Lustig J, Ganor Y, Kaffe I. Radiographic features of vertically fractured, endodontically treated maxillary premolars. Oral Surg Oral Med Oral Pathol Oral Radiol Endod 1999;88:348–352.
81. Tamse A, Kaffe I, Lustig J, Ganor Y, Fuss Z. Radiographic features of vertically fractured endodontically treated mesial roots of mandibular molars. Oral Surg Oral Med Oral Pathol Oral Radiol Endod 2006;101:797–802.
82. Arikan F, Franko M, Gurkan A. Replantation of a vertically fractured maxillary central incisor after repair with adhesive resin. Int Endod J 2008;41:173–179
83. Kawai K, Masaka N. Vertical root fracture treated by bonding fragments and rotational replantation. Dent Traumatol 2002;18:42–45.
84. Kudou Y, Kubota M. Replantation with intentional rotation of a complete vertically fractured root using adhesive resin cement. Dent Traumatol 2003;19:115–117.
85. Bergenholtz G, Ricucci D. Lesions of endodontic origin. In: Lindhe J, Lang NP, Karring T eds . Clinical Periodontology and Implant Dentistry, ed 5. Oxford: Blackwell Munksgaard, 2008:504–525.

Index

英数字

1回，2回または複数回来院の歯内療法	184
2段階介入	98
2段階法における間接覆髄	101
3Dオブチュレーション法	294
Ⅰ型コラーゲン	12, 13
Ⅲ型コラーゲン	12, 13
Ⅻ型コラーゲン	12, 13

A

A. Israelii	357
access cavity	176
Actinomyces	157, 158
actinomycotic rosettes	159
Aggregatibacter actinomycetemcomitans	368
apexification	231
apexogenesis	231
apical ramification	117
archaea	147
Aβ 神経線維	7
Aδ 神経線維	7, 8
A 線維	7, 8

B・C

Bay Cyst	121
bundle bone	17
C 神経線維	7, 8
C 線維	7, 8
C（樋）状根管	182, 183
CDJ	282, 284
closed lesion environment	19
continuous wave technique	339
correlative light and transmission electron microscopy	317
cribriform plate	17
cuboid	3

D

D. invisus	368
D. pneumosintes	368
debridement	241
deep caries	25
dentin bridge	81
Dialister invisus	354

E

E. faecalis	353
E. nodatum	368
E. sulci	368
EDTA	196
EGF	240
emergent disease	215
Enterococcus	157
entombed	184
epithelial strands	108, 109, 115
EPS	149, 353
Europe Society of Endodontology のガイドライン	316

F

F. alocis	368
F. nucleatum	368
fascicular bone	17
FGF	240
Filifactor alocis	354
FISH	353
fistulography	210
flattened	3
food webs	344
Fusobacterium	157

G・H

Gates-Glidden burs	176
gingival-palatal sulcus	394
halo	402, 412
halo 像	411
HE 染色	1

L

lateral canals	117
ledges	191

Index

little columnar	3
low columnar	4

M・N

medium caries	22
Mineral Trioxide Aggregate	192
MTA	192, 282
MTA セメント	77, 282
mucinogen	136
NaOCl	172
NaOCl が有機残渣を溶解する能力	196, 188, 196
NaOCl 溶液の抗菌効果	196
negotiation	196
NiTi 回転ファイル	187
NK 細胞	241

O・P

open lesion environment	19
P. baroniae	367
P. endodontalis	367
P. gingivalis	367
P. intermedia	367
P. micra	368
P. nigrescens	367
P. propionicum	357
partial pulpectomy	242
Parvimonas	157
PAS 染色	336
PDGF	240
periapex	9
periapical tissue	9
persisten disease	215
phylotypes	367
PMN	115
Pocket Cyst	121
Porphyromonas	157
posttreatment apical periodontitis	215

predentin	1
Prevotella	157
primary expansive process	229
principal fibers	12
Propionibacterium propionicum	158
Propionibacterium species	354
Pseudoramibacter	157
Pseudoramibacter alactolyticus	354
pulpo-dentinal membrane	1

R

ramification	7, 130
recapitulation	247, 255, 292
recurrent disease	215

S

Schilder テクニック	249
shallow caries	20
spindle shaped	3
Streptococcus	157
Strindberg の基準	204
symptomatic apical periodontitis	222
symptomatic pulpitis	222

T

T. denticola	368
T. socraskii	368
T.forsythia	367
tall columnar	3
Tannerella	157
TEM	149
TGF-β	240, 317
total pulp removal	242
Treponema	157
True Cyst	121

U・V・Z

U ターン動脈ループ	7
V 字型裂開	409
vital pulp therapy	75
zipping	191

あ

アクセサリーポイント	202
アズール II	336
アピカルストップ	188
アペキシフィケーション	189, 202, 231
アペクソジェネシス	75
アポトーシス	231, 240
アマルガム充填	283
アメリン	77
アメロジェニン	77
アルカリフォスファターゼ	12
アンギオテンシン	240
アンキローシス	12
アンデュリン	12, 389

い

異栄養性石灰化	25
硫黄顆粒	356
医原性歯髄損傷	72
イスムス	154
イスラエル放線菌	188, 339, 357
遺伝子交換	344

う

ウェットボンディングテクニック	72
ウォーキングブリーチ	174
ウォーターチャネル	149
う蝕管理	98
ウルトラミクロトーム	336

え

永久細胞	82
壊死歯髄と根尖性歯周炎病変をともなう歯での成功率	205
栄養欠乏期間	344
エキスカベータ	70
壊死組織	272
エックス	282
エックス線写真上の根尖	282, 284
エックス線透過像の残存	350
エナメル質う蝕	22
エナメル−象牙境	20, 23, 24
エナメル−象牙境のう蝕	67
エポンブロック	336
炎症	240
炎症性サイトカイン	240
炎症性象牙質	24
円柱状	3, 25, 26

お

欧州歯内療法学会のガイドライン	203
オーバーインスツルメンテーション	226, 316
オーバー根管拡大	286, 361
オーバーフィリング	284

か

外基礎層板	14, 358, 361
外傷	16, 231
外部吸収	143
開放病変	19
界面活性剤	196
海綿骨	14
海綿状骨	16
化学機械的形成	186
化学機械的処置	184
化学的・機械的デブライドメント	315
化学的消毒	196
可逆性歯髄炎	67
郭清	75, 87, 241
過酸化水素	172
過酸化物	173, 196
仮性象牙粒	9
仮性被膜	108, 129
ガッタパーチャ	110, 200
活動期骨表面	15
加熱軟化ガッタパーチャによる垂直加圧充填	251
化膿性腫瘤物の排膿	226
化膿をともなう根尖性歯周炎	210
感覚神経	7
感覚神経レセプター	12
間質層板骨	16
間質組織	93
間接覆髄法	98
感染した象牙質削片の漏出	361
カンファーパラクロロフェノール	184
間葉系細胞	6
緩和的な根管治療	394

き

機械受容器	12
規格化ポイント	202
キシレン	264
逆根管充填	282
キャリアー	198, 363
球菌	149
急性根尖性膿瘍	157
休眠状態	344
強化型酸化亜鉛ユージノールセメント	78
共凝集塊	148
凝集塊	148
凝集性放線菌コロニー	157
頬側皮質骨へのV字型裂開	408
巨細胞	16
巨細胞エプーリス	227, 229
キレート剤	196
亀裂	327
菌塊	330
緊急性疾患	215
菌血症	227
菌体外産生物	345
菌体外多糖類	149, 353

く

偶発事故	193
偶発的露髄	75
クエン酸	196
クオラムセンシング機構	344
クラウンダウン	187
グラム陰性菌	353
グラム陽性菌	353, 357
グリコプロテイン	14
クロルヘキシジン	172, 184, 196
クロロパーチャ	254
クロロホルムを使用した側方加圧法	334

け

蛍光遺伝子プローブ法	353
ゲイツ・グリッテンドリル	176, 177
系統型	367
外科手術後の失敗	363
外科的歯内療法	282
血管収縮	240
血管周皮細胞	6
血管内皮細胞	6, 93
血管分岐部	6
結合組織のカプセル	280
ケミカルメディエーター	240
原発性組織増殖	229
研磨切片	19

Index

こ

好塩基性細胞質	16
高円柱状	3
光学・透過型電子相関顕微鏡法	317, 336
交感神経	7
交感神経線維	8
交感神経束	7
抗生物質	227
溝の発生異常	394
酵母	153
呼吸上皮細胞	136
古細菌	147, 368
根尖部分枝	7, 292
骨	13
骨芽細胞	12, 16, 240
骨細管	14
骨細胞	15, 16
骨小腔	14, 15
骨組織	14
骨内空洞システム	14
骨内膜	14
固有歯槽骨	17
コラーゲン	3, 240
コレステリン結晶	120, 125, 127, 129, 362
コロナルリーケージ	254, 358
根管外の感染	354, 355
根管外バイオフィルム	150, 355, 356
根管外バイオフィルムが石灰化	356
根管形成中のエラー	191
根管充填	200
根管充填材と炎症	271
根管清掃	189
根管洗浄	187
根管穿通	196
根管長測定	185
根管治療歯	305
根管治療の結果の分類	204
根管治療の失敗の定義	316
根管内から根分岐部に至る側枝	379
根管内洗浄	193
根管内貼薬	315
根管内の感染	336
根管内の残存細菌	343
根管内バイオフィルム	155
根管の乾燥	200
根管の亀裂または破折	363
根管表面に付着するバイオフィルム	167
桿菌	149
根尖外部吸収	215
根尖狭窄部	186
根尖形成誘導治療	231
根尖孔	367
根尖孔外のバイオフィルム	355
根尖周囲	9
根尖周囲組織	9
根尖性歯周炎	121, 147, 367
根尖性歯周炎をともなう歯の再治療症例	205
根尖性歯周病変	107, 108, 115, 141
根尖性膿瘍	122, 227
根尖肉芽腫	123
根尖膿瘍	130
根尖病変	121
根尖病変をともなわない側方病変	300
根尖部歯髄の切断面	255
根尖部の瘢痕（治癒）	363
根尖部の封鎖不足	361
根尖部の放線菌症	355, 356
根尖分枝	117
コンピュータ断層撮影	214
根分岐部側枝	381
根分岐部の副根管	380
コンポジットレジン	77
根面う蝕	382

さ

細菌集団の生態環境	344
細菌数と臨床症状	354
細菌性バイオフィルムマトリックス	345
細菌のコロニー	90
細菌のコロニー形成	94
細菌の代謝産物	90
細菌のマイクロコロニー	353
細静脈	7
再生	240
再治療	215, 332
細動脈	7
サイトカインネットワーク	240
サイナストラクト	167, 210, 367
サイナストラクトの経路	214
再発性疾患	215
細胞外マトリックス	5, 240
細胞間シグナル	353
細胞間マトリックス	1
細胞希薄層	2
細胞質／核比	20
細胞傷害性Tリンパ球	241
細胞小器官	6
細胞突起	5
細胞緻密層	2
作業長	282
作業長の決定	261
酸化亜鉛ユージノール	286
酸化亜鉛ユージノール系のシーラー	271
三叉神経線維	7
サンドイッチ様層	380
残留細菌	240

し

次亜塩素酸ナトリウム	172, 196
次亜塩素酸ナトリウムによる続発症	197
次亜塩素酸ナトリウム溶液	187
シアノアクリレート	77
ジアリスタ属	368
シーラー	200, 255
歯冠からの細菌漏洩	311
歯冠側からの漏洩	254, 267, 358

歯冠長延長術	175, 176	歯髄内の石灰化	8	受動的超音波洗浄	199
歯冠変色の原因	180	歯髄の細胞外マトリックス	3	シュワン細胞	8
歯冠漏洩	215, 220, 311	歯髄の石灰化	373	小腔	13
死腔	200	歯髄微小循環	7	上顎神経節	8
軸索突起	8	歯性上顎洞炎	210	症候性根尖性歯周炎	222
止血	240	歯石様構造	355	症候性歯髄炎	222
歯根吸収	12, 142, 144	歯槽窩	17	上皮遺残	12
歯根形成術	394	歯槽硬線	17	上皮塊	135
歯根根尖周囲の歯石	165	歯槽骨	11, 17	上皮下根管外吸収	143
歯根端切除	283, 363	歯槽突起	17	上皮鎖	108, 109, 115, 118, 127
歯根肉芽腫	109, 121	持続性疾患	215	上皮細胞	115
歯根肉芽腫――壊死と化膿を呈する歯根肉芽腫	121	ジッピング	191	上皮細胞のアポトーシス	362
歯根肉芽腫――上皮をともなう歯根肉芽腫	121	ジップ	187	上皮鞘	12
		歯内および歯周の相互関係	367	上皮島	135
歯根肉芽腫――多様な退行性変化を示す歯根肉芽腫	121	歯内感染における細菌	157	上皮のアポトーシス	241
		歯内 - 歯周合併病変	387, 392, 399	上皮被膜が存在しない膿瘍	122
歯根肉芽腫――単純な歯根肉芽腫	121	歯内 - 歯周病変	387	上皮被膜が存在する膿瘍	122
歯根肉芽腫――嚢胞の形成をともなう歯根肉芽腫	121	歯内治療の緊急性	222	上皮プラグ	108, 354
		歯内バイオフィルム	150, 156	静脈 - 静脈吻合	7
歯根嚢胞	125	歯内由来病変	387	初期う蝕	20
歯根嚢胞の発現率	134	歯内由来病変が2次性の歯周病変を生じる	392	食物網	344
歯根の垂直破折	398			食物連鎖	344
歯根の平滑化	394	歯内療法	171, 173	ジョンホプキン改良型細菌グラム変色法	316
歯根破折	215	歯内療法に想定される成功率	205		
歯根破折：指針	411	歯内療法の失敗	315	シリケートセメント	77
歯根破折の診断	409	歯内療法の準備	172	自律神経	7
歯根膜	9, 10, 12, 13	歯肉 - 口蓋溝	394	侵害受容器	12
歯根膜コラーゲン線維の再構築	241	歯肉弁根尖側移動術	175	真菌	69
歯根未完成歯の治療	227	斜切痕	398	真菌類	147
歯周病	367	自由神経終末	8	神経束	7
歯周病に対する歯髄組織の反応	368	重層非角化立方上皮	326	神経ペプチド	12
歯周由来病変	387	重層扁平上皮	129, 136	侵襲性歯周炎	368
歯周由来病変が2次性の歯内病変を生じる	392	充填済根管の再感染	358	侵襲的な歯頸部の歯根吸収	143
		重度う蝕	25	滲出性病変	121
糸状細菌	149, 330	周皮細胞	6	新生セメント芽細胞の増殖と分化	241
糸状性細菌	115	修復	240	新生セメント質	241
歯髄結石	8, 9, 180, 190, 373, 377	修復性象牙質	26	真性象牙粒	9
歯髄神経	7	シュウ酸カリウム	380	真性嚢胞	121, 125, 129, 362
歯髄切断法	232	主根管根尖孔	108	真性の合併病変	392
歯髄 - 象牙質境膜	1	樹状細胞	7		
歯髄組織	1	主線維	12		
歯髄デブリス	188	術後の急発	185		
		術野の防湿と消毒	172		

Index

す

髄腔開拡	176, 178
水酸化カルシウム	75, 198
水酸化カルシウム含有裏層材	78
水酸化カルシウム系のシーラー	271
水酸化カルシウムセメント	77
水酸化カルシウム粉末	78
水酸化カルシウムペースト	184
垂直歯根破折	283, 400, 402
ステップダウン	187
ストリッピング	191
スピロヘータ	149
スプレッダー	200
スメア層	189
スメア層の除去	197
スメアプラグ	197

せ

生活歯髄における治療の成功率	205
生活歯髄保存療法	75
生活歯での垂直破折	400
生活歯の根管治療	241
正常歯髄	2
正常な歯根周囲組織	9
生体活性セラミック	77
成長因子	240
生物学的閉鎖	13, 274, 289
生物学的幅径	175
石灰化	215, 216, 217
石灰化コラーゲン粒子	197
石灰化バリア	231
石灰化物のバリア	80
セメント芽細胞	12, 13
セメント芽細胞の活動期	13
セメント芽細胞の休息期	13
セメント細胞	13
セメント質	12, 13
セメント質形成	274
セメント質形成による修復	249
セメント質細胞突起	13
セメント質増殖	371
セメント小腔	382
セメント前質	12
セメント象牙質境	284
セメントライン	15
セルロース	362
線維芽細胞	4, 5, 12, 81, 84, 240
穿孔	192, 193
前骨芽細胞	240
全部抜髄	242
線毛	138
線毛円柱上皮	136

そ

相関顕微鏡法	336
象牙芽細胞細胞質中の空胞	4
象牙芽細胞層	1, 2, 3, 4
象牙細管	1, 2
象牙細胞突起	5
象牙質	1, 13
象牙質基質から成長因子	241
象牙質橋	81
象牙質削片	248, 258, 272, 280
象牙質歯髄複合体	1
象牙質知覚過敏症	380
象牙質突起	178
象牙質粒	8
象牙前質	1, 2, 77
創傷治癒	240
増殖	240
増殖性の良性腫瘍	229
増殖性病変	121
側方加圧充填法	181, 200, 202
側枝	7, 108, 117, 119, 120, 292, 295, 367
側枝内の細菌感染	342, 343
側枝内の治療効果	305
側枝の充填	294
側枝の役割	311
束状骨	17
側副血行路	7
側副（補助）血行路	292, 293
側方病変	300
側方病変と根尖病変の癒合	301
組織学的アーチファクト	5
疎性結合組織	1

た

第2口蓋根	178
第3根管	178
第4根管	180
第4根管口	178
第4根管の探査	180
退行性変化	8
第三象牙質	20, 25
大食細胞	6
第二象牙質	382
タイプI型コラーゲン	3
タイプIII型コラーゲン	3
多核巨細胞	117
多核の異物巨細胞	349
タグバック	200
多形核白血球	93, 94, 115
多孔質骨板	17
多層（偽重層）線毛円柱上皮	136
脱灰標本	19
多列円柱線毛上皮	139
多列線毛上皮	137, 140
単核の炎症性細胞	93
単細胞真菌	153
断髄	75, 82, 101, 103, 231
単層円柱線毛上皮	137
タンネレラ属	367

ち

チェッカーボード・ハイブリダイゼーション	165
遅延性失敗	215
緻密骨	14, 16
中等度う蝕	22

治療の失敗に関与する細菌種	353	難治性根尖性歯周炎	335, 339	パルビモナス属	368
治癒リスク	204	難治性歯周炎	327		
超音波器具	282	肉芽腫	108, 115, 122		
腸球菌	353	肉芽腫と囊胞の判別	137	**ひ**	
超弾性 NiTi 合金	187	肉芽組織の形成	240		
直接覆髄	75	肉芽組織内	115	非角化性上皮	132
直接覆髄の失敗	93	ニッケル - チタン（NiTi）ファイル		非細菌性の治療失敗原因	362
直接覆髄法	77		182	微小循環	7
治療後根尖性歯周炎	215			非上皮性の肉芽腫	122
低円柱状	4			非上皮性の膿瘍	122
低代謝活動状態	344	**ね・の**		微小漏洩	68
				非脱灰手法	19
		粘液産生細胞	139, 140	ヒト皮膚常在菌種	353
て		粘素原	136	皮膚サイナストラクト	211
		囊胞	12	皮膚瘻孔の除去	214
テイラーの改良型ブラウン -		囊胞腔	123	肥満細胞	12
ブレン染色	90	囊胞形成のメカニズム	135	表皮ブドウ球菌	353
テネイシン	3, 12	囊胞の消失	241	病変の大きさ	205
デブライドメント	71, 241	囊胞壁	123		
デブリス	272				
デブリスの散積塊	115	**は**		**ふ**	
デンシトメトリー	138				
デンチンブリッジ	77	バイオフィルム		フィブリノゲン蓄積	148
		120, 147, 149, 153, 330, 353, 355		フィブリン塊形成	240
		杯細胞	136, 137, 139	フィブロネクチン	3, 12
と		ハイドロキシアパタイト	14, 271	フィリファクター属	368
		バイパス形成	193	フィンガースプレッダー	202
透過型電子顕微鏡	149, 317, 336	ハウシップ窩	16	フォルクマン管	14, 16, 17
動静脈吻合	7	破壊細胞	117	不可逆性歯髄炎	75, 90, 91
銅リング	174	破骨細胞	12, 16, 143	不規則性象牙質	26
トームス線維	5	破歯細胞	12, 13, 142	副遠心舌側根	182
独立した側方病変と根尖病変	300	破折に対する組織の応答	406	副根管	178, 182
トランスポーテーション	192	破折片を再付着	411	フクシン染色された多環状の	
トレポネーマ属	368	破セメント質細胞	13	不定形構造	352
トロント研究	205	破折を示す警報	409	覆髄	75
貪食	240	蜂の巣様構造	353	覆髄法	232
		抜髄	75	フゾバクテリウム属	368
		波動性の化膿貯留	224	付着性歯髄結石	9
な・に		ハバース管	14, 16	フッ化ナトリウム	380
		ハバース系	14, 15	フッ化第一スズ	380
内部吸収	143, 215, 216	パラフィン切片	336	部分的歯髄壊死	113
内分泌細胞	12	バリア	354	部分的断髄法	94
ナノワイヤー	353			部分的抜髄	242

Index

プレボテラ属	367
プロテオグリカン	3, 12, 14
プロピオニバクテリウム・プロピオニカム種	357
分岐部の副根管	292, 302, 367
分枝	123, 130, 131, 255, 292

へ

ヘアラインクラック	402, 411
閉鎖病変	19
ベール	353
ペプチドグリカン	353
ヘマトキシリン・エオジン染色	1, 2
ヘルトヴィッヒ上皮鞘	12
ヘルペスウイルス	368
辺縁性歯周炎	367
辺縁漏洩	217
偏心投影	202
偏性嫌気性細菌種	354
扁平状	3

ほ

放射菌	357
放線菌のコロニー	162, 163
紡錘状	3, 4
放線菌症	158, 164, 356
放線菌症様感染	353
蜂巣炎	227
包埋	184, 337
泡沫細胞	110, 125
ポケット嚢胞	121, 125, 362
保護的バイオフィルム構造	344
ポリカルボキシレートセメント	77
ポルフィロモナス属	367

ま

マイクロコロニー	149, 353
マクロファージ	6, 12, 240
マスターポイント	202
末梢巨細胞肉芽腫	227, 229
マッソントリクローム染色	4, 73, 74
マラッセの上皮遺残	10, 12, 136
慢性炎症性細胞	73
慢性根尖膿瘍	210

み・む・め

ミエリン鞘	7, 8
ミネラル三酸化物凝集物	192
未分化間葉細胞	12
無菌的処置	171
無菌ラット	147
無細胞性セメント質	12
メタクレシルアセテート	251, 334
メタロプロテアーゼ	240, 241
メチレンブルー	336
免疫組織化学マーカー	121

ゆ・よ

有細胞性セメント質	12
有髄神経線維	6, 8
ユーバクテリウム属	368
遊離エナメル質	70
遊離歯髄結石	9
ヨウ素化合物	172
ヨードチンキ	172, 173

ら

ラシュコフ神経叢	2, 7, 8
ラッシュトン体	345, 352
ラップアラウンド型	301
ラップアラウンド型病変	298
ラバーダム	173
ラバーダム防湿	172
ラミニン	3
ランヴィエの紋輪	8

り

リキャプチュレーション	247
立方形	3
リポ多糖体	353
リモデリング	14, 240
緑膿菌	353
リン酸亜鉛セメント	174
リン酸セメント	77
リンパ管	7
リンパ節腫脹	227

る・れ・ろ

ルフィニ終末	12
レッジ	191, 333, 339
レンサ球菌種	354
瘻孔	214
瘻孔撮影	210
瘻孔造影	194

わ

ワイル層	1, 20
湾状嚢胞	121

クインテッセンス出版の書籍・雑誌は、歯学書専用
通販サイト『歯学書.COM』にてご購入いただけます。

PCからのアクセスは…
歯学書　検索

携帯電話からのアクセスは…
QRコードからモバイルサイトへ

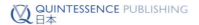

リクッチのエンドドントロジー
その時，歯髄に何が起こっているのか？
世界でもっとも美しい組織像と臨床画像でわかる最新のエンド

2017年2月10日　第1版第1刷発行
2022年6月20日　第1版第2刷発行

著　　者　　Domenico Ricucci, José F. Siqueira Jr

監　　訳　　月星光博 / 泉 英之 / 吉田憲明

発 行 人　　北峯康充

発 行 所　　クインテッセンス出版株式会社
　　　　　　東京都文京区本郷3丁目2番6号　〒113-0033
　　　　　　クイントハウスビル　電話(03)5842-2270(代表)
　　　　　　　　　　　　　　　　　(03)5842-2272(営業部)
　　　　　　　　　　　　　　　　　(03)5842-2279(編集部)
　　　　　　web page address　https://www.quint-j.co.jp

印刷・製本　サン美術印刷株式会社

Ⓒ2017　クインテッセンス出版株式会社　　　　　　　禁無断転載・複写
Printed in Japan　　　　　　　　　　　　　　　　　落丁本・乱丁本はお取り替えします
ISBN978-4-7812-0538-0　C3047　　　　　　　　　　定価はカバーに表示してあります

シリーズ MIに基づく歯科臨床 vol.02

治癒の歯内療法
新版

月星光博・福西一浩 編著

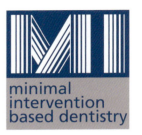

エンドがわかれば,歯科がわかる
エンドが変われば,歯科が変わる

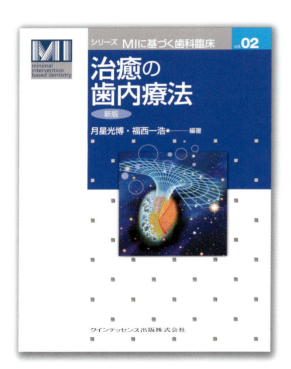

保存的で生物学的許容性の高い歯科治療を示す「シリーズ MIに基づく歯科臨床」の第2弾.急速な技術革新の陰には,歯内療法の真の目的が薄れてしまうことへの危惧を拭えない.医療全般に共通していることであるが,治療の目的は,「生体の治癒を最大限に"引き出すこと"」である.

本書は,革新的な器具や技術を導入しつつ,生体の求めるエンドのゴールのあり方に迫る.

text book
◆臨床家のためのMIに基づく歯科臨床の教科書.
◆長期の臨床経過,多くの文献からの精緻な考察.

colour atlas
◆圧倒的に豊富な臨床例.
◆治療の経過を観察した歯科用コーンビームCT像を掲載.
◆見やすいエックス線写真,口腔内写真が満載.

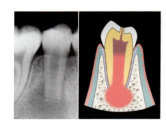 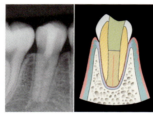 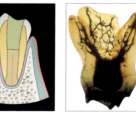 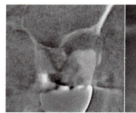 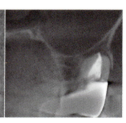

●サイズ:A4判変型 ●332ページ ●定価19,800円(本体18,000円+税10%)

クインテッセンス出版株式会社
〒113-0033 東京都文京区本郷3丁目2番6号 クイントハウスビル

シリーズ MIに基づく歯科臨床 vol.03

コンポジットレジンと審美修復

月星光博・泉 英之 著

minimal intervention based dentistry

コンポジットレジンなしでは生きられない
We can't smile without composite!

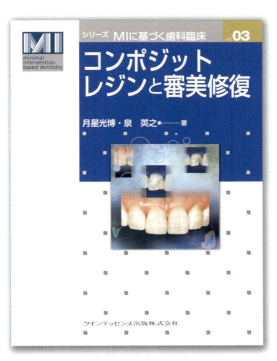

「科学」(science)と「術」(art)とは，歯科治療でよく用いられる言葉である．コンポジットレジン修復にはこの言葉がことのほかよく似合う．どんなすぐれた審美修復も乏しい材料学的知識の前には意味をもたないし，逆に，すぐれた知識をもち合わせていても，乏しい技術の前にはその真価を発揮できない．

text book

- ◆う蝕歯質への対応，Ⅰ～Ⅴ級窩洞の修復，マルチレイヤーテクニックなど広く深く解説．
- ◆臨床家のためのMIに基づく歯科臨床の教科書．
- ◆臨床経過，多くの文献からの精緻な考察．

colour atlas

- ◆圧倒的に豊富な臨床例．
- ◆術式などを示した見やすいイラスト，口腔内写真が満載．

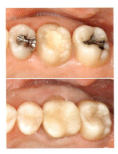 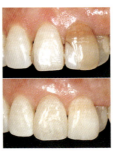 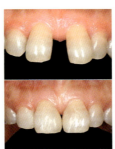 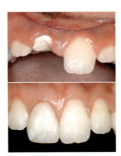 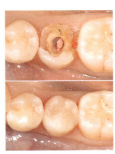

● サイズ：A4判変型　● 248ページ　● 定価13,200円（本体12,000円＋税10%）

QUINTESSENCE PUBLISHING 日本

クインテッセンス出版株式会社
〒113-0033　東京都文京区本郷3丁目2番6号　クイントハウスビル

シリーズ MIに基づく歯科臨床 vol.04
自家歯牙移植
増補新版

月星光博 著

自家歯牙移植は
究極のミニマルインターベンションである

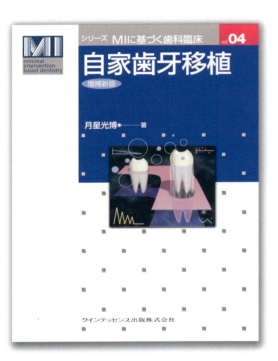

わが国で自家歯牙移植がブレイクスルーをむかえて20数年が経過した．希望と失望が入り混じった混乱の時代は終わり，新しい時代へと歯牙移植学はその地位を確立しつつある．エンド，ペリオ，矯正歯科，小児歯科，保存修復，補綴など，歯科のあらゆる分野で歯牙移植と無縁ではいられない．今，世界は歯牙移植に注目している．

text book

- ◆家庭医に必要とされるMIとしての自家歯牙移植の役割．
- ◆長期的経過症例でみる成功の臨床エビデンス．
- ◆大臼歯部，小臼歯部，前歯部に分けた適応症提示．
- ◆外科的挺出と意図的再植例の充実．

colour atlas

- ◆圧倒的に豊富かつバラエティに富んだ臨床例．
- ◆見やすいエックス線写真，口腔内写真，CT像が満載．
- ◆詳しい術式の解説と，成功へのキーワード．

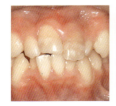 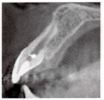 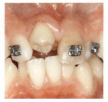 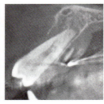 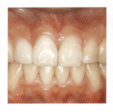 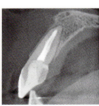

QUINTESSENCE PUBLISHING 日本　●サイズ：A4判変型　●304ページ　●定価16,500円（本体15,000円＋税10%）

クインテッセンス出版株式会社
〒113-0033　東京都文京区本郷3丁目2番6号　クイントハウスビル
TEL. 03-5842-2272（営業）　FAX. 03-5800-7592　https://www.quint-j.co.jp　e-mail mb@quint-j.co.jp